陳存仁編校

皇漢醫學叢書 一

上海科学技术文献出版社

图书在版编目（C I P）数据

皇汉医学丛书 : 全14册 / 陈存仁编. -- 上海 : 上海科学技术文献出版社, 2020
ISBN 978-7-5439-8036-5

Ⅰ. ①皇... Ⅱ. ①陈... Ⅲ. ①中医学一丛书 Ⅳ. ①R22-51

中国版本图书馆CIP数据核字(2019)第273535号

组稿编辑：张 树
责任编辑：付婷婷 张亚妮

皇汉医学丛书

陈存仁 编
出版发行：上海科学技术文献出版社
邮政编码：200040
经　　销：全国新华书店
制　　版：北京虎彩文化传播有限公司
印　　刷：北京虎彩文化传播有限公司
开　　本：787×1092 1/16
印　　张：578
字　　数：558万字
版　　次：2020 年 1 月 第 1 版第 1 次印刷
书　　号：ISBN 978-7-5439-8036-5
定　　价：9800.00 元（全14册）
http://www.sstlp.com

ISBN 978-7-5439-8036-5
定价：9800.00 元（全14册）

凡例

一　日本研究中國醫學者。稱爲皇漢醫學。今仍之。副其實也。

二　本書彙集日本人著中國醫藥名著而成。故稱皇漢醫學叢書。

三　本書之選擇。以適合實用與可供參考者爲標準。一半爲近時漢醫勃興運動中之新刊本。一半爲舊刊不易得之珍本。其中數部。即在日本蒐求亦頗不易。編者曾爲此商之日友。使徧謁彼土名醫。四處採訪。才得有此成績。又紹與裘氏復以所藏珍本數種並錄存皇漢醫書目錄見假。吉光片羽。無不足爲吾書生色。所當表出。以不沒其善云。

四　本書凡收總類九種。內科十九種。外科一種。女科三種。兒科三種。眼科一種。花柳科一種。鍼灸四種。治療診斷各一種。方劑十種。醫案醫話十一種。藥物八種。論文卅二篇。各科俱備。爲學醫者必備之書。

五　日人漢醫書籍中。所製圖畫。特爲精詳。如接骨學之手術圖。爲國內所鮮見。茲重加整理。附入書中。

六　日本流行之中國醫藥書籍。轉述舊說。無甚發明者亦不少。今只就數百種名著中。選出其最有價值者刊之。凡不關緊要及無甚新發明者。概不收錄。

七　本書譯筆。力求淺顯。凡日本名詞與中土不同者。概爲譯出。以免讀者考查之勞。

八　日人原著。句法多與中土不同。今概仍其舊。以存眞相。讀者以意逆志可也。

九　其他日本漢醫書籍。珍貴者尙多。仍當陸續蒐集刊印。以餉學者。

十　本書譯文。雖力求正確。錯誤之處。容或不免。如蒙指政。至爲感幸。

皇漢醫學叢書總目

一　總類

素問識……丹波元簡著
素問紹識……丹波元堅著
難經疏證……丹波元胤著
醫事啓源……今邨亮祗卿著
醫家千字文……惟中時俊著
證治摘要……中川成章著
皇國名醫傳……淺田惟常著
中國醫籍攷……多紀元胤編
附皇漢醫學書目一覽……紹興裘氏錄存

二 內科學

中國內科醫鑑……湯本求眞 大塚敬節著
傷寒之研究……中西惟忠著
傷寒論綱要……橘春暉著
傷寒廣要……丹波元堅著
傷寒論輯義……丹波元簡著
傷寒論述義……丹波元堅著
傷寒論集成……山田宗俊著
傷寒用藥研究……川越正淑大亮著
傷寒脈證式……川越衡山著
金匱玉函要略述義……丹波元堅著

金匱玉函要略輯義……丹波元簡著
長沙證彙……田中榮信編
傷風約言……後藤省仲介著
溫病之研究……源元凱著
瘟疫論私評……雲莽秋吉著
瀉疫新論……久貢子通著 久也祐啓補
脚氣鈎要……今村亮祗卿著
脚氣概論……栗園淺田著
疝氣證治論……大橋尙因著

三　外科學

中國接骨圖說……二宮獻彥可著

四　女科學

產科發蒙……片倉元周著
產論……賀川子玄著
產論翼……賀川玄迪子啓著

五　兒科學

中國兒科醫鑑……湯本求眞 大塚敬節著
幼科證治大全……攝陽下津編
痘科辨要……池田瑞仙著

六　眼科學

眼科錦囊……俊篤士雅著

七　花柳科學

黴癘新書……片倉元周著
八　鍼灸學
經穴纂要……小阪營昇元祐編
鍼學通論……佐藤利信著
鍼灸學綱要……攝都管周桂著
選鍼三要集……佚名
九　治療學
藥治通義……丹波元堅著
十　診斷學
脈學輯要……丹波元簡著
十一　方劑學

方劑辭典……平岡嘉言著
奇正方……賀古壽公山著
丹方之研究……岡西爲人著
類聚方……東洞吉益著
方機……東洞吉益口授　乾省守業編
救急選方……丹波元簡編
名家方選……元倫維亨　村上圖基著
家塾方與方極……東洞吉益著
醫略抄……丹波元簡編
古方分量攷……平井編

十二　醫案醫話類

醫餘……尾臺逸士超著
醫賸……丹波元簡著
先哲醫話集……長尾藻城編
青囊瑣探……片倉元周著
藤氏醫談……近藤明隆昌著
醫斷與斥醫斷……鶴元逸著 和柳安著
北山醫案……北山友松著 北山道修編
生生堂治驗……中神琴溪著 小野匡輔編
建殊錄……東洞吉益著 嚴恭敬編
叢桂偶記……原昌克子柔著
古書醫言……東洞吉益著

十三　藥物學

藥徵……東洞吉益著
藥徵續編……村井椿著
漢藥研究綱要……久保田晴光著
中國藥物學大綱……伊豫專安著
鹿茸之研究……峯下鐵雄著
犀黃之研究……杉本重利著
中國藥一百種之化學實驗……中尾萬三著
漢藥良劣鑑別法……一色直太郎著

十四　論文集

中國醫藥論文集……富士川游等著

陳存仁編校

皇漢醫學叢書

素問識

丹波元簡著

素問識

提要

本書爲東都丹波元簡氏所輯。氏夙承箕裘。又奉庭訓。而治素問之書。究讀太僕之註。傍攷嘉佑諸輩。咸感未臻精備。遂採諸家之說。參以經傳之籍。補遺正謬。闡發經旨。而輯素問識。所謂識也者。以素問詞簡義深。不易通曉。非讀其書則不能識其義也。全書一帙。釐爲八卷。卷首先列素問解題。以便檢攷。次述素問彙攷。以明真相。再次列歷代註釋家之書目。全書八卷六十八篇之卷目。一一皆示編撰程序。本書一卷爲上古天真論至陰陽應象大論凡五篇。二卷爲陰陽離合論至平人氣象論凡十三篇。三卷爲玉機真藏論至陽明脈解篇凡十二篇。四卷爲熱論至欬論凡八篇。五卷爲擧痛論至厥論凡七篇。六卷爲病能論至長刺節論凡十篇。七卷爲皮部論至調經論凡七篇。八卷爲繆刺論至解精微論凡十篇。各篇擷取精要。並摘先輩註釋。分條詳述。頗見明暢。而鈎取經旨深義。較明清諸家。尤爲精備也。

序

丹溪朱氏云。素問。載道之書也。詞簡而義深。去古漸遠。衍文錯簡。仍或有之。故非吾儒不能讀。信哉言也。余蚤承箕裘之業。奉先考藍溪公之庭訓。而治斯經。顓主王太僕次註。矻矻葄枕。十餘年矣。然間有於經旨未愜當者。又有厝而不及註釋者。雖經嘉祐閣臣之校補。猶未能精備焉。於是採擇馬蒔吳崑張介賓等諸家之說。更依朱氏之言。參之于經傳百氏之書。以補其遺漏。正其紕繆。至文字同異。釋言訓義。凡可以闡發經旨者。簡端行側。細字標識。久之至側理殆無餘地矣。迨庚戌冬。擢于侍醫。公私鞅掌。呼吸不遑。遂投之櫥中。不復爲意。辛酉秋。以忤旨被黜。而就外班。遽爲閑散。是以再取而繙之。欲有所改補。奈何年踰半百。雙眸昏澀。不能作蠶頭書。因竊不量荒陋。別爲繕錄。釐成八卷。名曰素問識。如其疑義。則舉衆說。不敢決擇是非。諸家註解。與王舊說。雖異其旨。亦可以備一解者。並採而載之。雖未能擇斯道之至賾。鉤經文之深義。然視之明清諸註。句外添意。鑿空臆測。以爲得岐黃未顯之微言者。其於講肄之際。或有資于稽考歟。嗚呼。先考逝矣。而六年於今。其將質誰。藁初完。不禁廢卷而三歎也。

文化三年丙寅歲。秋九月十有一日。書于柳原新築。丹波元簡廉夫。

素問解題

東都　丹波元簡廉夫著

黄帝　下繫辭曰。神農氏沒。黄帝氏作。國語曰。昔少典取於有蟜氏。生黄帝。史記本紀云。黄帝者。少典之子。譙周曰。有熊國君。少典之子也。司馬貞曰。少典。諸侯國號。非人名也。姓公孫。名曰軒轅。河圖始開圖曰。黄帝。名軒轅。皇甫謐曰。居軒轅之丘。因以爲名。胡宏曰。始作軒車。故曰軒轅氏。有土德之瑞。故號黄帝。家語五帝德云。其生爲明王者。死而配五行。是以大皞配木。炎帝配火。黄帝配土。司馬貞曰。炎帝火。黄帝土代之。即黄龍地螾見。是也。又滑惟善實櫝記曰。以戊己日生。故以土德王。王充論衡云。謚法曰。靜民則法曰黄。德象天地曰帝。黄帝者。安民之謚也。按汲冢周書。謚法文。黄。作皇。知是分解皇帝二字。論衡肆改耳。應劭風俗通云。黄。光也。厚也。中和之色。德四季。與地同功。故先黄以別之。按上世之傳。闇忽如黄之義。亦未知孰是也。爾雅。帝。君也。說文。帝。諦也。王天下之號也。

内經　漢書藝文志。載黄帝内經十八卷。外經三十七卷。及白氏扁鵲内外經之目。内外。猶韓詩内外傳。春秋内外傳。莊子内外篇。韓非内外儲說。相對名之焉爾。不必有深意。越絕書。有計倪内經。内經九術等篇。蓋義與此同。而吳崑王九達並云。五内陰陽謂之内。張介賓云。内者。生命之道。楊珣云。内者。深奥也。鍼灸詳說方以智云。岐黄曰内經。言身内也。通雅然則其外經者。載身外之事。其言不深奥者歟。既收諸醫經中。則諸家之說。皆可從也。經字。孔安國訓爲常。劉熙釋爲徑。（陸德明云。經者。常也。法也。徑也。由也。）按漢時有緯書。因攷經原取之於機縷。縱曰經。橫曰緯。（詳說文。我爲煞。）荀悅申鑒云。五典以經之。羣籍以緯之。是也。禮記大全嚴陵方氏云。經者緯之對。經有一定之體。故爲常。緯則錯綜往來。故爲變。此說得之矣。張華云。聖人制作曰經。非也。（胡鳴玉訂譌雜錄云。莊子天運篇。丘治詩書禮樂易春秋六經。又云。夫六經。先王之陳迹也。此莊周寓言。不可爲據。史儒林傳。申公獨以詩經爲訓以教。揚用修曰。六藝以經稱。始於禮記經解。再見於此。予按禮記經解二字。係後人名篇。夫子語中。並無經字。蓋夫子時未以經名也。）

素問　林億等以爲問太素之義。是也。史記殷本紀。伊尹從湯言素王及九主之事。索隱曰。素王者。太素上皇。其道質素。故稱素王。列子乾鑿度並云。太素者。質之始也。（管子水地篇云。素也者。五色之質也。淡也者。五味之中也。）漢藝文志黃帝泰素二十篇。劉向別錄云。言陰陽五行。以爲黃帝之道。故曰太素。素問乃爲太素之問答。義可以證焉。而其不言問素。而名素問者。猶屈原天問之類也。倒其語焉爾。全元起云。素。本也。（原見揚雄方言。）問者。黃帝問岐伯也。方陳性情之原。五行之本。故曰素問。義未太明。吳崑馬蒔張介賓王九達。皆以爲平素講求問答之義。趙希弁讀書後志云。昔人謂素問以素書黃帝之問。猶言素書也。（顏師古云。素謂絹之精白者。）俱臆度之見而已。至雲芨七籤。眞仙通鑑。云天降素女。以治人疾。帝問之作素問。則謊誕極矣。

按內經十八卷。昉見于漢藝文志。而素問之名。出張仲景傷寒論序。曰。

素問九卷。（北齊書馬嗣明傳。博綜經方甲乙素問。北史。崔彧以素問甲乙。遂善醫術。其於史傳始見此。）九卷。卽今之靈樞。（詳見靈樞綜槩。）以素問靈樞之二書。爲內經者。出皇甫謐甲乙經序。曰。按七略藝文志。黃帝內經十八卷。今有鍼經九卷。素問九卷。二九十八卷。卽內經也。自此以往。歷代諸家。無復異論焉。而胡應麟獨謂。素問今又稱內經。然隋志止名素問。蓋黃帝內外經五十五卷。六朝亡逸。故後人綴緝。易其名耳。（經籍會通）此最有理。然晉去漢未遠。皇甫氏之所序。或是古來相傳之說。亦不可廢也。

此書實醫經之最古者。迨聖之遺言存焉。而晉皇甫謐以下。歷代醫家。斷爲岐黃所自作。此殊不然也。蓋醫之言陰陽尙矣。莊子謂疾爲陰陽之患。左傳。醫和論六氣曰。陰淫寒疾。陽淫熱疾。呂覽重己篇云。室大則多陰。臺高則多陽。多陰則蹷。多陽則痿。此陰陽不適之患也。班固云。醫經者。原人血脈經絡骨髓陰陽表裏。以起百病之本。死生之分。可以見也。而漢之時。凡說陰陽者。必係之黃帝。淮南子云。黃帝生陰陽。又云。世俗人多尊古而賤今。故爲道者。必託之於神農黃帝。而後能入說。高誘註云。說。言也。言爲二聖所作。乃能入其說於人。人乃用之。劉向云。言陰陽五行。以爲黃帝之道。漢志陰陽醫卜之書。冠黃帝二字者。凡十有餘家。此其證也。此經設爲黃帝岐伯之問答者。亦漢人所撰述無疑矣。方今醫家。或牽合衍贅。以爲三墳之一。或詆毀排斥。以爲贋僞之書者。俱失焉、前哲論及此者亦頗多。詳見于後彙攷中。

第七卷已亡于晉。皇甫謐甲乙經序曰。亦有亡失。隋經籍志云。黃帝素問九卷。梁八卷。又云黃帝素問八卷。全元越注。（越。蓋起譌。）据林億等說。全元起所註本。乃無第七一通。上至晉皇甫謐甘露中。已六百年。而王冰爲舊藏之卷。以補七篇。按王氏所補。與素問餘篇文。夐然不同。其論運氣。與六節藏象論七百十八字。（自岐伯曰昭乎哉問也。止可得聞乎。新校正曰。全元起注本。及太素並無。疑王氏之所補也。）全然別是一家言。明繆希雍既已辨白。（見後彙考）林億等以爲陰陽大論之文。王冰取以補所亡。今攷王叔和傷寒例所引陰陽大論之文。會無所見。宋臣之說。乃難從焉。

隋以上不知其篇數幾也。據宋校正之說。全氏註八卷六十八篇。而至王冰補七篇。又分於宣明五氣篇。作血氣形志篇。取乎刺齊論。作刺要論。分於皮部論。作經絡論。拔於病類論。作著至教論。併此四篇及所亡刺法本病二篇。改易篇目敍次。共二十四卷。以爲八十一篇。蓋倣道德經難經也。今所傳遺編二篇。此乃王冰已後人所記而作。經註一律。出於一人之手。辭理鄙陋。無足取者。林億等既辨之。而馬蒔則云。不知始自何代。將此二篇。竊出私傳。不入官本。斯人者其無後乎。亦何不思之甚也。明藝文志。趙簡王補刊素問遺篇一卷。世傳素問王冰注本中有缺篇。簡王得全本補之。按今所傳趙府本。載刺法本病二篇。即是也。宋史藝文志。黃帝素問遺篇四卷。卷數不同。可疑。

楊上善太素。漢志。太素屬陰陽家。楊氏纂素靈。取以名其書耳。舊唐經籍志。黃帝内經太素三十卷。楊上善註。全元起訓解亡矣。王冰而降。至元明清。註者亡慮數十家。意見各出。雖有彼善於此。亦未能無紕繆。學者要在於取其長而捨其短焉。蓋在今世。王實爲之祖。但後世諸家所解。踵事加精。則讀者往往忽略王注。不復覃思。甚失尙古之意。故今先卽次注解之。而後及諸家云。

右一篇。安永庚子春所撰。天明丁未春上之梓。今爲之改補。錄于此以便檢考。

素問彙攷

陶弘景本草序例云。軒轅已前。文字未傳。藥性所主。當以識識相因。不爾何繇得聞。至于桐雷。乃著在編簡。此書應與素問同類。

褚澄遺書云。素問之書。成於黄岐。運氣之宗。起於素問。將古聖喆妄邪。曰。尼父删經。三墳猶廢。扁鵲盧出。盧醫遂多。尚有黄岐之醫籍乎。後書之託名於聖喆也。曰。然則諸書不足信邪。曰。由漢而上。有說無方。由漢而下。有方無說。說不乖理。方不違義。雖出後學。亦是良師。

邵雍皇極經世書云。素問陰符。七國時書也。又曰。素問密語之類。於術之理。可謂至也。

程伊川曰。素問之書。出戰國之末。氣象可見。若是三皇五帝典墳文章自別。其氣運處。絶淺近。

司馬温公與范景仁書曰。謂素問爲真黄帝之書。則恐未可。黄帝亦治天下。豈終日坐明堂。但與岐伯論醫藥鍼灸耶。此周漢之間。醫者依託以取重耳。

竇苹酒譜云。内經十八卷。言天地生育。人之壽夭繫焉。信三墳之書也。然考其文章。知卒成是書者。六國秦漢之際也。

朱子古史餘論云。黄帝紀曰。其師岐伯明於方。世之言醫者宗焉。然黄帝之書。戰國之間猶存。其言與老子出入。予謂此言尤害於理。竊意黄帝聰明神聖。得之於天。其於天下之理。無所不知。天下之事。無所不能。上而天地陰陽造化發育之原。下而保神練氣愈疾引年之術。以至其間庶物萬事之理。巨細精粗。莫不洞然於胸次。是以其言有及之者。而世之言此者。因自託焉。以信其說於後世。至於戰國之時。方術之士。遂筆之書。以相傳授。如列子之所引。與夫素問握奇之屬。蓋必有粗得其遺言之彷彿者。如許行所道神農之言耳。周官外史所掌三皇五帝之書。恐不但若是而已也。

朱子語類云。素問語言深。靈樞淺較易。

沈作喆寓簡云。內經素問。黃帝之遺書也。學者不習其讀。以爲醫之一藝耳。殊不知天地人理。皆至言妙道存焉。文字譌脫錯亂。失其本經。予刪取其論天人之奧者。離之合之。正是之手書而藏之。若其鍼石焫灸之術。非所能者。姑置之。

王炎云。夫素問乃先秦古言。雖未必皆黃帝岐伯之言。然秦火以前。春秋戰國之際。有如和緩秦越人輩。雖甚精於醫。其察天地陰陽五行之用。未能若是精密也。則其不盡出於黃帝岐伯。其旨亦必有所從受矣。新安文獻志

陳振孫書錄解題云。黃帝與岐伯問答。三墳之書無傳尙矣。此固出於後世依託。要是醫書之祖也。

劉駰內經類編序云。夫內經十八卷。素問外九卷不經見。且勿論。姑以素問言。則程邵兩夫子。皆以爲戰國出矣。然自甲乙以來。則又非戰國之舊矣。自朱墨以來。則又非甲乙之舊矣。而今之所傳。則又非朱墨之舊矣。

金史方伎傳論云。或曰。素問內經。言天道消長。氣運贏縮。假醫術託岐黃。以傳其祕奧爾。

宋濂云。黃帝內經。雖疑先秦之士依倣而託之。其言深。其旨邃以弘。其考辨信而有徵。是當爲醫家之宗。文集

王褘青巖叢說云。內經謂爲黃帝之書。雖先秦之士依倣而託之。其言質奧而義弘深。實醫家之宗旨。殆猶吾儒之六經乎。

呂復云。內經素問。世稱黃帝岐伯問答之書。及觀其旨意。殆非一時之言。其所譔述。亦非一人之手。劉向指爲韓諸公子所著。按劉向爲韓諸公子所著者。乃泰素之謂。而非內經。程子謂出於戰國之末。而大略如禮記之萃於漢儒。而與孔子子思之言並傳也。李濂醫史

桑悅素問抄序載在周彬校點本云。素問乃先秦戰國之書。非黃岐手筆。其稱上古中古。亦一左證。玩其詞意。汪洋浩汗。無所不包。其論五藏四時收受之法。呂不韋著月令似之。其論五氣鬱散之異。董仲舒郭景純敍五行

災異祖之。其論五藏夢虛所見之類。楞嚴經說地獄倣之。論氣運則可爲曆家之準則。論調攝則可爲養生者之龜鑑。擴而充之。可以調和三光。燮理陰陽。而相君之能事畢矣。又豈特醫而已邪。

顧從德宋板素問序云。今世所傳內經素問。即黃帝之脈書。廣衍于秦越人陽慶淳于意諸長老。其文遂似漢人語。而旨意所從來遠矣。

郎瑛七修類稿云。素問文非上古。人得知之。以爲全元起所著。猶非隋唐文也。惟馬遷劉向近之。又無此等義語。宋聶吉甫云。既非三代以前文。又非東都以後語。斷然以爲淮南王之作。予意鴻烈解中。內篇文義。實似之矣。但淮南好名之士。即欲籍岐黃以成名。特不可曰述也乎。或醫卜未焚。當時必有岐黃問答之書。安得文之以成耳。不然陰陽五行之理。學思固得。人身百骸之微。非聖不知。何其致疾之由。死生之故。明然纖悉。此淮南解性命道理處。必竊素問。而詭異奇瓌處。乃蘇飛等爲之也。故宋潛溪以淮南出入儒墨。不純正。此是也。且淮南七十二候。與素問註。皆多芍藥榮五物。改麥秋至爲小暑至。較呂氏春秋不同。則王冰當時亦知素問出淮南也。岐黃之文。至於首篇曰上古中古。而曰今世。則黃帝時。果末世邪。又曰。以酒爲漿。以妄爲常。則儀狄是生其前。而彼時人已皆僞耶。精微論中。羅裹雄黃。禁服篇中。歃血而受。則羅與歃血。豈當時事耶。予故以爲岐黃問答。而淮南文成之者耳。

黃省曾內經註辨序云。農黃以來。其法已久。考其嗣流。則周之矯之俞之盧。秦之和之緩之竘。宋之摯。鄭之扁鵲。漢之樓護陽慶倉公。皆以黃帝之書。相爲述祖。其倉公診切之驗。獨幸詳於大史。而候名脈理。往往契符於素問。以是知素問之書。其文不必盡古。而其法則出於古也信然矣。五岳山人集

陳繹曾文章歐冶云。素問醫議論理明。故枝節詳盡。而論辨精審。先秦書皆然。

朱載堉樂書云。按素難二經。乃先秦古書。三代名醫所相授受。秦始皇有令。不燒醫卜種樹之書。由漢迄今。醫流遵用。雖經歷代變更。未聞有人妄加刪改。

方以智通雅云。守其業而浸廣之。靈樞素問也。皆周末筆。

祝文彥慶符堂集云。內經素問。後人傳以爲岐黃之書也。其論脈法病症。未必不有合于聖人之意。詞義古朴。未必不有得于古人之遺。然自余觀之。確乎爲秦以後書。而非盡黃帝岐伯之言也。當時和扁諸神醫。必有傳于岐黃真諦。而後能彰起死回生之術。則岐黃之微言。宜有一二存于後世者。而後人附會之。以成是書。實非岐黃所著也。或者曰。內經所云黔首。蓋秦時語乎。曰。不但此也。五帝皆至聖。而孔子刪書始唐虞。以唐虞前無書史。而至唐虞乃始也。唐虞書不過數百言耳。而黃帝書乃至數千萬言乎。且前民利用之事。皆五帝以前聖人所爲。何他事一無書文可考。而獨治病之書。詳而盡如是耶。又內經一書。文氣堅峭。如先秦諸子。而言理該博。絕似管荀。造詞質奧。又類鬼谷。非秦時人書而何。或又曰。人有此等學問。曷不自著姓名。而假託古人耶。曰。如汲冢越絕等書。此人止求其書之傳。不必名之著。猶前人質朴之意也。若今世人一無所見。便妄自居于作者之林矣。

魏荔彤傷寒論本義序曰。軒岐之書。類春秋戰國人所爲。而託於上古。文順義澤。篇章聯貫。讀之儼如禮經也。

何夢瑶醫碥曰。昔人謂內經非岐黃書。乃後人之假託。要未必出一手。故有醇有疵。分别觀之可耳。

薛雪醫經原旨序云。黃帝作內經。史冊載之。而其書不傳。不知何代明夫醫理者。託爲君臣問答之辭。譔素問靈樞二經傳於世。想亦閶陳言於古老。敷衍成之。雖文多敗闕。實萬古不磨之作。窺其立言之旨。無非竊擬壁經。故多繁辭。然不迨拜手賡颺都俞吁咈之風遠矣。且是時始命大撓作甲子。其干支節序占候。豈符於今日。而旨酒溺生。禹始惡之。當其玄酒味澹。人誰嗜以爲漿。以致經滿絡虛。肝浮膽橫耶。至於十二經配十二水名。彼時未經地平天成。何以江淮河濟。方隅畛域。竟與後世無歧。如此罅漏。不一而足。近有會稽張景岳出。有以接乎其人。而才大學博。膽志頗堅。將二書串而爲一。名曰類經。誠所謂别裁爲體者歟。惜乎疑信相半。未能去華存實。余則一眼覷破。既非聖經賢傳。何妨割裂。於是雞窗燈火。數更寒暑。徹底掀翻。重爲刪述。望聞問切之功備矣。然不敢創新立異。名醫經原旨。

姚際恒古今僞書考曰。漢志有黃帝內經十八卷。隋志。始有黃帝素問九卷。唐王冰爲之註。冰以漢志有內經十八卷。以素問九卷。靈樞九卷。當內經十八卷。實附會也。故後人于素問係以內經者非是。或後人得內經。而衍其說爲素問。亦未可知。素問之名。人難卒曉。予按漢志陰陽家。有黃帝泰素。此必取此素字。又以與岐伯問。故曰素問也。其書後世宗之。以爲醫家之祖。然其言實多穿鑿。至以爲黃帝與岐伯對問。蓋屬荒誕。無論隋志之素問。即漢志所載黃帝內外經。並依託也。他如神農軒轅風后力牧之屬盡然。豈真有其書乎。或謂此書有失侯失王之語。秦滅六國。漢諸侯王國除。始有失侯王者。予按其中言黔首。又藏氣法時。曰夜半。曰平旦。曰日出曰日中。曰日昳。曰下晡。不言十二支。當是秦人作。又有言歲甲子。言寅時。則又漢後人所作。故其中所言。有古近之分。未可一概論也。

劉奎溫疫論類編云。內經多係後人假託。觀其文章可見。即如尚書。斷自唐虞。其文辭佶屈聱牙。非註解猝莫能醒。內經若果係黃帝時書。其文辭之古奧。又不知更當何如者。今觀其筆墨。半似秦漢文字。其爲後人假託不少。況乃屢經兵火。不無錯簡魯魚。勢所必然。孟子於武成尚取其二三策。況乃他焉者乎。

論運氣

繆希雍本草經疏云。原夫五運六氣之說。其起於漢魏之後乎。何者。張仲景漢末人也。其書不載也。華元化三國人也。其書亦不載也。前之則越人無其文。後之則叔和鮮其說。予是以知其爲後世所撰。無益於治療。而有誤于來學。學者宜深辨之。予見今之醫師。學無原本。不明所自。倏口而談。莫不動云五運六氣。將以施之治病。譬之指算法之精微。謂事物之實。豈有不誤哉。殊不知五運六氣者。虛位也。歲有是氣至則算。無是氣至則不算。既無其氣。焉得有其藥乎。一言可竟已。其云必先歲氣者。譬夫此年忽多淫雨。民病多濕。藥宜類用二朮。苦溫以燥之。佐以風藥。加防風羌活升麻葛根之屬。風能勝濕故也。此必先歲氣之謂也。其云毋伐天和者。即春夏禁用麻黄桂枝。秋冬禁用石膏知母芩連芍藥之謂。卽春夏養陰。秋冬養陽之義耳。乃所以遵養天和之道也。昔人謂。不明五運六氣。檢徧方書何濟者。正指後人懸蒙。不明五運六氣之所以而誤於方冊所載。依而用之。動輙成過。則雖檢徧方書。亦何益哉。予少檢素問中。載有是說。旣長游於四方。見天下醫師。與學士大夫。在在談說。其於時心竊疑之。又見性理所載元儒草廬吳氏。於天之氣運之中。亦備載之。予益自信其爲天運氣數之法。而非醫家治病之書也。後從倣邑。見趙少宰家藏宋板仲景傷寒論。皆北宋善板。始終詳檢。並未嘗載有是說。六經治法之中。亦並無一字及之。予乃諦信予之見之不謬。而斷爲非治傷寒外感之說。予嘗遵仲景法。治一切外邪爲病。靡不響應。乃信非仲景之言。不可爲萬世法程。雜學混濫。疑誤後人。故特表而出之。俾來學知所決擇云。

張倬傷寒兼證析義云。諺曰。不讀五運六氣。檢遍方書何濟。所以稍涉醫理者。動以司運爲務。曷知天元紀等篇。本非素問原文。王氏取陰陽大論。補入經中。後世以爲古聖格言。孰敢非之。其實無關於醫道也。況論中明言時有常位。而氣無必然。猶諄諄詳論者。不過窮究其理而已。縱使勝復有常。而政分南北。四方有高下之殊。四序有非時之化。百步之內。晴雨不同。千里之外。寒暄各異。豈可以一定之法。而測非常之變耶。

附記

名臣言行錄云。胡瑗爲國子先生日。番禺有大商。遣其子來就學。其子俍宕。所齎千金。仍病甚瘠。客于逆旅。若將斃焉。偶其父至京師。閔而不責。攜其子謁胡先生。告其故。曰。是宜先警其心。而後敎誘之以道者也。乃取一帙書曰。汝讀是。可以先知養生之術。知養生。而後可以進學矣。其子視其書。乃黄帝素問也。讀之未竟。惴惴然懼伐性命之過。甚痛悔自責。冀可自新。胡知其已悟。召而誨之曰。知愛身則可以脩身。自今以始。其洗心向道。取聖賢之事。次第讀之。旣通其義。然後爲文。則汝可以成名。聖人不貴無過。而貴改過。無懷昔悔。第勉事業。其人穎脫。善學二三年。登上第而歸。

素問諸家註解書目 倣朱氏經義考。分註存佚未見。以便檢查。

梁

黄帝素問八卷佚 全元起注 隋書經籍志〇舊作全元越。新唐書藝文志。作九卷並訛。

按宋臣上表。及隋楊上善纂而爲太素。時則有全元起者。始爲之訓解云。然據南史王僧孺傳。有侍郎金元起。欲注素問。訪以砭石語。金。蓋全譌。則其爲隋人誤矣。世所傳。有素問訓解題云隋全元起著。其實王氏次註也。是明代書估所作。此類頗多。

隋

黄帝内經太素三十卷佚 楊上善撰 舊唐經籍志

唐

素問釋音一作言一卷佚 楊玄操撰 宋藝文志

黄帝素問二十四卷釋文一卷存 王冰註冰號啓玄子 新唐藝文志

素問箋釋二卷佚 沈應善嘉言撰 南昌府志

按右圖書集成藝術典所載。然應善似不是唐人可疑。

宋

補註素問二十四卷存 宋林億補註 宋藝文志

王應麟玉海云。天聖校定内經素問。天聖四年十一月十二日乙酉。命集賢校理晁宗慤王舉正。校定内經素問。景祐二年七月庚子。命丁度等。校正素問。嘉祐二年八月辛酉。置校正醫書局于編修院。命掌禹錫等五人。從韓琦之言也。孫兆重改誤。按此卽重廣補註也。今所傳其本不一。今以予所見錄于左。

宋板二十四卷　明顧從德翻雕北宋原本。

趙府居敬堂本十二卷遺編一卷　趙簡王永樂中所刻。

熊氏本二十四卷熊宗玄校刊　本邦活字本。幷朝鮮本。以此爲祖本。

熊氏本十二卷附遺編一卷運氣論奥一卷釋音一卷

　按此一依趙府本。亦種德堂所刊。

黄海本二十四卷　潘之恒黄海中所收。一依熊本。

萬曆本二十四卷　萬曆甲申。對峯周氏刊行。亦依熊本。然文少異。本邦坊間所刻。卽此本。故素問識所標記之原文。全本于此。

素問誤文闕義一卷佚高若訥撰宋藝文志

素問註釋考誤十二卷孫兆撰明藝文志

　按此疑趙府本開卷題云孫兆改誤。

内經纂要佚靳鴆緒若霖撰杭州府志

內經指微十卷佚 冲眞子撰藝文志

金

素問要旨八卷佚 劉守眞撰國史經籍志

素問藥證佚 前人撰醫學源流

元

內經指要佚 李季安撰吳文正公集

素問靈樞集要節文佚 太醫院判啓明元好問裕生撰仁和縣志○按今傳素問節文註釋十卷。

不著撰人名氏。亦無足取者。蓋與此自別。

素問集解佚 前人撰浙江通志

素問註疑難佚 王翼撰陽城縣志

內經類編佚 羅天益撰劉靜修集

素問糾略一卷存 朱震亨彥修撰明弘治中。周木仁近校刊。

明

素問糾略三卷未見 楊愼撰明藝文志

按此書。升菴外集等不載。與朱氏書同名。可疑。

內經類考十卷未見 陰秉暘撰明藝文志

黃帝內經始生考六卷未見 前人撰讀書敏求記

錢曾云。秉暘自號衞涯居人。謂原病有式。鍼灸有經。醫療有方。診視有訣。運氣則全書。藥性則本草。獨始生之說。所未及聞。因詮次内經。條疏圖列。收四時斂萬化以成章。其用心良苦矣。按類考始生考。必是一書。

内經類抄　佚　洛陽東穀孫應奎纂集　古今醫統

素問捷徑二卷　佚　浙人高士著　古今醫統

素問鈔十二卷　存　攖寧生滑壽集

續素問鈔三卷　存　汪機集

素問鈔補正十二卷　存　溫州太守京口丁瓚撰

素問心得二卷　存　胡文煥德甫撰　收在百家名書中

素問摘語　佚　海鹽鄭曉撰　勑修浙江通志

難素箋釋八卷　佚　餘姚黃淵撰　勑修浙江通志

内經素問註　佚　醫巫閭子趙獻可撰　鄞縣志

靈素合鈔十五卷　佚　杭州林瀾觀子撰　勑修浙江通志

内經或問　佚　鄞呂復元膺撰　明史本傳

内經直指　佚　翁應祥撰　樂清縣志

内經素問註證發微九卷附遺一卷　存　會稽玄臺馬蒔仲化撰

内經摘粹補註　佚　常熟李維麟石浮撰　蘇州府志

素問註　佚　太醫院周篁撰　聊城縣志

素問輯要 佚 胡尙禮景初撰 儀眞縣志

素問註二十四卷 存 歙鶴皋吳崑山甫撰

素問淺解 佚 密齋萬全撰 羅田縣志

類經四十二卷 存 山陰景岳張介賓會卿撰

內經知要二卷 存 雲間念莪李中梓撰

內經要旨二卷 存 徐春甫撰 收在古今醫統中

內經正脈一卷 存 前人撰 收在捷徑六書中

內經合類九卷 存 王九達日逵撰

清

素問靈樞類纂約註三卷 存 休寧訒菴汪昂撰

素問集註九卷 存 隱菴張志聰撰

素問直解九卷 存 高世栻士宗撰

素問懸解十三卷 未見 黃元御撰 四庫全書總目

四庫總目云。謂本病在玉機眞藏論中。刺志論則誤入診要中。論刺法。誤入通評虛實論。未嘗亡也。又論經絡論。乃皮部論之後半篇。皮部論。乃十二經絡論之正文。如此則三奇經。與氣府論之前論正經後論奇經三脈無異。故取以補闕。仍復八十一篇舊。

醫經原旨六卷 存 薛雪生白撰

附全元起本卷目

按全元起註本。猶傳于宋代。今據新校正所載。攷其卷目次第。以備錄于左。庶幾足窺訓解之崖略耶。

卷第一凡七篇　平人氣象論　決死生篇今三部九候論　藏氣法時論　宣明五氣篇　經合論今離合眞邪論　調經論　四時刺逆從論連六卷。從春氣在經脈。分在第一卷。

卷第二凡十一篇　移精變氣論　玉版論要篇　診要經絡論　八正神明論　眞邪論重出　標本病傳論　皮部論篇末。有經絡論。　骨空論自灸寒熱之法已下。在六卷刺齊篇末。　氣穴論　氣府論　繆刺論

卷第三凡六篇　陰陽離合論　十二藏相使篇　六節藏象論　陽明脈解篇　長刺節論　五藏舉痛今舉痛論

卷第四凡八篇　生氣通天論　金匱眞言論　陰陽別論　經脈別論　通評虛實論　太陰陽明論　逆調論　痿論

卷第五凡十篇　五藏別論　湯液醪醴論　熱論　刺熱論　評熱病論　瘧論　腹中論　厥論　病能論　奇病論

卷第六凡十篇　脈要精微論　玉機眞藏論　寶命全形論　刺瘧論　刺腰痛論　刺齊論今刺要論出于此篇。　刺禁論

刺志篇　鍼解篇　四時刺逆從論春氣在經脈。至篇末。在第一卷。

卷第七闕

卷第八凡八篇　痺論　水熱穴論　從容別白黑今示從容論

論過失今疏五過論　方論得失明著徵四失論　陰陽類論

方論解今方盛衰論

卷第九凡九篇　上古天眞論　四氣調神大論　陰陽應象大論　五藏生

成篇　異法方宜論　欬論　風論　大奇論　脈解篇

凡八卷六十八篇

素問識目錄

卷首

序

素問解題

素問彙攷

素問諸家註解書目

全元起本卷目

卷一

上古天真論篇第一……一

四氣調神大論篇第二……六

生氣通天論篇第三……九

金匱真言論篇第四……一九

陰陽應象大論篇第五……二七

卷二

陰陽離合論篇第六……四一

陰陽別論篇第七……四三

靈蘭祕典論篇第八……五一

六節臟象論篇第九……五五

五臟生成篇第十……五九

五臟別論篇第十一……六五

異法方宜論篇第十二……六六

移精變氣論篇第十三……六八

湯液醪醴論篇第十四……七一

玉版論要篇第十五……七三

診要經終論篇第十六……七六

脈要精微論篇第十七……八〇

平人氣象論篇第十八……九一

卷三

玉機真藏論篇第十九……一〇一

三部九候論篇第二十……一〇六

經脈別論篇第二十一……一〇九

藏氣法時論篇第二十二……一一三

宣明五氣篇第二十三……一一七

血氣形志篇第二十四……一二二

保命全形論篇第二十五……一二三

八正神明論篇第二十六……一二七

離合真邪論篇第二十七……一二九

通評虛實論篇第二十八……一三三
太陰陽明論篇第二十九……一四〇
陽明脈解篇第三十……一四二
卷四
熱論篇第三十一……一四三
刺熱篇第三十二……一四七
評熱病論篇第三十三……一五一
逆調論篇第三十四……一五五
瘧論篇第三十五……一五八
刺瘧篇第三十六……一六四
氣厥論篇第三十七……一七〇
欬論篇第三十八……一七三
卷五
舉痛論篇第三十九……一七七
腹中論篇第四十……一七九
刺腰痛論篇第四十一……一八五
風論篇第四十二……一九一
痺論篇第四十三……一九六
痿論篇第四十四……二〇一
厥論篇第四十五……二〇五
卷六
病能論篇第四十六……二一一
奇病論篇第四十七……二一五
大奇論篇第四十八……二二〇
脈解篇第四十九……二二七
刺要論篇第五十……二三二
刺齊論篇第五十一……二三三
刺禁論篇第五十二……二三四
刺志論篇第五十三……二四〇
鍼解篇第五十四……二四一
長刺節論篇第五十五……二四四
卷七
皮部論篇第五十六……二四九
經絡論篇第五十七……二五二
氣穴論篇第五十八……二五三
氣府論篇第五十九……二五七
骨空論篇第六十……二六二
水熱穴論篇第六十一……二七三

調經論篇第六十二……二七六
卷八
繆刺論篇第六十三……二八五
四時刺逆從論篇第六十四……二九二
標本病傳論篇第六十五……二九五
著至教論篇第六十六……二九九
示從容論篇第六十七……三〇二
疏五過論篇第六十八……三〇四
徵四失論篇第六十九……三〇七
陰陽類論篇第七十……三〇八
方盛衰論篇第七十一……三一三
解精微論篇第七十二……三一八

素問識卷一

東都　丹波元簡廉夫學

上古天眞論篇第一

上古天眞論篇第一　吳云。此篇言保合天眞。則能長有天命。乃上醫治未病也。志云。上古謂所生之來。天眞。天乙所生之眞元也。簡按易繫辭。上古穴居而野處。又上古結繩而治。老子云。其中有精。其精甚眞。莊子漁父篇。眞者。精誠之至也。荀子。眞積力久。黃庭經曰。積精累氣以爲眞。

昔在　書堯典序。昔在帝堯。聰明文思。光宅天下。孔穎達正義云。鄭玄云。書以堯爲始。獨云昔在。使若無先之典然也。詩云。自古在昔。言在昔者。自下本上之辭。言昔在者。從上自下爲稱。故曰使若無先之者。據代有先之。而書無所先。故云昔也。

弱而能言　史記正義。引潘岳哀弱子篇。其子未七旬曰弱。吳云。弱。始生百日之稱。未知所本。

幼而徇齊　高云。徇。循同。簡按禮記曲禮。十年曰幼。通雅云。史黃帝幼而狥齊。註。狥。迅也。齊。疾也。家語。作叡齊。大戴禮。作慧齊。智按爾雅。宣徇。徧也。狥。乃徇之訛。言聖哲徧知而神速也。考王。徇。訓疾。馬本作狥齊。並非也。西都賦注。引孔安國尚書傳注。徇。循也。

長而敦敏　鄭註樂記。敦。厚也。王註訓信。未見所据。

成而登天　成。王註爲鼎之成。未允。馬云。史記正義。以十五爲成。則不宜曰登天。若訓爲道之成。則登天亦或有之。張云。謂治功成。登天。史記。家語。大戴禮。並作聰明。蓋從昔在黃帝至此。略記帝始末。爲小序。猶書序耳。此篇。全元起本。在第九卷。王移冠篇首。固宜矣。張以登天爲升遐。禮記檀弓。告喪曰天王登遐。易明夷。初登于天。竹書紀年日。帝王之殁曰陟。陟。昇也。謂昇天也。而黃帝登雲天。出于莊子。史記封禪書。載鼎湖騎龍之事。而論衡子華子。辨其虛誕。蓋其說之來遠矣。故馬吳諸註。皆從王說。

天師　馬云。天乃至尊無對之稱。而稱之爲師。又曰天師。簡按黃帝稱天師。見莊子徐無鬼。韓詩外傳。及說苑云。
　黃帝即位。宇內和平。思見鳳凰之象。以召天老。天老。蓋天師耳。
皆度百歲　馬云。度。越也。簡按玉篇。度。與渡通。過也。
人將失之耶　千金作將人失之耶。
岐伯　漢司馬相如傳。詔岐伯使尙方。注。張揖曰。岐伯者。黃帝太醫。屬使主方氣也。又藝文志。大古有岐伯俞柎。
　吳云。岐國名。伯爵也。簡按又有雷公。而未知黃帝時有五等之爵。
對曰　甲乙序例云。諸問黃帝及雷公。皆曰問。其對也。黃帝曰答。岐伯之徒。皆曰對。簡按朱子論語註云。凡君問。
　皆稱孔子對曰者。尊君也。
其知道者　馬云。凡篇內言道者五。乃全天眞之本也。
和於術數　馬云。法天地之陰陽。調人事之術數。術數所該甚廣。如呼吸按蹻。及四氣調神論。養生養長收養
藏之道。生氣通天論。陰平陽祕。陰陽應象大論。十損八益。靈樞本神篇。長生久視。本篇下文飲食起居之類。簡
按廣雅。數術也。莊子天道。有術數存焉。釋文。引李注云。數術也。史記倉公傳。問善爲方數者。索隱云。數音術數
之數。抱朴子云。夫僊人以藥物養身。以術數延命。王註欠詳。
起居有常　家語王肅註。起居。猶動靜也。
以酒爲漿　吳云。古人每食。必啜湯飲。謂之水漿。以酒爲漿。言其飲無節也。簡按周禮。有漿人。孟子。簞食壺漿。漢
　鮑宣傳。漿酒藿肉。張衡思玄賦。斟白水爲漿。孝子傳。藿義漿以給過客。皆其證也。
以妄爲常　吳云。上古之人。不妄作勞。今則以妄爲常。言其不愼動也。
醉以入房　漢藝文志房中者。情性之極。至道之際。是以聖王制外樂。以禁內情。而爲之節文。說文。房。室在旁也。
以耗散其眞　新校正引甲乙。耗。作好。似是。今甲乙作耗。

不知持滿　范蠡云。持滿者與天。荀子宥坐篇。子路云。持滿有道乎。

夫上古聖人之教下也皆謂之　潘之恒黃海云。皆謂之三字。句法甚妙。前人註多不解。愚以爲謂之者。語之也。語之。云何也。卽下八字是也。言聖人之教不擇人而皆語之以避虛邪賊風之有時。惟通文意者自解之。不必令俗辨。時。卽八節八風之時。注解是。簡按据潘氏此說。不必依全元起太素而改易字句。自通。

恬惔虛無　老子曰。恬淡爲上。莊子曰。恬惔無爲。淮南子曰。靜漠恬澹。所以養性也。和愉虛無。所以養德也。李善洞簫賦註。廣雅曰。恬。靜也。說文曰。憺。安也。又曰。倓。安也。蓋惔澹淡倓通用。

美其食　新校正云。別本美。一作甘。簡按此蓋本于老子。千金。亦作甘。

其民故曰朴　新校正云。曰。作日。日爲是。又唐人日曰二字。同一書法。詳見于顧炎武金石文字記。

嗜欲　甲乙。嗜。作色。

愚智賢不肖　靈本藏篇云。無愚智賢不肖。無以相倚也。

故合於道　新校正云。全元起。作合於道數。千金同。

人年老　衞氣失常篇。人年五十已上爲老。曲禮。說文。並云。七十曰老。

天數然也　吳云。天畀之數。汪云。天癸之數也。

女子七歲　褚氏云。男子爲陽。陽中必有陰。陰之中數八。故一八而陽精升。二八而陽精溢。女子爲陰。陰中必有陽。陽之中數七。故一七而陰血升。二七而陰血溢。陽精陰血。皆飲食五穀之實秀也。

天癸　張云。天癸者。天一之氣也。諸家俱卽以精血爲解。然詳玩本篇。謂女子二七天癸至。月事以時下。男子二八天癸至。精氣溢寫。是皆天癸在先。而後精血繼之。分明先至後至。各有其義。焉得謂天癸卽精血。精血卽天癸。本末混淆。殊失之矣。夫癸者。天之水。干名也。故天癸者。言天一之陰氣耳。氣化爲水。因名天癸。其在人身。是謂元陰。亦曰元氣。人之未生。則此氣蘊於父母。是爲先天之元氣。第氣之初生。真陰甚微。及其旣盛。精血乃王。

故女必二七。男必二八。而後天癸至。天癸既至。在女子則月事以時下。在男子則精氣溢寫。蓋必陰氣足。而後精血化耳。陰氣陰精。譬之雲雨。雲者。陰精之氣也。雨者。陰氣之精也。未有雲霧不布而雨雪至者。亦未有雲霧不濃。而雨雪足者。然則精生於氣。而天癸者。其卽天一之氣乎。可無疑矣。質疑錄云。天癸者。天一所生之真水。在人身。是謂元陰云云。簡按甲乙作天水。吳氏諸證辨疑。婦人調經論云。天癸者。天一生水也。當確張說耳。管子云。人水也。男女精氣合。而水流形。家語云。男子八月而生齒。八歲而齔。二八十六歲而化。女子七月生齒。七歲而齔。二七十四而化。又見大戴禮。韓詩外傳云。男子八歲而齠。十六而精化小通。女子七歲而齔。十四而精化小通。逼雅云。小逼。言人道也。亦可以互證焉。又按王註。任衝流通。經血漸盈。應時而下。天真之氣降。與之從事。故云天癸也。此似指爲月事。馬氏因襲之。然應象大論。調此二者。王註。調。謂順天癸性。而治身之血氣也。知其意亦似與張意略符焉。馬氏直爲陰精。張氏已辨其誤。志聰高氏並云。天癸。天一所生之癸水也。乃全本于張註。薛氏原旨云。天癸者。非精非血。乃天一之眞。故男子亦稱天癸。亦復同。

太衝脈　新校正云。太素。甲乙。作伏衝。簡按衝脈起於胞。上循脊裏。爲經絡之海。伏衝之名。蓋因此歟。陰陽離合論王注。太衝者。腎脈與衝脈合而盛大。故曰太衝。

月事　濟人論云。靈祕曰。女子自生日起。至五千四十八日。而天癸至。由是身中血脈周流。如地之水脈浸潤。乃一月一經。外應潮候。出月令廣義每月令。按五千四十八日。約十三年半。

真牙　簡按真。與顚通。儀禮既夕禮。右顚左顚。疏云。顚。謂牙兩畔最長者也。釋文。顚。丁千反。後魏書徐之才傳。武成生顚牙。之才拜賀曰。此是智牙。生智牙者。聰明長壽。

丈夫　大戴禮。丈者長也。夫者扶也。言長制萬物者也。王充論衡云。人形一丈。正形也。名男子爲丈夫。又云。不滿丈者。失其正也。

六八陽氣衰竭於上　張云。陽氣。亦三陽氣也。甲乙無竭字。並似是。

頒白　馬云。頒。斑同。簡按孟子。頒白者。趙岐註。頒。斑也。頭半白斑斑者也。

形體皆極　東京賦。馬足未極。薛注。極。盡也。

受五藏六府之精　簡按此正與主不明則十二官危。十一藏取決於膽。心者五藏六府之大主也。文法同。

乃能寫　白虎通云。腎之爲言。寫也。以竅寫也。

筋骨解墮　馬云。懈惰同。簡按甲乙作懈惰。禮月令。季秋之月行春令。則暖風來至。民氣解惰。

不過盡八八　馬云。此言年老而有子者。王註以爲所生之男女。其壽止于八八七七之數者。非。韓氏醫通云。男八歲至六十四。女七歲至四十九。卽大衍自然之數。簡按陽主進。陰主退。天道之常理。蓋大衍之數。五十有五。加九之陽數。則爲六十四。乃進之極也。減六之陰數。則爲四十九。乃退之極也。故男女真陰。至於此而盡矣。亦天地之常數也。

眞人　說文。眞。僊人變形而登天也。从匕目乚八。所目乘載之。徐鍇曰。眞者。僊也。化也。匕者。化也。反人爲匕。从目。囪莽不能識。乚隱也。八乘風雲也。莊子云。眞人。伏戲黃帝不得友。淮南子云。眞人者。性合于道。能登假于道。精神反於至眞。是謂眞人。

提挈天地　淮南子。提挈天地。而委萬物。高誘注。一手曰提。挈。舉也。

至人　莊子云。不離于眞。謂之至人。又云。至人無已。神人無功。聖人無名。文子云。天地之間。有二十五人也。上五。有神人眞人道人至人聖人。次五。有德人賢人智人善人辨人云云。

淳德　張云。淳。厚也。簡按思玄賦。何道真之淳純。註。不澆曰淳。

八遠之外　淮南地形訓云。九州之外。乃有八殥。亦方千里。八殥之外。迺有八紘。亦方千里。註。殥。猶遠也。

被服章　高云。服。衣也。章。冠也。張云。五服五章。尊德之服。皋陶謨曰。天命有德。五服五章哉。簡按孔安國註云。五服。天子諸侯卿大夫士之服也。尊卑彩章各異。高註。以章爲章甫殷冠之義。誤也。此三字。新校正爲衍文。當然耳。

舉不欲觀於俗　觀。古玩切。高云。其舉動也。不欲觀於習俗。是也。

以恬愉爲務　淮南子云。恬愉無矜。註。恬愉。無所好憎也。

辨列星辰　書堯典曆象星辰。註。辰日月所交會之地也。左傳昭七年。日月之會。是謂辰。王注非是。

逆從陰陽　張云。陽主生。陰主死。陽主長。陰主消。陽主升。陰主降。故賢人逆從之。王注近迂。

將從上古　張云。將。隨也。簡按漢書郊祀歌。九夷賓將。

四氣調神大論篇第二

高刪大論二字。云。君臣問答。互相發明。則曰論。無君臣之問答。則曰篇。餘皆倣此。吳云。此篇言順於四時之氣。調攝精神。亦上醫治未病也。簡按司馬遷云。春生夏長秋收冬藏。此天地之大經也。弗順則無以爲紀綱。故四時之大順不可失。宋姜鋭著養生月錄一卷。採本篇首一段文。附逐月服餌藥方。尊生者宜識之。

發陳　發散陳斂之義。張訓陳爲故。然據下蕃秀容平等。則以氣象而言。王註爲是。

萬物以榮　爾雅。木謂之華。草謂之榮。

廣步於庭　志云。廣。寬也。緩也。簡按倉公曰。車步廣志。以適骨肉血脈。巢源作闊步於庭。

被髮　莊子云。老聃新沐。方將被髮而乾。史記。箕子披髮陽狂。

春氣之應　吳云。天道發生。人事應。故曰應。

夏爲寒變　志云。木傷而不能生火。故於夏月火令之時。反變而爲寒病。簡按巢源作夏變爲寒。

華英　張云。言神氣也。

秋爲痎瘧　張云。心屬火。王於夏。夏失所養。故傷心。心傷則暑氣乘之。至秋而金氣收斂。暑邪內鬱。於是陰欲入而陽拒之。故爲寒。火欲出而陰束之。故爲熱。金火相爭。故寒熱往來。而爲痎瘧。簡按痎瘧。即瘧耳。詳見于瘧論。

冬至重病　簡按據前後文例。四字恐剩文。

容平　志云。容。盛也。萬物皆盛實。而平定也。簡按容。盛也。見說文。卽盛受之義。非盛實之謂。王馬張並爲容狀之容。乃與發陳蕃秀閉藏自異旨。聖濟經注云容而不迫。平而不偏。是謂容平。此說似是。五常政大論。以金平氣爲審平。說苑曰。秋者天之平。

與鷄俱興　志云。鷄鳴早而出塒晏。與鷄俱興。與春夏之早起少遲。所以養秋收之氣也。

冬爲飧泄　張云。肺傷則腎水失其所生。故當冬令而爲腎虛飧泄。簡按飧。本作餐。又作飡。說文。餐。吞也。玉篇。飧。水和飯也。釋名。飧。散也。投水于中自解散也。列子說符注。飡。水澆飯也。蓋水穀雜下。猶水和飯。故云飧泄也。

若伏若匪　宋本匪作匿。無今詳以下七字註。簡按匿得押韻。

春爲痿厥　吳云。腎氣既傷。春木爲水之子。無以受氣。故爲痿厥。痿者。肝木主筋。筋失其養。而手足痿弱也。厥。無陽逆冷也。

清淨光明者也　淨。馬本張本作靜。李云。當作靜。簡按天氣清淨以下。至未央絕滅。王註爲言天以例人。馬吳張並同。特志聰云。上節論順四時之氣。而調養其神。然四時順序。先由天氣之和。如天地不和。則四時之氣。亦不正矣。故以下復論天地之氣焉。今攷經文。王註雖取義深奧。却似混淆不明。當以志聰說爲得焉。

雲霧不精　詩疏云。有雲則無露。無雲乃有露。爾雅云。天氣下地氣不應曰雺。地氣發天不應曰霧。精。晴同。史天官書。天精而景星見。註。精。卽晴。漢書京房傳。陰霧不精。高云。精。猶極也。未詳何義。

交通不表萬物命故不施　王吳志高並以表下爲句。馬張李則以命下爲句。吳云。陰陽二氣。貴乎交通。若交通之氣。不能表揚於外。則萬物之命。無所施受。無所施受。則名木先應而多死。張云。獨陽不生。獨陰不成。若上下不交。則陰陽乖。而生道息。不能表見於萬物之命。故生化不施。簡按吳說似是。故。固同。

菀藁　張云。菀。鬱同。馬云。藁。稿同。簡按詩小弁。菀彼柳斯。釋文。菀音鬱。志云。菀。茂木也。藁。禾稈也。誤。

未央絕滅　張云。央中半也。陰陽既失其和。則賊風暴雨。數爲殘害。天地四時。不保其常。是皆與道相違。故凡稟化生氣數者。皆不得其半而絕滅矣。簡按詩小雅。夜未央。註。夜未半也。王訓央爲久。未見所出。

身無奇病　吳云。謂無寒變痎瘧飧泄痿厥之類也。馬云。本經有奇病論。大奇病論。○簡按自天氣者清淨。至生氣不竭。一百二十四字。與四氣調神之義不相干。且文意不順承。疑佗篇錯簡也。

心氣內洞　馬云。內洞者。空而無氣也。靈五味論。有辛走氣。多食之令人洞心。正與內洞之義相似。簡按外臺引刪繁論。載本篇文。作內消。

肺氣焦滿　張云。肺熱葉焦。爲脹滿也。簡按蓋謂肺脹喘滿等證。王云。焦。謂上焦。誤也。

獨沈　甲乙。作濁沈。新校正云。太素作沈濁。簡按據上文焦滿。甲乙爲是。吳云。腎氣獨沈。令人膝骱重。是也。滑云沈涸而病也。

太陰不收少陰不藏　簡按以太陽少陽例推之。此以時令而言之。乃太陰少陰。疑是互誤。靈陰陽繫日月云。心爲陽中之太陽。肺爲陽中之少陰。肝爲陰中之少陽。脾爲陰中之至陰。腎爲陰中之太陰。春秋繁露云。春者少陽之選也。夏者太陽之選也。秋者少陰之選也。冬者太陰之選也。

春夏養陽秋冬養陰　高云。夫四時之太少陰陽者。乃萬物之根本也。所以聖人春夏養陽。使少陽之氣生。太陽之氣長。秋冬養陰。使太陰之氣收。少陰之氣藏。養陽養陰。以從其根。簡按高氏此解。貫通前章。尤爲切當。王註諸家。及朱彥脩說。並似失章旨焉。千金脾勞門云。春夏養陽。秋冬養陰。以順其根本矣。肝心爲陽。脾肺腎爲陰。逆其根則伐其本云云。與高意符焉。神仙傳。魏武帝問養生大略。封君達對曰。聖人春夏養陽。秋冬養陰。以順其根。以契造化之妙。全本此篇。

浮沈生長之門　馬云。言生長則槩收藏。滑云。浮沈。猶出入也。

苛疾　禮記。疾痛苛癢。鄭註。苛。疥也。管子。常之巫審於死生。能去苛病。註。煩苛之病。楊慎云。苛。人旱也出說文今但知爲苛刻之苛。蓋苛疾。煩苛之小疾。王云苛者。重也。張云。苛。虐也。皆爲苛罰苛政之苛。吳云痾同尤非也。

愚者佩之　李冶古今黈云。王註。聖人心合于道。故勤而行之。愚者性守于迷。故佩服而已。冰說非也。佩。背也。古字通用。果能佩服于道。是亦聖人之徒也。安得謂之愚哉。滑云。佩。當作悖。吳云。佩。與悖同。古通用。簡按古今黈之說是。

不治已病治未病　靈逆順篇。上工治未病。不治已病。七十七難。金匱要略首篇。甲乙經五藏變腧篇。皆可參攷。

鑄兵　宋本。兵。作錐。志高亦同。並誤也。

生氣通天論篇第三

夫自古通天者　王註六節藏象云。通天者。謂元氣。即天真也。然形假地生。命惟天賦。故奉生之氣。通繫於天。稟於陰陽。而爲根本也。寶命全形論曰。人生於地。懸命於天。天地合氣。命之曰人。四氣調神大論曰。陰陽四時者。萬物之終始也。死生之本也。此其義也。簡按此解頗明備。

生之本本於陰陽　志云。凡人有生。受氣於天。故通乎天者。乃所生之本。天以陰陽五行。化生萬物。故生之本本乎陰陽也。簡按吳以生字接上句。未穩帖。

六合　高誘註淮南云。孟春與孟秋爲合。仲春與仲秋爲合。季春與季秋爲合。孟夏與孟冬爲合。仲夏與仲冬爲合。季夏與季冬爲合。故曰六合。一曰。四方上下爲六合。

九州　淮南墬形訓云。神農大九州。桂州迎州神州等是也。至黃帝以來。德不及遠。惟于神州之內。分爲九州。王註所載九州。見書禹貢。

十二節　志云。骨節也。兩手兩足。各三大節。簡按王註爲十二經。非也。春秋繁露云。天數之微。莫若於人。人之身有四肢。每肢有三節。三四十二。十二節相待。而形體立矣。天有四時。每一時有三月。三四十二。十二月相受。而歲數終矣。六節藏象論。無五藏十二節五字。此節之義。當攷靈邪客篇。淮南天文訓。

其氣三　高云。凡人之生。各具五行。故其生五。五行之理。通貫三才。故其氣三。簡按六節藏象論云。故其生五。其氣三。三而成天。三而成地。三而成人。此其氣三。成三才。則高註難從。而王馬吳並云。天氣地氣運氣。張則云。三陰三陽。俱未允焉。太平經云。元氣有三名。太陽太陰中和。出後漢書襄楷傳註。其氣三。或此之謂與。楊上善太素註云。太素分爲萬物。以爲造化。故在天爲陽。在人爲和。在地爲陰。出弘決外典鈔。三十一難楊玄操注云。天有三元之氣。所以生成萬物。人法天地。所以亦有三元之氣。以養身形。六十六難虞庶註云。在天則三元五運。相因而成。在人則三焦五藏。相因而成也。素問曰。其氣三。其生五。此之謂也。

數犯此者　志云。人稟五行之氣而生。犯此五行之氣而死。有如水之所以載舟。而亦能覆舟。故曰此壽命之本也。

蒼天之氣　張云。天色深玄。故曰蒼天。簡按詩。彼蒼者天。王爲春天誤。

傳精神　張吳並云。傳受也。

此謂自傷氣之削也　馬吳諸註。傷下句。簡按據王註。八字一句爲是。

陽氣者若天與日　馬云。本篇所重。在人衛氣。但人之衛氣。本于天之陽氣。惟人得此陽氣以有生。故曰生氣通天。惟聖人全此陽氣。苛疾不起。常人則反是焉。靈樞禁服篇云。審察衛氣。爲百病母者。信哉。本篇凡言陽氣者七。諄諄示人以當全此陽氣也。

不彰　高云。若失其所。則運行者不周於通體。旋轉者不循於經脈。故短折其壽而不彰著於人世矣。簡按史記五帝本紀。帝摯立。不善崩。索隱曰。古本作不著。音張慮反。猶不著明。

陽因而上　高云。天氣清淨。明德惟藏。故天之默運於上也。當以日光明。是故人身之陽氣。因之而上。陽因而上。其體如天。衛外者也。其體如日。此陽氣之若天與日也。

因於暑汗　王註云。此則不能靜愼。傷於寒毒。至夏而變暑病也。此說非也。朱震亨詳辨之。當攷格致餘論。

煩則喘喝靜則多言　張云。暑有陰陽二證。陽證因於中熱。陰證因於中寒。此節所言。言暑之陽者也。故爲汗出煩躁。爲喘。爲大聲呼喝。若其靜者。亦不免於多言。蓋邪熱傷陰。精神內亂。故言無倫次也。

汗出而散　張云。熱病篇曰。暑當與汗。皆出勿止。此之謂也。簡按張云。此言暑之陰者。非也。志云。天之陽邪。傷人陽氣。兩陽相搏。故體如燔炭。陽熱之邪。得吾身之陰液而解。故汗出而散也。高云。若傷暑無汗。則病燥火之氣。故體如燔炭。

因於濕首如裹濕熱不攘　朱氏格致餘論云。濕者土濁之氣。首爲諸陽之會。其位高而氣清。其體虛。濁氣熏蒸。清道不通。沈重而不爽利。似乎有物以蒙冒之。失而不治。濕鬱爲熱。熱留不去。大筋緛短者。熱傷血不能養筋。故爲拘攣。小筋弛長者。濕傷筋不能束骨。故爲痿弱。因於濕。首如裹。各三字爲句。文正而意明。高云。大筋連於骨內。緛短則屈而不伸。小筋絡於骨外。弛長則伸而不屈。〇朱氏新定章句。因於寒。體若燔炭。汗出而散。因於暑。汗。煩則喘喝。靜則多言。因於濕。句首如裹。句濕熱不攘。句大筋緛短。小筋弛長。緛短爲拘。弛長爲痿。因於氣爲腫云云。簡按馬張志高並循原文而釋。吳及九達薛氏原旨等。從朱氏改定。

馳長　馳。宋本作弛。按馳。弛同。說文。弓解也。張璐曰。先搐瓜蔕散。次與羌活勝濕湯。

因於氣爲腫　張云。衛氣營氣藏府之氣。皆氣也。一有不調。皆能致病。因氣爲腫。氣道不行也。簡按高云。氣猶風也。陰陽應象云。陽之氣以天地之疾風名之。故不言風而言氣。因於氣爲腫者。風淫末疾。四肢腫也。此註難從。震亨云。脫簡。誤。

四維相代　高云。四維相代者。四肢行動不能。彼此借力而相代也。簡按馬張並以四維爲四肢。是也。王註筋骨血肉。未允。志聰汪昂並云。四時也。亦未詳何据。溥論云。尻以代踵。脊以代頭。四維相代。與此同義。震亨以爲衍文。誤。

陽氣者煩勞則張　王氏溯洄集云。夫陽氣者。人身和平之氣也。煩勞者。凡過於動作皆是也。張。主也。謂亢極也。

精。陰氣也。辟積。猶積疊。謂怫鬱也。衣褶謂之襞積者。亦取積疊之義也。積水之奔散曰潰。都。猶隄防也。汩汩。水流而不止也。夫充于身者。一氣而已。本無異類也。卽其所用所病而言之。於是乎始有異名耳。故平則爲正。亢則爲邪。陽氣則因其和以養人而名之。及其過動而張。亦卽陽氣亢極而成火耳。陽盛則陰衰。故精絕。水不制火。故亢火鬱積之甚。又當夏月火旺之時。故使人煩熱之極。若煎迫然。氣逆上也。火炎氣逆。故目盲耳閉。而無所用。此陽極欲絕。故其精敗神去。不可復生。若隄防之崩壞。而所儲之水。奔散滂流。莫能以遏之矣。夫病至於此。是壞之極矣。王氏乃因不曉都字之義。遂略去此字。而謂之若壞。其可乎哉。又以此病。純爲房患。以脹爲筋脈䐜脹。以汩汩爲煩悶。皆非是也。簡按聖濟總錄。載人參散。治煎厥氣逆頭目昏憒。聽不聞目不明。七氣善怒。人參。遠志。赤茯苓。防風。各二兩。芍藥。麥門冬。陳皮。白朮。各一兩。右爲末每服三錢。水一盞半。煎至八分。去滓溫服。不計時候。日再服。

辟積　辟與襞同。司馬相如傳。襞積褰縐。師古注。襞積。卽今之帬褶。高云。重複也。汪昻云。如衣襞積。並本于王履之解。張云。病也。誤。

潰潰乎若壞都　馬云。都所以坊水。簡按禮檀弓。洿其宮而豬焉。鄭玄註。豬。都也。南人謂都爲豬。酈道元水經注。水澤所聚。謂之都。亦曰瀦。張高爲都城之都。誤。

汩汩乎　汩汩。考韻書。音聿。从子曰之曰。水流也。又奔汩。疾貌。卷末釋音。古沒切。音骨。煩悶不止也。此从日月之日。書洪範。汩陳其五行。註。汩。亂也。義蓋取于此。又考韻書。汩。波浪聲。又涌波也。由此觀之。汩汩義不太遠。然於壞都。則汩字似襯。

大怒則形氣絕　馬云。形氣經絡。阻絕不通。奇病論云。胞之絡脈絕。亦阻絕之義。非斷絕之謂。高本形下句。註云。形者。悻悻然見於其面也。氣絕者。怒則氣上不接於下也。簡按高註誤。

薄厥　吳云。薄。雷風相薄之薄。汪云。薄。迫也。簡按聖濟總錄。赤茯苓湯。治薄厥暴怒。怒則傷肝。氣逆胸中不和。甚則嘔血衄衊。赤茯苓。人參。桔梗。陳皮。各一兩。芍藥。麥門冬。檳榔。各半兩。右爲末。每服三錢。水一盞。生姜五片。同煎至八分。去滓溫服。不計時候。

其若不容　馬云。胸腹䐜脹。真若有不能容物者矣。吳云。縱而不收。其若不能爲容止矣。志云。筋傷而弛縱。則四體若不容我所用也。簡按吳志似是。王意亦當如此。

汗出偏沮　馬云。人當汗出之時。或左或右。一偏阻塞而無汗。則無汗之半體。他日必有偏枯之患。吳云。沮。止也。張云。沮。傷也。壞也。志高並云。濕也。簡按沮。王爲沮泄之義。諸註不一。攷千金作袒。又養生門云。凡大汗勿偏脫衣。喜得偏風半身不遂。巢源。引養生方同。靈刺節真邪云。虛邪偏客於身半。其入深。內居榮衞。榮衞稍衰。真氣去。邪氣獨留。發爲偏枯。乃其作袒似是。下文曰汗出見濕。曰高梁之變。曰勞汗當風。皆有爲而發疾者。其義可見也。

痤疿　說文。痤。小腫也。玉篇。癤也。韓非子。彈痤者痛。巢源云。腫一寸至二寸。癤也。疿。玉篇。熱生小瘡。巢源云。人皮膚虛。爲風邪所折。則起隱疹。寒多則色赤。風多則色白。甚者痒痛。搔之則成瘡。又巢源。有夏月沸瘡。蓋疿。即沸。从疒者。痤。詳下文王註。

高梁　孟子。膏梁之味。趙岐註。細粱如膏者也。朱註。膏。肥肉。粱。美穀。簡按山海經。都廣之野。爰有膏菽膏稻膏黍膏稷。郭璞註。言味好皆滑如膏。外傳曰。膏粱之子。劉會孟云。嘉穀之米。炊之皆有膏。蓋趙註較優。王註與趙同。

足生大丁　足。新校正讀爲饒。吳爲能。張爲多。潘楫醫燈續焰云。足生者。必生也。並爲是。春秋繁露云。陰陽之動。使人足病喉痺。足字用法。正與此同。巢源云。丁瘡初作時。突起如丁蓋。故謂之丁瘡。令人惡寒。四支強痛。兼忉忉然牽疼。一二日瘡便變焦黑色。腫大光起。根鞕強。全不得近。酸痛。皆其候也。

受如持虛　張云。熱侵陽分。感發最易。如持空虛之器以受物。

皶　王註。俗曰粉刺。粉刺見肘後。千金作粉滓。巢源云。齇面者。面皮上有滓如米粉者。是也。又外臺有粉皶。玉篇。

皶。與皻同。字書。齇皻䵳臚皻。並是查字。巢源又云。查疽。隱脈赤起。如今查樹子形。亦是風邪客於皮膚。血氣之所變生也。是卽外臺所謂面皻皰。其時生鼻上者。謂之酒皶。與王註粉刺之皶自異。志云。面鼻赤瘰也。此亦面皶皰。與王註異。王註按豆。卽登豆。見唐六典註。

柔則養筋　高云。上文大怒氣絕。至血菀而傷筋。故曰陽氣者。精則養筋。所以申明上文陽氣不柔。而筋無所養也。

大僂　吳云。爲寒所襲。則不能柔養乎筋。而筋拘急。形容僂俯矣。此陽氣被傷。不能柔筋之驗。簡按脈要精微曰。膝者。筋之府。屈伸不能。行則僂附。筋將憊矣。大僂義正同。高云。背突胸窩。乃生大僂。此乃龜背。恐非是。

瘻　馬云。鼠瘻之屬。志云。金匱所謂馬刀俠癭。簡按說文。頸腫也。慧琳藏經音義。引考聲云。瘻。久瘡不差曰瘻。巢源。有九瘻三十六瘻。李梴入門云。瘻卽漏也。經年成漏者。與痔漏之漏相同。但在頸則曰瘰漏。在痔則曰痔漏。又云。凡癰疽久則膿流出。如釭瓮之有漏。

留連肉腠　王註。久瘀內攻。結於肉理。知肉腠卽肉理。金匱云。腠者。是三焦通會元真之處。爲血氣所注。理者。是皮膚藏府之文理也。儀禮公食大夫禮。載體進奏。注。奏。謂皮膚之理也。又鄉飲酒禮。皆右體進腠。注。腠理也。陰陽應象大論王註。腠理。謂滲泄之門。高云。肉腠或空或突而如嘍。而難愈也。汪以四字接下句。而釋之云。寒氣留連于肉腠之間。由俞穴傳化。而薄于藏府。則爲恐畏驚駭。此陽氣被傷。不能養神也。此說恐非是。

俞氣化薄　吳云。俞。輸同。有傳送之義。馬云。各經皆有俞穴。此非井滎俞經合之俞。凡一身之穴。皆可曰俞。邪氣變化依薄。傳爲善畏及驚駭之疾。畏主心腎。陰陽應象云。喜傷心。恐勝喜。又恐傷腎。思勝恐。駭主肝言。金匱眞言云。其病發驚駭。簡按王以俞爲背俞。恐非也。

營氣不從　馬云。唯陽氣不固。則營氣者。陰氣也。營氣不能與衛氣相順。而衛氣逆于各經分肉之間。亦生癰腫之疾矣。吳云。不從。不順也。肉理。腠理也。簡按樓氏綱目改定。乃生大僂。營氣不從。逆於肉理。乃生癰腫。陷脈爲瘻。留連肉腠。俞氣化薄。傳爲善畏。樓云。營氣不從。逆于肉理。乃生癰腫十二字。舊本元誤在及驚駭之下。夫陽氣因失衛。而寒氣從之爲僂。然後營氣逆而爲癰腫。癰腫失治。然後陷脈爲瘻。而陷留連於肉腠焉。蓋其所改定。雖不知古文果然否。其說則頗明備。故附存于此。

魄汗　吳云。魄。陰也。陰汗不止。張云。汗由陰液。故曰魄。馬云。肺主藏魄。外主皮膚。故所出之汗。亦可謂之魄汗也。簡按數說並誤。魄白古通。禮記內則。白膜作魄膜。淮南修務訓云。奉一爵酒。不知於色。挈一石之尊。則白汗交流。戰國策鮑彪註。白汗。不緣暑而汗也。楚策陰陽別論。魄汗未藏。王註流汗未止。

形弱而氣爍　馬云。魄汗未盡。穴俞未閉。形體弱而氣消爍。乃外感風寒。致穴俞已閉。當發爲風瘧。瘧論言瘧之爲證。非獨至秋有之。四時皆能成瘧也。簡按王註有至於秋秋陽復收之言。故論及之。

風瘧　此卽瘧耳。必非有一種風瘧者。金匱眞言云。秋善病風瘧。又云夏暑汗不出者。秋成風瘧。刺瘧云。風瘧。發則汗出惡風。瘧論云。夫痎瘧皆生於風。俱可證也。

故風者百病之始也　張云。凡邪傷衛氣。如上文寒暑濕氣風者。莫不緣風氣以入。故風爲百病之始。

上下不并　吳云。陽謂之上。陰謂之下。陽中有陰。陰中有陽。謂之并。言風寒爲病之久。則邪氣傳變。陽自上而陰自下。謂之不并。是水火不相濟。陰陽相離。簡按王解并字爲交通。與吳之意符焉。

良醫　王充論衡云。醫能治一病。謂之巧。能治百病。謂之良。故良醫服百病之方。治百人之疾。

陽氣當隔　馬云。隔者。乖隔不通之謂也。簡按隔。非噎隔之隔。王馬並引三陽結謂之隔。恐非也。

反此三時　志云。平旦日中日西也。

形乃困薄　馬云。未免困窘而衰薄矣。

起亟也　吳。攷爲守也。馬云。營氣藏五藏之精。隨宗氣以運行于經脈中。而外與衛氣相表裏。衛氣有所應于外。營氣卽隨之而起。夫是之謂起亟也。張云。亟。卽氣也。陰陽應象曰。精化爲氣。卽此藏精起氣之謂。亟音氣。志云。

陰者主藏精。而陰中之氣。亟起以外應。陽者主衛外。而爲陰之固也。汪云。起者。起而應也。外有所召。則內數起以應也。如外以順召。則心以喜起而應之。外以逆召。則肝以怒起而應之之類也。簡按數說未知孰是。汪解似易曉焉。且王意亦似當然。

并乃狂　張云。并者。陽邪入於陽分。謂重陽也。簡按與王註異義同意。

陽不勝其陰　高云。陰寒盛也。陰寒盛則五藏氣爭。爭。彼此不和也。

陳陰陽　張云。猶言鋪設得所。不使偏勝也。吳云。陳。設也。簡按王陳讀循。未詳所據。

氣立如故　張云。人受天地之氣以立命。故曰氣立。然必陰陽調和。而後氣立如故。首節所謂生之本於陰陽者。正此兩節之謂。簡按王云。真氣獨立。似明切焉。

風客淫氣　王註痺論云。淫氣。謂氣之妄行者。簡按說文。淫。浸淫隨理也。徐云。隨其脈理。而浸漬也。馬云。風來客之。浸淫以亂營衛之氣。則風薄而熱起。似不妥帖。

因而飽食　張云。此下三節。皆兼上文風客淫氣而言也。風氣既淫於外。因而飽食。則隨客陽明云云。簡按下文有三因字。故有此說。

腸澼爲痔　吳云。腸中澼沫。壅而爲痔。簡按續字彙。澼。腸間水。蓋本于本篇而釋者。竊攷澼本是癖。以其腸間辟積之水。故从水作澼。外臺癖飲。或作澼飲。與莊子洴澼絖之澼義迥別。腸澼二字。素靈中凡十見。多指赤白滯痢而言。唯本篇云。腸澼爲痔。蓋古腸垢膿血。出從穀道之總稱。王下一而字。云腸澼而爲痔。吳乃擴其意以釋之。固是也。張云。爲腸澼爲痔。而下痢膿血也。此似鹵莽讀去者。馬云。其腸日常澼積。漸出肛門而爲痔。此豈以澼爲襞之義乎。難從。

因而強力　吳張並從王註。而爲強力入房。馬志高則爲強用其力。簡按下文云。腎氣乃傷。則王註似爲得矣。

陽密乃固　巢源。作陰密陽固。出十二卷冷熱病候。考下文云。陽強不能密。陰氣乃絕。則巢源誤。志云。此總結上文之義。而歸重於陽焉。

是謂聖度　高云。上文云。聖人陳陰陽。內外調和。故復言因而和之。志云。是謂聖人調養之法度。

因於露風　馬云。此上文見霧露之謂。王註以露爲裸體者。非。志云。露。陰邪也。風。陽邪也。在天陰陽之邪。傷吾身之陰陽。而爲寒熱病矣。張云。因露於風者。寒邪外侵。陽氣內拒。陰陽相薄。故生寒熱。簡按張註與王意稍同。

洞泄　陰陽應象。作飧泄。論疾診尺。作後泄腸澼。知洞泄卽是飧泄。邪氣藏府病形云。洞者。食不化。下嗌還出。甲乙作洞泄。蓋洞筒同。說文。筩。通簫也。徐云。通洞無底。漢元帝吹洞簫。注。與筒同。水穀不化。如空洞無底。故謂之洞泄。巢源。洞泄者。痢無度也。水穀痢候。引本篇文詳論之。當參考。又見小兒洞泄下利候。王氏準繩云。餐泄水穀不化而完出。是也。史記倉公傳。迵風。太平御覽作洞風。卽此也。或飲食大過。腸胃所傷。亦致米穀不化。此俗呼水穀利也。邪氣留連。蓋至夏之謂。高云。邪氣留連。至夏乃爲洞泄。

痎瘧　千金。作瘖瘧。說具于瘧論。

秋傷於濕上逆而欬　張云。濕土用事於長夏之末。故秋傷於濕也。秋氣通於肺。濕鬱成熱。則上乘肺金。故氣逆而爲欬嗽。簡按泝洄集云。濕乃長夏之令。何於秋言。蓋春夏冬每一時各有三月。故其令亦各就其本時而行也。若長夏則寄旺於六月之一月耳。秋雖亦有三月。然長夏之濕令。每侵過於秋而行。故曰秋傷於濕。秋令爲燥。然秋之三月。前近於長夏。其不及則爲濕所勝。其太過則同於火化。其平氣則又不傷人。此經所以於傷人。止言風暑濕寒。而不言燥也。或問余曰。五運六氣七篇所敘。燥之爲病甚多。何哉。余曰。運氣七篇。與素問諸篇。自是兩書。作於二人之手。其立意各有所主。不可混言。王冰以爲七篇參入素問中。本非素問元文也。余今所推之義。乃是素問本旨。當自作一意看。此當只以秋發病爲論。濕從下受。故于肺爲欬。謂之上逆。夫肺爲諸氣之主。今既有病。則氣不外運。又濕滯經絡。故四肢痿弱無力。而或厥冷也。陰陽應象大論所謂冬生欬嗽。既言過時。則與本篇之義。頗不同矣。簡按安道此論極精。茲揭其要。當熟玩全篇。

痿厥　張云。太陰陽明論曰。傷於濕者。下先受之。上文言因於濕者。大筋緛短。小筋弛長。緛短爲拘。弛長爲痿。所以濕氣在下。則爲痿爲厥。痿多屬熱。厥則因寒也。

温病　論疾診尺。作煇熱。㴑洄集云。寒者。冬之令也。冬感之偶不即發。而至春其身中之陽。雖始爲寒邪所鬱。不得順其漸升之性。然亦必欲應時而出。故發爲温病也。又云。春爲温病者。蓋因寒毒中人肌膚。陽受所鬱。至春天地之陽氣外發。其人身受鬱之陽。亦不能出。故病作也。韓祇和曰。冬時感寒鬱陽。至春時再有感。而後發。余謂此止可論温病之有惡寒者耳。其不惡寒者。則亦不爲再感而論發也。故仲景曰。太陽病發熱而渴。不惡寒者。爲温病。是也。馬云。熱論曰。凡病傷寒而成温者。先夏至者。爲病暑。陰陽應象大論云。冬傷于寒。春必病温。傷寒論云。冬感于寒。至春變爲温病。則温之爲義明矣。楊玄操釋五十八難之温病。以爲是疫癘之氣者。非也。

肝氣以津　馬云。肝氣津淫而木盛。張云。津。溢也。

脾氣乃絶　志云。肝多津液。津溢於肝。則脾氣乃絶其轉輸矣。簡按即是本王註意。

大骨氣勞　馬云。即上節之所謂高骨也。玉機真藏論。亦謂之大骨。汪昂云。高骨。腰間命門穴上有骨高起。張云。勞困劇也。

喘滿　漢石顯傳。憂滿不食。註。滿。懣同。王註。令人心悶。蓋滿讀爲懣也。

胃氣乃厚　簡按王註。脾氣不濡。胃氣強厚。此蓋脾約證。傷寒論曰。趺陽脈浮而濇。浮則胃氣強。濇則小便數。浮濇相搏。大便則堅。其脾爲約。麻子仁圓主之。是也。張云。脾氣不濡。則胃氣留滯。故曰乃厚。厚者。脹滿之謂。巳覺欠理。汪昂云。按酸鹹甘辛。言其害。而不及其利也。味苦。言其利。而未及其害也。古文不拘一例。不必穿鑿強解。是以胃氣厚爲利。甚誤。

沮弛　張云。沮。壞也。志云。遏抑也。簡按王訓潤。恐非是。

精神乃央　新校正云。央乃殃也。馬云。央者。半也。四氣調神論。有未央絶滅。此言精神僅可至半也。簡按二說並通。王訓久。恐誤。又按五味偏過生疾。其例不一。言脾氣者二。言心氣者亦二。肝氣、腎氣、胃氣、各一。而不及肺氣。未詳何理。抑古文誤邪。

湊理　廣雅。湊。聚也。汲冢周書周于中土。以爲天下之大湊。蓋會聚元真之處。故謂之湊。以其在肌肉中。又从肉作腠。文心雕龍湊理無滯。吳註舉痛論云。腠。汗孔也。理。肉紋也。瘧論。汗空踈腠理開。知是以腠爲汗孔者誤。

氣骨以精　宋本。作骨氣。高云。五味和。則腎主之骨以正。肝主之筋以柔。肺主之氣。心主之血以流。脾主之湊理以密。誠如是也。則有形之骨。無形之氣。皆以精粹。可謂謹道如法。生氣通天。而長有天命矣。

金匱眞言論篇第四

馬云。靈樞二十五人篇。有金櫃藏之。其櫃從木。義蓋同也。簡按漢高帝紀。如淳云。金匱。猶金縢也。師古曰。以金爲匱。保慎之義。

天有八風　靈九宮八風篇。大弱風。謀風。剛風。折風。大剛風。凶風。嬰兒風。弱風也。以上八風。蕭吉五行大義。引太公兵書。與呂覽及白虎通所載異。

經有五風　馬云。風論有五藏風。豈八風之外。復有五風乎。八風發其邪氣。入于五藏之經。而發病巳。簡按吳云。經。風論也。非是。

所謂得四時之勝者　吳接上句。云。此所謂得四時之勝。而變病也。簡按以下三十二字。文義不順承。恐他篇錯簡。此一節。又見六節藏象論王氏補文中。

兪　吳云。輸同。五藏之氣至此。而轉輸傳送也。簡按經文。兪輸腧通用。玉篇。腧。五藏腧也。史記。五藏之輸。註。經穴也。項氏家說云。腧。象水之竇。卽窬字也。見難經彙攷。

病在藏　王馬張並云。心藏。志云。夏時陽氣發越在外。藏氣內虛。故風氣乘虛而內薄。

病在四支　馬云。上文言腰股。而此言四肢者。以四肢爲末。如木之枝。得寒而凋。故不但腰股爲病。而四肢亦受病也。高云。支肢同。餘篇倣此。

故春善病鼽衄　志云。以下三故字。皆頂上文東風生於春節而言。高本。衄。作䶊。注云。音忸。今訛衄非。簡按詩鄘風。女子善懷。箋。善。猶多也。鼽。作鼽爲是。說文。鼽。病寒鼻窒也。釋名。鼻塞曰鼽。鼽。久也。涕久不通。遂至窒塞也。禮月令。民多鼽嚏。呂覽作鼽窒。高誘註。鼽。齆鼻也。靈經脈篇。實則鼽窒。虛則鼽衂。王氏乃爲洟鼽同。鼻液也。之義。未詳所據。衄。說文。鼻出血也。篇海。䶊。通作衄。說文無䶊字。高氏改用俗字。非。

秋善病風瘧　高云。秋病肩背。俞在肩背。故秋善病風瘧。風瘧者。寒慄而肩背振動也。簡按瘧論云。邪客於風府。循膂而下。衞氣一日一夜。大會於風府。可見瘧邪自肩背始也。肩背振動之解欠詳。

冬善病痺厥　馬云。冬氣者。病在腰股。又在四肢。故痺病厥病。從之而生矣。

按蹻　史記扁鵲傳。鑱石橋引。索隱云。橋。謂按摩之法。說苑子越扶形。子游矯摩。靈病傳篇。喬摩灸熨。蓋蹻。九兆切。與矯通。橋喬並同。易說卦。坎爲矯輮。疏。使曲者直爲矯。使直者曲爲輮。蓋蹻乃按摩矯揉之謂。王註似迂。樓氏綱目云。按蹻二字非衍文。其上下必有脫簡。即冬不藏精者。春必溫病之義也。

春不病頸項　吳本無春字。簡按前文無病頸項之言。此五字恐剩文。

仲夏不病胸脇　吳本無仲字。非。

飧泄而汗出也　此六字。新校正云。疑剩文。是。○李冶古今黈云。按本經生氣通天論云。春傷于風。夏乃洞泄。夏傷于暑。秋爲痎瘧。秋傷于溼。冬爲痿厥。冬傷于寒。春必病溫。由是而言。春夏秋冬。無論啓閉。政宜隨時導引。以開通利導之。但勿發泄使至于汗出耳。竊疑本經當云冬不按蹻。春必鼽衄。或病頸項。春不按蹻。仲夏必病胸脇。長夏必病洞泄寒中。夏不按蹻。秋必風瘧。秋不按蹻。冬必痺厥。其飧泄而汗出也一句。飧字當析之爲勿令二字。如此則辭旨俱暢。可爲通論矣。大抵導引。四時皆可爲之。惟不得勞頓至于汗出。而苟勞頓至于汗出。則非徒無益。或反以致他疾。不特于閉藏之時爲不可。雖春夏發生長育之時亦不可。王太僕不悟本經舛漏。堅主冬不按蹻。謂按蹻則四時俱病。蓋爲紙上語所牽。而肆爲臆說也。利害所繫甚重。予于是乎有辨。簡按李說反似肆爲臆說。然其理固不可掩。故備錄此。

故藏於精者春不病温　張云。人身之精。眞陰也。爲元氣之本。精耗則陰虛。陰虛則陽邪易犯。故善病温。此正謂冬不按蹻。則精氣伏藏。陽不妄升。則春無温病。又何慮乎鼽衄頸項等病。簡按傷寒論。太陽病。發熱而渴。不惡寒者。爲温病。程應旄註云。太陽初得之一日。卽發熱而渴。不惡寒者。因邪氣早已內畜。其外感於太陽。特其發端耳。其內蓄之熱。固非一朝一夕矣。蓋自冬不藏精而傷於寒時。腎陰已虧。一交春陽發動。卽病未發。而周身經絡。已莫非陽盛陰虛之氣所布濩。所云至春發爲温病者。蓋自其胚胎受之也。

夏暑汗不出者秋成風瘧　吳云。冬宜閉藏。失之則如上條所論。夏宜疏泄。逆之而汗不出。則暑邪內伏。遇秋風淒切。金寒火熱。相戰爲瘧。張云。以上二節。一言冬宜閉藏。一言夏宜疏泄。冬不藏精則病温。夏不汗泄則病瘧。陰陽啓閉。時氣宜然。此舉冬夏言。則春秋在其中矣。

此平人脈法也　吳云。脈法。猶言診法也。馬云。此皆因時爲病。脈亦宜知。乃平病人之脈法也。張云。脈法者。言經脈受邪之由然也。簡按以上三說。並屬曲解。新校正云。詳此下義。與上文不相接。蓋疑其有闕文者。良然。

平旦　四書脈云。平者。中分之意。乃天地晝夜之平分也。平明。平曉。義同。說文。旦。明也。从日見一上。一。地也。簡按顧炎武日知錄云。平旦者。寅也。可疑。李云。平旦至日中。自卯至午也。是。

黃昏　月令廣義云。日落。天地之色玄黃。而昏昏然也。又曰昏黃。簡按日知錄云。黃昏者。戌也。亦可疑。李云。日中至黃昏。自午至酉也。

合夜　簡按猶暮夜。言日暮而合於夜也。蓋定昏之謂。淮南子。日至虞淵。是謂黃昏。至於蒙谷。是謂定昏。李云。合夜至鷄鳴。藏酉至子也。此乃以黃昏合夜爲一。其以相去不遠。均爲酉刻也。馬則爲靈營衛生會篇所云合陰之義。然合陰卽人定。亥也。張則爲子前。並不可從。

鷄鳴　張云。子前爲陰中之陰。子後爲陽中之陽。李云。鷄鳴至平旦。自子至卯也。簡按小學紺珠日知錄之類。並以丑爲鷄鳴。今張李二氏。以子爲鷄鳴者。因以一日分四時。而子午當二至。卯酉當二分。日出爲春。日中爲夏。日入爲秋。夜半爲冬也。雖鷄未嘗以子而鳴。然理固不得不然矣。

背爲陽腹爲陰　張云。人身背腹陰陽。議論不一。有言前陽後陰者。如老子所謂萬物負陰而抱陽是也。有言前陰後陽者。如此節所謂背爲陽腹爲陰。是也。似乎相左。觀邵子曰。天之陽在南。陰在北。地之陰在南。陽在北。天陽在南。故日處之。地剛在北。故山處之。所以地高西北。天高東南。然則老子所言。言天之象。故人之耳目口鼻動於前。所以應天。陽面南也。本經所言。言地之象。故人之脊骨肩背峙於後。所以應地。剛居北也。矧以形體言之。本爲地象。故背爲陽。腹爲陰。而陽經行於背。陰經行於腹也。天地陰陽之道。當考伏羲六十四卦方圓圖。圓圖象天。陽在東南。方圖象地。陰在西北。其義最精。燎然可見。簡按程子曰。一身之上。百理具備。甚物是沒底。背在上。故爲陽。胸在下。故爲陰。至如男女之生。已有此象。

膀胱三焦　王引靈樞文。與宣明五氣註同。今靈樞中無所攷。本藏篇云。腎合三焦膀胱。本輸篇云。三焦者。足少陽太陰之所將。太陽之別也。此與王所引義略同。三焦詳義出五藏別論。

冬病在陰夏病在陽　高云。冬病在陰。腎也。下文云。陰中之陰。腎也。夏病在陽。心也。下文云。陽中之陽。心也。知冬病在陰。夏病在陽。則知陰中之陰陽中之陽矣。

春病在陰秋病在陽　高云。春病在陰。肝也。下文云。陰中之陽。肝也。秋病在陽。肺也。下文云。陽中之陰。肺也。知春病在陰。秋病在陽。則知陰中之陽陽中之陰矣。

雌雄　張云。即牝牡之謂。吳云。五行皆有雌雄。如甲爲雄。乙爲雌。肝爲雌。膽爲雄也。志云。雌雄。藏府也。

相輸應也　吳云。轉輸傳送。而相應也。志云。輸應。交相授受也。

收受　吳云。五方之色。入通五藏。謂之收。五藏各藏其精。謂之受。張云。言同氣相求。各有所歸也。

東方青色入通於肝　白虎通云。肝。木之精也。東方者。陽也。萬物始生。故肝象木。色青而有枝葉。

開竅於目　白虎通云。肝。目之爲候。何。目能出淚。而不能納物。木亦能出枝葉。不能有所內也。五行大義云。肝者。木藏也。木是東方顯明之地。眼目亦光顯照了。故通乎目。

其病發驚駭　新校正疑爲衍文。是據下文例。當云故病在頭。

其味酸　洪範。木曰曲直。曲直作酸。鄭註。木實之性。正義云。木生子實。其味多酸。五果之味雖殊。其爲酸一也。是木實之性然也。月令春云其味酸。是也。

其畜鷄　五行大義云。鄭玄云。鷄屬木。此取其將旦而鳴近寅木。故又振羽翼。有陽性也。賈誼新書云。鷄東方之牲也。

其穀麥　月令鄭註云。麥實有孚甲。屬木。

上爲歲星　五行大義云。歲星。木之精。其位東方。主春。以其主歲。故名歲星。簡按上。上聲。

是以春氣在頭也　坊本。氣。誤作風。簡按据文例。當云知病之在筋。

其音角　月令正義云。角。是扣木之聲。漢律曆志云。角者。觸也。陽氣蠢動。萬物觸地而生也。

其數八　月令鄭註云。數者。五行佐天地生物成物之次也。易曰。天一地二天三地四天五地六天七地八天九地十。而五行自水始。火次之。木次之。金次之。土爲後。木生數三。成數八。但言八者。舉其成數。正義云。按尚書洪範云。一曰水。二曰火。三曰木。四曰金。五曰土。故其次如是也。鄭註易繫辭云。天一生水於北。地二生火於南。天三生木於東。地四生金於西。天五生土於中。按原文此語再見其一此下有以益五行生之本句。陽無耦。陰無配。未得相成。地六成水於北。與天一并。天七成火於南。與地二并。地八成木於東。與天三并。天九成金於西。與地四并。地十成土於中。與天五并也。是鄭氏之意。但言八者。舉其成數者。金木水火。以成數爲功。

是以知病之在筋也　推餘方之例。此八字係於錯出。當在上爲歲星之後。

其臭臊　馬云。禮月令。其臭羶。羶與臊同。簡按月令正義云。通於鼻者謂之臭。在口者謂之味。臭則氣也。說文。臊。

豕膏臭也。羶羊氣也。五行大義云。春物氣與羊相類。

南方赤色入通於心　白虎通云。心火之精。南方尊陽在上。卑陰在下。禮有尊卑。故心象火。色赤而銳也。

開竅於耳　汪昂云。耳爲腎竅。然舌無竅。故心亦寄竅於耳。是以夜臥聞聲而心知也。簡按此似曲說。而亦有理。

其味苦　洪範。火曰炎上。炎上作苦。月令夏云其臭焦。其味苦。鄭註。焦氣之味。正義云。火性炎上。焚物則焦。焦是苦氣。

其畜羊　月令。春食麥與羊。鄭註。羊火畜也。時尙寒。食之以安性也。簡按王云。言其未。非。

其穀黍　志云。黍糯小米也。性温而赤色。故爲心之穀。簡按五行大義云。黍色赤性熱。又云。黍。舒散屬火。

上爲熒惑星　五行大義云。熒惑。火之精。其位南方。主夏。以其出入無常。故名熒惑。

是以知病之在脈也　張云。心主血脈也。

其音徵　漢律歷志云。徵者。祉也。萬物大盛蕃祉也。

中央黃色入通於脾　張云。土王四季。位居中央。脾爲屬土之藏。其氣相通。簡按白虎通云。脾。土之精。故脾象土色黃也。

故病在舌本　志云。靈樞曰。脾者。主爲衛。使之迎糧。視唇舌好惡。以知吉凶。是脾氣之通於舌也。高云。靈樞經脈篇云。脾是動則病舌本強。故病在舌本。簡按前文例。當云病在脊。

其味甘　洪範。土爰稼穡。稼穡作甘。鄭註。甘味生於百穀。正義。穀。穀是土之所生。故甘爲土之味也。月令云。其味甘。其臭香。是也。

其畜牛　月令中央鄭註。牛。土畜也。正義云。易坤爲牛。是牛屬土也。簡按王註牽強。

其穀稷　張云。稷。小米也。粳者爲稷。糯者爲黍。爲五穀之長。色黃屬土。簡按月令中央。食稷與牛。鄭註。稷。五穀之長。

上是鎮星　五行大義云。鎮星土之精。其位中央。主四季。以其鎮宿不移。故名鎮星。漢天文志。填星中央季夏土。

其音宫　漢律歷志云。宫者中也。居中央暢四方。唱始施生。爲四聲之經。

其數五　志云。五土之生數也。土居五位之中。故獨主於生數。簡按沈括筆談云。洪範五行。數自一至五。先儒謂之此五行生數。各益以土數。以爲成數。以謂五行非土不成。故水生一而成六。火生二而成七。木生三而成八。金生四而成九。土生五而成十。簡按此皇氏之說。見月令正義。云此非鄭義。今所不取。唯黃帝素問。土生數五。成數亦五。蓋水火木金。皆待土而成。土更無所待。故止一五而已。畫而爲圖。其理可見。爲之圖者。設木於東。設金於西。火居南。水居北。土居中央。四方自爲生數。各并中央之土。以爲成數。土自居其位。更無所并。自然止有五數。蓋土不須更待土而成也。合五行之數爲五十。則大衍之數也。此亦有理。今考土舉生數。而水火金木舉成數者。不特本經已。禮月令亦然。沈氏何不及此。

其臭香　五行大義云。元命苞曰。香者土之鄉氣。香爲主也。許慎云。土得其中和之氣。故香。

西方白色入通於肺　白虎通云。肺。金之精。西方亦金。成萬物也。故象金色白。

開竅於鼻　白虎通云。鼻出入氣。高而有竅。山亦有金石累積。亦有孔穴。出雲布雨。以潤天下。雨則雲消。鼻能出納氣也。

故病在背　吳云。上言秋氣者。病在背。

其味辛　洪範。金曰從革。從革作辛。鄭註。金之氣。正義云。金之在火。別有腥氣。非苦非酸。其味近辛。故辛爲金之氣味。月令。秋云其味辛。其臭腥。是也。

其畜馬　周禮六牲。馬其一也。穆天子傳。有獻食馬之文。郭璞註云。可以供廚膳者。

其穀稻　志云。稻色白而秋成。故爲肺之穀。詳出湯液醪醴。

太白星　五行大義云。太白。金之精。其位西方。主立秋。金色白。故曰太白。

其音商　漢律歷志云。商者。章也。物成章明也。

其臭腥　五行大義云。西方殺氣腥也。許慎云。未熟之氣腥也。西方金之氣象此。

北方黑色入通於腎　白虎通云。腎水之精。北方水。故腎色黑。

開竅於二陰　白虎通云。水陰。故腎雙竅爲之候。能瀉水。亦能流濡。

故病在谿　張兆璜云。谿者四支之八谿也。冬氣伏藏。故谿爲之病。八谿。見五藏生成篇。謂肘膝腕也。簡按上文云。冬氣者。病在四支。此說得之。

其味鹹　洪範。水曰潤下。潤下作鹹。鄭註。水鹵所生。正義云。水性本甘。久浸其地。變而爲鹵。鹵味乃鹹。月令。冬云其味鹹。其臭朽是也。

其畜彘　月令冬鄭註。彘水畜也。揚雄方言云。豬。北燕朝鮮之間謂之豭。關東西或謂之彘。

其穀豆　月令夏鄭註。菽實孚甲堅合屬水。

上爲辰星　五行大義云。辰星。水之精。其位北方主冬。是天之執正。出入平時。故曰辰星。

其音羽　漢律歷志云。羽者。宇也。物藏聚萃宇覆之也。

其臭腐　月令。冬其臭朽。鄭註云。水之臭。正義云。水受惡穢。故有朽腐之氣。五行大義云。水受垢濁。故其臭腐朽也。

故善爲脈者　吳云。脈。猶言診也。

一逆一從　馬云。反四時者爲逆。順四時者爲從。志云。此總結經脈之道。生於五藏。連於六府。外合五方五行陰陽六氣。表裏循環。有順有逆。高云。一逆一從。診脈法也。由舉而按。是爲逆。從按而舉。是爲從。簡按數說未知孰是。高註似鑿。

非其人勿教非其真勿授　張云。氣交變大論曰。得其人不教。是謂失道。傳非其人。漫泄天寶。此之謂也。高云。非其人勿教。人難得也。非其真勿授。真難遇也。得人得真。自古難之。勿教勿授。自古祕之。金匱真言。此之謂也。

陰陽應象大論篇第五

吳云。天地之陰陽。一人身之血氣。應象者。應乎天地而配乎陰陽五行也。

陰陽者天地之道也　淮南子云。天地之襲精為陰陽。陰陽之專精為四時。四時之散精為萬物。

綱紀　詩大雅。綱紀四方。傳。張之為綱。理之為紀。疏。綱者網之大繩。紀者別理絲數。

變化之父母　月令正義云。先有舊形。漸漸改者。謂之變。雖有舊形。忽改者。謂之化。又天地陰陽運行則為化。春生冬落則為變。又自少而壯。自壯而老。則為變。自有而無。自無而有。為化。書泰誓曰。天地萬物父母。

神明之府也　淮南泰族訓云。其生物也。莫見其所養而物長。其殺物也。莫見其所喪而物亡。此之謂神明。

治病必求於本　志云。本者。本於陰陽也。人之藏府氣血表裏上下。皆本乎陰陽。而外淫之風寒暑濕四時五行。亦總屬陰陽之二氣。致於治病之氣味。用鍼之左右。診別色脈。引越高下。皆不出乎陰陽之理。故曰治病必求其本。簡按此句。諸家並衍王義。而志聰註。最為明備。

積陽為天積陰為地　高云。陰陽者。天地之道也。故積陽為天。積陰為地。

陰靜陽躁　高云。陰陽者。萬物之綱紀。故陰靜陽躁。靜而有常則為綱。躁而散殊則為紀。

陽生陰長陽殺陰藏　高云。陰陽者。生殺之本始。故陽生而陰長。陽殺而陰藏。簡按王註神農曰。與天元紀大論文同。此二句。諸家殊義。如李氏則舉三說。然新校正說。最為確當。

陽化氣陰成形　高云。陰陽者。變化之父母。故陽化氣。陰成形。言陽化而為氣。陰變而為形。李云。陽無形。故化氣。陰有質。故成形。馬云。陽化萬物之氣。而吾人之氣。由陽化之。陰成萬物之形。而吾人之形。由陰成之。

寒極生熱熱極生寒　李云。冬寒之極。將生春夏之熱。冬至以後。自復而之乾也。夏熱之極。將生秋冬之寒。夏至以後。自姤而之坤也。馬云。吾人有寒。寒極則生而為熱。如今傷寒而反為熱證者。此其一端也。吾人有熱。熱極則生而爲寒。如今內熱已極。而反生寒慄者。此其一端也。

清氣在下則生飧泄　馬云。熱氣主陽。陽主上升而不凝。故清氣生焉。清氣生陽。宜在上。今反在下。則生飧泄。蓋有降而無升也。簡按聖濟總錄云。內經曰。清氣在下。則生飧泄。又曰。久風爲飧泄。夫脾胃土也。其氣冲和。以化爲事。今清濁相干。風邪之氣久而干。故冲氣不能化。而食物完出。夕食謂之飧。以食之難化者。尤在於夕。故食不化泄出也。謂之飧泄。此俗所謂水穀利也。今攷說文云。飧。餔也。从夕甫聲。是與飧字自異。總錄夕食之說未見所出。詳義已見于前。

濁氣在上則生䐜脹　馬云。濁氣主陰。宜在下。今反在上。則生䐜脹。蓋有升而無降也。張云。䐜脹。胸膈滿也。簡按聖濟總錄云。內經曰。濁氣在上。則生䐜脹。夫清陽爲天。濁陰爲地。二者不可相干。今濁氣在上。爲陰氣干擾。而清陽之氣。鬱而不散。所以䐜塞而脹滿。常若飽也。廣韻。䐜昌真切。肉脹起也。

陰陽反作病之逆從也　吳云。反作。倒置也。逆從。不順也。張云。作。爲也。志云。此吾人之陰陽反作。氣之逆從而爲病也。此論陰陽體位。各有上下。馬云。按自陽化氣以下。即當著人身說者。觀下清氣濁氣之爲在下在上生病。口氣緊頂。則陽化氣四句。不得泛說。簡按千金腎藏門云。陰陽飜作。陽氣內伏。陰氣外昇。知是反飜通。

雨出地氣雲出天氣　高云。地氣上爲雲。而曰雲出天氣。自上而下。然後自下而上也。天氣下爲雨。而曰雨出地氣。從下而上。然後從上而下也。陰陽上下。旣神且明。簡案性理大全。朱子云。雨如飯甑有蓋。其氣蒸鬱而汗下淋漓。則爲雨。

清陽出上竅　馬云。如涕唾氣液之類。

濁陰出下竅　馬云。如汚穢溺之類。

清陽發腠理濁陰走五藏　志云。清陽之氣。通會於腠理。而陰濁之精血。走於五藏。五藏主藏精者也。

清陽實四支濁陰歸六府　志云。四支爲諸陽之本。六府者。傳化物而不藏。此言飲食所生之清陽。充實於四支。

而渾濁者歸於六府也。飲食之有形爲濁。飲食之精氣爲清。簡按以上三段。對言清陽濁陰。而其義各殊。王註不太明。

陽爲氣陰爲味　張云。氣無形而升。故爲陽。味有質而降。故爲陰。此以藥食氣味言也。

味歸形形歸氣　張云。歸。依投也。出詩曹風毛傳。五味生精血以成形。故味歸於形。形之存亡。由氣之聚散。故形歸於氣。志云。陰爲味。陰成形。地食人以五味。以養此形。故味歸形。陽化氣。諸陽之氣。通會於皮膚肌腠之間。以生此形。故形歸氣。

氣歸精精歸化　張云。氣者。真氣也。所受於天。與穀氣幷而充身者也。人身精血。由氣而化。故氣歸於精。精者。坎水也。天一生水。爲五行之最先。故物之初生。其形皆水。由精以化氣。由氣以化神。是水爲萬物之原。故精歸於化。簡按家語云。男子十六精化小通。通雅。小通言人道也。並爲化生之義。又按上文云。陽爲氣。陰爲味。吳云。臊焦香腥腐爲氣。酸苦甘辛鹹爲味。此固然矣。故形歸氣。氣歸精。精食氣。氣生形。氣傷精之氣字。似與五味對言而爲五氣之氣。然至下文精化爲氣。氣傷於味而窮矣。故姑從張氏之義。

精食氣形食味　張云。食。如子食母乳之義。氣歸精。故精食氣。味歸形。故形食味。馬云。所謂氣歸精者。以精能食萬物之氣也。精賴氣而生。猶云食此氣耳。主物之氣言。所謂味歸形者。以形能食萬物之味也。形賴味而滋。猶云食此味耳。

化生精氣生形　馬云。所謂精歸化者。以化生此精也。化爲精之母。故精歸于化耳。所謂形歸氣者。以氣生此形也。氣爲形之父。故形歸於氣耳。指人身之氣言。簡按以上四句。乃解前文四句之義。故馬氏下所謂字而釋之。

精化爲氣　張云。謂元氣由精而化也。上文既云氣歸精。是氣生精也。而此又曰精化氣。是精生氣也。二者似乎相反。而不知此正精氣互根之妙。以應上文天地雲雨之義也。李云。氣本歸精。氣爲精母也。此云精化爲氣者。精亦能生氣也。如不好色者。氣因以旺也。

氣傷於味　張云。上文曰味傷形。則未有形傷而氣不傷者。如云味過於酸。肝氣以津。脾氣乃絕之類。是皆味傷氣也。馬云。凡物之味。旣能傷人之形。獨不能傷人之氣乎。左傳晉屠蒯曰。味以行氣。

壯火之氣衰少火之氣壯　馬云。氣味太厚者。火之壯也。用壯火之品。則吾人之氣。不能當之。而反衰矣。如用烏附之類。而吾人之氣。不能勝之。故發熱。氣味之溫者。火之少也。用少火之品。則吾人之氣。漸爾生旺而益壯矣。如用參耆之類。而氣血漸旺者。是也。

壯火食氣氣食少火　馬云。何以壯火之氣衰也。正以壯火能食吾人之氣。故壯火之氣自衰耳。何以少火之氣壯也。正以吾人之氣。能食少火。故少火之氣漸壯耳。

壯火散氣少火生氣　馬云。惟壯火爲能食人之氣。此壯火所以能散吾人之氣也。食則必散。散則必衰。故曰壯火之氣衰。惟吾人之氣。爲能食少火之氣。此少火所以能生吾人之氣也。食則必生。生則必壯。故曰少火之氣壯。按此節。分明論萬物有陰陽氣味。而吾人用之。有爲泄爲通。爲發泄爲發熱。及衰壯生散之義。王註不明。與前後陰陽氣味俱無著。非本篇之大旨也。簡按壯火少火。承上文發熱以喩之。氣薄喩少火。厚喩壯火。馬註爲穩帖。汪氏則訾馬注云。是桂附永無用之期也。蓋概論已。再按張氏輩。漫然以火爲陽氣。其義雖似精微。與前後文。不相承接。故不可從矣。

陰勝則陽病陽勝則陰病　張云。此下言陰陽偏勝之爲病也。陰陽不和。則有勝有虧。故皆能爲病。簡按馬以此以下。接前文。爲氣味大過生病之義。志同。並不可憑。

重寒則熱重熱則寒　張云。此即上文寒極生熱。熱極生寒之義。蓋陰陽之氣。水極則似火。火極則似水。陽盛則隔陰。陰盛則隔陽。故有真寒假熱。真熱假寒之辨。此而錯認。則死生反掌。重。平聲。

寒傷形熱傷氣　張云。寒爲陰。形亦屬陰。寒則形消。故傷形。熱爲陽。氣亦屬陽。熱則氣散。故傷氣。

氣傷痛形傷腫　吳云。氣無形。病故痛。血有形。病故腫。

風勝則動　馬云。振掉搖動之類。

寒勝則浮　吳云。寒勝則陽氣不運。故堅痞腹滿。而爲虛浮。

濕勝則濡寫　集韻。濡。儒遇切。音獳。沾濕也。奇效良方云。泄瀉。人爲一證耳。豈知泄。泄漏之義。時時溏泄。或作或愈。瀉者。一時水去如注泄。赤水玄珠云。糞出少而勢緩者。爲泄。漏泄之謂也。糞大出而勢直下不阻者。爲瀉。傾瀉之謂也。簡明醫要云濡瀉。糞或若水。攷王註。即水穀利。與飧泄無別。

寒暑燥濕風　此五氣配四時中央也。左傳六氣。陰陽風雨晦明。乃別是一家之言。內經無六氣之說。而運氣家。五氣之外加火。配乎三陰三陽。以爲六氣。夫火者五行之一。豈有其理乎。

化五氣　高云。心氣主喜。肝氣主怒。脾氣主悲。肺氣主憂。腎氣主恐。以生喜怒悲憂恐。

喜怒傷氣寒暑傷形　張云。喜怒傷內。故傷氣。寒暑傷外。故傷形。舉喜怒言。則悲憂恐同矣。舉寒暑言。則燥濕風同矣。簡按壽夭剛柔云。風寒傷形。憂恐忿怒傷氣。

暴怒傷陰暴喜傷陽　莊子在宥云。人大喜耶毗於陽。大怒耶毗於陰。陰陽并毗。四時不至。寒暑之和不成。樓英云。此上二節。經旨似有相矛盾。既曰寒暑傷形。又曰寒傷形。熱傷氣者。何也。蓋言雖不一。而理則有歸。夫喜怒之傷人。從內出。而先發於氣。故曰喜怒傷氣也。寒暑之傷人。從外入。而先著於形。故曰寒暑傷形也。分而言之。則怒之氣從下上。而先發於陰。故曰暴怒傷陰。喜之氣從上下。而先發於陽。故曰暴喜傷陽。寒則人氣內藏。則寒之傷人。先著於形。故曰寒傷形。暑則人氣外溢。則暑之傷人。先著於氣。故曰熱傷氣也。

滿脈去形　張云。言寒暑喜怒之氣。暴逆於上。則陽獨實。故滿脈。陽亢則陰離。故去形。此孤陽之象也。脈經曰。諸浮脈無根者死。有表無裏者死。其斯之謂。

重陰必陽重陽必陰　張云。重者。重疊之義。謂當陰時而復感寒。陽時而復感熱。或以天之熱氣。傷人陽分。天之寒氣。傷人陰分。皆謂之重。蓋陰陽之道。同氣相求。故陽傷於陽。陰傷於陰。然而重陽必變爲陰證。重陰必變爲

陽證。如以熱水沐浴身反涼。涼水沐浴身反熱。因小可以喻大。下文八句。卽其徵驗。此與上文重寒則熱。寒極
生熱。義相上下。所當互求。

故曰 王子芳云。引生氣通天論之文。以證明之也。

春必病温 宋本作温病。簡按論疾診尺云。寒生熱。熱生寒。此陰陽之變也。故曰。冬傷於寒。春必生癉熱云云。正
與此節同義。○張云。按此四節。春夏以木火傷人而病反寒。秋冬以寒濕傷人而反熱。是卽上文重陰必陽。重
陽必陰之義。

秋傷於濕 汪昂云。喻嘉言改作秋傷於燥。多事。

端絡 張云。端。正也。絡。聯絡之義。高云。端。直。絡。橫也。

論理人形至皆有表裏 馬云。人有形體。則論理之。如骨度脈度等篇。人有臟腑。則列別之。如靈樞經水腸胃海
論等篇。人有經脈。則端絡之。如經脈等篇。脈有六合。則通會之。如經別等篇。氣穴所發。各有其處。且有其名。如
氣穴論。谿谷屬骨。皆有所起。如氣穴氣府骨空等篇。分部逆從。各有條理。如皮部論等篇。四時陰陽。盡有經紀。
如本篇下節所云。外內之應。皆有表裏。如血氣形志。有太陰與陽明爲表裏之謂。志云。分部者。皮之分部也。皮
部中之浮絡。分三陰三陽。有順有逆。各有條理也。

肝生筋 五行大義云。元命苞曰。筋有枝條。象於木也。

其在天爲玄 易文言。天玄而地黃。據下文例。在天以下二十三字。係于衍文。且與肝藏不相干。宜刪之。

在色爲蒼 蒼。草色也。王謂薄青色。可疑。

在聲爲呼 志云。在志爲怒。故發聲爲叫呼。簡案王云。亦謂之嘯。蓋嘯蹙口而出聲也。唐孫廣有嘯旨之書。恐與
叫呼不同。

在變動爲握 張云。握。同搐搦。筋之病。志云。變動。藏氣變動於經俞也。握者。拘急之象。筋之證也。

在志爲怒　志云。肝者。將軍之官。故其志在怒。

悲勝怒　下文屬憂於肺。據文例。此悲當作憂。新校正之說未允當。

心生血　志云。血乃中焦之汁。奉心神而化赤。故血者神氣也。

心主舌　五行大義云。火於五行不常見也。須之則有。不用則隱。如舌在口內。開口即見。閉口則藏。

在體爲脈　說文。衇血理分衺行體中者。从𠂢从血。脈。衇或从肉。䘑。籒文。玉篇。脈。莫革切。血理也。一曰筋脈。脉同上。五行大義云。脉是血之溝渠。通流水氣。

在變動爲憂　張云。心藏神。神有餘則笑。不足故憂。志云。心獨無俞。故變動在志。心氣并於肺則憂。

在竅爲舌　吳云。舌惟有竅。故辨百味。簡按此說奇。當從王義。

熱傷氣　苦傷氣　二氣字。依太素作脈。義極穩。

脾生肉　五行大義云。肉是身上之土地。

在聲爲歌　志云。脾志思。思而得之。則發聲爲歌。

在變動爲噦　張云。噦。於決切。呃逆也。馬云。靈樞口問篇。帝有問噦問噫之異。王註以噦爲噫者非。宜明五氣篇志註。噦。呃逆也。噦噦。車鑾聲。言呃聲之有倫序。故曰噦。簡按說文。噦。氣啎也。楊上善解爲氣忤。蓋同義。氣忤坊本作氣折。宋本作忤是。

西方生燥　志云。西方主秋金之令。故其氣生燥。

肺生皮毛　管子云。肺生革。

在聲爲哭　虞庶註難經云。肺屬金。金商也。商。傷也。主於秋。秋。愁也。故在志則悲哭。此之謂也。秋者。愁也。出白虎通大傳。

熱傷皮毛寒勝熱　據太素。熱作燥。寒作熱。熱作燥。爲是。

在聲爲呻　張云。氣鬱則呻吟。腎之聲也。志云。呻者。伸也。腎氣在下。故聲欲太息而伸出之

寒傷血燥勝寒　據太素。血作骨。燥作濕。爲是。張云。若以五行正序。當云濕勝寒。但寒濕同類。不能相勝。故曰燥勝寒也。諸所不同如此。蓋因其切要者爲言也。此說却難憑。

鹹傷血　據太素。血作骨。爲是。

左右者陰陽之道路也　志云。在天地六合。東南爲左。西北爲右。陰陽二氣。於上下四旁。晝夜環轉。而人之陰陽。亦同天地之氣。晝夜循環。故左右爲陰陽之道路。

水火者陰陽之徵兆也　馬云。王註釋天元紀大論云。徵。信也。驗也。兆。先也。言水火之寒熱彰信。陰陽之先兆也。吳云。陰陽不可見。水火則其有徵而兆見者也。

陰陽者萬物之能始也　能始二字難解。高云。易曰。坤以簡能。乾知大始。出于繫辭。原文云。乾知大始。坤作成物。乾以易知。坤以簡能。朱註。知。猶主也。文少異。此之謂也。今姑從之。

腠理閉　高。閉作開。簡按若作開。則至下文汗不出而竆矣。

俛仰　馬云。喘息麤氣。不得其平。故身爲之俛仰。俛。俯也。張云。喘麤不得臥。故爲俛仰。俛。俯頫同。音仆。又音免。

煩寃　馬云。寃音婉。張云。寃。鬱而亂也。高云。屈抑也。簡按楚辭。蹇蹇之煩寃。王逸註。寃。屈也。

能冬不能夏　馬云。能。音耐。禮記禮運。聖人耐以天下爲一家。其耐作能。蓋古以能耐通用。靈陰陽二十五人篇。亦有能作耐。簡按家語。食水者善游能寒。漢鼂錯傳。能暑能寒。

身寒汗出　張云。陽衰則表不固。故汗出。脈要精微論亦曰。陽氣有餘。爲身熱無汗。陰氣有餘。爲多汗身寒。

身常清　集韻。清與凊同。寒也。

更勝之變　張云。更勝。迭爲勝負也。即陰勝陽病。陽勝陰病之義。

病之形能也　吳云。病之見證。謂之病形。能冬能夏。謂之病能。馬云。帝以法陰陽爲問。而伯以陰陽偏勝爲病者

言之。正以見陰陽不可不法也。簡按吳說誤。能與態同。詳見病能論。

七損八益　王註欠詳。諸家亦無確說。本邦前輩所解。殆似得經旨。因備錄于左。曰。天真論云。女子五七。陽明脈衰。六七三陽脈衰於上。七七任脈衰。此女子有三損也。丈夫五八腎氣衰。六八陰氣衰於上。七八肝氣衰。八八腎氣衰齒落。此丈夫有四損也。三四合爲七損矣。女子七歲腎氣盛。二七天癸至。三七腎氣平均。四七筋骨堅。此女子有四益也。丈夫八歲腎氣實。二八腎氣盛。三八腎氣平均。四八筋骨隆盛。此丈夫有四益也。四四合爲八益矣。

不知用此則早衰之節也　吳云。知七損八益盛衰之期。而行持滿之道。則陰寒陽熱。二者可調。不知用此。則早衰之節次也。下文遂言早衰之節。簡按王註。用。謂房色。義難曉。

年四十　吳云。此言早衰之節也。志云。男子以八爲期。故四十而居半。簡按五八腎氣始衰。乃二八八八之中。故謂半也。

陰痿　吳云。痿。與萎同。草木衰而萎也。陰痿。陰事弱也。簡按巢源。作陰萎。漢書膠西于王端傳。陰痿。一近婦人病數月。師古註。痿音萎。

氣大衰　千金。作氣力大衰。

故同出而名異耳　吳云。同得天地之氣以成形。謂之同出。有長生不壽之殊。謂之名異。簡按千金。無故字。老子第一章。此兩者同出而異名。同謂之玄。

智者察同愚者察異　高云。察同者。於同年未衰之日。而省察之。智者之事也。察異者。於強老各異之日。而省察之。愚者之事也。

身體輕強　王弘義云。上文曰。體重。耳目不聰明。此節曰。耳目聰明。身體強健。又見其陰陽互相資益之妙。

恬憺之能　千金。能。作味。

從欲快志於虛無之守　千金。作縱欲快志得於虛無之守。張云。從欲。如孔子之從心所欲也。快志。如莊子之樂全得志也。虛無之守守無爲之道也。

天不足西北　淮南天文訓。昔者共工與顓頊爭爲帝。怒而觸不周之山。天柱折地維絕。天傾西北。故日月星辰移焉。地不滿東西。故水潦塵埃歸焉。河圖括地象云。西北爲天門。東南爲地戶。注。天不足西北。是天門。地不滿東南。是地戶。

天有精地有形　馬云。在上爲天。其氣至精。在下爲地。其體成形。簡按春秋繁露。氣之清者爲精。莊子。形本生於精。

天有八紀　高云。春夏秋冬二分二至。八節之大紀也。

地有五里　高云。五里。東南西北中。五方之道里也。馬云。里。當從理。簡按里理。蓋古通用。不必改。

上配天以養頭　靈邪客篇。天圓地方。人頭圓足方以應之。

中傍人事　志云。節五味。適五志。以養五藏之大和。

天氣通於肺　張云。天氣。清氣也。謂呼吸之氣。清氣通於五藏。由喉而先入肺。太陰陽明論曰。喉主天氣。

地氣通於嗌　甲乙。嗌作咽。張云。地氣。濁氣也。謂飲食之氣。濁氣通於六府。由嗌而先入胃。嗌。咽也。太陰陽明論曰。咽主地氣。其義皆同。嗌音益。

谷氣通於脾　甲乙。千金及五行大義。谷作穀。簡按王註。谷空虛。諸家亦爲山谷之氣。蓋地氣旣爲水穀之氣。若以谷爲穀。則義相重。故從原文。然其說率屬牽強。宜從甲乙等。而爲水穀之氣。穀谷古通用。漢王莽傳。穀風迅疾。註。卽谷風也。

爲水注之氣　張云。言水氣之注也。如目之淚。鼻之涕。口之津。二陰之尿穢。皆是也。雖耳若無水。而耳中津氣濕而成垢。是卽水氣所致。氣至水必至。水至氣必至。故言水注之氣。簡按外臺引刪繁論。作水注之於氣。又五行大義引本經。作九竅爲水。法天之紀。用地之理。則災禍去矣。今由此則注乃法之訛。氣乃紀之誤。而之上有天字。文義似順承矣。然法天之紀。用地之理。則災禍去矣三句。與下文故不法天之紀。不用地之理。則災禍至矣三句。雖語意相反。然却是重複。蕭氏引他書文。極爲精核。不知是古文果如此否。張氏以倒字法釋之。頗覺允當。姑從之。

暴氣象雷　趙府本。熊本。氣作風。馬云。一本作暴風。於雷字不通。宜從氣字。張云。天有雷霆。火鬱之發也。人有剛暴。怒氣之逆也。故語曰。雷霆之怒。

水穀之寒熱　吳云。五味貴於中和。寒則陰勝。熱則陽勝。陽勝生熱。陰勝生寒。皆能害乎腸胃也。簡按王說執拘。

從陰引陽從陽引陰　志云。陰陽氣血。外內左右。交相貫通。故善用鍼者。從陰而引陽分之邪。從陽而引陰分之氣。簡按義見靈樞終始禁服四時氣篇。及六十七難。

以右治左以左治右　張云。繆刺之法也。

以我知彼　志云。以我之神。得彼之情。

見微則過　宋本。則作得。高云。過。失也。病始於微萌。而得其過失之所在。簡按張云。則。度也。蓋讀爲測者非。○徐云。從陰引陽二句。言在上者治下。在下者治上。以我知彼。欲體察也。以表知裏。達內外也。過與不及。總結上文。觀夫陰陽左右表裏之過與不及也。善用針者。不待病形已具。方知過與不及。若微見徵兆。便知其過。其明如此。用針豈有危殆哉。

善診者　馬云。診。視驗也。診之爲義。所該者廣。凡望聞問切等法。皆可以言診也。簡按孔平仲雜說云。診不止脈也。視物可以爲診。後漢王喬傳。詔尙方診視。是也。

審清濁而知部分　吳云。色清而明。病在陽分。色濁而暗。病在陰分。又面部之中有五部。以五行之色推之。

視喘息聽音聲　張。志引金匱要略。詳解之。當參攷。

觀權衡規矩而知病所主　甲乙。規上有視字。主作生。

按尺寸觀浮沈滑濇　謂按尺膚而觀滑濇。按寸口而觀浮沈也。尺非寸關尺之尺。古義爲然。

以治無過　甲乙。治下。有則字。爲五字一句。是也。

因其輕而揚之　徐云。因從其所因也。因其邪氣輕浮于表。而用氣輕薄之劑。而發揚之。如傷寒一二日用葛根之類。是也。

因其重而減之　張云。重者實於內。故宜減之。減者。寫也。

因其衰而彰之　張云。衰者。氣血虛。故宜彰之。彰者。補之益之。而使氣血復彰也。

形不足者温之以氣　張云。此正言彰之之法。而在於藥食之氣味也。以形精言。則形爲陽。精爲陰。以氣味言。則氣爲陽。味爲陰。陽者。衛外而爲固也。陰者。藏精而起亟也。故形不足者。陽之衰也。非氣不足以達表而温之。精不足者。陰之衰也。非味不足實中而補之。簡按諸註以形爲陰。故於温之之義而支矣。張註詳備。今從之。

其高者因而越之　馬云。謂吐之使上越也。

竭之　張云。竭。袪除也。謂滌蕩之疏利之。可以治其下之前後也。李云。承氣抵當之類。徐云。如濕氣勝而爲濡寫等證。用五苓散之類。又如積痢在下。而爲裏急後重等證。用承氣湯牽牛散之類。引而竭之也。

中滿者寫之於內　吳云。中滿。腹中滿也。此不在高不在下。故不可越。亦不可竭。但當寫之於內。消其堅滿。是也。李云。內字與中字照應。

漬形以爲汗　吳云。謂天氣寒腠理密。汗不易出。則以辛散之物。煎湯漬其形體。覆而取汗也。徐云。熱邪內鬱。宜於汗解。因其腠理乾燥而汗不得出者。以温水微漬形體。使之腠理滋潤。以接其汗之出也。今用熱湯圍浴。而出汗者。是也。

其在皮者汗而發之　張云。前言有邪者。兼經絡而言。言其深也。此言在皮者。言其淺也。滑云。二汗只是一義。然漬字輕。發字重也。簡按滑註。似與經旨相乖矣。

其慓悍者按而收之　吳云。慓悍卒暴也。按。謂按摩也。言卒然暴痛慓悍之疾。則按摩而收之。收。謂定其慓悍也。簡按張以按爲察。李爲制伏酸收。用如芍藥之義。並非。

審其陰陽以別柔剛　李云。審病之陰陽。施藥之柔剛。簡按柔劑剛劑。見史倉公傳。此説爲是。

血實宜決之　張云。決。謂泄去其血。如決水之義。

氣虛宜掣引之　甲乙。掣作掣。吳云。掣掣同。氣虛。經氣虛也。經絡之氣有虛。必有實處。宜掣引其實者。濟其虛者。刺法有此。張云。掣。挽也。氣虛者。無氣之漸。無氣則死矣。故當挽回其氣。而引之使復也。如上氣虛者。升而舉之。下氣虛者。納而歸之。中氣虛者。温而補之。是皆掣引之義。簡按張註雖明鬯。不如吳氏之於經旨而切矣。字書。掣。音誓。牛兩角竪者名掣。

素問識卷二

京都　丹波元簡廉夫學

陰陽離合論篇第六

馬云。陰陽者。陰經陽經也。其義論離合之數。故名篇。此與靈樞根結篇。相爲表裏。

其要一也　吳云。其要則本於一陰一陽也。張云。一。卽理而已。志云。寒暑往來。陰陽出入。總歸於太極一炁之所生。簡按吳註爲得矣。

萬物方生　方。今也。詩秦風。方何爲期。鄭箋。方今以何時爲還期也。

命曰陰中之陽　吳云。言天地生物之初。陰陽之判如此。簡按此節。擧陰中之陰。陰中之陽者。卽爲次節論人身中有陰中之陰。陰中之陽之起本。

陽予之正　吳云。予。與同。簡按予。王讀爲施。意正同。志云。予。我也。可謂強解矣。

天地四塞　張云。四塞者。陰陽否隔。不相通也。

亦數之可數　吳云。數上如字。下上聲。張同。簡按馬云。俱上聲。恐非是。張云。凡如上文者。皆天地陰陽之變也。其在於人。則亦有陰中之陽。陽中之陰。上下表裏。氣數皆然。知其數則無不可數矣。數。推測也。

三陰三陽之離合　張云。分而言之。謂之離。陰陽各有其經也。幷而言之。謂之合。表裏同歸一氣也。

聖人南面而立　張云云聖人者。崇人道之大宗也。南面而立者。正陰陽之向背也。簡按易說卦。聖人南面而聽天下。嚮明而治。禮郊特牲。君之南鄉。答陽之義也。

後曰太衝　張云。人身前後經脈。任脈循腹裏。至咽喉。上頤。循面入目。衝脈循背裏。出頏顙。其輸上在於大杼。分言之。則任行乎前。而會於陽明。衝行于後。而爲十二經脈之海。出于動輸篇。海論。痿論。又逆順肥瘦云。衝脈者。

五藏六府之海也。故前曰廣明。後曰太衝。合言之。則任衝名位雖異。而同出一原。通乎表裏。此腹背陰陽之離合也。

結於命門　張云。下者爲根。上者爲結。志云。按靈樞根結篇曰。太陽根於至陰。結於命門。命門者。目也。陽明結于顙大。顙大者。鉗耳也。少陽結于窻籠。窻籠者。耳中也。太陰根于隱白。結于太倉。少陰根于湧泉。結于廉泉。厥陰根于大敦。結于玉英。簡按此經餘經。不言結。故志詳註之。

名曰陰中之陽　張云。此以太陽而合於少陰。故爲陰中之陽。然離則陰陽各其經。合則表裏同其氣。是爲水藏。陰陽之離合也。下放此。

中身而上名曰廣明　吳云。言所謂前曰廣明者。指中身而上言之。中身而下則非也。

厥陰之表名曰少陽　志云。太陽之氣在上。故曰少陰之上。兩陽合明。曰陽明。在二陽之間。而居中土。故曰太陰之前。厥陰處陰之極。陰極於裏。則生表出之陽。故曰厥陰之表。蓋以前爲陽。上爲陽。表爲陽也。曰上曰前曰表者。言三陽之氣也。

名曰陰中之少陽　張云。所謂少者。以厥陰氣盡。陰盡而陽始。故曰少陽。

太陽爲開陽明爲闔少陽爲樞　張云。此總三陽爲言也。太陽爲開。謂陽氣發於外。爲三陽之表也。陽明爲闔。謂陽氣在於內。爲三陽之裏也。少陽爲樞。謂陽氣在表裏之間。可出可入。如樞機也。然開闔樞者。有上下中之分。亦如上文出地未出地之義。而合乎天地之氣也。志云。開闔者。如戶之扉。樞者。扉之轉牡也。舍樞不能開闔。舍開闔不能轉樞。是以三經者。不得相失也。

摶而勿浮　宋本。摶作搏。簡按王註。搏擊於手。當從宋本。史倉公傳。三陰俱搏者如法。不俱搏者。決在急期。義與此同。高云。摶音團。聚凝一而弗浮。志云。摶者。园也。高。勿作弗。並誤。

中爲陰　吳云。中。腹中也。腹中爲脾。衝脈在脾之下。高云。由外陽內陰之義。而推論之。然則中爲陰。中亦內也。太陰坤土在內。而居中也。簡按馬云。人身之中半。非也。

陰之絶陽名曰陰之絶陰　馬云。乃陰經中之絶陽。絶陽者。純陰也。名曰陰之絶陰。絶陰者。盡陰也。簡按靈繫日月篇云。兩陰交盡。故曰厥陰。厥。通作蹷。漢食貨志天下財產。何得不蹷。師古註。蹷。盡竭也。史記倉公傳。厥陰。作蹶陰。又晏子春秋云。陰冰厥陽。冰厚五寸。並爲王註之左證矣。徐删陰之絶陽四字。似是。○張云。本篇所言。惟足經陰陽。而不及手經者。何也。觀上文云。天覆地載。萬物方生。未出地者。命曰陰處。名曰陰中之陰。則出地者。名曰陰中之陽。蓋言萬物之氣。皆自地而升也。而人之腰以上爲天。腰以下爲地。言足則通身上下經氣皆盡。而手在其中矣。故不必言手也。然足爲陰。故於三陽也。言陰中之陽。於三陰也。言陰中之陰。然則手經亦有離合。其在陽經。當爲陽中之陽。其在陰經。當爲陽中之陰。可類推矣。

𩑶𩑶　熊音中高云。𩑶。衝同。蓋本于新校正別本。簡按𩑶字書並引本經。不釋其義。篇海云。音中。字彙補云。一本作衝衝。非以𩑶音衝也。王註爲往來之義。必有所据。通雅云。忡忡。猶衝衝也。古素問作𩑶𩑶。忡忡。憂貌。出詩召南。衝衝。行也。出廣雅。義不相涉。蓋依音而漫解者。

陰陽別論篇第七

吳云。此篇言陰陽。與常論不同。自是一家議論。故曰別論。簡按有五藏別論經脈別論。吳義爲長。馬云。據篇中有別於陽者。知病處也等語。則別當彼劣切。非也。

四經十二從　馬云。四經者。肝心肺腎爲四經。而不言脾者。寄旺于四經之中也。十二從者。手有三陰三陽。足有三陰三陽。而十二經脈之行。相順而不悖也。吳云。十二從。十二支也。十二支不復主事。但從順於四經。故曰十二從也。張云。從者。即手之三陰。從藏走手等義。簡按四經雖無明據。當從王註。如十二從。則從王吳之義。爲十二辰十二支。則至人有二字而窮矣。若依馬張之說。而爲三陰三陽。則至下文云應十二脈而窮矣。宜置於闕如之例。

凡陽有五五五二十五陽　高云。凡陽有五。肝心脾肺腎。皆有和平之陽脈也。五五二十五陽者。肝脈應春。心脈應夏。脾脈應長夏。肺脈應秋。腎脈應冬。春時。而肝心脾肺腎之脈。皆有微弦之胃脈。夏時。而肝心脾肺腎之脈。皆有微鉤之胃脈。長夏而肝心脾肺腎之脈。皆有微緩之胃脈。秋時。而肝心脾肺腎之脈。皆有微毛之胃脈。冬時。而肝心脾肺腎之脈。皆有微石之胃脈。是五五二十五陽。

所謂陽者胃脘之陽也　志云。所謂二十五陽者。乃胃脘所生之陽氣也。胃脘者。中焦之分。主化水穀之精氣。以資養五藏者也。四時五藏之脈。皆得微和之胃氣。故爲二十五陽也。簡按王註。爲人迎之氣。誤。

別於陽者知病處也　吳云。言能別於陽和之脈。則一部不和。便知其部有病。是能知乎病處也。

別於陰者知死生之期　吳云。別真藏之陰脈者。則知其死於尅賊。持於相生。如肝病真陰脈見。死於庚辛。心病真陰脈見。死於壬癸。下文。肝至懸絕急。十八日死之類。皆是也。

三陽在頭三陰在手　張云。三陽在頭。指人迎也。三陰在手。指氣口也。太陰陽明論曰。陽明者。表也。爲之行氣於三陽。蓋三陽之氣。以陽明胃氣爲本。而陽明動脈曰人迎。在結喉兩傍一寸五分。故曰三陽在頭。又曰。足太陰者。三陰也。爲之行氣於三陰。蓋三陰之氣。以太陰脾氣爲本。然脾脈本非氣口。何云在手。如五藏別論曰。五味入口。藏於胃。以養五藏氣。而變見於氣口。氣口亦太陰也。故曰三陰在手。上文以真藏胃氣言陰陽。此節以人迎氣口言陰陽。簡按此本于王註。更爲詳備。而汪心穀則以手足三陰三陽經解之。以毀王註。其理益晦。汪說。出古今醫統內經要旨。滑云。三陽當作二陽。謂結喉兩傍人迎脈。以候足陽明胃氣。三陰謂氣口。以候手太陰肺氣也。胃爲五藏之本。肺爲百脈之宗也。此說亦有所見。故附于此。馬志高並本于汪氏。以經脈流注解之。吳則爲三部九候之義。並不明晰。

別於陽者知病忌時別於陰者知死生之期　滑云。二句申前說。或直爲衍文亦可。

所謂陰陽者　吳云。所謂。世所謂也。意若曰此衆謀之陰陽。非吾之所謂陰陽也。簡按上文既云所謂陰者真藏也。所謂陽者胃脘之陽也。而此亦云所謂陰陽者。故吳有此解。然攷其語勢。似不必然矣。

真脈之藏脈　滑作真藏之脈。要旨。汪氏云。真脈之藏脈者。謂真藏脈之至數。以分五藏之屬也。

肝至懸絕急　滑云。愚謂懸絕。如懸絲之微而欲絕也。王注。如懸物之絕去。似指代脈言也。要旨。汪氏云。至。脈之應也。懸絕。止絕也。急。勁也。張云。懸絕急者。全失和平。而弦搏異常也。志云。懸絕者。真藏孤懸而絕。無意氣之陽和也。急者肝死脈。來急益勁。如張弓弦也。簡按張志之解似是。

脾至懸絕四日死　高云。土位中央。灌溉四旁。上火下水。左木右金。土氣不能四應。故四日死。簡按王註不及脾獨死于生數之義。故取高說而補之。馬論天干之五行相尅。其間多有不合。宜遵王意。

二陽之病發心脾　張云。二陽。陽明也。爲胃與大腸二經。然大腸小腸。皆屬於胃。故此節所言。則獨重在胃耳。蓋胃與心。母子也。人之情慾。本以傷心。母傷則害及其子。胃與脾。表裏也。人之勞倦。本以傷脾。藏傷則病連於府。故凡內而傷精。外而傷形。皆能病及於胃。此二陽之病。所以發於心脾也。簡按王履云。腸胃有病。心脾受之。發心脾。猶言延及於心脾也。滑云。青田老人謂。心脾當作肺脾。下文風消脾病。息賁者肺病。深爲有理。今詳經文。張註爲是。

不得隱曲女子不月　張云。不得隱曲。陽道病也。夫胃爲水穀氣血之海。主化營衛而潤宗筋。如厥論曰。前陰者。宗筋之所聚。太陰陽明之所合也。痿論曰。陰陽總宗筋之會。會於氣衝。而陽明爲之長。然則精血下行。生化之本。惟陽明爲最。今化原既病。則陽道外衰。故不得隱曲。其在女子。當爲不月。亦其候也。王氏註曰。夫腸胃發病。心脾受之。心受之則血不流。脾受之則味不化。然心脾何以受腸胃之病。未免牽強。不可不察。隱曲二字。本經見者凡五。皆指陽道爲言。以類察之。可得其義。吳云。俛首謂之隱。鞠躬謂之曲。簡按吳說未見明據。今從張註。要旨云。汪氏質疑註。肢體爲之勁急。而不能伸曲也。吳蓋本此。

風消　諸家皆仍王註。爲枯瘦之義。獨汪心穀爲上消渴。風消二字。他無所攷。未知孰是。今兩存之。聖濟總錄。載治方。出第十三卷。

息賁　馬云。賁奔同。喘息上奔。欬嗽無寧。此非肺積之息賁。乃喘息而賁。張云。胃病則肺失所養。故氣息奔急。氣竭於上。由精虧於下。敗及五藏。故死不治。

腨痟　張云。足肚酸疼曰腨痟。簡按列子。心痟體煩。痟。煩疼也。與此義殊。

索澤　樓英云。索澤。卽仲景所謂皮膚甲錯也。簡按諸註。皆從王義。吳獨作索皐。註云。皐音高。索。引也。皐。腎丸也。控睪二字。內經中凡四見。或云腰脊控睪。未有單言控睪。而爲病名者。則吳說不爲得矣。

頹疝　馬云。與癩同。簡按癩。癀同。本作隤。詩周南。我馬虺隤。爾雅。作虺頹。釋名云。陰腫曰隤。氣下隤也。又曰。疝言詵也。詵詵然引小腹急痛也。乃經脈篇癀疝。脈解篇疝。五色篇癀陰。並同。一切經音義云。丸頹。又作𩪘。陰病也。原病式云。癩疝。小腹控卵。腫急絞痛也。朱震亨云。癩疝。其形陰囊腫縋。如升如斗。不痒不痛。是也。吳云。頹。頑也。頹疝。腎丸大而不疼。頑然不害者也。頹。墜也。今訓頑。未見所據。

心掣　吳云。心引而動也。張云。心動不寧。若有所引。名曰心掣。志云。心虛而掣痛。簡按聖濟總錄云。心火胥應而不寧。其動若掣者。乃其證也。馮兆張錦囊秘錄云。古無怔忡之名。名曰心掣者。是也。下文曰。其傳爲膈。志說似是。

隔　張云。以木乘土。脾胃受傷。乃爲隔證。如邪氣藏府病形篇曰。脾脈微急爲膈中。風論曰。胃風之狀。食飲不下。鬲塞不通。上膈篇曰。食飲入而還出者。皆隔之謂。簡按王註欠詳。

驚駭　張云。肝胃二經。皆生驚駭。如金匱真言論曰。東方通於肝。其病發驚駭。經脈篇曰。足陽明病。聞木聲則惕然而驚。

背痛　馬云。二經之脈。胃自頭以行于足。肝自足走腹。皆無與于背者。而此曰背痛。意者陰病必行于陽也。張云。背痛者。手足陽明之筋。皆夾脊也。汪昂云。按四經皆與背無涉。而云背痛。未詳。

噫　馬云。氣轉也。又飽出息也。脈解篇所謂。上走心爲噫者。陰盛而上走於陽明。陽明絡屬心。故上走心爲噫也。

口問篇。寒氣客於胃。厥逆從下上散。復出于胃。故曰噫。觀此則胃心之病。宜發爲噫。張云。噫。噯氣也。詳見宣明五氣篇。

欠　馬云。氣相引也。經脈篇。胃脈爲病。有數欠。宣明五氣。九鍼論。皆曰腎爲欠。今曰善欠者。胃之病也。張云。欠。呵欠也。簡按說文。欠張口氣悟也。象氣從儿上出之形。

風厥　張云。風厥之義不一。如本篇者。言二陽一陰發病。名曰風厥。言胃與肝也。其在評熱病論者。言太陽少陰病也。在五變篇者。曰。人之善病風厥漉汗者。肉不堅腠理疎也。簡按又見史倉公傳。

心滿　簡按滿懣同。

善氣　志云。善氣者。太息也。心系急則氣道約。故太息以伸出之。簡按禮記。勿氣。鄭註。謂不鼻息也。乃志聰之義爲得矣。馬吳張高並不註。

三陽三陰發病　志云。太陽太陰之爲病也。太陽爲諸陽主氣而主筋。陽氣虛則爲偏枯。陽虛而不能養筋。則爲痿。脾屬四支。故不舉也。

痿易　張云。痿弱不支。左右相掉易也。馬云。左右變易爲痿也。簡按俱非也。易。是狂易之易。不如平常也。王註是。

鼓一陽曰鉤　志云。鉤。當作弦。此論四經之脈。以應四時也。鼓。動也。一陽之氣初升。故其脈如弦之端直。以應春生之氣也。高同。

鼓陽勝急曰弦　志云。弦。當作鉤。陽氣正盛。故其脈來盛去悠。如鉤之急。以應夏熱之氣也。高同。

鼓陽至而絕曰石　志云。至者爲陽。陽氣伏藏。故脈雖鼓至而斷絕。以應冬藏之氣也。滑云。當作鼓。陰至而絕。此四者。蓋亦真藏脈也。簡按鼓陽。作鼓陰。近是。然以四者爲真藏脈。恐非。

陰陽相過曰溜　志云。溜。滑也。陰陽相遇。其脈則滑。長夏之時。陽氣微下。陰氣微上。陰陽相遇。故脈滑也。此言人有四經。以應四時之氣也。張云。陰陽相過。謂流通平順也。脈名曰溜。其氣來柔緩而和。應脾脈也。簡按志以溜爲滑。本于吳註。馬云。溜。作流。靈本輪篇。溜于魚際。其義主流。蓋溜流古通。不必改字。滑云。如水之溜而不收。卽下文關格之類。非。又按鼓一陽以下二十九字。與上下文。不相順接。是它篇錯簡在此爾。

起則熏肺使人喘鳴　張云。此兼表裏。以言陰陽之害也。表裏不和。則或爲藏病。陰爭於內也。或爲經病。陽擾於外也。魄汗未藏者。表不固也。四逆而起者。陽內竭也。其至正不勝邪。則上熏及肺。令人氣喘聲鳴。此以營衞下竭。孤陽上浮。其不能免矣。

陰之所生和本曰和　吳本上和字下句。註意與王同。張云。陰者。五藏之眞陰也。陰之所以生者。以藏氣和。藏氣之和。以陰陽之和也。不和則爲爭爲擾。爲剛爲淖。而病由與矣。志云。陰之所生之陽脈。與所本之陰脈。相和而始。名曰和。高云。獨陽不生。獨陰不長。陰之所生。和本曰和。言陰之所以能生萬物者。以陰和而復本於陽和也。簡按此二句。旨義尤幽深。不能輒領會。故擧數說爾。

淖則剛柔不和　吳云。此言偏陰之害。淖。謂陰氣太過。而潦淖也。張云。淖。謂寒濕妄行。陰氣勝也。簡按行鍼篇。血氣淖澤滑利。春秋繁露。夫物愈淖。而愈易變動搖蕩也。淮南原道訓。甚淖而滒。註。滒。亦淖也。饘粥多瀋者。曰滒。淖。廣韻。奴教切。說文。泥也。一切經音義引字林。濡甚曰淖。吳張爲陰氣有餘之義。爲是。志高並云。淖。和也。誤。本經釋音。淖音淘。水朝宗于海。此以淖爲潮。淖卽俗作潮。亦誤。

不過四日而死　簡按馬張依新校正之說。死。作巳。是。志高仍原文云。以陽藏相生而傳。故不過四日之偶數而死。以陰藏相尅而傳。故不過三日之奇數而死也。以三四奇偶之數。固然死者。猶云生陽。其義不通。

辟陰　簡按王註辟。倂。乃辟讀爲僻。僻。偏也。而上辟水升之解未允。張云。辟。放辟也。土本制水。而水反侮脾。水無所畏。是謂辟陰。此說似是。馬云。乘所不勝。陰以侮陰。謂之闢陰。吳云。辟。邪辟也。腎爲水。脾爲土。土勝水爲正。今腎水反侮于脾。不得其正。故曰辟陰。此解亦未允。

結陽者腫四支　馬云。結者。氣血不疏暢也。吳云。陽。手足六陽也。其脈行于四支之表。若有結邪。則四支脈氣壅滯。故腫。聖濟總錄云。夫熱勝則腫。而四肢爲諸陽之本。陽結於外。不得行於陰。則邪熱菀於四肢。故其證爲腫。況邪在六府。則陽脈不和。陽脈不和則氣留之。以其氣留。故爲腫也。犀角湯。犀角。玄參。連翹。柴胡。升麻。木通。沈香。射干。甘草。芒消。麥門冬。右水煎。

結陰者便血一升　馬云。營氣屬陰。營氣化血。以奉生身。惟陰經既結。則血必瘀蓄。而初結則一升。再結則二升。三結則三升。結以漸而加。則血以漸而多矣。聖濟總錄云。夫邪在五藏。則陰脈不和。陰脈不和。則血留之。結陰之病。以陰氣內結。不得外行。血無所稟。滲入腸間。故便血也。地榆湯。地榆。甘草。縮砂仁。水煎。

陰陽結斜　馬云。斜。邪同。靈動輸篇。有少陰之大絡。循陰股內廉。邪入膕中。則古蓋斜邪通用。志云。結斜者。偏結於陰陽之間也。簡按志註非。吳張高並同馬義。

石水　馬云。陰氣多而陽氣少。即陰盛陽虛也。則陽不能入之陰。而內之所聚者。爲石水。靈邪氣藏府病形篇云。腎脈微大爲石水。起臍以下。至小腹腄腄然。上至胃脘。死不治。張云。石水。沈堅在下。簡按金匱要略云。石水。其脈自沈。外證腹滿不喘。尤怡註。石水。水之聚而不行也。因陰之盛而結于少腹。故沈而不喘。張氏醫通云。越脾加朮湯發之。

消　馬云。按此篇止謂消。至脈要精微論。有癉成爲消中。奇病論。有轉爲消渴。靈邪氣藏府病形篇。本經通評虛實論。皆曰消癉。氣厥論。有肺消鬲消。種種不同。其間各有所指。

隔　馬云。俗亦謂之乾隔。簡按上文王註。隔塞不便。而此亦云。隔塞而不便寫。則似云便閉之證。志高作膈。

水　馬云。平人氣象論。頸脈動喘疾欬。曰水。目裹微腫。如臥蠶起之狀。曰水。又曰。足脛腫曰水。靈水脹篇。水始起也。目裹微腫。如新臥起之狀。又宣明五氣論。靈九鍼論。皆曰。下焦溢爲水。此皆本篇所謂水也。

喉痹　張云。痹者。閉也。簡按春秋繁露云。陰陽之動。使人足病喉痹。痹者。閉也。本出于中藏經。

陰搏陽別　吳云。此以下論脈也。簡按王註以陰陽爲尺寸。諸家皆從之。而高特云。言陰氣過盛。搏擊於內。不與陽和。似乎别出。此不以脈候而解者。蓋以經文無脈字也。脈分尺寸。昉乎難經。而靈素所無。故以陰陽爲尺寸者。其無稽尤甚。然徵之於後世。有與王註符者。儒門事親。載翳王之妻。病臍下積塊。嘔食面黄。肌瘦而不月。或謂之乾血氣。治之無効。戴人見之曰。孕也。其人不信。再三求治于戴人。與之平藥。以應其意。終不肯下毒藥。後月到果胎也。人問何以别之。戴人曰。尺脈洪大也。素問陰陽别論。所謂陰搏陽别之脈。試之于今。往往有驗。王義雖與經旨相左。實不可廢焉。李云。言陰脈搏動。與陽脈迥别也。陰陽二字。所包者廣。以左右言。則左爲陽。右爲陰。以部位言。則寸爲陽。尺爲陰。以九候言。則浮爲陽。沈爲陰。舊説以尺脈洪實爲陰。與寸陽脈迥别。似矣。然則手少陰脈動甚。亦在寸也。何取于陽别之旨乎。故必會通諸種陰陽。而後可決也。○三因方云。搏者。近也。陰脈逼近於下。陽脈别出於上。陰中見陽。乃知陽施陰化。法當有子也。簡按。婦人良方。亦與此説同。似未妥。

陽辟　簡按。王爲開陽洞泄之義。拘矣。馬吳諸家。並從新校正作澼。吳云。陰陽。指尺寸而言。虛謂脈來浮而無根也。陽澼。後泄血沫也。是。

陽加於陰謂之汗　張云。陽。言脈體。陰。言脈位。汗液屬陰。而陽加於陰。陰氣泄矣。故陰脈多陽者多汗。

陽虛陰搏　諸本。作陰虛陽搏。是。當改。

夕時死　吳云。水火俱搏。謂之陰陽爭。夕時。不陰不陽。邪爭之會也。故死。

平旦死　宋本。馬本。無平旦二字。趙府本。熊本。吳張本。並有之。張云。平旦者。木火王極。而邪更甚。故死。

三日死　張云。三陽。手太陽小腸。足太陽膀胱也。水一火二。故死在三日。其死之速者。以既搏且鼓。陽邪之盛極也。

三陰三陽俱搏　吳云。三陰。脾及肺也。三陽。小腸及膀胱也。四經皆無陽和之氣。故脈來俱見急搏。

心腹滿發盡　吳云。心病於上。脾病於中。小腸膀胱病於下。故今心腹皆滿盡極也。發盡。脹滿之極也。簡按。志作心滿腹發盡。非。

隱曲不利　簡按高釋上文云。不得爲房幃之隱曲也。而至此章則云。小腸之火氣。發洩已盡。不得有所隱曲也。隱。幽隱。曲。曲匿。與上文不得隱曲不同也。未知何義。如王註。亦於上文。則以隱蔽委曲釋之。於此章則云。便寫也。如張註則云。陰道不利也。蓋推張之意。凡下焦運化之用。總謂之隱曲。然則二便通利。亦在其中歟。王註風論與前節同。

五日死　吳云。五爲土數。萬物所歸。今四經俱病。三焦俱傷。故不能逃乎五日也。

其病温　高云。以陽明之陽。而見温熱之病。陽亢津竭。故死不治。病温二字。熊本吳本作氣濫。吳云。口氣臭敗。則清陽已絕。簡按字書。濫。溢也。故以氣濫爲口臭。甚奇。

不過十日死　馬云。十日者。地四生金。天五生土。止九日。而十則九日之餘也。

靈蘭祕典論第八

吳云。靈臺蘭室。黄帝藏書之所。祕典。祕藏典籍也。

十二藏　張云。藏。藏也。六藏六府。總爲十二。分言之。則陽爲府。陰爲藏。合言之。則皆可稱藏。猶言庫藏之藏。所以藏物者。如宣明五氣篇曰。心藏神。肺藏魄之類。是也。簡按下篇有十一藏之稱。周禮有九藏。莊子有六藏。可見其無定名焉。

相使貴賤　張云。相使者。輔相臣使之謂。貴賤者。君臣上下之分。吳云。清者爲貴。濁者爲賤。

遂言　簡按王註六節藏象云。遂。盡也。遂言二字。見家語。

心者君主之官也　簡按靈邪客篇云。心者。五藏六府之大主。精神之所舍。荀子解蔽篇云。心者。形之君也。神明之主也。出令而無所受令。淮南子云。夫心者。五藏之主也。所以制使四支。流行血氣。五行大義。引本經。作主守之官。云。心爲主守之官。神明出者。火者。南方陽。光暉。人君之象。神爲身之君。如君南向以治。易以離爲火。居太陽之位。人君之象。人之運動。情性之作。莫不由心。故爲主守之官。神明所出也。說文。官。吏事君也。玉篇。宦。官也。

肺者相傅之官　五行大義云。肺爲相傅之官。治節出者。金能裁斷。相傅之任。明於治道。上下順教。皆有禮節。肺於五藏。亦治節所出。

治節　馬云。凡爲治之節度。從是而出焉。張云。節。制也。靈五癃津液別云。五藏六府。心爲之主。肺爲之相。

肝者將軍之官　五癃津液別篇云。肝爲之將。師傳篇云。肝者主爲將。吳云。肝氣急而志怒。故爲將軍之官。簡按奇病論云。肝者。中之將也。取決於膽。肝膽爲表裏。故肝出謀發慮。而膽爲之斷決也。日知錄云。春秋傳昭公二十八年。豈將軍食之而有不足。正義曰。此以魏子將中軍。故謂之將軍。及六國以來。遂以將軍爲官名。蓋其元起於此。管子立政篇。將軍大夫以朝官吏。

膻中者臣使之官　張云。按十二經表裏。有心包絡。而無膻中。心包之位。正居膈上。爲心之護衞。脹論曰。膻中者。心主之宮城也。李云。貼近君主。故稱臣使。臟腑之官。莫非王臣。此獨泛言臣。又言使者。使令之臣。如內侍也。滑云。膻。徒旱切。上聲。濁字。說文云。肉膻也。音同袒裼之袒。云膻中者。豈以袒裼之袒而取義耶。簡按滑註屬曲解。韓詩外傳。舜甑盆無膻。註。膻。即今甑箄。所以盛飯。使水火之氣上蒸。而後飯可熟。謂之膻。猶人身之膻中也。義太明切。李高及汪昂但云。膻中。即心包絡。非。蓋二者雖在上焦。膻中則無形之宗氣。心包絡則包心之血絡。豈可槩而爲一乎。薛雪云。膻中。亦名上氣海。爲宗氣所積之處。心包絡。包爲膜。心君之宮室。絡爲膜外之巷術。心君之城府也。一爲密勿之地。一是畿甸之間。臣使之義著焉。膻中者。宮室外之城府也。此說近是。

喜樂出焉　吳云。膻中氣化。則陽氣舒。而令人喜樂。氣不化。則陽氣不舒。而令人悲愁。是爲喜樂之所從出也。李云。喜笑屬火。此云喜樂出焉。其配心君之府。較若列眉矣。

脾胃者倉廩之官　五行大義。無胃字。荀子富國篇楊倞註。穀藏曰倉。米藏曰廩。遺篇刺法論云。脾爲諫議之官。知周出焉。三因方。作公正出焉。脾爲諫議大夫。出于千金方。及胡悟五藏圖說。

大腸者傳道之官　本輸篇。及五行大義引河圖。大腸。爲傳道之府。韓詩外傳。大腸者。轉輸之府也。三十五難。大腸。傳瀉行道之府也。馬云。道。導同。

小腸者受盛之官　本輸篇。三十五難。韓詩外傳。及五行大義引河圖並云。小腸者受盛之府也。

化物出焉　張云。小腸居胃之下。受盛胃中水穀。而分清濁。水液由此而滲於前。糟粕由此而歸於後。脾氣化而上升。小腸化而下降。故曰化物出焉。高云。受胃之濁。水穀未分。猶之受盛之官。腐化食物。先化後變。故化物由之出焉。

腎者作強之官伎巧出焉　高云。腎藏精。男女搆精。鼓氣鼓力。故腎者猶之作強之官。造化生人。伎巧由之出焉。吳云。伎音技。作強。作用強力也。伎。多能也。巧。精巧也。簡按高註仍王義。似是。李云。腎處北方而主骨。宜爲作強之官。水能化生萬物。故曰伎巧出焉。五行大義云。腎爲作強之官。伎巧出者。水性是智。智必多能。故有伎巧。巧則自強不息也。古今黈云。技雖不至于道。亦游于藝者之所貴。巧雖未至于神。亦妙萬物而爲言。不作強則何以得之。故知作強者。乃精力之謂。以上三說。略與王旨差。姑存之俟攷。

三焦決瀆之官　吳云。決。開也。瀆。水道也。上焦不治。水濫高原。中焦不治。水停中脘。下焦不治。水畜膀胱。故三焦氣治。則爲開決溝瀆之官。水道無泛溢停畜之患矣。簡按本輸篇。三焦者。中瀆之府也。水道出焉。五行大義云。三焦處五藏之中。通上下行氣。故爲中瀆府也。又引河圖云。三焦孤立。爲內瀆之府。說文。瀆。溝也。今據倉廩傳道受盛等之例而攷之。決。疑是中。或云。央誤。荀子。入其央瀆。註。中瀆也。如今人家出水溝也。

膀胱者州都之官　張云。膀胱位居最下。三焦水液所歸。是同都會之地。故曰州都之官。簡按本輸篇。二十五難。及五行大義引河圖云。膀胱爲津液之府。韓詩外傳。膀胱。湊液之府也。周禮地官。五黨爲州。鄭註。州。二千五百家。人四縣爲都。

津液藏焉氣化則能出矣　張云。膀胱有下口。而無上口。津液之入者爲水。水之化者由氣。有化而入。而後有出。是謂氣化則能出矣。營衛生會篇曰。水穀俱下而成。下焦濟泌別汁。循下焦而滲入膀胱。正此謂也。然氣化之原。居丹田之間。是名下氣海。天一元氣。化生於此。元氣足則運化有常。水道自利。所以氣爲水母。知氣化能出之旨。則治水之道。思過半矣。蕭京軒岐救正論云。夫三焦既主相火。水道之出。無非稟氣以爲決也。不曰能出而曰出焉。蓋氣本自化。不待化於氣而始能出也。今津液主水。膀胱司水。水不自化。而化於氣。此陰以陽爲用。未免少費工夫。故不曰出焉。而曰則能出矣。語意之次。又包許多妙用。

十二官　趙獻可醫貫云。玩內經註文。即以心爲主。愚謂人身別有一主。非心也。謂之君主之官。當與十二官平等。不得獨尊心之官爲主。若以心之官爲主。則下文主不明則十二官危。當云十一官矣。蓋此一主者。氣血之根。生死之關。十二經之綱維也。呂東莊評云。十二官各有所司。而惟心最貴。心得其職。則十二官皆得其宜。猶孟子謂耳目之官不思。而蔽於物。心之官則思。思則得之。蓋心與百體。分言之則各有所官。統言之則心爲百體之主。即此義也。故曰君主之官。曰主明。文義自見。若謂別有一主。則心已不可稱君主。豈主復有主乎。又謂下文當云十一官。不當云十二官。此拘牽句字。而不求其義也。即以經文例之。六節藏象論云。凡十一藏。取決於膽。五藏六府。膽已在內。則宜云十藏。而云十一藏。又將別有一膽耶。靈樞邪客篇曰。心者。五藏六府之大主。精神之所舍。如趙氏言。亦止應云四藏六府之大主矣。又豈心非其心耶。趙氏欲主張命門爲一身之要。未嘗無說。而必穿鑿經文附會之。却不可爲訓。凡論學論醫。皆不可如此。

其宗大危　高云。宗祧且危。簡按說文。宗尊祖廟也。白虎通云。宗者。何謂也。宗者尊也。爲先祖主。宗人之所尊也。

至道在微　高云。承上文大危之意而言。至道在微。上文大危。乃人心惟危之義。此至道在微。乃道心惟微之義。道惟微也。故變化無窮。既微且變。則人孰知其原。

窘乎哉消者瞿瞿　吳云。窘。窮也。乎哉。歎辭。張云。瞿瞿。不審貌。謂十二官相失。則精神日消。瞿瞿然莫審其故。誠哉窘矣。馬云。瞿音屨。禮檀弓。瞿瞿如有求而弗得。註云。眼目速瞻之貌。彼不知此養生之法者。有消而無長。瞿瞿然驚顧。擬而議之。窘迫哉。此消者瞿瞿也。簡按詩東方未明篇。狂夫瞿瞿。傳。無守之貌。禮玉藻。視容瞿瞿。註。驚遽不審貌。張註本之。張馬註義並通。吳志高俱仍王註。以消爲消息之義。豈有此理耶。且王以瞿瞿訓勸勸。

未見所出。太素作濯濯。廣雅。濯濯。肥也。一曰。娛遊也。

閔閔之當　馬云。閔閔者。説文以爲病與傷通也。唯不知其要。則閔閔然獨當其病。孰知何法爲善耶。張云。閔閔。憂恤也。謂能憂人之憂而恤人之危者。又孰足以當其明哲之良哉。蓋甚言知道之少也。簡按馬引説文有譌。閔。愍通。故張以憂恤釋之。二説並不妥。王爲深遠之義。必有所本。

毫釐　孫子算經。蠶吐絲爲忽。十忽爲一絲。十絲爲一毫。十毫爲一釐。

其形乃制　馬云。唯心爲君主之官。有以制此形耳。張云。積而不已。而形制益多也。高云。道之形體乃制。制。正也。

精光之道大聖之業　志云。精。純粹也。光。光明也。高云。心主神明。猶之精光之道也。主明下安。猶之大聖之業也。

齋戒　簡按王引韓説。見易上繫辭。聖人以此齋戒。註。周禮膳夫。王日一舉。齋日三舉。論語。齋必變食而不飲酒。不茹葷。出莊子。

靈蘭之室　馬云。靈樞刺節真邪篇。外揣篇。皆藏此室。文王有靈臺。語有芝蘭之室。俱異常之謂。志云。心之宮也。簡按志註非是。

傳保　高云。以傳後世。而保守弗失焉。

六節藏象論篇第九

馬云。篇內首問六六之節。後又問藏象何如。故名篇。高。論上加大字。云。大論二字。舊本誤傳四氣調神下。今各改正。簡按此篇論運氣。與天元紀大論等義同。故高云爾。不可從也。篇內自岐伯對曰昭乎以下。至孰多可得聞乎。七百一十八字。新校正云。全元起註本及太素並無。疑王氏之所補也。今攷篇中多論運氣。他篇所無。且取通天論。自古通天者云云。其氣三三十一字。與三部九候論。三而成天云云四十五字。湊合爲説。其意竟不可曉。又且立端於始云云十二字。全襲左傳文公元年語。明是非舊經之文。故今除之。不及釋義。運氣別是一家。無益于醫術。前賢諸論。詳載于彙攷。及解精微論後。

六六之節　張云。天有上下四方。是爲六合。地有正隅中外。是爲九宮。此乾坤合一之大數也。凡寰中物理。莫不由之。故節以六六而成歲。人因九九以制會。簡按諸家俱仍王註。獨張註如此。若果如其言。則當云六之節九制會。而不可云六六九九。王義爲得矣。

人以九九制會　吳云。黄鐘之數。起於秬黍。以九重之。而制律制度制量制衡。會。會通也。古者天子巡狩。會諸侯。必同其律。同其度。同其量。同其衡。謂之會通。此人之所制也。志云。蓋人有九竅九藏。地有九州九野。以合三而成天。三而成地。三而成人。故先言人以九九制會。而後言地以九九制會也。簡按王註及吳志解未允。會。蓋周禮天官少宰要會之會。鄭註。月計曰計。歲計曰會。家語執轡篇。天一地二人三。三三如九。九九八十一。蓋九九八十一。數之極。故曰人以九九制會。

三百六十五節　邪客篇云。歲有三百六十五日。人有三百六十節。呂覽云。三百六十六日。人亦有四支五藏九竅三百六十六節。子華子云。一人之身爲骨。凡三百有六十。精液之所朝夕也。

大神靈問　吳云。神靈。指天地陰陽而言。志註同。簡按王註似允當。

嗜欲不同　吳云。五藏各有嗜欲。聲色臭味。各有所通。而入五藏也。諸註並同。今從之。

天食人以五氣　吳云。五氣非徒臊焦香腥腐而已。此乃地氣。非天氣也。蓋謂風氣入肝。暑氣入心。濕氣入脾。燥氣入肺。寒氣入腎。當其不亢不害。則能養人。人在氣交之中。以鼻受之。而養五藏。是天食人以五氣也。簡按吳註似是而却非。下文云。五氣入鼻。藏於心肺。若如吳說。則當云藏於五藏。張仍王註。固有以也。蠡海集云。人之水溝穴。在鼻下口上。一名人中。蓋居人身天地之中也。天氣通於鼻。地氣通於口。天食人以五氣。鼻受之。地食人以五味。口受之。穴居其中。故名之曰人中。

五色修明　王註。修潔分明。蓋以爲修飾之修也。靈小針解。五色循明。古書修循多通用。

以養五氣　張云。胃藏五味。以養五藏之氣。

神之變也　新校正云。全元起本并太素作神之處。爲是。靈本神篇云。生之來謂之精。兩精相搏謂之神。五行大義云。心藏神者。神以神明照了爲義。言心能明了萬事。神是身之君。象火。淮南子云。神者。心之寶也。

其華在面　張云。心主血脈。血足則面容光彩。脈絡滿盈。故曰其華在面。

陽中之太陽　九鍼十二原篇云。陽中之太陽。心也。陰陽繫日月篇云。心爲陽中之太陽。

魄之處也　靈本神篇云。並精而出入者。謂之魄。

陽中之太陰　十二原篇云。陽中之少陰。肺也。新校正爲是。

精之處也　本神篇云。生之來謂之精。

陰中之少陰　十二原篇云。陰中之太陰。腎也。繫日月篇云。腎爲陰中之太陰。新校正爲是。簡按張註引刺禁論。規新校正之說。爲強解焉。

魂之居也　本神篇云。隨神往來者。謂之魂。簡按左傳昭七年。子產曰。人生始化曰魄。既生魄。陽曰魂。用物精多則魂魄強。是以有精爽至於神明。杜註。魄。形也。陽。神氣也。孔穎達正義云。人稟五常以生。感陰陽以靈。有身體之質。名之曰形。有噓吸之動。謂之爲氣。形氣合而爲用。知力以此而強。故得成爲人也。其初人之生也。始變化爲形。形之靈者。名之曰魄也。既生魄矣。魄內自有陽氣。氣之神者。名之曰魂也。魂魄。神靈之名。附形之靈爲魄。附氣之神爲魂也。附形之靈者。謂初生之時。耳目心識。手足運動。啼呼爲聲。此則魄之靈也。附氣之神者。謂精神性識。漸有所知。此則附氣之神也。孝經說曰。魄。白也。魂。芸也。白。明白也。芸。芸動也。形有體質。取明白爲名。氣唯噓吸。取芸動爲義。蓋精亦神也。爽亦明也。精是神之未著。爽是明之未昭。關尹子云。魂藏肝。魄藏肺。五行大義。引老子經亦同。　韓詩外傳云。精藏腎。神藏心。魂藏肝。魄藏肺。志藏脾。說文。魂。陽氣也。魄。陰神也。俱與本經之義相發焉。

以生血氣　簡按上文云。心其充在血脈。又云。肺者。氣之本。而又於肝云。以生血氣。最可疑。宜依上文例。刪此四字。從太素。而補入其色與味。

三焦膀胱　簡按五藏别論云。夫胃大腸小腸三焦膀胱。此五者。天氣之所生也。本藏篇云。腎合三焦膀胱。又云。密理厚皮者。三焦膀胱厚。麤理薄皮者。三焦膀胱薄。經文並言三焦膀胱如此。又五行大義。論腎命門云。猶如三焦膀胱俱是水府。不妨兩號。今以大義之言。參諸經文。三焦膀胱。乃是一府。靈蘭祕典云。三焦者決瀆之官。水道出焉。膀胱者。州都之官。津液藏焉。蓋以通行水道之用。謂之三焦。其實專指下焦而言。以收藏津液之體。謂之膀胱。此云名曰器。則正有名有狀之三焦。與靈樞如漚如瀆如霧之三焦。此乃與三十一難所論同。手少陽三焦經脈所行之三焦。各各不同。凡經論中有三三焦。詳見于張氏質疑錄。當參攷。王三陽亦有三焦論。其旨略與張意同。出于傷寒綱目。

營之居也　張云。營者。水穀之精氣也。水穀貯於六府。故爲營之所居。簡按靈營氣篇云。營氣之道。內穀爲寶。穀入於胃。氣傳之肺。流溢於中。布散於外。精專者行於經隧。常營無已。痺論云。營氣者。水穀之精氣也。營衛生會篇云。營氣出於中焦。皆其義也。

入出者也　李云。胃受五穀。名之曰入。脾與大小腸三焦膀胱。皆主出也。

四白　簡按李杲云。四白。當作四紅。非。

四盛已上爲格陽　靈終始禁服並云。人迎四盛。且大且數。名曰溢陽。溢陽爲外格。王引正理論與傷寒論平脈法之文同。

四盛已上爲關陰　終始禁服並云。脈口四盛。且大且數。名曰溢陰。溢陰爲內關。

四倍已上爲關格　終始禁服並云。人迎與太陰脈口俱盛。四倍以上。命曰關格。關格者。與之短期。張云。俱盛四倍已上。謂盛於平常之脈四倍也。物不可以過盛。盛極則敗。凡脈盛而至於關格者。以陰陽離絕。不能相營。故致羸敗。此本吳註。諸家作嬴。爲盈義。極。盡也。精氣。天稟也。言不能盡其天年。而夭折也。脈度篇曰。邪在府則陽脈不和。陽脈不和。則氣留之。氣留之。則陽氣盛矣。陽氣大盛。則陰不利。陰脈不利。則血留之。血留之。則陰氣盛矣。陰氣大盛。則陽氣不能榮也。故曰關。陽氣大盛。則陰氣弗能榮也。故曰格。陰陽俱盛。不得相榮。故曰關格。關格者。不得盡期而死也。世人病此不少。歷代醫師。相傳謬甚。夫所謂關格者。陰陽否絶。不相營運。乖羸離敗之候也。故人迎獨盛者。病在三陽之府也。寸口獨盛者。病在三陰之藏也。或見於人迎。或見於氣口。皆孤陽之逆候。實真陰之敗竭也。無陰則無根。而孤陽浮露於外耳。凡犯此者。必死無疑。是皆酒色傷精所致。又以人迎在頭。係陽明表脈。故人迎倍大者。曰格陽。寸口在手。係太陰裏脈。故寸口倍大者。曰關陰。陰陽互極。抗拒不通。故名關格。不可易也。若在尺爲關。在寸爲格。難經平脈法。及李杲朱震亨。並從前諸註。皆如此。關則不得小便。格則吐逆。丹溪纂要。竟立關格門。爲病名。特言膈食與癃閉耳。非此之謂也。簡按。蓋關格。言表裏陰陽否絶之候。張氏仍馬註。發其餘義。尤爲明確。然脈要精微論曰。陰陽不相應。病名曰關格。史記。倉公曰。切其脈。肝氣濁而靜。此內關之病也。則謂之關格爲脈體。而非病名。可耶。張氏醫通。立關格門。辨馬張二家之誤。尤詳。當參考。

不能極于天地之精氣　滑云。過乎中也。蓋極者。中也。不及則不得爲中。太過亦不得爲中。簡按此說太異。

五藏生成篇第十

心之合脈也　張云。心主血。血行脈中。故合於脈。吳云。心主血而藏神。脈則血體而神用。故心合脈。

其主腎也　吳云。其以之爲主。而畏者腎也。志云。心主火。而受制於腎水。是腎乃心藏生化之主。故其主腎也。

凝泣　熊音。上兼陵反。結也。下音澁。不滑也。馬云。泣。澁同。吳同。楊慎外集云。素問。脈泣則血虛。又云。寒氣入經而稽遲。泣而不行。又云。多食鹹。則脈凝泣而變色。泣音義與澁同。按說文。沴音麗。水不利也。沴與淚同。泣。亦水不利也。泣與澀同。亦可互證。

胝䐢而脣揭　吳云。肉粗踈。胝䐢。而脣掀揭也。張云。胝。皮厚也。手足胼胝之謂。通雅云。胝。皮肉生繭不仁也。䐢。脯也。簡按巢源。有四支發胝候。廣韻。胼胝。皮上堅也。䐢。集韻。仄遇切。皺也。蓋胝䐢者。斂縮之義。肉在皮裏。肉之斂縮。不可得而見。膂爲肉之外候。以其掀揭。而知肉之歛縮。故言肉胝䐃而膂揭。若爲胼胝之類。則不通。

此五味之所合也五藏之氣　簡按當從太素。也字移氣下。

故色見　吳。故。攺敗。非。

草茲　志云。茲。蓐席也。草茲者。死草之色。青而帶白也。簡按爾雅釋器。蓐謂之茲。郭注。公羊傳曰。屬負茲。茲者。蓐席也。史記倉公傳。望之殺然黃。察之如死青之茲。俱可以確志聰之解耳。馬王諸家。以滋釋之。果然則豈枯澤之色乎。並不可從。

黃如枳實　張云。黃黑不澤也。

黑如炲　千金翼。炲下有煤字。五行大義。作水苔。非。

赤如衃血　說文。衃。凝血也。

蟹腹　蟹黃。見本草。李時珍云。腹中之黃。應月盈虧。

如以縞裹朱　脈經。縞。作綿。禹貢。厥篚玄纖縞。孔傳。玄。黑繒。縞。白繒。纖。細也。小爾雅。繒之精者。曰縞。通雅。縞。子虛賦註。縞。鮮支。今所謂素𥿄。以石輾繒。色光澤也。詩豳風。我朱孔陽。爲公子裳。毛傳。朱。深纁也。孔氏疏。士冠禮。裳註云。凡染絳。一入謂之縓。再入謂之赬。三入謂之纁。朱則四入矣。朱色深於纁。故云朱深纁也。志云。榮色隱見於皮膚之間。有若縞裹者也。

裹紅　說文。紅。帛赤白色。釋名。紅。絳也。白色之似絳者。

裹紺　說文。紺。帛深青揚赤色。釋名。紺。含也。青而含赤色也。簡按王註。薄青。不知何據。馬註本于說文。

括樓實　馬云。樓。蔞同。

裹紫　說文。紫。帛青赤色。論語皇疏。北方閒色。

諸脈者皆屬于目　大惑論云。五藏六府之精氣。皆上注於目。而爲之精。口問篇云。目者。宗脈之所聚也。

此四支八谿之朝夕也　張云。四支者。兩手兩足也。八谿者。手有肘與腋。足有髀與膕也。此四支之關節。故稱爲谿。朝夕者。言人之諸脈髓筋血氣。無不由此出入而朝夕運行不離也。邪客篇曰。人有八虛。皆機關之室。真氣之所過。血絡之所遊。即此之謂。一曰。朝夕。即潮汐之義。言人身血氣往來。如海潮之消長。早曰潮。晚曰汐者。亦通。吳云。朝夕。會也。古者君臣朝會謂之朝。夕會謂之夕。謂脈髓筋血氣五者。與四支八谿。相爲朝夕。而會見也。簡按張前說似允當。蓋谿者。筋骨罅隙之謂。王充論衡云。投一寸之鍼。布一丸之艾。於血脈之谿。篤病有瘳。

肝受血而能視　李氏脾胃論。肝。作目。

指受血而能攝　說文。攝。引持也。莊子胠篋云。必攝緘縢。固扃鐍。攝字之義與此同。張云。按血氣者。人之神也。而此數節。皆但言血而不言氣。何也。蓋氣屬陽而無形。血屬陰而有形。而人之形體。以陰而成。如九鍼篇曰。人之所以生成者。血脈也。營衛生會篇曰。血者。神氣也。平人絕穀篇曰。血脈和則精神乃居。故皆言血者。謂神依形生。用自體出也。

爲痺　王註。瘰字。釋音。音頑。廣韻。痺也。字彙。手足麻痺也。簡按痺病所指極廣。故加瘰字。明其麻痺之痺。後世頑麻頑痺之頑。本是瘰字。蓋依音同。而稱之者。志云。金匱要略曰。血痺病從何得之。師曰。汗出。臥不時動搖。加被微風。遂得之。汗出者。言衛氣之虛於外也。臥則衛歸於陰。出則血行於外。加被風吹。則血凝於皮膚。而爲痺矣。要略云。血痺。外證身體不仁。如風痺狀。志以痺爲血痺。王則爲瘰痺。義互相發焉。

不得反其空　馬云。空。與孔同。不得反其空穴。志云。空。骨空也。骨空者。節之交三百六十五穴會。絡脈之滲灌諸節者也。血行于皮膚。不得反循于穴會。故爲痺厥也。吳張仍王註。簡按志註似與下文相順承。

大谷十二分　張云。大谷者。言關節之最大者也。在手者肩肘腕。在足者踝膝腕。四支各有三節。是爲十二分。分。處也。按此即上文八谿之義。夫既曰谿。何又曰谷。如氣穴論曰。肉之大會爲谷。小會爲谿。肉分之間。谿谷之會。以行榮衛。以會大氣。是谿谷雖以小大言。而爲氣血之會則一。故可以互言也。上文單言之。故止云八谿。此節與下文小谿三百五十四名。相對爲言。故云大谷也。諸註王馬吳同。以大谷十二分。爲十二經脈之部分者。皆非。志云。分者。肉分而有紋理也。

小谿三百五十四名　張云。小谿者。言通身骨節之交也。小鍼解曰。節之交三百六十五會者。絡脈之滲灌諸節者也。簡按子華子云。一身之爲骨。凡三百六十五節。即此義也。志云。名穴名也。蓋肉分之間。而有交會。交會之處。而有穴名也。馬吳張俱依王註。四改三。志高仍舊文。非是。

少十二兪　吳云。兪十二經之兪也。十二兪不在三百五十三名之內。故言少十二兪。張云。謂十二藏之兪。如肺兪心兪之類。是也。此除十二兪。皆通於藏氣者。不在小谿之列。馬同。高云。十二兪。即大谷十二分。是也。簡按新校正云。別本及全元起本太素。兪作關。知高註尤是。

衞氣之所留止　張云。凡此谿谷之會。本皆衞氣留止之所。若其爲病。則亦邪氣所客之處也。簡按諸家仍王義。張註似允。

緣而去之　張云。治以鍼石。必緣其所在。取而去之。緣。因也。簡按諸家仍王義。張註似允。

先建其母　吳云。建。立也。母。應時胃氣也。如春脈微弦。夏脈微鉤。長夏脈微耎。秋脈微毛。冬脈微石。謂之中和。而有胃氣。土爲萬物之母。故謂之母也。若弦甚。則知其病始于肝。鉤甚。則知其病始于心。耎甚。則知其病始于脾。毛甚。則知其病始于肺。石甚。則知其病始于腎。故曰。欲知其始。先建其母。馬云。母者。五藏相乘之母也。張云。母。病之因也。不知其母。則標本弗辨。故當先建其母。如下文某藏某經之謂。高云。母。病本也。簡按吳主王義。似是。

五脈　經脈別論云。五脈氣少。胃氣不平。三陰也。徵四失論云。診不中五脈。

巔疾　脈要精微論云。厥成爲巔疾。

過在　馬云。過者。病也。凡內經以人之有病。如人之有過誤。故稱之曰過。脈要精微論云。故乃可診有過之脈。此非過與不及之過。亦非經過之過。乃指病而言也。吳云。過。責其過也。言有上件病證。責其過在少陰巨陽。志云。

實者邪實。虛者正虛。是以頭痛巔疾。乃邪氣實於上。而使正氣虛於下也。蓋邪之中人。始於皮毛氣分。留而不去。則轉入於經。是以過在巨陽少陰之經。而甚則入腎。蓋經絡受邪。則內干藏府矣。簡按下文云。病在鬲中。過在手巨陽少陰。則知吳義長矣。

狥蒙招尤　吳。狥。作眴。云。眴。音眩。目動也。目半合謂之蒙。全合謂之冥。尤。疣同。招尤。搖動不定也。張云。狥。亦作巡。行視貌。蒙。茫昧也。招。掉搖也。尤。甚也。目無光則矇昧不明。頭眩動則招尤不定。滑云。狥蒙招尤。當作眴蒙招搖。眴蒙。謂目瞬動而蒙昧。下文目冥。是也。招搖。謂頭振掉而不定也。要旨同。簡按本事方。招尤作招搖。沈承之云。尤。與搖同。狥蒙者。如以物蒙其首。招搖不定。皆暈之狀也。志高並云。狥。眴同。眴眩。古字通。見揚雄劇秦美新文。蓋狥眴同。眩也。尤。搖同。不必改字也。張氏醫通云。徇蒙招尤。目瞑耳聾。肝虛風動也。六君子。加鈎藤。羌。防。芎。歸。甘菊。

目冥　高云。冥。瞑同。

支鬲胠脇　吳云。支。支離而痛也。張云。支。隔塞也。志云。支。支絡。鬲。內膈也。簡按支。技同。王註六元正紀支痛云。支。拄妨也。諸註並非。廣雅。胠。脇也。

欬嗽上氣　吳云。聲出于肺。謂之欬。欬而連聲。謂之嗽。上氣。浮腫也。張云。上氣。喘急也。簡按周禮天官疾醫職。嗽上氣。鄭註。上氣。逆喘也。吳以上氣爲浮腫。誤。欬嗽詳義。見于欬論。

脈之小大滑濇浮沈　簡按邪氣藏府病形云。調其脈之緩急小大滑濇。四難云。浮沈長短滑濇。俱舉脈之大綱而言之耳。

五藏相音　張云。相。形相也。音。五音也。相音。如陰陽二十五人篇。所謂木形之人。比於上角之類。又如肝音角。心音徵。脾音宮。肺音商。腎音羽。若以勝負相參。臧否自見。五而五之。二十五變。凡耳聰心敏者。皆可意會而識也。簡按王不釋相字。得張註而義明。志云。五藏之相。合於五音。發而爲聲。此亦主王註也。馬云。人有相與音。雖見于外。而五藏主其中。吳云。相音。五音相爲循環也。俱義未允。

赤脈之至也　吳赤下句。馬云。赤白青黃黑之下。俱當讀診人之色已赤矣。及其脈之至也。湧盛如喘之狀。張云。此下即所以合脈色也。

心痺　簡按鄭玄易通卦驗註云。痺者。氣不達爲病。王註蓋本于此。

喘而浮　脈經浮下有大字。註云。喘。疑作濡。

驚有積氣　吳云。上虛。肺自虛也。下實。心在肺下而爲邪。謂之實也。蓋肺金不足。則心火乘其虛。而剋賊之。驚。心實而驚。肺受火邪。失其治節。故有積氣在胸中。簡按諸註以驚爲上虛。吳獨以爲實。恐非。甲乙作爲積氣在胸中。蓋積氣在胸中。心神不安。故驚。似義易通。

喘而虛　馬云。其脈喘。當爲虛。吳云。有積氣在胸中。令人喘而虛也。志云。膻中之正氣反虛。故爲虛喘也。簡按王註以喘爲病。吳志從之。爲是矣。

寒熱　張云。金火相爭。金勝則寒。火勝則熱也。吳同。志云。藏真高於肺。主行榮衛陰陽。陰陽虛乘。則爲往來之寒熱也。

使內　高云。得之醉而使邪氣之內入也。簡按此解不通。

長而左右彈　甲乙。而下有弦字。脈經。彈下有診曰二字。張云。言兩手俱長。而弦強也。彈。搏擊之義。

厥疝　高云。腹中。脾部也。有厥氣。乃土受木尅。土氣厥逆。而不達也。土受木尅。故不名曰脾痺。名曰厥疝。疝。肝病也。簡按脾痺見四時刺逆從論。

女子同法　高云。女子無疝。肝木乘脾之法則同也。志云。男女氣血相同。受病亦屬同法。故於中央土藏。而曰女子同法者。欲類推於四藏也。簡按志註鑿矣。

得之疾使四支汗出當風　吳云。脾主四支。胃主四末。疾使四支。則勞而汗易出。風乘土虛。客於其部。故見上件諸證。高云。得之疾。猶言得之外疾。簡按高註牽強。

上堅而大　張云。上言尺之上。即尺外以候腎也。志云。上堅者。堅大在上。而不沈也。汪昂云。上字未解。簡按諸註未允。汪以爲未詳。實然。

五色之奇脈　簡按據甲乙。衍之奇脈三字。

面青目青　目青。諸本作目赤。當改。

五藏別論篇第十一　馬云。別。如字。此乃五藏之別是一論。故名篇。吳同。

方士　文選七發。方術之士。李善注。孔安國論語注云。方。道也。

女子胞　張云。子宮是也。簡按漢外戚傳。善藏我兒胞。師古註。謂胎之衣也。此即胞衣。又倉公傳。風癉客脬。正義。脬。亦作胞。此即膀胱。而其爲子宮之義者。史傳無所考。然胞衣每見化成。膀胱不限女子。明是子宮矣。質疑錄云。陰陽別論云。女子胞。氣厥論云。胞移熱于膀胱。五味篇云。冲脈任脈。皆起于胞中。凡此胞字。皆音包。以子宮爲言也。靈樞云。膀胱之胞薄以懦。音拋。以溲脬爲言也。

奇恆之府　高云。奇。異也。恆。常也。言異於常府也。

其氣象天　張云。轉輸運動。象天之氣。高云。傳導水穀。變化而出。猶之天氣之所生也。從上而下。故其氣象天。從上而下。故寫不藏。

魄門　魄。粕通。莊子天道篇。古人之糟魄已夫。音義。司馬云。爛食曰魄。一云。糟爛爲魄。本又作粕。蓋肛門傳送糟粕。故名魄門。王註恐鑿矣。

氣口　張云。氣口之義。其名有三。手太陰肺經脈也。肺主諸氣。氣之盛衰見於此。故曰氣口。肺朝百脈。脈之大會聚於此。故曰脈口。脈出太淵。其長一寸九分。故曰寸口。是名雖三。而實則一耳。簡按倉公傳。太陰之口。亦謂寸口。

爲五藏主　經脈篇曰。經脈者。常不可見也。其虛實也。以氣口知之。經脈別論曰。權衡以平。氣口成寸。以決死生之分。難經。一難曰。十二經皆有動脈。獨取寸口。以決五藏六府死生吉凶之法。何謂也。然。寸口者。脈之大會。五藏六府之所終始。故法取於寸口也。

六府之大源也　靈五味篇云。胃者。五藏六府之海也。玉版論云。胃者。水穀氣之海也。甲乙林億等註云。稱六府。雖少錯于理。相發爲佳。

氣口亦太陰也　馬云。五味入口藏於胃。而得脾以爲之運化。致五藏之氣。無不藉之資養。則是脾者足太陰也。肺者手太陰也。其氣本相爲流通。而氣口亦手太陰耳。張云。氣口屬肺。手太陰也。布行胃氣。則在於脾。足太陰也。經脈別論曰。飲入於胃。游溢精氣。上輸於脾。脾氣散精。上歸於肺。然則胃氣必歸於脾。脾氣必歸於肺。而後行於藏府營衛。所以氣口雖爲手太陰。而實即足太陰之所歸。故曰氣口亦太陰也。簡按馬張所解。其理雖詳備。而攷之經文。似不太明。李中梓診家正眼。刪亦字。

出於胃變見於氣口　吳云。五藏六府之氣味。皆出於胃。薰蒸於肺。肺得諸藏府之氣。轉輸於經。故變見於寸口。高云。五藏六府之氣味。始則五味入口藏於胃。繼則脾氣轉輸氣味。皆出於胃。循經脈而變見於氣口。簡按出字。全本作入。而王註亦云。穀入於胃。然據吳高註意。不必攷入字。其義自明。

五氣入鼻藏於心肺　張云。上文言五味入口藏於胃者。味爲陰也。此言五氣入鼻藏於心肺者。氣爲陽也。鼻爲肺之竅。故心肺有病。而鼻爲之不利。觀此兩節。曰味曰氣。皆出於胃。而達於肺。既達於肺。亦必變見於氣口。故氣口獨爲五藏主。簡按吳云。風暑濕燥寒。天之五氣也。誤。

察其下適其脈　吳云。下。謂二便也。張云。適。測也。簡按當從太素。補上字候字。下文其病下。補能字。

拘於鬼神者　史記扁鵲云。信巫不信醫。六不治也。

異法方宜論篇第十二

吳云。異法者。治病不同其法。方宜者。五方各有所宜。

砭石　南史王僧孺傳。全元起欲註素問。訪王僧孺以砭石。答曰。古人以石爲鍼。必不用鐵。說文有此砭字。許慎云。以石刺病也。東山經云。高氏之山多鍼石。郭璞云。可以爲砥鍼。治癰腫。春秋。美疢不如惡石。服子慎註。石。砭石也。季世無復佳石。故以鐵代之耳。簡按山海經。高氏之山。其上多玉。其下多箴石。吳任臣廣註。程良孺曰。或云。金剛鑽即其物也。

陵居　馬云。倚高陵以爲居。而耐受乎風。志云。高平曰陸。大陸曰阜。大阜曰陵。出爾雅釋地。依山陵而居。故多風。簡按當從志註。

褐薦　吳云。薦。草褥也。簡按詩豳風。無衣無褐。何以卒歲。註。褐。毛布也。古今黈云。薦。席也。草亦得以言薦。莊子齊物論。麋鹿食薦。薦。即草也。王註細草。蓋本莊子。

華食　簡按王註。酥酪骨肉之類。骨。當作膏。張志並作膏。

毒藥　張云。毒藥者。總括藥餌而言。凡能除病者。皆可稱爲毒藥。汪機云。藥。謂草木蟲魚禽獸之類。以能攻病。皆謂之毒。簡按說文。毒。厚也。害人之草。往往而生。藥。治病草。从艸樂聲。而周禮天官。醫師。聚毒藥以共醫事。鄭註。毒藥。藥之辛苦者。藥之物恆多毒。賈疏。藥之辛苦者。細辛苦參。雖辛苦而無毒。但有毒者多辛苦。藥中有毒者。巴豆狼牙之類是也。藥中有無毒者。人參芎藭之類是也。直言聚毒藥者。以毒爲主也。以上皆與王註同。吳志高爲有毒之藥。誤矣。攷本草。藥物產于川蜀者極多。此從西方之一證。

其地高陵居　張云。地高陵居。西北之勢也。

其民樂野處而乳食　張云。野處乳食。北人之性。胡地至今猶然。高云。居。常居也。處。暫處也。其民樂野處。有時。不欲居高也。曠野多獸。故樂野處而乳食。

藏寒生滿病　張云。地氣寒。乳性亦寒。故令人藏寒。藏寒多滯。故生脹滿等病。簡按藏寒不必生滿病。甲乙無滿字。爲是。

灸炳　簡按諸本炳。作焫。當攷。熊音。如劣反。燒也。張云。如瑞切。玉篇。焫。而悅切。燒也。與爇同。

水土弱　家語云。堅土之人剛。弱土之人柔。

食胕　張云。胕。腐也。物之腐者。如豉鮓麯醬之屬。是也。

緻理　熊音。緻。音治。密也。

九鍼　高云。靈樞九鍼論。黃帝欲以微鍼通其經脈。微鍼。小鍼也。岐伯論小鍼。而及於九鍼。故曰。九鍼者亦從南方來。簡按九鍼十二原。帝問無用砭石。欲以微鍼通其經脈。而岐伯答以始於一終於九。則微鍼即是九鍼。對砭石而言。非九鍼之外有微鍼。志云。微鍼者。其鋒微細。淺刺之鍼也。恐非是

痿厥寒熱　高云。不勞則四肢不強。故其病多痿厥。食雜則陰陽乖錯。故其病多寒熱。

導引按蹻　張云。蹻。即陽蹻陰蹻之義。蓋謂推拏谿谷蹻穴。以除疾病也。熊音。蹻。音喬。簡按張註牽強不可從。詳義見金匱眞言論。莊子陸氏釋文。李云。導氣令和。引體令柔。

從中央出也　高云。四方會聚。故曰來。中央四布。故曰出。

移精變氣論篇第十二

吳云。移易精神。變化藏氣。如悲勝怒。恐勝喜。怒勝思。喜勝悲。思勝恐。導引營衛。皆其事也。高云。導引之謂移。振作之謂變。簡按當從王註。

祝由　熊音。祝。去聲。音咒。馬云。鄭澹泉吾學編。述我朝制云。太醫院使。掌醫療之法。院判爲之貳。凡醫術十三科。曰大方脈。曰小方脈。曰婦人。曰瘡瘍。曰鍼灸。曰眼。曰口齒。曰接骨。曰傷寒。曰咽喉。曰金鏃。曰按摩。曰祝由。按摩。以消息導引之法。除人八疾。祝由以祝禁祓除邪鬼之爲厲者。二科今無傳。愚今考巢氏病源。各病皆有按摩之法。三國志。孫策時于吉。言知祝由法。今民間亦有之。張云。祝。咒同。由。病所從生也。故曰祝由。志云。對神之辭曰祝。由。從也。言通祝于神明。病從而可愈已。簡按王註。祝說病由。蓋亦取義于祝說於神明也。書無逸。疏。以言告神謂之祝。請神加殃謂之詛。或作咒。靈賊風篇云。先巫者。因知百病之勝。先知其病之所從生者。可祝而已

也。說苑云。上古之爲醫者。曰苗父。苗父之爲醫也。以菅爲席。以芻爲狗。北面而祝。發十言耳。請扶而來。輿而來者。皆平復如故。隋唐有咒禁博士。咒禁師。詳見六典。千金翼載禁咒諸法。聖濟總錄云。符禁。乃祝由之法。然上古治病。祝由而已。以其病微淺。故其法甚略。後世病者滋蔓。而所感既深。符印祝詛。兼取並用。禳却厭勝。而不可以已。要之精神之至。與天地流通。惟能以我齊明。妙於移變。是乃去邪輔正之道也。據以上數說。其爲祝詛病由之義可知也。而元陳櫟著素問祝由辨云。書泰誓篇曰。祝降時喪。孔氏註。祝。斷也。今以祝訓斷。謂但斷絕其受病之由。正與上文移精變氣相照應。轉移自己之精神。變改其所感受陰陽風雨晦明之六氣。而斷絕其受病之由。則其病自已。如病由於寒。則斷其寒而暖之。病由於熱。則斷其熱而涼之。祝斷其由。如所謂拔其本塞其源。意義豈不顯然明白乎。禱祈祝詛。自是素問之大禁。如曰拘於鬼神者。不可與言至德。亦是無知者之所爲。豈醫家事耶。此說似有理而却非。實儒者之見耳。陳辨。見新安文獻志三十五卷。

內無眷慕之累　高云。眷慕。眷戀思慕也。

外無伸官之形　吳云。伸官。求進於官也。張云。伸。屈伸之情。官。利名之累。高云。引伸五官。以爲恭敬也。簡按吳註近是。

今之世不然　宋本。今上有當字。志本高本同。

決嫌疑　曲禮云。夫禮者。所以定親疏決嫌疑。

僦貸季　王六節藏象註。引八素經序云。天師對黃帝曰。我於僦貸季理色脈。已三世矣。羅泌路史云。神農立方書。乃命僦貸季理色脈。對察和劑。以利天下。

色以應日脈以應月　張云。色分五行。而明晦是其變。日有十干。而陰晴是其變。故色以應日。脈有十二經。而虛實是其變。月有十二建。而盈縮是其變。故脈以應月。

常求其要則其要也　張云。常求色脈之要。則明如日月。而得其變化之要矣。高云。色主氣。爲陽。故色以應日。脈主血。爲陰。故脈以應月。以陰陽之常。求其色脈之要。則得其大要也。

草蘇草荄之枝本末爲助　馬云。蘇者。葉也。荄者。根也。枝者。莖也。荄爲本。枝葉爲末。即後世之煎劑也。張同。志云。蘇。莖也。荄。根也。草蘇之枝。莖之旁枝也。草荄之枝。根之旁根也。蓋以蘇荄爲本。而旁枝爲末也。簡按方言。蘇。草芥也。江淮南楚之間曰蘇。自關而西。或曰草。或曰芥。陸氏釋文云。蘇。草也。考聲云。荄。草莖也。方言。東齊謂根曰荄。說文。草根也。通雅云。紫者曰紫蘇。荏曰白蘇。水蘇曰雞蘇。荆曰假蘇。積雪草曰海蘇。石香薷曰石蘇。蘇亦辛草之總名。今詳經文。馬註似允當。而王註蘇字下句。釋蘇爲煎。未見所據。

不知日月　張云。王註即以日月爲解。然本篇所言者。原在色脈。故不知色脈。則心無參伍之妙。診無表裏之明。色脈不合者。孰當舍證以從脈。緩急相礙者。孰當先此而後彼。理趣不明。其妄孰甚。此色脈之參合不可少。故云日月也。

不審逆從　張云。有氣色之逆從。見玉版要論。有四時脈急之逆從。出平人氣象論。玉機眞藏論。有脈證之逆從。同上。

兇兇　張云。好自用而孟浪也。簡按左傳僖二十八年。曹人兇懼。杜云。兇兇。恐懼聲。漢書翟方進傳。羣下兇兇。

用之不惑　張云。察病之要道。在深明色脈之精微。而不至惑亂。簡按極脈惑則得國。並押韻。

逆從到行　馬云。到。當作倒。張云。到。倒同。

去故就新乃得眞人　吳云。去故。去其故日之邪。就新。養其新生之氣。即移精變氣之事也。如此。是得上古眞人之道。張云。此戒人以進德修業。無蹈暮世之轍。而因循自棄也。去故者。去其舊習之陋。就新者。進其日新之功。新而又新。則聖賢可以學至。而得眞人之道矣。簡按張註與王意略同。似穩帖。新人亦押韻。

一者因得之　張云。一者。本也。因者。所因也。得其所因。又何所而不得哉。志聰云。因其情意。而得之也。簡按下文云。數問其情。以從其意。王註似有所據。

得神者昌失神者亡　高云。一似閉戶塞牖。其心專繫之病者。數問其病情。以從其志意。情意之中神所居也。有病而得神則生。失神則死。故得神者昌。失神者亡。審察其神。則得其因。得其因則得其要矣。馬云。天年篇云。失神者死。得神者生。師傳篇云。帝曰。守一勿失。岐伯曰。生神之理。與此義同。簡按昌亡押韻。靈終始篇。敬之者昌。慢之者亡。呂覽古樂篇。賢者以昌。不肖者亡。

湯液醪醴論篇第十四

五穀　簡按五穀其說不一。金匱真言論。麥。黍。稷。稻。豆。藏氣法時論。粳米小豆。麥。大豆。黃黍。九鍼論。無小豆。有麻。周禮。五穀養其病。鄭註。麻。黍。稷。麥。豆。月令春食麥。夏食菽。中央食稷。秋食麻。冬食黍。如醫經當以金匱真言論所載爲正。

湯液及醪醴　熊音。醪醴。上音勞。下音禮。酒味厚曰醪。味薄曰醴。張云。湯液醪醴。皆酒之屬。韻義云。酤酒濁酒曰醪。詩詁云。酒之甘濁而不泲者。曰醴。然則湯液者。其即清酒之類歟。簡按扁鵲傳。上古之時。醫有俞跗。應邵註。黃帝時醫也。治病不以湯液醴灑。按灑釃通。說文。釃下酒也。一曰。醇也。蓋灑與醴無太異。湯液醪醴。連稱者如此。則張以爲清酒之類。似不誣焉。何刻云。湯液。謂煎煮湯藥。然下文明言當今之世。必齊毒藥。則湯液非煎煮湯藥可知也。而漢書藝文志。湯液經法十六卷。未知所謂湯液何物。至皇甫謐甲乙序則云。伊尹以元聖之才。撰用神農本草。以爲湯液。此乃爲煎煮湯藥之義也。後世湯藥之說本于此。醪。說文。汁滓酒也。廣韻。濁酒。醴。說文。酒一宿孰也。玉篇。甜酒也。前漢楚元王傳。元王每置酒。常爲穆生設醴。顏註。醴。甘酒也。少麴多米。一宿而熟。

稻米　楊泉物理論。稻者。溉種之總稱。顏師古刊謬正俗云。稻是有芒之穀。故於後通呼粳稬。總謂之稻。孔子曰。食夫稻。周官有稻人之職。漢置稻米使者。此並非指屬稻稬之一色。簡按說文。及本草。專指糯以爲稻。得師古之說始明。志云。帝以五穀爲問。是五穀皆可爲湯液醪醴。以養五藏。而伯答以中央之稻米稻薪。蓋謂中穀之液。可以灌養四藏故也。考金匱真言論。以稻爲秋穀。則此說不知何據。

炊以稻薪　以。宋本作之。馬張本同。

高下之宜　此下。宋本及諸本。有故能至完伐取得時八字。此本係脫落。當補。簡按詩豳風。十月穫稻。呂覽孟冬紀。命大酋。秫稻必齊。麴蘖必時。湛饎必潔。水泉必香。陶器必良。火齊必得。王註。稻以冬採。蓋本于此。

鑱石針艾　熊音。鑱。上衫反。小鍼也。馬云。鑱。沮銜反。靈九鍼論第一曰鑱針。張云。鑱。銳也。簡按扁鵲傳鑱石橋引。註。仕咸反。謂石針也。此連言針艾。當從史註。

鍼石道也　吳云。言用鍼石者。乃治病之道。道。猶法也。若精神不加進。志意不舒展。則徒法不能以自行。故病不可得而愈也。簡按志聰以精神不進之精神。爲工之精神。以今精神壞去之精神。爲病者之精神。高則爲工之與病者之精神。並不可從。蓋此段當從全元起本改數字。義尤明備。

極微極精　吳云。言微渺易治之時。張云。極微者。言輕淺未深。極精者。言專一未亂。斯病也。治之極易。高云。微猶輕也。精。猶細也。

守其數　吳云。數。度也。簡按呂覽高註。數。術也。

兄弟遠近　吳云。遠近。猶言親疎也。高云。或疎而遠。或相親而近。其音聲可以日聞於耳。五色可以日見於目。而病至不愈者。亦何其閑暇之甚。而不早爲之計。以至病成而逆乎。

五藏陽以竭　馬云。以已同。吳張。以作已。

津液充郭　張云。郭。形體胸腹也。脹論云。夫胸腹。藏府之郭也。吳云。郭。當作鞹。高云。郭。廓同。空廓也。簡按上膈篇云。積聚守於下管。衛氣不營。則腸胃充郭。由此則高註爲是。

其魂獨居　張云。魄也。陰之屬。形雖充。而氣則去。故其魄獨居也。簡按王註未允。

四極急　吳云。四支腫急。簡按王註脈數。恐非。

形施於外　簡按玉篇。施。張也。王註施張本于此。新校正非。

平治於權衡　張云。平治之法。當如權衡者。欲得其平也。且水脹一證。其本在腎。其標在肺。如五藏陽已竭。魄獨居者。其主在肺。肺主氣。氣須何法以化之。津液充郭。孤精於內。其主在腎。腎主水。水須何法以平之。然肺金生於脾。腎水制於土。故治腫脹者。必求脾肺腎三藏。隨盛衰而治得其平。是爲權衡之道也。高云。權。秤錘也。衡。平也。腐穢充塞。五藏不和。故當平治於權衡。如秤物而得其平也。簡按張高雖與王義異。亦當存一說。

去宛陳莝　馬云。宛。積也。陳莝。陳草也。吳云。積者謂之菀。久者謂之陳。腐者謂之莝也。張云。莝。斬草也。吳云。其水氣之陳積。欲如斬草而漸除之也。簡按音釋。莝音剉。斬也。熊音。莝粗臥反。斬草也。說文。莝。斬芻也。當從張義。王註原本蓋作莖字。故引全本校之。

温衣　滑云。當作温之。微動四肢。令陽氣漸次宣行。乃所以温之也。或云。作温表。謂微動四肢。令陽氣漸次宣行。而温于表也。張云。温衣。欲助其肌表之陽。而陰凝易散也。簡按張註是。

鬼門　張云。汗空也。肺主皮毛。其藏魄。陰之屬也。故曰鬼門。簡按通天論。氣門乃閉。王註。氣門。謂玄門。蓋氣鬼古通。

淨府　張云。膀胱也。上無入孔。而下有出竅。滓穢所不能入。故曰淨府。○張氏醫通云。開鬼門之劑。麻黄羌活防風柴胡葱白及柳枝煎洗。潔淨府之劑。澤瀉木通通草防己葶藶茯苓猪苓秋石代鹽。去菀陳莝之劑。商陸大戟甘遂芫花牽牛。宣布五陽之劑。附子肉桂乾薑吳茱萸。

精以時服　張云。服。行也。志云。精以時復矣。

巨氣乃平　馬云。巨氣。大氣也。即正氣也。志云。巨氣者。太陽之氣也。簡按當從馬註。

玉版論要篇第十五

吳云。古之帝王。聞一善道。著之方策。以紀其事。謂之玉版。簡按賈誼新書云。書之玉版。藏之金櫃。置之宗廟。以爲後世戒。漢司馬遷傳。金櫃玉版。圖籍散亂。如淳註。玉版。刻玉版。書爲文字也。

揆度奇恆　馬云。病能論云。揆度者。切度之也。奇恆者。言奇病也。所謂奇者。使奇病不得以四時死也。恆者。得以四時死也。所謂揆者。方切求之也。言切求其脈理也。度者。得其病處。以四時度之也。

道在於一　馬云。一者何也。以人之有神也。吳張同。

神轉不回　馬云。回者。却行而不能前也。玉機真藏論云。帝曰。吾得脈之大要。天下至數。五色脈變。揆度奇恆。道在于一。神轉不迴。迴則不轉。乃失其機。至數之要。迫近以微。著之玉版。藏之藏府。每旦讀之。名曰玉機。此篇用回字。彼從迴。義當參考。張云。回。逆而邪也。簡按回迴同字。

至數之要迫近以微　高云。至數之要。迫近而在於色脈。以微而在於神機。色脈神機。可以著之玉版。

容色　吳云。容。面容也。簡按全本作客色。近是。

在其要　高云。在。察也。所謂色變者。面容之色。見於上下左右。當各察其淺深順逆之要。簡按在。察也。見爾雅釋詁。

湯液主治十日已　高云。湯液者。五穀之湯液。十日已者。十干之天氣周。而病可已。即移精變氣論。所謂湯液十日以去八風五痺之病者。是也。

必齊主治二十一日已　高云。齊。合也。即湯液醪醴論。所謂必齊毒藥攻其中者。是也。二十日。則十干再周。二十一日。再周環復。其病可已。馬云。齊。後世作劑。

醪酒主治百日已　馬云。醪酒者。入藥于酒中。如腹中論有雞矢醴之謂。高云。醪酒。乃熟穀之液。其性慓悍滑疾。運行榮衛。通調經脈。故百日病已。百日則十干十周。氣機大復也。

百日盡已　吳云。言至於百日之期。則命盡而死。張云。百日盡則時更氣易。至數盡而已。上節言病已。此言命已也。不可混看。高云。盡已。氣血皆終也。簡按王林二家註並誤。

上爲逆下爲從　馬云。色見于上。病勢方炎。故爲逆。色見於下。病勢已衰。故爲從。靈五色篇云。其色上行者。病益

甚。其色下行。如雲徹散者。病方已

女子右爲逆左爲從　志云。按方盛衰論云。陽從左。陰從右。蓋男子之血氣從左旋。女子之血氣從右轉。是以男子之色見于右。而從左散者。順也。女子之色見于左。而從右散者。順也。

陰陽反他　張云。作。舊作他。誤也。今改之。反作。如四氣調神論。所謂反順爲逆也。

在權衡相奪　張云。謂度其輕重。而奪之使平。猶權衡也。高云。奪其逆於右者從左。逆於左者從右。如湯液主治。必齊主治。醪酒主治。皆權衡相奪之義。簡按馬爲察脈之浮沈之義。非。

奇恆事也揆度事也　張云。陰陽反作者。即奇恆事也。權衡相奪者。即揆度事也。

搏脈痹躄寒熱之交　張云。搏脈。爲邪盛正衰。陰陽乖亂之脈。故爲痹。爲躄。爲或寒或熱之交也。簡按王以寒熱之交。爲搏脈痹躄之病由。然與下文之例不合。當從張註。

脈孤爲消氣　張云。脈孤者。孤陰孤陽也。孤陽者。洪大之極。陰氣必消。孤陰者。微弱之甚。陽氣必消。故脈孤爲消氣也。高云。脈者氣血之先。脈孤則陽氣內損。故爲消氣。孤。謂弦鉤毛石少胃氣也。

虛泄爲奪血　張云。脈虛兼泄者。必亡其陰。故虛泄爲奪血也。高云。虛泄。謂脈氣內虛不鼓動也。簡按吳本。泄作濇。非。

孤爲逆虛爲從　高云。脈孤而無胃氣而真元內脫。故爲逆。虛泄而少血液。則血可漸生。故爲從。

行奇恆之法　高云。人有奇恆之病。而揆度其脈。是行奇恆之法也。

八風四時之勝　吳云。八風。八方之風。四時。春夏秋冬也。勝。各以所王之時而勝也。終而復始。主氣不變也。言天之常候如此。高云。八方之風主四時。各有所勝。如東風主春木而勝土。南風主夏火而勝金。西風主秋金而勝木。北風主冬水而勝火。四隅中土而勝八風。四時之勝。各主其時。循環無端。故終而復始。

逆行一過不復可數　吳云。過。差也。張云。設或氣令失常。逆行一過。是爲回則不轉。而至數繁亂。無復可以數計矣。過。失也。喻言人之色脈。一有失調。則奇恆反作。變態百出。亦不可以常數計也。此則天人至數之論。要在逆從之間。察其神而畢矣。

診要經絡論篇第十六

天氣始方　吳云。方謂氣方升也。歲方首也。人事方興也。高云。方。猶位也。正月二月。天氣從陰而陽。故天氣始位。簡按廣雅。方。大也。正也。王註蓋本此。

天氣正方　吳云。正方者。以時正暄也。生物正升也。歲事正興也。高云。天氣由東而南。始正其位。

水伏　宋本作冰復。諸本同。吳云。冰復者。冰而復冰。凝寒之極也。志云。冰復者。一陽也。高云。復。猶伏也。水冰氣伏。故冰復。簡按王註伏藏於水。明是古本作水伏。

地氣合　吳云。合。閉而密也。志云。地出之陽。復歸于地。而與陰合也。

散俞　馬云。各經分散之穴也。四時刺逆從論云。春氣在經脈。此散俞者。即經俞也。以義推之。春之經脈。當在肝膽經也。肝之經穴在中封穴。膽之經穴在陽輔穴。張云。即諸經之散穴也。簡按馬註恐拘。高云。絡脈之散俞。蓋與王意同。

分理　馬云。紋理也。亦肝膽經之分理也。吳云。謂黑白分肉之理。高云。分肉之腠理也。

甚者傳氣閒者環也　吳云。病甚者。久留其鍼。待其傳氣日一周天而止。少差而閒者。暫留其鍼。伺其經氣環一周身而止。張云。傳。布散也。環。周也。病甚者。鍼宜久留。故必待其傳氣。病稍閒者。但候其氣行一周於身。約二刻許。可止鍼也。簡按王馬以傳氣。爲傳其所勝之義。高以閒爲虛實相閒之謂。並誤。

絡俞　張云。謂諸經浮絡之穴。以夏氣在孫絡也。

盡氣閉環　吳云。捫閉其穴。伺其經氣循環一周於身。約二刻許。張云。閉環。謂去鍼閉穴。須氣行一周之頃也。高云。夏氣開張。故淺刺絡俞。若盡傳其氣。反閉其環轉之機。而痛病必下入矣。簡按高註非是。

痛病必下　吳云。蓋夏氣在頭。刺之而下移也。

循理　吳云。循理。以指循其肌肉之分理也。高云。循皮膚之紋而刺之。簡按王註爲是。

刺俞竅於分理　於。馬本作于。註云。于字當與字。張云。孔穴之深者曰竅。冬氣在骨髓中。故當深取俞竅於分理開也。志云。分理者。分肉之腠理。乃谿谷之會。谿谷屬骨。而外連于皮膚。是以春刺分理者。外連皮膚之腠理也。冬刺俞竅于分理者。近筋骨之腠理也。簡按不必于作與。

散下　吳云。以指按之。散其表氣。而後下鍼。張云。或左右上下。散布其鍼。而稍宜緩也。簡按張仍王註。是。

法其所在　馬云。正以法其人氣之所在。以爲刺耳。

入淫骨髓　高云。春刺夏分。心氣妄傷。心合脈。故脈亂。脈亂則氣無所附。故氣微。脈亂氣微。邪反內入。故入淫骨髓。志云。少陽主骨。厥陰不從。標本從少陽中見之化。故入淫骨髓也。○簡按以下四時刺逆之變。猶是月令春行夏政等之災異。不過示禁戒於人耳。

不嗜食又且少氣　高云。夫脈亂必令人不嗜食。蓋食氣入胃。濁氣歸心。淫精於脈也。不但氣微。又且少氣。

筋攣逆氣環爲欬嗽　高云。春刺秋分。肺氣妄傷。筋攣。肝病也。筋攣逆氣。肝病而逆於肺也。張云。逆氣者。肝氣上逆也。環。周也。秋應肺。故氣周及肺。爲欬嗽也。

時驚又且哭　張云。肝主驚。故時驚。肺主悲憂。故又且哭。

邪氣著藏　張云。冬應腎。腎傷則邪氣內侵而著藏。故令人脹。馬云。著。着同。高云。着舊本訛著。今改。簡按着。著俗字。

又且欲言語　志云。肝主語。故欲言語也。簡按宣明五氣篇曰。五氣所病。肝爲語。

解墯　馬云。解。懈同。墯。惰同。

心中欲無言　吳云。肺主聲。刺秋分而傷肺。故欲無言。

惕惕如人將捕之　吳云。恐也。恐爲腎志。肺金受傷。腎失其母。虛而自恐也。

少氣時欲怒　張云。夏傷其腎。則精虛不能化氣。故令人少氣。水虧則木失所養。而肝氣強急。故欲怒也。志云。陽氣外張。故令人少氣善怒也。

惕然欲有所爲起而忘之　張云。傷肝氣也。心失其母。則神有不足。故令人惕然。且善忘也。志云。秋主下降。刺春分。是反導其血氣上行。故令人惕然。且善忘也。

洒洒時寒　志云。冬主閉藏。而反傷之。則血氣內散。故令人寒慄也。簡按志註本于四時刺逆從論。爲是。

眠而有見　馬云。而當作如。張云。肝藏魂。肝氣受傷。則神魂散亂。故令人欲臥不能眠。或眠而有見。謂怪異等物也。簡按而如古通。如詩小雅垂帶而厲箋云。而。如也。春秋。星隕如雨。是也。不必改字。

環死　吳云。心爲天君。不可傷損。刺者誤中其心。則經氣環身一周。而人死矣。凡人一日一夜。營衛之氣。五十度周於身。以百刻計之。約二刻。而經氣循環一周也。簡按諸註以環爲環周一日之義。然據上文閒者環也。則吳義似長矣。〇張云。按刺禁論所言五藏死期。尤爲詳悉。但與本節稍有不同。此節止言四藏。獨不及肝。必脫簡耳。

中鬲者皆爲傷中　張云。鬲膜。前齊鳩尾。後齊十一椎。心肺居於鬲上。肝腎居於鬲下。脾居在下。近於鬲閒。鬲者。所以鬲清濁分上下而限五藏也。五藏之氣。分主四季。若傷其鬲。則藏氣陰陽相亂。是爲傷中。故不出一年死。

知逆從也　張云。知而避之者爲從。不知者爲逆。是謂反也。

布憿　馬云。憿當作幑。布巾也。張吳本作幑。高作繳。志云。憿定也。以布定著于胸腹。滑云。憿。如纏繳也。簡按字書。幑又作繳。音皎。玉篇。脛行縢也。集韻。脛布也。本草有繳脚布。李時珍云。即裹脚布。古名行縢。乃滑註似是。字書無憿字。志聰依王註形定之解。牽強。

瘈瘲　熊音。瘈。胡計反。瘲。子用反。馬云。反折瘈瘲。謂手足身體反張。而或急爲瘈。或緩爲瘲。高云。手足抽掣也。簡按瘈又作瘛。玉機真藏論曰。筋脈相引而急。病名曰瘛。王註。筋脈受熱。而自跳掣。故名曰瘛。熊音。尺世反。瘈同說文。瘛。小兒瘛瘲病也。又𤺄引縱曰𤺄。別作瘌。漢藝文志有金創瘛瘲方。王符潛夫論。掣縱。皆與此同義。明理論云。瘈者。筋脈急也。瘲者。筋脈緩也。急者則引而縮。緩者則縱而伸。或縮或伸。動而不止者。名曰瘈瘲。俗謂之搐者。是也。此說得之。

其色白　吳本白作黑。志云。色白者。亡血也。津液外脫。則血內亡矣。張云。靈經始篇曰。其色白絕皮。乃絕汗。

目睘絕系　馬云。目睘者。猶俗云眼圈也。其所謂系者。即大惑篇之所謂系也。吳。睘作環。注云。目環轉旁視也。高作寰。注云。謂目之寰宇。與眼系相絕。不相維繫也。簡按。睘音釋音瓊。說文作瞏。目驚視也。韻會。葵營切。音瓊。張志並依王註。為是。

先青白　高云。刺禁論云。刺中膽者。一日半死。色先青白者。日半之前。先見木受金刑之色。乃死矣。

口目動作　張云。牽引歪斜也。志高同。簡按王註。目睒睒。字典晶睒貌。韓愈東方半明詩。太白睒睒。而鼓頷也。未詳何義。

善驚　陽明脈解篇云。陽明之病。聞木音則惕然驚。

不仁　吳云。不知痠痛。若不仁愛其身者。高云。不仁者。身冷膚鞕。馬云。不知痛痒也。簡按王註痺論云。不仁者。皮頑不知有無也。程氏遺書云。醫家以不認痛癢。謂之不仁。人以不知覺不認義理。為不仁。譬最近。馬註本于程子。

上下不通　吳云。腎開竅於二陰。故令閉。既脹且閉。則上不得食。下不得便。上下不通。心腎隔絕而終矣。高云。手經足經。不相貫通。則上下不通。簡按。當從吳義。

腹脹閉　張云。足太陰脈。入腹屬脾。故為腹脹閉。手太陰脈。上鬲屬肺。而主呼吸。故為不得息。脹閉則升降難。不得息則氣道滯。故為噫為嘔。嘔則氣逆於上。故為面赤。不逆則否塞於中。故為上下不通。

不逆則上下不通　張云。不逆則否塞於中。故爲上下不通。脾氣敗則無以制水。故黑色見於面。

中熱　據王註。謂胸熱也。

此十二經之所敗也　張云。手足六經。各分表裏。是十二經也。靈終始篇文與此同。

脈要精微論篇第十七

平旦　張云。平旦者。陰陽之交也。陽主晝。陰主夜。陽主表。陰主裏。凡人身營衛之氣。一晝一夜。五十周於身。晝則行於陽分。夜則行於陰分。迨至平旦。復皆會於寸口。營衛生會篇曰。平旦陰盡而陽受氣矣。日中而陽隴。日西而陽衰。日入陽盡。而陰受氣矣。故診法當於平旦初寤之時。

陰氣未動陽氣未散　滑云。愚謂平旦未勞于事。是以陰氣未擾動。陽氣未耗散。

有過之脈　馬云。蓋人之有病。如事之有過誤。故曰有過之脈。全經倣此。張云。有過。言脈不得中。而有過失也。

切脈動靜　張云。切者。以指按索之謂。切脈之動靜。診陰陽也。簡按望聞問三者。臨病人乃可知焉。唯脈非切近其體膚。不能診之。故謂之切脈。王以切近解之。爲是。楊玄操難經註。切。按也。

精明　馬云。王註爲足太陽經睛明穴。由下文所以視萬物別黑白等語觀之。則主目言爲正。蓋精明主神氣言。舍目亦無以見之。況末云則精衰矣。豈精衰之精。尚可以穴言乎。孟子曰。存乎人者。莫良於眸子。胸中正則眸子瞭焉者。是也。吳云。目中眸子。精神也。

參伍　張云。以三相較。謂之參。以伍相類。謂之伍。蓋彼此反觀。異同互證。而必欲搜其隱微之謂。易曰。參伍以變。錯綜其數。通其變。即此謂也。出上繫辭。滑云。以色脈藏府形氣。參合比伍也。簡按荀子曰。窺敵制勝。欲伍以參。又曰。參伍明謹施賞刑。楊倞註云。參伍。猶錯雜也。

血之府也　李云。營行脈中。故爲血府。然行是血者。實氣爲之司也。逆順篇云。脈之盛衰者。所以候血氣之虛實。則知此舉一血。而氣在其中。即下文氣治氣病。義益見矣。

上盛則氣高下盛則氣脹　吳云。脈之升者爲上。上盛則病氣高。高。粗也。脈之降者爲下。下盛則病氣脹。張云。上盛者。邪壅於上也。氣高者。喘滿之謂。下盛者。邪滯於下。故腹爲脹滿。簡按諸家以上下。爲寸尺之義。而內經有寸口之稱。無分三部而爲寸關尺之說。乃以難經以降之見讀斯經。並不可從。此言上下者。指上部下部之諸脈。詳見三部九候論。氣高。全本作氣鬲。史記倉公傳。氣鬲病。使人煩懣。食不下。時嘔沫。

代則氣衰　馬云。脈來中止。不能自還者。爲代。代則正氣已衰。故不能自還也。猶人負重。以至中途。而力乏不前。欲求代于人者耳。張云。脈多變更不常者曰代。氣虛無主也。簡按馬註仍王義。而申明傷寒論脈經之旨者。史倉公云。不平而代。又云。代者。時參擊。乍躁乍大也。張守節正義云。動不定曰代。此可確張說也。代脈有三義。見張氏脈神草。

濇則心痛　馬云。脈來如刀刮竹。出虞庶而往來甚難者曰濇。濇則心血不足。而有時作痛也。張云。濇爲血少氣滯。故爲心痛。

渾渾革至如涌泉　張云。革至。如皮革之堅鞕也。志云。革至者。局易于平常也。高云。革至如涌泉。應指雜還之意。汪機云。愚謂此則溢脈類也。與仲景弦大虛芤之革不同。簡按文選七發註。渾渾。波相隨貌。革。集韻。音殛。急也。禮檀弓。夫子之病革矣。甲乙。脈經。作緈緈。詩傳。寬也。義相乖。

緜緜　張云。緜緜如寫漆。出辨脈篇及如弓弦之斷絕者。皆真氣已竭。故死。高云。耎散無倫之意。詩大雅疏。微細之辭。

精明五色　吳云。精明見於目。五色顯於面。皆爲氣之光華。

白裹朱　宋本脈經。白。作帛。沈本脈經作綿。馬云。白。當作帛。諸本作白。非。張云。白裹朱。隱然紅潤而不露也。

赭　張云。代赭也。色赤而紫。說文。赭。赤土也。

蒼璧　白虎通。璧者。外圓象天。內方象地。爾雅。肉倍好謂之璧。

地蒼　脈經。作炭。張云。地之蒼黑。枯暗如塵。

其壽不久也　吳云。精微象見。言真元精微之氣。化作色相。畢見於外。更無藏畜。是真氣脫也。故壽不久。○高本。夫精明者所以視萬物云云二十九字。移其去如弦死下。非。

傷恐者　吳云。傷。悲傷。恐。恐懼也。傷爲肺志。恐爲腎志。蓋肺氣不利則悲。濕土刑腎則恐也。張云。傷恐者。腎受傷也。志云。恐爲腎志。如腎氣不藏。而反勝于中。則傷動其腎志矣。簡按推下文例。者字。當在言下。

終日乃復言　志云。氣不接續也。傷寒論曰。實則譫語。虛則鄭聲。鄭聲者。重語也。

門戶不要　張云。要。約束也。幽門。胃下口。闌門大腸小腸之會。魄門。皆倉廩之門戶。門戶不能固。則腸胃不能藏。所以泄利不禁。脾藏之失守也。

五藏者身之強也　吳本作五府。註云。下文所言五府者。乃人身恃之以強健。簡按吳註似是。高接前段。爲五藏者中之守也之結語。恐非。

頭者精明之府　張云。五藏六府之精氣。皆上升於頭。以成七竅之用。故頭爲精明之府。高云。人身精氣。上會於頭。神明上出於目。故頭者。精明之府。

頭傾視深　吳云。視深。視下也。又目陷也。張云。頭傾者。低垂不能舉也。視深者。目陷無光也。

背者胸中之府　馬云。胸在前。背在後。而背懸五藏。實爲胸中之府。張云。背乃藏俞所繫。故爲胸中之府。

肩隨　樓氏綱目。作肩垂。

腎將憊矣　熊音。憊。蒲拜反。病也。吳云。憊。與敗同。壞也。

僂附　吳云。僂。曲其身也。附。不能自步。附物而行也。簡按馬。附讀爲俯。爲是。左傳昭七年。正考父一命而僂。再命而傴。三命而俯。杜註。俯共於傴。傴共於僂。又㾈同。說文。㾈。俛病也。廣雅。㾈。短也。

岐伯曰反四時者云云　張云。此言四時陰陽脈之相反者。亦爲關格也。禁服篇曰。春夏人迎微大。秋冬寸口微大。如是者。命曰平人。以人迎爲陽脈。而主春夏。寸口爲陰脈。而主秋冬也。若其反者。春夏氣口當不足。而反有餘。秋冬人迎當不足。而反有餘。此邪氣之有餘。有餘者。反爲精也。春夏人迎當有餘。而反不足。秋冬寸口當有餘。而反不足。此血氣之不足。不足者。日爲消也。如春夏人迎應太過。而寸口之應不足者。反有餘。而爲精。秋冬寸口應太過。而人迎之應不足者。反有餘。而爲精。是不足者爲精也。春夏寸口應不足。而人迎應有餘者。反不足。而爲消。秋冬人迎應不足。而寸口應有餘者。反不足。而爲消。是有餘者爲消也。應不足而有餘者。邪之日盛。應有餘而不足者。正必日消。若此者。是爲陰陽相反。氣不相營。皆名關格。簡按此一頃三十九字。與前後文。不相順承。疑是它篇錯簡。且精消二字。其義不大明。姑從張註。

脈其四時動　甲乙。無其字。

請言其與天運轉大也　高云。人之陰陽升降。如天運之環轉廣大。故曰請言其與天運轉大也。

彼秋之忿爲冬之怒　成無巳註傷寒例云。秋忿爲冬怒。從肅而至殺也。馬云。按彼春之暖四句。又見至眞要大論。張仲景傷寒論引之。

脈與之上下　馬云。上下者。浮沈也。

以春應中規　高云。所以與之上下者。春時天氣始生。脈應耎弱浮滑。則圓轉而中規之度矣。馬云。規者。所以爲員之器也。春脈軟弱輕虛而滑。如規之象。員活而動。

夏應中矩　馬云。矩者。所以爲方之器也。夏脈洪大滑數。如矩之象。方正而盛。

秋應中衡　張云。衡。平也。秤。横也。秋氣萬物俱成平於地面。故應中衡。而人脈應之。所以浮毛而見於外也。

冬應中權　張云。權。秤錘也。冬氣閉藏。故應中權。而人脈應之。所以沈石而伏於内也。凡玆規矩權衡者。皆發明陰陽升降之理。以合乎四時脈氣之變象也。簡按淮南時則訓云。制度陰陽。大制有六度。天爲繩。地爲準。春爲規。夏爲衡。秋爲矩。冬爲權。雖與此章有不同者。而以規矩權衡配四時。當時已有其說。不唯醫經也。

知脈所分　張云。期而相失者。謂春規夏矩秋衡冬權。不合於度也。知脈所分者。謂五藏之脈。各有所屬也。分之有期者。謂衰王各有其時也。知此者。則知死生之時矣。

故知死時　時。別本作期。

始之有經　吳云。始之有經常之道。簡按始之以下三十三字。甲乙無之。又是知陰盛則夢以下七十八字亦同。新校正有誤置之說。今刪此一百字。則文意貫通。似甲乙爲正。論夢一節。見靈淫邪發夢篇。及列子穆王篇。

與天地如一　易曰。天道虧盈而益謙。地道變盈而流謙。

上盛　簡按王註。上上聲。諸家讀如字。

下盛　簡按王註。下去聲。諸家讀如字。

夢予　熊音。予上聲。與同。

虛靜爲保　簡按甲乙作寶。蓋保葆寶古通用。史記留侯世家。見穀城山下黃石。取而葆之。註。史記珍寶字皆作葆。徵四失論。從容之葆。

泛泛乎　吳云。泛泛然充滿於指。簡按說文。泛。浮也。通作汎。

蟄蟲　熊音。蟄直力反。蟲藏也。

知外者終而始之　馬云。能觀其色而驗之。有終始生尅之異。此仍王意。吳云。切脈之道。有終有始。始則浮取之。終則沈取之。浮以候外。沈以候內。終而始之。謂既取其沈。復察於浮。浮沈相較。高註同張云。內言藏氣。藏象有位。故可按而紀之。外言經氣。經脈有序。故可終而始之。簡按靈終始篇。終始者。經脈爲紀。張義似允。

故曰　熊本吳本无此二字。

此六者　馬云。春夏秋冬內外六者。張同。高云。內外按紀終始。

持脈之大法　法下。甲乙有也字。

當消環自已　馬云。若耎而散。則剛脈漸柔。當完一周之時。而病自已矣。吳。消下句。志高同。志云。靈樞云。心脈微小爲消癉。蓋心液不足。則火鬱而爲消渴之病。心藏神。得神機環轉。而病自已也。按甲乙。環作渴。脈經同高同。張云。耎散者。心氣將和也。消。盡也。環。周也。謂期盡一周。而病自已矣。愚按搏擊之脈。皆肝邪盛也。肝本屬木。而何五藏皆畏之。蓋五藏皆以胃氣爲本。脈無胃氣則死。凡木強者土必衰。脈搏者胃多敗。故堅搏爲諸藏所忌。茲心脈搏堅而長者。以心藏之胃氣不足。而邪有餘也。搏之微。則邪亦微。搏之甚。則幾於真藏矣。故當以搏之微甚。而察病之淺深。後四藏者放此。汪昂云。志聰註。消。謂消渴。非。徐氏要旨云。搏堅皆爲大過。耎而散。皆爲不及。五藏各因大過不及而病也。

當病灌汗　灌。脈經作漏。吳云。汗多如灌水也。張云。肺虛不斂。汗出如水。

至令不復散發也　張云。汗多亡陽。故不可更爲發散也。脈經。發下無也字。註云。六字疑衍。

色不青　滑云。當作其色青。簡按此說非是。當從王註。

色澤　張云。肝木不足。脾濕勝之。濕在肌膚。故顏色光澤。志云。金匱要略云。夫病水人。面目鮮澤。蓋水溢于皮膚。故其色潤澤也。

溢飲　金匱要略云。飲水流行。歸於四肢。當汗出而不汗出。身體疼重。謂之溢飲。

易入肌皮腸胃之外　滑云。易。當作溢。簡按以理推之。宜云肌皮之中。腸胃之外。而肌皮即是腸胃之外。故云爾。脈經亦易作溢。

折髀　吳云。折傷其髀。筋損血傷。故見肝木之脈。諸註仍王義。

食痺　痺下。脈經。有髀痛二字。吳云。謂食積痺痛也。簡按至真要大論王註云。食痺。謂食已心下痛。陰陰然不可名也。不可忍也。吐出乃止。此爲胃氣逆而不下流也。又張云食痺者。食入不化。入則悶痛嘔汁。必吐出乃止。李氏醫宗必讀有治法。

其耎散　脈經。耎下。有而字。

色不澤者　志云。五藏元真之氣。脾所主也。濕熱太過。則色黃脈盛。而少氣矣。其不及。當病足脛腫。脾氣虛。故足腫也。若水狀而非水病。故其色不澤。

其色黃而赤　張云。邪脈干腎。腎必衰。其色黃赤。爲火土有餘。而腎不足。

折腰　吳云。傷折其腰。損其肉與脈。肉病故黃。脈病故赤也。簡按刺腰痛論云。解脈。令人腰痛。如引帶。如折腰狀。以此觀之。吳說似是。但以黃赤。分肉與脈。恐非。

心疝　聖濟總錄云。夫藏病必傳於府。今心不受邪。病傳於府。故小腸受之。爲疝而痛。少腹當有形也。世之醫者。以疝爲寒濕之疾。不知心氣之厥。亦能爲疝。心疝者。當兼心氣以治之。方具于九十四卷。大奇論云。心脈搏滑急爲心疝。四時刺逆從論云。滑則病心風疝。邪氣藏府病形篇云。心疝。引臍小腹鳴。

心爲牡藏　靈順氣一日分爲四時篇。亦有此文。張云。牡。陽也。心屬火而居於鬲上。故曰牡藏。簡按吳本牡。作牝。註云。牝。陰也。大誤。靈樞。肺爲牝藏。

寒熱　簡按寒熱。蓋虛勞寒熱之謂。即後世所稱風勞。下文云。沈細數散者。寒熱也。次篇云。寸口沈而喘。曰寒熱。及靈論疾診尺篇。寒熱病篇。風論等。所論皆然。又喻昌醫門法律。以以下五條。爲胃風變證。各處一方。誤甚。

癉成爲消中　馬云。癉者。熱也。吳云。癉。熱邪也。積熱之久。善食而饑。名曰消中。簡按王註奇病論云。癉。謂熱也。此章冠濕字。非是。漢書嚴助傳。南方暑濕。近夏癉熱。師古註。癉。黃病也。誤。王充論衡云。人形長七尺。形中有五常。有癉熱之病。深自尅責。猶不能愈。又云。天地之有湛也。何以知不如人之有水病也。其有旱也。何以知不如有癉疾也。左傳。荀偃癉疽。哀二年史記。風癉。肺消癉。及本經消癉。癉瘧之類。皆單爲熱之義。熊音。癉。多滿反。俗作疸。病黃也。尤誤。

厥成爲巔疾　吳云。巔。癲同。古通用。氣逆上而不已。則上實而下虛。故令忽然癲仆。今世所謂五癇也。張云。或爲痠痛。或爲眩仆。而成頂巔之疾也。一曰。氣逆則神亂。而病癲狂者。亦通。簡按楊玄操註難經云。癲。顛也。發即僵仆倒地。故有癲蹶之言。樓氏綱目云。以其病在頭巔。故曰癲疾。是知癲癇之癲。厥成癲疾。眩冒癲疾之巔。一疾也。王太僕誤分癲爲二疾。獨孫真人始能一之。樓以癲巔爲一疾。固是。以巔爲頭巔之義。不可從。五藏生成篇頭痛巔疾。下虛上實。奇病論云。人生而有病巔疾者。方盛衰論。氣上不下。頭痛巔疾。並是癲疾。當從吳註。

久風爲飧泄　志云。風乃木邪。久則內干脾土。而成飧泄矣。故曰。春傷于風。邪氣留連。乃爲洞泄。

筋變骨痛　變。諸本作攣。當改。張云。此言諸病癰腫。而有兼筋攣骨痛者也。諸家以癰腫筋攣骨痛。釋爲三證。殊失經意。觀下文曰。此寒氣之腫。則其所問在腫。義可知矣。

寒氣之腫八風之變也　張云。惟風寒之變在經。所以兼筋骨之痛。今有大項風蝦蟆瘟之屬。或爲頭項咽喉之癰。或爲肌肉之腫。正此類也。高云。此寒氣之腫。言癰腫之生於寒也。八風之變。言筋攣骨痛之生於風也。以明病之所生。即病之所變也。

以其勝治之愈也　志云。以五行氣味之勝治之而愈也。如寒淫于內。治以甘熱。如東方生風。風生木。木生酸。辛勝酸之類。

徵其脈　吳云。徵。驗也。

其色蒼赤　張云。蒼者。肝腎之色。青而黑也。赤者。心火之色。心主血也。脈見弦沈。而色蒼赤者。筋骨血脈俱病。故必當爲毀傷也。簡按蒼。說文。草色也。青而黑。未知何據。

濕若中水也　張云。凡毀傷筋骨者。無論不見血已見血。其血必凝。其經必滯。氣血凝滯。形必腫滿。或如濕氣在經。而同於中水之狀也。高云。毀傷筋骨。應不見血。若已見血。則心氣併傷。如汗出身濕。若中於水。水從汗孔。而傷其心氣也。吳本肝與腎以下二十五字。移於腎脈搏堅而長云云至令不復也下。註云。肝與腎脈並至。謂搏堅而長。又沈石也。其色當蒼黑。今見色蒼赤。則非肝腎病。當病毀傷不見血。蓋筋傷則色蒼。脈傷則色赤。若已見血。則其搏堅而長。或爲濕飲。其脈沈下。或爲水也。簡按此一節。與上下文不相順承。疑有脫誤。

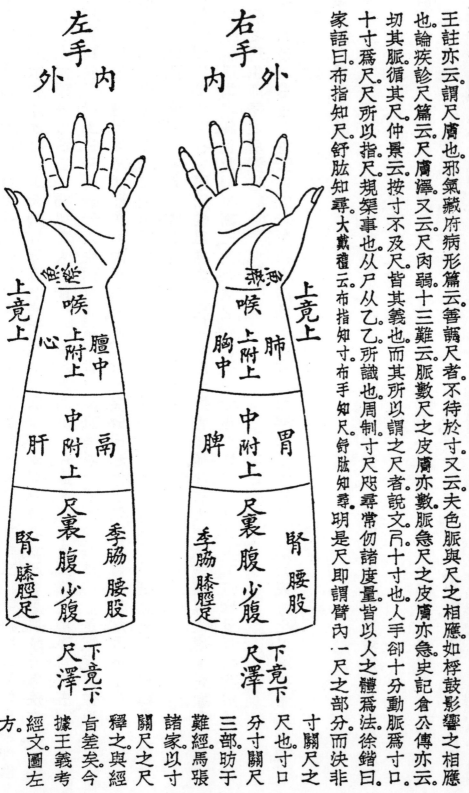

尺內兩傍則季脇也　簡按王註。尺內。謂尺澤之內也。此即診尺膚之部位。平人氣象論云。尺澁脈滑。尺寒脈細。王註亦云。謂尺膚也。邪氣藏府病形篇云。善調尺者。不待於寸。又云。夫色脈與尺之相應。如桴鼓影響之相應也。論疾診尺篇云。尺膚澤。又云。尺肉弱。十三難云。脈數。尺之皮膚亦數。脈急。尺之皮膚亦急。史記倉公傳亦云。切其脈。循其尺。仲景云。按寸不及尺。皆其義也。而其所以謂之尺者。說文。尺十寸也。人手卻十分動脈爲寸口。十寸爲尺。尺所以指尺。規榘事也。从尸从乙。乙。所識也。周制。寸尺咫尋常仞諸度量。皆以人之體爲法。徐鍇曰。家語曰。布指知尺。舒肱知尋。大戴禮云。布指知寸。布手知尺。舒肱知尋。明是尺即謂臂內一尺之部分。而決非寸關尺之尺也。寸口分寸關尺三部。昉于難經。馬張諸家。以寸關尺之尺釋之。與經旨差矣。今據王義考經文。圖左方。

以候腹中　張志高並以中字屬下句。爲中附上。是也。

左外以候肝內以候鬲　何夢瑤醫碥云。按心肺肝腎。藏也。反候於外。胸中鬲膜。包裹此藏者也。反候于內。恐傳寫之誤。當以胃外脾內例之。易其位爲是。簡按此說有理。然舊經文果如此否。亦難必矣。

前以候前後以候後　簡按前者。臂內陰經之分也。後者。臂外陽經之分也。論疾診尺篇云。肘前獨熱者。膺前熱。肘後獨熱者。肩背熱。即其義也。王以左爲前。以右爲後。諸家並從其說。非也。

上附上右外以候胃　宋本。胃作肺。諸本同。當改。

膝脛足中事也　甲乙。無足字。

麤大者　簡按此下。以脈象而候陰陽邪正之盛虛。與尺膚之義自別。

來疾去徐　滑氏診家樞要云。來者。自骨肉之分。而出於皮膚之際。氣之升也。去者。自皮膚之際。而還於骨肉之分。氣之降也。簡按吳張仍滑氏。

上實下虛　吳云。脈自尺部。上於寸口。爲上。自寸口下於尺部。爲下。簡按寸尺亦難經以後之見。不可從。

厥巔疾　馬云。其病當爲厥疾。及巔疾焉。吳云。爲厥逆癲仆之疾。高云。氣惟上逆。上而不下。故爲巔疾。猶言厥成爲巔疾也。

爲惡風也故中惡風者　吳云。陰實陽虛。不任風寒。故令惡也。張云。惡。上去聲。下入聲。志云。風爲陽邪。傷人陽氣。在于皮膚之間。風之惡厲者。從陽而直入于裏陰。是以去疾下實陽虛陰盛。爲惡風也。高云。惡風。癘風也。簡按二惡字入聲。志註是。

少陰厥也　張云。沈細者。腎之脈體也。兼數則熱。陰中有火也。故爲少陰之陽厥。

寒熱也　高云。熱有陰陽。申明有脈沈細。而數散者。非麤大有餘之陽熱。爲陰盛陽虛之寒熱也。簡按此亦虛勞寒熱也。高註爲是。而又有陰虛火動。其脈沈細數散者。必不可執一矣。

諸浮不躁者　張云。脈浮爲陽。而躁則陽中之陽。故但浮不躁者。皆屬陽脈。未免爲熱。若浮而兼躁。乃爲陽極。故當在手。在手者。陽中之陽。謂手三陽經也。此與終始篇。人迎一盛。病在足少陽。一盛而躁。病在手少陽。義同。

諸細而沈者　張云。沈細爲陰。而靜則陰中之陰。故脈但沈細者。病在陰分。當爲骨痛。若沈細而靜。乃爲陰極。故當在足。在足者。陰中之陰。謂足三陰經也。

數動一代　吳云。數陽脈也。陰固於外。陽戰於內。則脈厥厥動搖。名曰動。脈五來一止。七來一止。不復增減。名曰代。是爲陽結。故病爲滑洩下利。又爲便膿血也。汪昂。數讀爲去聲。註云。馬註。數字讀作入聲。數爲熱。故便血。非。志云。陽熱在經。故脈數動。熱傷血分。故便膿血。經血下洩。故一代也。

諸過者　吳云。過。脈失其常也。

陰陽有餘　馬云。若滑濇兼見。而陰陽俱有餘。則陽有餘爲無汗。陰有餘爲身冷。宜二證皆見也。簡按滑濇相反。豈有二脈俱見之理乎。

推而外之內而不外　張云。此下言察病之法。當推求於脈。以決其疑似也。凡病若在表。而欲求之於外矣。然脈則沈遲不浮。是在內而非外。故知其心腹之有積也。推。音吹。諸釋作推動之推者。非。簡按吳馬諸家。仍王註。以推爲推動之義。汪機遂以推爲診脈之一法。見于脈訣刊誤附錄。並不可從。

推而內之外而不內　張云。凡病若在裏。而欲推求於內矣。然脈則浮數不沈。是在外而非內。故知其身之有熱也。

推而上之上而不下　張云。凡推求於上部。然脈止見於上。而下部則弱。此以有升無降。上實下虛。故腰足爲之清冷也。

推而下之下而不上　張云。凡推求於下部。然脈止見於下。而上部則虧。此以有降無升。清陽不能上達。故爲頭項痛也。按此二節。甲乙經。以上而不下。作下而不上。下而不上。作上而不下。似與上文相類而順。但既曰下而不上。則氣脈在下。何以腰足反清。且本經前二節反言之。後二節順言之也。一反一順。兩得其義。仍當以本經爲正。簡按以上四節。張註明備。今從之。志云。推。詳也。推詳其脈氣之偏于外內上下也。是亦本于張義耳。

按之至骨脈氣少者　高云。若按之至骨。不應於指。脈氣少者。此陰盛陽虛。生陽之氣。不能上行。當腰脊痛。而身有痺病也。承上文上下外內之病。而言診脈亦有外內上下之法也。以上答帝知病乍在內乍在外之問者。如此。

平人氣象論篇第十八

吳云。平人。氣血平調之人。氣。脈氣。象。脈形也。

平人　調經論云。陰陽勻平。以充其形。九候若一。命曰平人。終始篇云。形肉血氣。必相稱也。是謂平人。

一吸脈亦再動　高本刪亦字。醫統同。簡按靈動輸篇。一呼脈再動。一吸脈亦再動。甲乙引。作一呼脈亦再動。一吸脈亦再動。

閏以大息　張云。常人之脈。一呼兩至。一吸亦兩至。呼吸定息。謂一息既盡。而換息未起之際也。脈又一至。故曰五動。閏。餘也。猶閏月之謂。言平人常息之外。間有一息甚長者。是爲閏以太息。而又不止五至也。簡按張註詳備。與難經符。但難經以一呼再動。一吸再動。呼吸之間又一動。爲定息五動。張則以一息四動。兩息之間又一動。爲五動。此爲少異焉。李云。一息四至。呼吸定息脈五動者。當其閏以大息之時也。馬及志高並同。此說不可從。果如其言。則宜云閏以大息呼吸脈五動。噫。何倒置經文。而釋之也。

常以不病　甲乙。病下。有之人二字。

以調之爲法　甲乙。無爲法二字。

曰少氣　馬云。難經以爲離經脈。由正氣衰少。故脈如是也。吳云。是爲虛寒。

三動而躁　馬云。難經亦以爲離經脈。是六至而躁。躁者。動之甚也。王註以躁爲煩躁。靈樞終始禁服等篇。有一倍而躁。二倍而躁等語。則躁本言脈。不言病也。張云。躁者。急疾之謂。

尺熱曰病温　張云。言尺中近臂之處有熱者。必其通身皆熱也。脈數躁而身有熱。故知爲病温。高云。脈躁疾而尺膚熱則曰病温。簡按王註。以尺爲寸關尺之尺。馬亦從之。非。

脈滑曰病風　張云。數滑而尺不熱者。陽邪盛也。故當病風。然風之傷人。其變不一。不獨在於肌表。故尺不熱者。脈法曰。滑。不濇也。往來流利。爲血實氣壅。簡按壽夭剛柔篇云。病在陽者。命曰風。病在陰者。命曰痺。此章與痺對言。亦謂偏風之屬。

脈四動以上曰死　張云。一呼四動。則一息八至矣。況以上乎。難經謂之奪精。四至曰脫精。五至曰死。六至曰命盡。是皆一呼四至以上也。故死。

乍踈乍數　高云。一呼脈四動以上。則大過之極。脈絕不至則不及之極。乍踈乍數。則錯亂之極。故皆曰死。

人無胃氣曰逆　張云。如玉機真藏論曰。脈弱以滑。是有胃氣。終始篇曰。邪氣來也緊而疾。穀氣來也徐而和。是皆胃氣之謂。大都脈代時宜。無太過無不及。自有一種雍容和緩之狀者。便是胃氣之脈。

胃而有毛　脈經。作有胃而毛。下並同。張云。是爲賊邪。以胃氣尚存。故至秋而後病。後皆放此。

藏真散于肝　吳云。肝氣喜散。春時肝木用事。故五藏天真之氣。皆散於肝。

但代無胃曰死　張云。長夏屬土。雖主建未之六月。然實兼辰戌丑未四季之月爲言也。代。更代也。脾主四季。脈當隨時而更。然必欲皆兼和耎。方得脾脈之平。若四季相代。而但弦但鉤但毛但石。是但代無胃。見真藏也。故曰死。簡按吳馬並仍王註。以代爲止。恐與經旨左矣。

耎弱有石曰冬病　張云。石爲冬脈。屬水。長夏陽氣正盛。而見沈石之脈。以火土氣衰。而水反乘也。故至冬而病。簡按推前文例。石當是弦。冬病當是春病。

弱甚曰今病　馬云。弱。當作石。張同。云長夏石甚者。火土大衰。故不必至冬。今即病矣。新校正云。按甲乙經。弱。作石。簡按今甲乙。弱。作耎。脈經。作石。推前文例。弱當是弦。志高從王義。

藏真濡於脾　吳云。濡。澤也。脾氣喜濡澤。長夏之時。脾土用事。故五藏真氣。皆濡澤於脾。

毛而有弦曰春病　吳本毛。作胃。張云。弦爲春脈。屬木。秋時得之。以金氣衰而木反乘也。故至春木王時而病。簡按推前文例。當是胃而有鉤。曰夏病。

弦甚曰今病　張云。秋脈弦甚。是金氣大衰。而木寡於畏。故不必至夏。今即病矣。簡按推前文例。當是鉤甚。

以行營衛　甲乙。以作肺。

石而有鉤曰夏病　張云。鉤爲夏脈。屬火。冬時得之。以水氣衰而火反侮也。故至夏火王時而病。汪昂云。鉤。當作耎弱。簡按推上文例。當是胃而有弱。曰長夏病。

鉤甚曰今病　張云。冬脈鉤甚。是水氣大衰而火寡於畏。故不必至夏。今即病矣。簡按推上文例。當是弱甚曰今病。而耎弱有石曰冬病以下。與春夏其例不同。蓋錯綜其意。欲人彼此互推。知其由也。必不文字訛誤焉。

其動應衣脈宗氣也　甲乙。衣。作手。脈下。有之字。沈氏經絡全書曰。虛里。乳根穴分也。俗謂之氣眼。顧英白曰。乳根二穴。左右皆有動氣。經何獨言左乳下。蓋舉其動之甚者耳。非左動而右不動也。其動應手。脈宗氣也。素問本無二義。馬玄臺因坊刻之誤。而謂應衣者。言病人肌肉瘦弱。其脈動甚而應衣也。亦通。始讀素問則心竊疑之。至讀甲乙經。而疑遂釋然。簡按五味篇曰。大氣積于胸中。命曰氣海。邪客篇曰。宗氣積于胸中。皆此義也。通雅云。宗。尊一字。孝經。宗祀。註。尊祀。王云。宗。尊也。此乃古訓。應衣。當從甲乙。而作應手。若應衣則與下文何別。張云。前言應衣者。言其微動。似乎應衣。可驗虛里之胃氣。此言應衣者。言其大動。真有若與衣俱振者。此臆度之見。不考甲乙之失耳。

盛喘數絕　張云。若虛里動甚而如喘。或數急而兼斷絕者。由中氣不守而然。故曰病在中。簡按馬吳志。以喘爲病證。非。

結而橫有積矣　張云。胃氣之出。必由左乳之下。若有停阻。則結橫爲積。故凡患癥者。多在左肋之下。因胃氣積滑而然。如五十六難。曰肝之積名曰肥氣。在左脇下者。蓋以左右上下。分配五行而言耳。而此實胃氣所主也。吳云。脈來遲時一止。曰結。橫。橫格於指下也。言虛里之脈結而橫。是胃中有積。簡按橫。蓋謂其動橫及於右邊。張註以結橫不爲脈象。恐非。

絕不至曰死　志云。胃府之生氣絕于內也。

宗氣泄也　吳云。宗氣宜藏不宜泄。乳下虛里之脈。其動應衣。是宗氣失藏。而外泄也。馬云。乳下之動應衣者。予曾見其人病終不治。張云。虛里跳動。最爲虛損病本。故凡患陰虛勞怯。則心下多有跳動。及爲驚悸慌張者。是即此證。人止知其心跳。而不知爲虛里之動也。但動之微者。病尚微。動之甚者。病則甚。亦可因此以察病之輕重。凡患此者。當以純甘壯水之劑。填補真陰。夫穀入於胃。以傳於肺。五藏六府。皆以受氣。是由胃氣而上爲宗氣也。氣爲水母。氣聚則水生。是由肺氣而下生腎水也。今胃氣傳之肺。而腎虛不能納。故宗氣泄於上。則腎水竭於下。腎愈虛。則氣愈無所歸。氣不歸則陰愈虛矣。氣水同類。當求相濟。故凡欲納氣歸原者。惟有補陰以配陽一法。簡按許氏本事方云。王思和曰。今心怯非心忪也。胃之大絡。名曰虛里。絡胸膈及兩乳間。虛而有痰則動。此張註所未論及。故表而出之。

中手促上擊者　馬云。寸口之脈。中醫人之指。而促上來擊者。是肩背在上。故其脈促上也。名曰肩背痛。簡按據馬註。促上。謂促於魚上而搏擊。吳以爲結促之促。志以爲浮而搏擊。並乖經旨。

寒熱及疝瘕少腹痛　馬云。下文脈急者。曰疝瘕少腹痛。據理此處及疝瘕少腹痛六字爲衍。簡按當從新校正。

沈而橫曰脇下有積　甲乙。橫下。有堅字。無有積二字。張云。橫。急數也。志云。橫。橫逆。言脈之形象。非謂病也。簡按橫。謂寸口脈位。橫斜于筋骨間。張志恐非。

沈而喘　甲乙。沈。作浮。

脈滑浮而疾者　甲乙。作脈浮滑實大。

脈急者　吳云。急。弦急也。是爲厥陰病脈。張云。弦急者。陰邪盛。故爲疝瘕少腹痛。

疝瘕　甲乙。作疝瘕。

曰病無他　張云。雖曰有病。無他虞也。高云。無他變也。

不間藏　張云。五十三難曰。七傳者死。間藏者生。七傳者。傳其所勝也。間藏者。傳其所生也。皆此之謂。考之呂氏註。曰。間藏者。間其所勝之藏。而相傳也。心勝肺。脾間之。脾勝腎。肺間之。肺勝肝。腎間之。腎勝心。肝間之。肝勝脾。心間之。此謂傳其所生也。今不間藏。而傳其所尅。故曰死。間。去聲。

臂多青脈　張云。血脫則氣去。氣去則寒凝。凝泣則青黑。故臂見青色。言臂則他可知矣。即診尺之義。志云。診。視也。論診尺必先視臂之脈色。

解㑊　釋音。㑊。音亦。熊同。高云。解。懈同。㑊。音亦。餘篇解㑊同。猶懈怠。志云。懈惰也。杭世駿道古堂集云。解㑊二字。不見他書。解。即懈。㑊。音亦。倦而支節不能振聳。憊而精氣不能檢攝。筋不束骨。脈不從理。解解㑊㑊。不可指名。非百病中有此一症也。內經言此者凡五。平人氣象論云。尺脈緩濇。謂之解㑊。王氏註。㑊不可名。㑊。困弱也。按宋書明恭王皇后傳。后在家。爲儜弱婦人。玉機真藏論云。冬脈太過。則令人解㑊。此從脈起見也。刺瘧論云。足少陽之瘧。令人身體解㑊。寒不甚。熱不甚。惡見人。見人心惕惕然。熱多汗出甚。此從瘧起見也。刺要論云。刺骨無傷髓。髓傷則銷鑠胻酸。體解㑊然不去矣。四時刺逆從論云。夏刺經脈。血氣乃竭。令人解㑊。此從刺而究其極也。要皆從四末以起見。如經所言墮怠。小變其辭。而意較微眇爾。宋景濂送葛醫師序。不得其解。篁南江氏。輯名醫類案。引葉氏錄驗方。以爲俗名發痧之證。別列一門。武斷極矣。余嘗見有此病。發必神思躁擾。少腹痛。靈素未嘗言及。與解㑊之義。毫不干涉。殆大繆矣。簡按王註據刺瘧論解之。然此少陽瘧之狀。而非解㑊之義。馬吳張並仍王註。皆不可從。但志高及杭氏之說爲穩帖。解㑊字。亦見論疾診尺篇。云。尺肉弱者。解㑊也。蓋解㑊。即懈憜懈倦之謂。四時刺逆從論解㑊。診要經終論作解憜。刺瘧論解㑊。巢源作解倦。此可以證也。㑊。即亦字從人者。與易通。王註氣厥論云。食亦者。謂食入移易而過。不生肌膚。亦易也。甲乙引氣厥論。作食㑊。骨空論。易髓無孔。王註云。易亦也。此可以證㑊亦同。而與易通也。而易謂變易其平常。神農本草蜣螂條。狂易。證類。音羊。誤。漢書外戚傳云。素有狂易病。師古註。狂易者。狂而變易常性也。陰陽別論偏枯痿易。王註。易謂變易常用。而痿弱無力也。大奇論。跛易偏枯。王註。血氣變易。爲偏枯也。知是解易即解㑊。變易平常之義矣。滑云。一說作解極。謂懈倦之極也。未知何據。虞氏正傳云。解者。肌肉解散。㑊者。筋不束。俗呼爲砂病。內經名解㑊。實非真砂病也。此說亦太誤。

安臥脈盛曰脫血　馬云。安臥者。不能起也。脈盛者。火愈熾也。火熱則血妄行。故謂之脫血。高云。安臥。猶嗜臥。

尺濇脈滑謂之多汗　吳云。尺部肌膚濇。是皮毛失其津液也。脈來滑。陰火盛也。陽盛陰虛。故爲多汗。陰陽別論曰。陽加於陰。謂之汗。簡按王以脈爲尺脈。張同。並誤。

脈尺麤　熊本無脈字。吳同。當刪。

謂之熱中　簡按王註。謂下焦中也。非。馬云。熱氣在腹。謂之熱中也。

目裹微腫　宋本裹。作裏。吳同。志高作內。並非。

胃疸　簡按疸。癉同。即前篇所謂消中。後世所稱中消渴也。馬云。穀疸。志云。黃疸。並非。

面腫曰風　馬云。水證有兼風者。其面發腫。蓋面爲諸陽之會。風屬陽。上先受之。故感于風者。面必先腫。不可誤以爲止于水也。評熱論。水熱穴論。論疾診尺篇。皆名曰風水。王註以爲胃風者非。及考風論。胃風之狀。並無面腫之說。簡按金匱要略云。面目腫大有熱。名曰風水。又云。腰以上腫。當發汗。

足脛腫曰水　吳云。脾胃主濕。腎與膀胱主水。其脈皆行於足脛。故足脛腫者爲水。簡按金匱要略云。腰以下腫。當利小便。

婦人手少陰脈動甚者妊子也　趙府本。妊。作任。熊吳張並同。張云。心脈動甚者。血王而然。王啓玄云云。蓋指心經之脈。即神門穴也。其說甚善。任。妊同。孕也。簡按論疾診尺亦曰。女子手少陰脈動甚者姙子。知是全本作足少陰者。未爲得。王以動爲厥厥動搖之動脈。馬以妊子爲男子。皆誤。

未有藏形　馬云。未有正藏之脈相形。而他藏之脈反見。春夏脈宜浮大。今反沈細而瘦。秋冬脈宜沈細。今反浮大而肥。此即所謂逆四時也。玉機真藏論云。未有藏形于春夏。而脈沈濇。秋冬脈浮大。名曰逆四時。與此義同。志云。未有春弦夏鉤秋毛冬石之藏形。簡按吳張爲真藏之脈形。非。

命曰反四時也　吳刪四時二字。馬云。是皆難治之證。猶脈之反四時也。王註爲衍文。殊不知古人以彼形此。則未必非取譬之意。王註。當是新校正。簡按馬註似傅會。

肝不弦腎不石也　張云。人生所賴者水穀。故胃氣以水穀爲本。而五藏又以胃氣爲本。若脈無胃氣。而真藏之脈獨見者死。即前篇所謂但弦無胃。但石無胃之類。是也。然但弦但石。雖爲真藏。若肝無氣則不弦。腎無氣則不石。亦由五藏不得胃氣而然。與真藏無胃者等耳。志云。弦鉤毛石。胃氣所生之真象也。真象見者。謂胃氣已絕。故死。然五藏之真象。乃胃府精氣之所生。精氣絕。則肝不弦。腎不石。而又帶鉤彈石之死脈見矣。高云。至春而肝不微弦。至冬而腎不微石也。簡按高仍王義。近是。謝縉翁及袁表校本脈經。作肝但弦。心但鉤。脾但弱。肺但毛。腎但石也。未知據何本。

太陽脈至　張云。此言人之脈氣。必隨天地陰陽之化。而爲之卷舒也。太陽之氣。王於穀雨後六十日。是時陽氣太盛。故其脈洪大而長也。馬云。按王註扁鵲脈法。亦後世假託之言耳。王註。當是新校正。簡按新校正扁鵲脈法。出于脈經。呂廣說。出于七難註。太陽脈云云八字。吳本移于陽明後。倣于七難之例也。

少陽脈至　張云。少陽之氣。王於冬至後六十日。是時陽氣尙微。陰氣未退。故長數爲陽。疎短爲陰。而進退未定也。

陽明脈至　張云。陽明之氣。王於雨水後六十日。是時陽氣未盛。陰氣尙存。故脈雖浮大。而仍兼短也。此論但言三陽。而不及三陰。諸家疑爲古文脱簡者。是也。及閲七難所載。則陰陽俱全。三陽與此皆同。至。謂太陰之至。緊大而長。少陰之至。緊細而微。厥陰之至。沈短而敦。此三陰三陽之辨。乃氣令必然之理。蓋陰陽有更變。脈必隨于時也。

琅玕　張云。符瑞圖曰。玉而有光者。說文曰。琅玕似珠。簡按禹貢。厥貢惟球琳琅玕。孔傳。琅玕。石而似珠。爾雅釋地。西北之美者。有崑崙虛之璆琳琅玕焉。郭注。琅玕。狀如珠也。山海經曰。崑崙山。有琅玕。附李時珍云。在山爲琅玕。在水爲珊瑚。

微曲　汪機云。偃曲。乃略近低陷之意。數至之中。而有一至似低陷。不應指也。張云。喘喘連屬。急促相仍也。其中微曲。即鉤多胃少之義。吳云。不能如循琅玕之滑利矣。

前曲後居　吳本居。作倨。張云。前曲者。謂輕取則堅強而不柔。後居者。謂重取則牢實而不動。如持革帶之鉤。而全失充和之氣。是但鉤無胃也。故曰心死。簡按丁德用註十五難云。後居。倨而不動。勁有故曰死也。王註居爲不動。蓋讀爲倨。故吳直改之。倨踞同。漢書高祖箕踞。張耳傳。作箕倨。踞。蹲也。故爲不動之義。

厭厭聶聶　吳云。翩翻之狀。浮薄而流利也。馬云。恬靜之意。

如落榆莢　十五難。落。作循。莢。作葉。甲乙同。馬云。輕虛以浮之意。張云。輕浮和緩貌。即微毛之義也。李時珍云。榆有數十種。莢榆。其木甚高大。未生葉時。枝條間先生榆莢。形狀似錢而小。色白成串。俗呼榆錢。後方生葉。

不上不下。如循雞羽　吳云。不上不下。則非厭厭聶聶翩翻流利之形矣。如循雞羽。濇而難也。高云。如循雞羽。極輕極虛。不若榆莢之落也。馬云。雞羽兩傍雖虛。而中央頗有堅意。所以謂之病也。簡按玉機真藏論。秋病脈曰。其氣來毛。而中央堅。兩傍虛。此謂太過。王註蓋本于此。而馬衍其義。

如風吹毛　簡按毛。草也。左傳隱三年。澗溪沼沚之毛。丁德用十五難註云。風吹毛者。飄騰不定。無歸之象。

招招　馬云。招。迢同。迢迢然。長竿末梢。最爲耎弱。揭之則似弦而甚和。所以謂之平也。張云。揭。高舉也。高揭長竿。

梢必柔耎。即和緩弦長之義。招招。猶迢迢。吳意同。志云。以手相呼曰招。招招。乍伏之象。高云。柔和而起伏也。簡按集韻。迢迢。高貌。義難叶。志註本于詩邶風招招舟子之疏。尤得其解。

急益勁　甲乙。脈經。急下。有而字。

和柔相離如雞踐地　張云。和柔。雍容不迫也。相離。匀淨分明也。如雞踐地。從容輕緩也。此即充和之氣。亦微耎弱之義。是爲脾之平脈。

實而盈數如雞舉足　張云。實而盈數。強急不和也。如雞舉足。輕疾不緩也。前篇言弱多胃少。此言實而盈數。皆失中和之氣。故曰脾病。汪機云。雞踐地。形容其輕而緩也。如雞舉足。言如雞走之舉足。形容脈來實而數也。踐地與舉足不同。踐地。是雞不驚而徐行也。舉足。是被驚時疾行也。況實數與輕緩相反。彼此對看。尤見明白。難經以此爲心病。志云。雞足有四爪。踐地極和緩。形容脾土之灌溉四藏。雞舉足。拳而收斂。不能灌溉于四藏也。簡按汪志並鑿。

如鳥之喙　宋本鳥。作烏。甲乙同。張云。喙。音誨。嘴也。

如鳥之距　張云。距。權與切。雞足鉤距也。

如屋之漏如水之流　脈經。流。作陷。張云。如屋之漏。點滴無倫也。如水之流。去而不反也。是皆脾氣絕。而怪脈見。

如鉤　張云。冬脈沈石。故按之而堅。若過於石。則沈伏不振矣。故必喘喘累累。如心之鉤。陰中藏陽。而得微石之義。莫善昌云。琅玕。石之美者。鉤。乃心之脈也。心脈如循琅玕。腎脈如鉤者。心腎水火之氣。互相交濟者也。

如引葛　馬云。葛根相附。而引之不接。按之大堅。則石而不和。所以謂之病也。張云。堅搏牽連也。高云。如引葛藤之上延。散而且蔓。不若鉤之有本矣。

如奪索　吳云。兩人爭奪其索。引長而堅勁也。志云。如引葛。而更堅勁矣。

辟辟如彈石　高云。辟辟。來去不倫也。如彈石。圓硬不耎也。此但石無胃。故曰腎死。張云。難經十五難所載。平病死脈。視之本經。異同顚倒。意者其必有誤。或別有所謂耶。且難經之義。原出本論。學者當以本經爲主。○高本。上文肝見庚辛死云云三十二字。移于如彈石曰腎死之後。似文脈順承。

素問識卷三

東都　丹波元簡廉夫學

玉機眞藏論篇第十九

馬云。第六節有曰名曰玉機。內又論真藏脈。故名篇。

春肝如弦　肝。諸本作脈。當改。下同。

善忘　志云。經曰。氣幷于上。亂而喜忘。高云。肝脈太過。則令人善忘。傷寒論云。本有久瘀血。故令喜忘。簡按馬吳張仍王註。作善怒。是。

巔疾　甲乙。作癲疾。詳義。見于脈要精微。

其氣來不盛去反盛　張云。言來則不足。去則有餘。卽消多長少之意。故扁鵲於春肝夏心秋肺冬腎。皆以實強爲太過。病在外。虛微爲不及。病在內。辭雖異。而意則同也。簡按新校正引難經文。謂與素問不同。故張有此說。

膚痛爲浸淫　甲乙。膚。作骨。非。吳云。浸淫。熱不得去。浸漬而淫。邪熱漸深之名。今之蒸熱不已。是也。簡按宋玉風賦。夫風生於地。起於青蘋之末。浸淫谿谷。漢書五王傳師古註。浸淫。猶漸染也。當從王義。志云。浸淫。膚受之瘡。火熱盛也。此據金匱浸淫瘡爲解。亦非。

氣泄　張云。心氣不足而煩。心虛陽侵肺而欬唾。下爲不固而氣泄。高云。氣泄。後氣下泄也。

中央堅兩傍虛　吳云。中央堅。浮而中堅也。張同。簡按何氏醫碥云。虛。猶散也。惟兩旁散。而中央不散。與上所謂去散者異矣。

慍慍然　脈經。作溫溫。熊音。慍慍。音醞。含怒意。馬云。不舒暢也。簡按蓋此方書所謂背膊倦悶之謂。吳張並云。悲鬱貌。非。

下聞病音　張云。謂喘息則喉下有聲也。志云。虛氣下逆。則聞呻吟之病音。吳。下。改及字。簡按下字不穩。姑從張

義

沈以摶故曰營　摶。當作搏。諸本作搏。註同。吳云。營。營壘之營。兵之守者也。冬至閉藏。脈來沈石。如營兵之守也。馬張並同。簡按王註如營動。未詳。高本摶作搏。云搏。聚也。誤。

其去如數　吳云。其實未數也。蓋往來急疾。類於數耳。張云。動止疾促。營之不及也。蓋數本屬熱。而此真陰虧損之脈。亦必緊數。然愈虛則愈數。原非陽強實熱之數。故云如數。則辨析之意深矣。

心懸如病飢　張云。真陰虛。則心腎不交。故令人心懸而怯。如病饑也。

䏚　釋音。音蔡。熊本作眇。音亡沼反。一目小也。誤。馬。吳音緲。張音秒。甲乙註。音停。通雅云。今唐韻。韻會。字彙。日月燈。皆遺䏚字。當音渺。

小便變　甲乙變下。有黃赤二字。張云。變者。謂或黃或赤。或為遺淋。或為癃閉之類。由腎水不足而然。

逆從之變異也　馬云。循四時之序。謂之曰從。其有過與不及。而為諸病者。謂之曰逆。吳云。脈逆其順。則變異為病。高同。

如鳥之喙　新校正云。喙。別本作啄。簡按難經。脾者。中州也。其平和不可得見。衰乃見耳。來如雀之啄。如水之下漏。是脾之衰見也。據平人氣象論。銳堅如鳥之喙。作喙為是。

重強　馬云。重。平聲。脾不和平。固為強矣。而九竅不通。則病邪方盛。名曰重強。此皆脾之惡可見也。吳云。其不及則無沖和土氣。五藏氣爭。而令九竅不通。名曰重強。言邪勝也。張云。重強。不柔和貌。沈重拘強也。高云。是脾病。而上下四旁皆病。故名曰重強。強。不和也。簡按諸說不知孰是。

瞿然　禮檀弓。曾子聞之瞿然。鄭註云。驚變也。高云。驚顧貌。

再拜而稽首　吳本刪而字。

玉機　吳云。以玉為機。象天儀者也。其機斡旋不息。今曰神轉不迴。則亦玉機之斡旋耳。是故名之。張云。玉機。以璇璣玉衡。可窺天道。而此篇神理。可窺人道。故以並言。而實則珍重之辭也。

舍於其所生　張云。舍。留止也。

三月若六月若三日若六日　張云。病不早治。必至相傳。遠則三月六月。近則三日六日。五藏傳徧。若三月而傳徧。一氣一藏也。六月而傳徧。一月一藏也。三日者。晝夜各一藏也。六日者。一日一藏也。藏惟五而傳徧以六者。假令病始於肺。一也。肺傳肝。二也。肝傳脾。三也。脾傳腎。四也。腎傳心。五也。心復傳肺。六也。是謂六傳。

是順傳所勝之次　簡按。據新校正。此七字。王註錯出。宜刪去。馬吳諸家。以爲原文。非。

風者百病之長也　風論。骨空論。靈五色篇。通天篇。亦有此語。

出食　志云。食氣入胃。散精于肝。肝氣逆。故食反出也。高同。

發癉　馬云。發而爲癉。癉者。熱也。吳云。癉。熱中之名。所謂癉成爲消中。是也。腹中熱煩心。而出黃。亦詳癉之爲證耳。志云。癉。火癉也。風淫濕土而成熱。故濕熱而發癉也。簡按。志聰蓋以癉爲丹。廣韻。火癉。小兒病也。危氏得効方。以癉爲丹毒。知是起于宋元。則不可從。

出黃　張云。肌體出黃。志云。火熱下淫則溺黃。簡按。下文有出白之語。志註似是。

冤熱　馬云。煩冤作熱。高云。冤熱。熱極無伸也。簡按。高以冤爲冤屈之義。非。

出白　吳云。白淫濁也。簡按。痿論云。入房太甚。宗筋弛縱。發爲筋痿。及爲白淫。此即出白也。

蠱　吳云。蟲蝕陰血之名。蠱蝕陰血。令人多惑而志不定。名曰蠱惑。故女惑男。亦謂之蠱。言其害深入於陰也。此名曰蠱。其亦病邪深入。令人喪志之稱乎。簡按。左傳昭元年。醫和曰。疾不可爲也。是謂近女室。疾如蠱。非鬼非食。惑以喪志。又曰。女陽物而晦時。淫則生內熱惑蠱之疾。趙孟曰。何謂蠱。對曰。蠱。淫溺惑亂之所生也。於文皿蟲爲蠱。穀之飛亦爲蠱。在周易。女惑男。風落山。謂之蠱。皆同物也。

瘛　熊音。尺世反。瘈同。詳義。見診要經終篇。馬云。音異。後世作瘈。吳云。心主血脈。心病則血燥。血燥則筋脈相引而急手足拘攣。病名曰瘛。張同。簡按馬以瘛爲後世字非。

滿十日法當死　吳云。天干一周。五藏生意皆息。故死。

法當三歲死　滑云。三歲。當作三日。夫以肺病而來。各傳所勝。至腎傳心。法當十日死。及腎傳之心。心復傳肺。正所謂一藏不復受再傷者也。又可延之三歲乎。吳本歲作曦。註云。當五藏氣衰之時。三曦則死。昂云。此亦言其大較耳。吳註。改三歲作三曦。欠理。

怒則肝氣乘矣　志云。肝。當作肺。

悲則肺氣乘矣　志云。肺。當作肝。悲。當作思。簡按悲不必改。

及其傳化　趙府本熊本。及作反。吳同。

大骨枯藁大肉陷下　張云。大骨大肉。皆以通身而言。如肩脊腰膝。皆大骨也。尺膚臀肉。皆大肉也。肩垂項傾。腰重膝敗者。大藏之枯藁也。尺膚既削。臀肉必枯。大肉之陷下也。馬云。大骨者。卽生氣通天論所謂高骨也。愚嘗見一人有腎衰之疾。果于腰骨高起寸餘。此大骨枯藁故也。簡按張註是。

期六月死　張云。三陰虧損。死期不出六月。六月者。一歲陰陽之更變也。若其眞藏已見。則不在六月之例。可因尅賊之日。而定其期矣。簡按大骨枯藁云云。凡五項。王註配于五藏釋之。諸家則漫然爲五藏敗註。今細玩之。不若王義爲得矣。

內痛引肩項　吳云。心藏又壞矣。張云。病及心經。較前已甚。

破䐃　釋音。䐃。音郡。集韻。渠隕切。音窘。馬云。䐃者。肉之分理也。吳云。䐃。肘膝髀厭高起之處。病人爲陰火所灼。晝夜不安。其身轉側多。則䐃肉磨裂。簡按靈壽夭剛柔篇云。肉䐃堅而有分者肉堅。王註似是。史崧音釋。腹中䐃脂。原出玉篇。高云。肌腠曰肉。脂膏曰䐃。

眞藏見十月之內死　滑云。眞藏見。恐當作未見。若見則十月之內。當作十日之內。馬吳諸家並云。月當作日。

肩髓內消　志云。肩髓者。大椎之骨髓。上會于腦。是以項骨傾者。死不治也。

眞藏來見　諸家從新校正。來。作未。

急虛身中卒至　吳云。急虛。暴絕也。中。邪氣深入之名。卒至。卒然而至。不得預知之也。高云。急虛。正氣一時暴虛也。身中。外邪陡中於身也。卒至。客邪卒至於藏也。

五藏絕閉　吳云。絕。氣絕也。閉。九竅塞也。

毛折　吳云。卒以毛折死者。皮毛得衛氣而充。毛折則衛氣敗絕。是爲陰陽衰極。故死。志云。夫脈氣流經。經氣歸于肺。肺朝百脈。輸精于皮毛。毛脈合精。而後行氣于藏府。是藏府之氣欲絕。而毛必折也。

責責然　高云。不流通也。

如循薏苡子　張云。短實堅強。而非微鉤之本體。本草圖經云。薏苡。實青白色。形如珠子而稍長。故人呼爲薏苡珠子。小兒多以綫穿如貫珠爲戲。陶氏云。交趾者最大。彼土呼爲簳珠。

辟辟然　高云。硬而呆實。無胃氣也。簡案辟辟如彈石。又見平人氣象論。

色澤以浮　張云。澤。潤也。浮。明也。顏色明潤者。病必易已也。

明告之　張云。明告病家。欲其預知吉凶。庶無後怨。

懸絕沈濇　高云。懸絕無根。或沈濇不起者。是無胃氣。

病在中脈實堅病在外脈不實堅　張云。與上文平人氣象論者。似乎相反。但上文云。病在中脈虛。言內積之實者。脈不宜虛也。此云病在中脈實堅。言內傷之虛者。脈不宜實堅也。前云病在外脈濇堅。言外邪之盛者。不宜濇堅。以濇堅爲沈陰也。此言病在外。脈不實堅。言外邪方熾者。不宜無力。以不實堅爲無陽也。四者之分。總皆正不勝邪之脈。故曰難治。詞若相反。理則實然。新校正以謂經誤。特未達其妙耳。簡按馬吳諸家。亦從原文。爲與平人氣象論別一義。然攷經文。不若新校正以爲誤之妥帖矣。

五實死　薛云。五實五虛具者皆死。然氣虛至盡。盡而死者。理當然也。若五實者。何以亦死。蓋邪之所湊。其氣必虛。不脫不死。仍歸於氣盡耳。然虛實俱有眞假。所當辨耳。

悶瞀　釋音。瞀音茂。吳音務。張云。昏悶也。一曰。目不明。高云。悶。鬱也。瞀。目不明也。簡按靈經脈篇。交兩手理瞀。銅人註。引太素註云。瞀低目也。玉篇。目不明貌。楚辭九章中悶瞀之忳忳。王逸註。煩亂也。攷數義。張爲昏悶。似是。

三部九候論篇第二十　吳據全元起。改爲決死生論。

衆多博大　志云。離合眞邪論曰。余聞九鍼九篇。夫子乃因而九之。九九八十一篇。余盡通其意矣。此蓋言先立鍼經八十一篇。論九鍼之道。然衆多博大。不可勝數。故願聞要道。○吳以黃帝問曰余聞九鍼於夫子以下九十九字爲冗文。

屬子孫　馬云。屬。囑同。張云。屬。付也。

著之骨髓　馬云。著。着同。張云。著。紀也。

歃血　馬云。歃。孟子云。束牲載書而不歃血。簡按左傳正義云。凡盟禮。殺牲歃血。告誓神明。若有背違。欲令神加殃咎。使如此牲也。禮曲禮疏。割牲左耳。盛以珠盤。又取血。盛以玉敦。用血爲盟書。書成乃歃血讀書。熊音。歃音霎。

更立　宋本。立作互。馬志並同。

九野　吳云。九州之分野。張云。即洛書九宮。禹貢九州之義。簡按淮南原道訓。上通九天。下貫九野。高誘註云。九天。八方中央也。九野亦如之。又天文訓。天有九野。九千九百九十九隅。去地五億萬里。註云。九野。九天之野也。王註據爾雅。未允。

有下部有中部有上部　吳本作有上部有中部有下部。

指而導之乃以爲眞　張云。必受師之指授。庶得其眞也。高云。必以指循切。而按導之。乃爲部候之眞。簡按張註似是。真當質。王註。有禮曰疑事無質質成也之文。明是字之誤。吳本直改作質。蓋據王註。

兩額之動脈　張云。額傍動脈。當頷厭之分。足少陽脈氣所行也。簡按馬以爲瞳子髎聽會等處。非。

兩頰之動脈　張云。即地倉大迎之分。足陽明脈氣所行也。

耳前之動脈　張云。即和髎之分。手少陽脈氣所行也。

形藏四　志云。胃與大腸小腸膀胱。藏有形之物也。高同。簡按形藏四。諸家並仍王義。然頭角耳目口齒。理不宜謂之藏。攷周禮天官疾醫職云。參之以九藏之動。鄭註。正藏五。又有胃膀胱大腸小腸。志註有所據。今從之。

去其血脈　馬云。去其脈中之結血。吳云。謂去其瘀血之在脈者。蓋瘀血壅塞脈道。必先去之。而後能調其氣之虛實也。

如參舂　高云。此上彼下。彼上此下。不相合也。

目內陷者死　張云。五藏六府之精氣。皆上注於目。而爲之精。目內陷者。陽精脫矣。故必死。吳移下文足太陽氣絕者。其足不可屈伸。死必戴眼十六字。次于目內陷者死之下。

獨熱者病獨寒者病　簡按諸家不註。蓋熱乃滑之謂。寒乃緊之謂。志云。寒熱者。三部皮膚之寒熱也。恐非是。

獨陷下者病　志云。沈陷而不起也。獨大獨疾獨熱者。大過也。獨小獨遲獨陷下者。不及也。

以左手足上上　甲乙。手下。有於左二字。無一上字。吳改作以左手於病者足上上去踝。

庶右手足　甲乙。庶。作以。無足字。並與新校正所引異。吳改作以右手取病者足。諸家皆仍原文釋之。志云。此候生陽之氣。以知病之死生也。張云。手足之絡。皆可取而驗之。手踝之上。手太陰肺絡也。足踝之上。足太陰脾絡也。肺藏氣。而主治節。脾屬土。而主灌溉。故可取之以察吉凶。簡按諸家隨文詮釋。雖其義略通。然不若文字甲乙爲正。而註意以吳爲允。

其應　馬云。凡曰應者。應醫工之指下也。

蠕蠕然　熊音。蠕而究切。蟲行貌。張云。謂其耎滑而勻和也。

渾渾然　馬云。當作混混。不清也。簡按。混。渾。古通用。殽雜也。老子。渾兮其如濁。不必改字。

是以脫肉　甲乙。無是以二字。似是。

身不去者　簡按馬註刺要論體解㑊然不去矣云。不能行動而去也。張云。不能動搖來去也。乃並仍王註。志云。邪留于身。而不去者死也。非。

其脈代而鉤　高云。代者。乍踈之象也。代而鉤者。乍數之象也。承上文乍踈乍數而言。若其脈代而鉤者。乃經絡內外不通。故病在絡脈。不死也。

一候後則病　志云。一候不應。是天地人之氣失其一矣。故主病。高云。脈有浮中沈三候。一候後者。浮以候之脈不應指。不應則病矣。簡按以三部爲浮中沈。昉于難經。便取而釋之非。

先知經脈　吳云。經常不病之脈。

以平旦死　吳云。平旦之際。昏明始判之時。陰陽交會之期也。故寒熱交作之病。以斯時死。

以日夕死　張云。日夕者。一日之秋也。風木同氣。遇金而死。高云。病風者。秋金肅殺之氣。病於肺也。日夕。乃申酉之時。肺金主氣。肺藏病。故以日夕死。

七診雖見　簡按七診。諸家仍王義。爲前文獨小獨大等之義。無復異論。而志云。七診。謂沈細懸絕盛躁喘數寒熱熱中病風病水土絕于四季也。乃至下文風起之病。似七診之病。而窮矣。熊宗立脈訣云。七診者。診宜平旦。一也。陰氣未動。二也。陽氣未散。三也。飲食未進。四也。經脈未盛。五也。絡脈調勻。六也。氣血未亂。七也。張則謂。此七者。焉得皆謂之診。總之一平旦診法耳。後世遂爾謬傳。竟致失其本原矣。

似七診之病而非也　張云。風者。陽病也。故偶感於風。則陽分之脈。或大或疾。經月者。常期也。故適值去血。則陰分之脈。或小或遲。或爲陷下。此皆似七診之脈。而實非也。皆不可以言死。然則非外感及經月之病。而得七診之脈者。非吉兆也。

脈候亦敗者死矣　張云。此承上文而言風氣經月之病。本非七診之類。若其果係脈息證候之敗者。又非不死之比。簡按王以脈候爲脈應。張則爲脈息證候。王註似是。

以上下逆從循之　張云。上下逆從。各因其次。以治之也。簡按循。蓋因循病之所在而治之義。與上文切循其脈之循自異。

孫絡病者治其孫絡血　靈脈度篇云。經脈爲裏。支而横者爲絡。絡之別者爲孫。盛而血者。疾誅之。簡按新校正。引甲乙。絡病者治其絡血。無二孫字。今甲乙無血字。

在奇邪　馬云。其有奇邪者。不正之邪。適然所中者。吳云。奇邪。奇經之邪。張云。奇邪者。不入於經。而病於絡也。邪客大絡。則左注右。右注左。其氣無常處。故常繆刺之。簡按馬在。讀爲有。

留瘦不移　吳。改瘦作廋。註云。廋。論語人焉廋哉之廋。匿也。言病邪留匿而不移。簡按通評虛實論。瘦留着。滑。改瘦作廋。吳亦從之。並似不穩。

節而刺之　張云。凡病邪久留不移者。必於四支八谿之間。有所結聚。故當於節之會處。索而刺之。志高同。簡按當從王註。

見通之　新校正。引甲乙。是。

瞳子高者　張云。瞳子高者。目上視也。戴眼者。上視之甚。而定直不動也。馬云。此章二十五字爲第八節之脫簡。吳直移之于前文足太陽氣絶者云云之後。

手指及手外踝上五指留鍼　馬云。王註以爲錯簡者。是也。愚疑是第七節中手徐徐然下之脫簡。簡按此一句。吳以爲血實於上之治法。志高並以爲刺手太陽。而補足太陽之治。俱不可從。

經脈別論篇第二十一

馬云。別。彼劣切。內言太陽陽明少陽太陰少陰厥陰之脈。各有分别。故名篇。吳云。言經脈别有所論出於常譚之外也。簡按馬註五藏别論云。别。如字。此乃五藏之别是一論。此解爲是。而於陰陽别論。却讀爲彼劣切。乃與此篇並誤。

脈亦爲之變乎　張云。脈。以經脈血氣統言之也。志云。脈乃血氣之府。氣逆則喘。血液爲汗。故帝問脈。而伯答其喘汗焉。

夜行則喘出於腎　吳云。此下四條言喘。後五條言汗。氣血之分也。腎受氣於亥子。故夜行則勞骨損陰。喘出於腎。

淫氣病肺　張云。淫氣者。陰傷則陽勝。氣逆爲患也。肺腎爲母子之藏。而少陰之脈。上入肺中。故喘出於腎。則病苦於肺。

有所墮恐喘出於肝　簡按恐。爲腎志。王謂生於肝。未知何據。諸家亦欠詳。

度水跌仆　馬云。度。渡同。跌。音迭。仆。音付。

搖體勞苦汗出於脾　吳云。搖體勞苦。用力勤作也。脾主四支。故汗出於脾。高云。傷脾主之肌肉。故汗出於脾。不言肺者。以汗皆出於肺主之皮膚也。

濁氣歸心　張云。濁。言食氣之厚者也。如陰陽清濁篇曰。受穀者濁。受氣者清。是也。心主血脈。故食氣歸心。則精氣浸淫於脈也。

行氣於府　吳府上。增玄字。註云。毛屬肺氣。脈屬心血。毛脈合其精。則行氣於玄府。是爲衞氣。玄府。腠理也。志云。血獨盛。則淡滲皮膚生毫毛。夫皮膚主氣。經脈主血。毛脈合精者。血氣相合也。六府爲陽。故先受氣。高云。皮毛百脈。合肺輸之精。而行氣於六府也。簡按馬張仍王註。以府爲膻中。其義雖詳備。以膻中爲府。經無明文。況下文云。留於四藏。志高之義似是。故姑從之。吳添玄字。玄府。腠理也。大誤。玄府。汗空也。與腠理自異。

府精神明留於四藏　高云。六府之精。合心藏之神明。留於肺肝脾腎四藏也。馬云。始行于手太陰肺經。通于心肝脾腎之四藏。而四藏之精。皆其所留是氣也。李云。留當作流。吳云。四藏。形之四藏。一頭角。二耳目。三口齒。四胸中也。簡按吳註誤。

歸於權衡　吳云。言其平等。而無低昂也。高云。權衡秤物。而得其平也。言脈之浮沈出入。陰陽和平。

氣口成寸　汪昂云。此脈之所由來也。氣口亦名寸口。百脈之大要會也。馬註。與魚際相去一寸。故名成寸。張註。分尺爲寸。按脈前爲寸。後爲尺。中爲關。此云成寸。蓋兼關尺而言之也。醫者由此察脈知病。以決人之死生也。李云。藏府既平。必朝宗于氣口。成一寸之脈。以決死生也。

飲入於胃　馬云。按飲入於胃以下。乃言飲而不言食。李東垣脾胃論。朱丹溪纂要書。不考上文爲食。乃改爲飲食入胃。則于下輸膀胱。水精四布之義。大背矣。殊不知上文之食。含畜飲義。而下文之飲。必難以兼食也。何諸醫書皆宗李朱。而不考經旨矣。

遊溢　吳云。遊。流行也。溢。湧溢也。張云。遊。浮遊也。

水精四布五經並行　張云。水因氣生。氣爲水母。凡肺氣所及。則水精布焉。然水名雖一。而清濁有分。清者爲精。精如雨露。濁者爲水。水如江河。故精歸五藏。水歸膀胱。而五經並行矣。五經。五藏之經絡也。

陰陽揆度　馬云。五藏並行平。水精眞有合于四時五藏。及古經陰陽揆度等篇之常義也。志云。揆度。度數也。總結上文。而言經脈之道。合于四時五行之次序。陰陽出入之度數。以爲經脈之經常。

太陽藏獨至　高云。三陽主六府。府能藏物。亦謂之藏。張云。此言藏氣不和。而有一藏太過者。氣必獨至。諸證不同。鍼治亦異也。吳云。獨見太陽脈象。下文象三陽而浮。是。

下俞　馬吳張並云。膀胱經之俞穴束骨。腎經之俞穴太谿。高云。太陽之脈。起於足小指之至陰。故當取之下俞。俞。俞穴也。

重并也　志云。兩陽合于前。故曰陽明。陽明之獨至。是太少重并于陽明。陽明盛故陰虛矣。

當寫陽補陰取之下俞　馬吳張並云。陽明之俞陷谷。太陰之俞太白。高云。陽明之脈。起於足大指次指之厲兑。故當取之下俞。

蹻前卒大取之下俞　馬吳張並云。卒猝同。下俞。謂臨泣也。高云。少陽起於足小指次指之竅陰。故亦當取之下兪。

一陽之過也　馬云。過者。病也。張云。此釋獨至之義。爲一藏之太過。舉少陽而言。則太陽陽明之獨至者。其爲三陽二陽之太過可知也。一陽。少陽也。

五脈氣少　徵四失論云。診不中五脈。吳云。五藏皆受氣於脾而後治。若胃氣不調於脾。則諸脈皆失其母。無以受氣。故氣少也。

宜治其下兪　馬吳張並云。補足陽明之陷谷。寫足太陰之太白。

一陽獨嘯少陽厥也　馬張據新校正。一陽作二陰。少陽作少陰。張云。獨嘯。獨熾之謂。蓋嘯爲陽氣所發。陽出陰中。相火上炎。則爲少陰熱厥而陽并於上。故心肝脾肺四脈爲之爭張。而其氣則歸於腎。故曰獨嘯。志云。夫氣激于喉中而濁。謂之言。氣激于舌端而清。爲之嘯。蓋氣鬱而欲伸出之。簡按嘯。說文。吹聲也。詩箋。蹙口而出聲。唐孫廣嘯旨云。氣激於舌而清。謂之嘯。王云。耳中鳴如嘯聲。馬吳依之。於義不允。當從張註。

宜治其經絡　馬張並云。太陽經穴崑崙。絡穴飛揚。少陰經穴復溜。絡穴大鍾。

厥陰之治也　張云。治。主也。

眞虛痟心　張云。肝邪獨至。眞氣必虛。木火相干。故心爲痟痛。高云。眞虛。猶言眞假。痟。憂也。言厥陰治之眞假。當憂心以審之。即太陰之用心省眞也。簡按痟。與腨痟陰陽別論之痟同義。高註迂僻不可從。

調食和藥治在下兪　張云。調和藥食。欲其得宜。用鍼治之。乃在下兪厥陰之兪。名曰大衝。愚按此篇何以知其皆言足經。蓋以下兪二字。爲可知也。亦如熱論篇。傷寒言足不言手之義。又如諸經皆言補寫。而惟少陽一陰不言者。以少陽承三陽而言。一陰承三陰而言。因前貫後義實相同。虛補實寫皆可理會也。至若一陰調食和藥一句。蓋亦總結上文而言。不獨一經爲然。古經多略。當會其意。

象三陽而浮也　張云。太陽之象三陽者。陽行於表。陽之極也。故脈浮於外。志云。象者。像也。三陽。陽盛之氣也。言太陽藏脈。象陽盛之氣而浮也。

一陽藏者滑而不實也　馬云。少陽爲陽之裏陰之表。所謂半表半裏者。是也。其藏爲陽之初生。故脈體滑而不實。象一陽之爲初陽也。

象大浮也　馬云。陽明雖爲太陽之裏。而實爲少陽之表。比之滑而不實者。則大而浮矣。彷彿乎太陽之浮也。

言伏鼓也　馬云。太陰則入于陰分。脈雖始伏。而實鼓擊于手。未全沈也。

腎沈不浮也　馬云。二陰雖相搏而至。然腎脈沈而不浮也。由是觀之。則厥陰爲沈之甚。又非二陰比矣。張云。詳此明言二陰之脈象。而前無二陰之至。前有一陰之至。而此無一陰之脈。信爲古經之脫簡。而上文一陽少陽之誤。即此節也。○吳云。此篇。自太陽藏獨至以下。言經脈證象。自是一家。故云別論。

藏氣法時論篇第二十二

法四時五行而治　志云。法于四時五行。而爲救治之法。高云診治之。

五行者金木水火土也　白虎通云。五行。言行者。欲言天行氣之義也。漢藝文志云。五行者。五常之形氣也。釋名云。五行者。五氣也。於其方各施行也。尚書正義云。五行。即五材也。言五者。各有材幹也。謂之行者。若在天則五氣流行。在地則世所行用也。

卒聞之　馬云。卒。盡也。素問靈樞言願卒聞之者甚多。其義倣此。

肝苦急　吳云。肝爲將軍之官。志怒而急。急則自傷而苦之矣。宜食甘以緩之。則急者可平也。馬云。凡飲食藥物皆然。

心苦緩　吳云。心以長養爲令。志喜而緩。緩則心氣散逸。自傷其神矣。急宜食酸以收之。
脾苦濕　吳云。脾以制水爲事。喜燥惡濕。濕勝則傷脾土。宜食苦以燥之。
肺苦氣上逆　吳云。肺爲清虛之藏。行降下之令。若氣上逆。則肺苦之。急宜食苦。以泄肺氣。
腎苦燥急食辛以潤之　張云。腎爲水藏。藏精者也。陰病者苦燥。故宜食辛以潤之。蓋辛從金化。水之母也。其能開腠理。致津液者。以辛能通氣也。水中有真氣。惟辛能達之。氣至水亦至。故可以潤腎之燥。志云。以上論五藏所主之時日。及五苦五味。以下論五藏之病。有閒甚之時日。及五欲五補五寫。簡按王好古湯液本草。有五藏苦欲補寫藥味之例。李中梓醫宗必讀。有苦欲補瀉論。當稽考。
開腠理致津液通氣也　滑云。此一句九字。疑元是註文。
持於冬　汪機云。愚謂執持堅定也。猶言無加無減。而平定也。
下晡　玉篇。晡。申時也。簡按史記天官書。旦至食。食至日昳。日昳至餔。餔至下餔。下餔至日入。知是下晡。在晡時之後。日入之前。吳以爲申酉。是也。
急食辛以散之　吳云。肝木喜條達。而惡抑鬱。散之則條達。故食辛以散之。
用辛補之酸寫之　吳云。順其性爲補。反其性爲寫。肝木喜辛散而惡酸收。故辛爲補。而酸爲寫也。簡按辛。金味也。金尅木。乃辛在肝爲寫。而云用辛補之何。蓋此節。專就五藏之本性而言補寫。不拘五行相尅之常理也。下文心之鹹亦同。
心欲耎　吳云。心爲火藏。心病則剛燥矣。宜食鹹以耎之。蓋鹹從水化。故能濟其剛燥使耎也。
用鹹補之甘寫之　吳云。心火喜耎而惡緩。故鹹爲補。甘爲寫也。馬云。此乃因其性而治之耳。
温食飽食　吳。温作濕。註云。濕食。水菓之類。高同。云濕食。水濕之食也。張云。温言非熱。防滯也。簡按二說未詳孰是。

日昳　書無逸疏。昃。亦名昳。言日蹉跌而下。謂未時也。熊音。昳。音迭。日昃也。簡按吳云。日昳。戌也。張云。日晏曰昳。並誤。蓋晏乃昃之訛。

下晡靜　簡按据前後文例。當是云日中靜。王註一本或云之說。却似有理。然經文其例不一。往往有如此者。姑仍舊註。

夜半靜　簡按据前後文例。當是云日昳靜。

肺欲收　張云。肺應秋氣。主收斂。故宜食酸以收之。

焠埃　張云。焠音翠。埃音哀。焠埃。燒爆之物也。韻會。焠。燒也。荀子解蔽註。焠。灼也。廣韻。熱甚也。

腎欲堅　張云。腎主閉藏。氣貴周密。故腎欲堅。宜食苦以堅之也。高云。腎病則水汎。故腎欲堅。苦爲火味。故能堅也。

至於所生而持　於。甲乙作其。非。

䀮䀮　熊音。䀮。平光反。目不明也。

脅支滿　周語註。支。拄也。吳云。支滿者。兩脇支離而滿也。志云。支滿者。少陰之支絡。滿痛于脇下也。並誤。

脅下痛　甲乙作兩胠痛。

肩甲　馬云。甲。胛同。

舌下血者　張云。心主舌。故取舌下血。以寫其實。簡按甲乙。無舌下二字。近是。

其變病　吳云。如笑不休之類。張云。謂病屬少陰。而證有異於前說者。簡按王爲嘔變。未允。

郄中　馬云。手少陰之郄。陰郄穴也。本于王註張云。郄。隙同。高云。其變病者。言始病心包之經脈。今變病太陽之孫絡。當刺郄中。而取其血者。郄中足太陽之委中。乃膕中央之合穴也。簡按據刺腰痛論。郄中。卽委中。刺瘧論。太陽瘧。刺郄中。甲乙作膕中。王引黃帝中誥圖經云。委中主之。古法以委中爲郄中也。似高註不可廢。

肌肉痿　馬吳據新校正。肌作飢。是。

善瘈　甲乙作善瘈瘲。張云。瘈。手足掉掣也。簡按玉機真藏論云。筋脈相引而急。病名曰瘛。瘛瘈同。甲乙添瘲字。似非是。

少陰血者　張云。少陰腎脈也。脾主濕。腎主水。水能助濕傷脾。故當取少陰之血。以泄其寒實。如厥病篇。治脾心痛者。亦取腎經之然谷太谿。義猶此也。簡按馬吳並從王註。覺允當。

尻陰股膝髀腨胻足皆痛　馬本陰股二字句。而註文則尻陰股各一字句。未知孰是。吳云。肺爲清虛之藏。主呼出而升陽。肺病則清陽陷於下部。不能自升。邪氣實而爲痛耳。簡按馬張仍王義。今從之。

不能報息　張云。報。復也。不能報息。謂呼吸氣短。難於接續也。

足太陽之外厥陰內血者　甲乙內下。有少陰二字。張云。外言前也。內言後也。簡按甲乙。增少陰二字。義尤明白。

寢汗　張云。此腎經之實邪也。腎主五液。在心爲汗。而腎邪侮之。心氣內微。故爲寢汗。如脈要精微論曰。陰氣有餘。爲多汗身寒。即此之謂。志云。太陽之氣司表。而下出于膀胱。經氣逆則表氣虛。故寢汗出而惡風。

憎風　說文。憎。惡也。王云。憎。謂深惡之。可疑。

粳米　靈五味篇。作秔米飯。秔粳同。

葵　農書云。葵。陽草也。爲百菜之主。備四時之饌。

小豆　五味篇。作麻。

藿　說文。藿。尗之少也。儀禮公食大夫禮注。藿。豆葉也。

黃黍　張云。即糯小米。北方謂之黃米。簡按本草。有丹黍無黃黍。齊民要術。引郭義恭廣志云。有濕屯黃黍。蓋此謂黍中之黃者。金匱真言論。以黍爲心之穀者。乃丹黍耳。農政全書云。古所謂黍。今亦稱黍。或稱黃米。即與張所指同。

毒藥攻邪　鄭玄註周禮云。毒藥。藥之辛苦者。藥之物恒多毒。書曰。藥不瞑眩。厥疾不瘳。賈公彥云。藥之無毒亦聚之。但藥物多毒。故曰毒藥。王應電云。毒藥。得天地之偏氣。寒熱之性過甚者也。人身有不和之氣。須以偏勝之物攻之。乃得其平。

五菜爲充　吳云。充實於藏府也。

或急　簡按二字。王不釋其義。諸家亦然。攷前文無物性急者。疑是衍文。高特註云。或急者。肝苦急也。兼言或急。則心或苦緩。脾或苦濕。腎或苦燥。肺或苦氣上逆。皆在其中。此說傅會不可從。

宣明五氣篇第二十三

吳云。宣。發也。五氣。木火土金水也。言五氣有入。有病。有并。有惡。有液。有禁。有發。有亂。有邪。有藏。有主。有傷。有應。是篇皆發明之。

是謂五入　馬云。此與靈樞九鍼論同。但彼多淡入胃一句。簡按周禮疾醫職云。凡和。春多酸。夏多苦。秋多辛。冬多鹹。調以滑甘。與此同義。

心爲噫　馬云。口問篇云。噫出于胃。三部九候論與此篇皆曰。心爲噫。攷脈解篇所謂上走心爲噫者。陰盛而上走于陽明。陽明絡屬心。故曰上走心爲噫也。經典之旨。豈非二而一者耶。張云。噫。噯氣也。偏考本經。絕無噯氣一證。而惟言噫者。蓋即是也。簡按說文。飽食息也。禮內則。不敢噦噫。是也。噫。烏界切。音隘。若於希切。音衣。則爲痛嘆聲。與此異義。噯。字彙。於蓋切。音噯。噯氣也。蓋噯。即噫俗字。高云。噫。微噯也。非。

肝爲語　志云。肝氣欲達則爲語。診要經終篇曰。春刺冬分。邪氣着藏。病不愈。又且欲言語。此言春令之肝氣不舒故也。高云。病氣在肝則爲語。語。多言也。簡按標曰五氣所病。則王馬吳張之解並誤。下文呑同。

脾爲呑　志云。脾主爲胃行其津液。脾氣病而不能灌漑于四藏。則津液反溢于脾竅之口。故爲呑嚥之證。簡按據志註。呑。即呑酸酢呑之謂。平脈法云。噫而呑酸。食卒不下。又云。上焦不歸者。噫而酢呑。龔廷賢云。呑酸。與吐酸不同。呑酸。水刺心也。吐酸者。吐出酸水也。是。高云。呑。舌本不和也。未知何據。

腎爲欠爲嚏　志云。靈樞曰。陽者主上。陰者主下。陽引而上。陰引而下。陰陽相引。故數欠。當寫足少陰。補足太陽。口問篇。蓋少陰之氣在下。病則反逆于上。而欲引于下。欲引于下則欠。反逆于上則嚏。蓋腎絡上通于肺也。簡按九鍼論。無爲嚏二字。此疑衍文。

爲噦爲恐　簡按爲恐。諸註未晰。九針論。無此二字。疑是衍文。

下焦溢爲水　高云。下焦病不能決瀆。則汎溢而爲水。簡按靈蘭祕典論云。三焦者。決瀆之官。水道出焉。此以下焦與胃大腸小腸膀胱膽並稱。則下焦。即靈蘭祕典論之三焦。詳義見六節藏象論。而爲六府之一。彼此互考。乃知六府之三焦。專指下焦而言也。

膀胱不利爲癃　馬云。靈蘭祕典論云。膀胱者。州都之官。津液藏焉。氣化則能出矣。今曰不利則爲癃。癃者。水道不通之病也。張云。本輸篇曰。三焦者。太陽之別也。並太陽之正。入絡膀胱。約下焦。實則閉癃。虛則遺溺。蓋三焦爲中瀆之府。水道之所由出。故三焦亦屬膀胱也。簡按三因方云。淋古謂之癃。名稱不同也。癃者。罷也。淋者。滴也。今名雖俗。於義爲得。簡按淋爲小便病。始見六元正紀大論。癃。乃溺閉之通稱。馬註爲得。

膽爲怒　張云。怒爲肝志。而膽亦然者。肝膽相爲表裏。其氣皆剛。而肝取決於膽也。高云。膽病鬱而不舒。則爲怒。

是謂五病　志云。謂病五藏五行之氣。而六府亦配合于五行。簡按九鍼論云。五藏氣。心主噫。肺主欬。肝主語。脾主吞。腎主欠。六府氣。膽爲怒。胃爲氣逆噦。大腸小腸爲泄。膀胱不約爲遺溺。下焦溢爲水。茲舉六府之病。而言五精者。蓋以大腸小腸俱爲泄歟。

五精所并　吳云。五精。五藏之精氣也。并合而入之也。五藏精氣。各藏其藏則不病。若合而并於一藏。則邪氣實之。各顯其志。張云。并。聚也。高云。藏虛而精氣并之也。精者陰精。氣者陽氣。簡按精氣。乃水穀之精氣。不必分陰陽矣。

并於肝則憂　馬云。陰陽應象大論曰。怒。而茲曰憂者。以肺氣得以乘之也。高云。肝主怒。今曰憂者。上文膽爲怒。

故此肝爲憂。怒爲有餘。憂爲不足也。樓云。憂當作怒。簡按九針論。亦作憂。

并於脾則畏　馬云。陰陽應象大論曰思。而茲曰畏者。蓋思過則反畏也。高云。思慮者。脾之精。今曰畏者。慮之至也。樓云。畏當作思。簡按九針論亦作畏。甲乙作饑。與王註一經同。

五藏化液　高云。化液者。水穀入口。津液各走其道。五藏受水穀之精。淖注於外竅。而化爲五液也。

心爲汗　吳云。心主血。汗者血之餘。故汗爲心液。簡按營衛生會篇云。奪血者無汗。奪汗者無血。三因方。謂傷寒衄者。爲紅汗。其意同焉。

肺爲涕　簡按諸字書。以涕爲目泣。而醫家特爲鼻液。攷說文。洟。又作𪖙。鼻液也。蓋𪖙涕通用。玉篇。𪖙。他計切。鼻𪖙。禮內則。不敢唾涕。釋文云。本又作洟。

脾爲涎　吳張並云。涎出於口。脾之竅也。簡按證治準繩損傷門云。兩臉涎囊。知是涎出於口也。

腎爲唾　吳云。唾出於廉泉二竅。二竅挾舌本。少陰腎脈。循喉嚨。挾舌本。故唾爲腎液。高云。靈樞根結篇云。少陰根於涌泉。結於廉泉。廉泉舌下竅也。是腎爲水藏。從下而上。液雖有五。腎實主之。是以五液皆鹹。鹹水味也。

血病無多食鹹　張云。血得鹹則凝。結不流也。五味論曰。血與鹹相得則凝。

骨病無多食苦　志云。腎主骨。炎上作苦。苦走骨者。火氣下交于腎也。骨病而多食之。則火氣反勝矣。此與并于心則喜。并于腎則恐之義相同。蓋心腎水火之氣。時相既濟。故所走互更。其餘三藏。是本藏之味。而走本藏所主之筋肉也。簡按靈五味論曰。酸走筋。多食之令人癃。鹹走血。多食之令人渴。辛走氣。多食之令人洞心。苦走骨。多食之令人變嘔。甘走肉。多食之令人悗心。正與此節同義。九針論曰。苦走血。病在血無食苦。鹹走骨。病在骨無食鹹。此以本藏之味而言之。

是謂五禁　九針論。作五裁。五行大義。引黄帝養生經。作五賊。

陰病發於骨　張云。骨屬腎。腎者陰中之陰也。吳馬並同。

陽病發於血　張云。血屬心。心者。陽中之陽也。

陰病發於肉　張云。肉屬脾。脾者。陰中之至陰也。

邪入於陽則狂　馬云。生氣通天論曰。陰不勝其陽。則脈流薄疾。井乃狂。

邪入於陰則痺　吳云。邪。陰邪也。痺。痺論所謂五藏痺也。陰邪入於陰。是重陰也。則爲五藏痺也。馬云。成癘痺也。張云。壽夭剛柔篇曰。病在陰。命曰痺。九鍼論曰。邪入於陰。則爲血痺。

搏陽則爲巔疾　張云。搏。擊也。巔。癲也。邪搏於陽。則陽氣受傷。故爲癲疾。上文言邪入於陽則狂者。邪助其陽。陽之實也。此言搏陽則爲巔疾者。邪伐其陽。陽之虛也。故有爲狂爲癲之異也。九針論曰。邪入於陽。轉則爲癲疾。言轉入陰分。故爲癲也。簡按搏。薄同。迫也。馬吳註。以巔疾爲巔頂之疾。並非。徐氏經絡全書云。搏。當作傳。不可從。下文搏陰同。癲狂判然兩疾。而後世混稱難辨。因舉數說而昭之。五十九難云。狂癲之病。何以別之。然狂疾之始發。少臥而不饑。自高賢也。自辨知也。自倨貴也。妄笑好歌樂。妄行不休。是也。癲疾始發。意不樂。僵仆直視。是也。楊玄操云。狂病之候。不愛眠臥。不肯飲食。自言賢智。歌樂行走。此是陽氣盛之所成。故經言重陽者狂。今世以此爲癲病。謬矣。癲。顚也。發即僵仆倒地。故有癲蹶之言。陰氣大盛。故不得行立而倒也。今世以爲癇病者。誤矣。陳氏雪潭居醫約云。狂。謂妄言妄走也。癲。謂僵仆不省也。各自一症。然經有狂癲疾者。按厥論。陽明之厥。則癲疾欲走呼。此癲似言狂。有言狂互引癲者。又言癲疾爲狂者。按見陰陽類論此則又皆狂癲兼病。今病有狂言狂走。頃時前後僵仆之類。有僵仆後妄見鬼神。半日方已之類。是以狂癲兼病者也。欲獨閉戶牖而處。陰不勝其陽。則脈流薄疾。併。此乃獨狂症也。陳此說。證之經文。驗之病者。頗爲明晰。

搏陰則爲瘖　張云。邪搏於陰。則陰氣受傷。故聲爲瘖啞。陰者。五藏之陰也。蓋心主舌。而手少陰心脈。上走喉嚨。繫舌本。手太陰肺脈。循喉嚨。足太陰脾脈。上行結於咽。連舌本。散舌下。足厥陰肝脈。循喉嚨之後。上入頏顙。而筋脈絡於舌本。足少陰腎脈。循喉嚨。繫舌本。故皆主病瘖也。九針論曰。邪入於陰。轉則爲瘖。言轉入陽分則氣病。故爲瘖也。樓氏綱目云。瘖者。邪入陰部也。經云。邪摶陰則爲瘖。又云。邪入於陰。摶則爲瘖。然有二症。一曰舌瘖。乃中風舌不轉運之類。是也。一曰喉瘖。乃勞嗽失音之類。是也。蓋舌瘖。但舌本不能轉運言語。而喉咽音聲。則如故也。喉瘖。但喉中聲嘶。而舌本則能轉運言語也。唐慧琳藏經音義云。瘖者。寂然而無聲。瘂者。有聲而無說。舌不轉也。簡按吳云。瘖。瘂也。張云。爲瘖瘂。知是樓氏所謂舌瘖。琳音所謂瘂也。

陽入之陰則靜　簡按孫奕示兒編云。之字訓變。左傳。遇觀之否。言觀變爲否也。蓋陽病在外則躁。若入而變陰則靜。下文出之陽意同。王訓之爲往。似未妥。

是謂五亂　志云。謂邪氣亂于五藏之陰陽。簡按曰狂。曰痺。曰癲。曰瘖。曰靜。曰怒。皆亂氣所致。宜曰六亂。然此篇專主五藏而立言。故曰五亂。

皆同命死不治　吳本無命字。馬云。是謂五邪。皆同名曰死不治耳。高本同。下句註云。是謂五邪。皆同言五藏受邪。同於木受金刑之義。命死不治。志本亦同。註云。命者。謂計其餘命生死之期。期以月節尅之。不即死。簡按從馬註爲是。

腎藏志　九針論。志作精。難經同。

久視傷血　簡按五藏生成篇云。諸脈者。皆屬于目。久視傷血者。傷血脈也。

久臥傷氣　張云。久臥則陽氣不伸。故傷氣。

久坐傷肉　張云。久坐則血脈滯於四體。故傷肉。

久立傷骨　志云。久立則傷腰腎膝脛。故傷骨。

久行傷筋　志云。行走罷極則傷筋。

五勞所傷　志云。勞謂太過也。上古之民。形勞而不倦。簡按勞。說文。劇也。从力熒省。熒火燒冂。用力者勞。魯刀切。爾雅釋詁。勞。勤也。

血氣形志篇第二十四

此天之常數　馬云。靈樞五音五味篇。謂少陰常多血少氣。厥陰常多氣少血。九針篇。謂太陰常多血少氣。與此不同。須知靈樞多誤。當以此節爲正。觀末節出血氣之多少。正與此節照應。豈得爲訛。吳云。諸經之血氣多少。乃天之常數然也。簡按氣血多少。徐氏要旨。以運氣釋之。志高亦有解。率似傅會。此宜存而不論焉。

伺之所欲　馬云。肝欲散。心欲耎之類。吳云。如風寒暑濕燥火。病人有惡之者。有欲之者。伺察其所欲。則知其病在何經矣。簡按諸註與馬同。當以馬爲勝。

欲知背俞　張云。此亦取五藏之俞。而量之有法也。背俞。即五藏之俞。以其在足太陽經。而出於背。故總稱爲背俞。其度量之法。先以草橫量兩乳之間。中半摺折之。又另以一草比前草而去其半。取齊中折之數。乃竪立長草。橫置短草於下。兩頭相拄。象△三隅。乃舉此草。以量其背。令一隅居上。齊脊中之大椎。其在下兩隅。當三椎之間。即肺俞穴也。

大椎　甲乙云。在第一椎陷者中。外臺云。大椎。平肩斜齊高大者。是也。仍不得侵項分取之。則非也。上接項骨。下肩齊。在椎骨節上。是餘穴盡在節下。

復下一度心之俞也　張云。復下一度。謂以上隅。齊三椎肺俞之中央。其下兩隅。即五椎之間。心之俞也。

復下一度左角肝之俞也　張云。復下一度。皆如前法。遞相降也。簡按馬云。第五椎間。宜爲鬲俞穴。今云然者誤。此說却非。

是謂五藏之俞　吳云。此取五藏俞法。與甲乙經不合。蓋古人別爲一家者也。張云。此法。與靈樞背腧篇。及甲乙經。銅人等書。皆不相合。其中未必無誤。或古時亦有此別一家法也。仍當以背腧篇。及甲乙等書者。爲是。

病生於咽嗌　張云。形苦志苦。必多憂思。憂則傷肺。思則傷脾。脾肺氣傷。則虛而不行。氣必滯矣。脾肺之脈。上循咽嗌。故病生於咽嗌。如人之悲憂過度。則喉嚨哽咽。食飲難進。思慮過度。則上焦否隔。咽中核塞。即其徵也。簡按高云。咽納水穀。嗌司呼吸。是誤矣。咽嗌俱納水穀。太陰陽明論云。喉主天氣。嗌主地氣。可以證也。咽嗌。今本甲乙。作咽喝。註云一作困竭。據形苦志苦。作困竭者極是。

百藥　馬云。此與靈樞九針論同。但彼曰甘藥者是。而此曰百藥者誤。高云。靈樞終始篇云。陰陽俱不足。補陽則陰竭。寫陰則陽脫。如此者。可將以甘藥。不可飲以至劑。即此義也。簡按邪氣藏府病形篇云。陰陽形氣俱不足。勿取以針。而調以甘藥也。益知上文咽嗌。爲困竭之誤。

形數驚恐　馬云。世有形體勞苦。數受驚恐。則志亦不樂。其經絡不通。而不仁之病生。高云。驚恐因驚致恐。志之苦也。經絡不通。勞其經絡。形之苦也。形數驚恐。經絡不通。即上文形苦志苦也。簡按形字可疑。王吳張志並不註。及據馬高註。形下添一苦字。義略通。

經絡不通　九針論作筋脈不通。

不仁　馬云。謂𤸷重而不知寒熱痛痒也。張云。頑痺耎弱也。簡按不仁。即神農本經死肌。後世所謂木是。𤸷乃頑痺。後世所謂麻是。二證不同。然麻者必木。木者多麻。故王註以下。並以𤸷痺釋之。當與診要經終篇參看。

醪藥　甲乙。藥作醴。

寳命全形論第二十五

馬云。篇內首節。有盡欲全形。故名曰寳命者。以次節有懸命。蓋非寳惜天命。其形難以全耳。

四時之法成　吳云。是以四時之法成也。高云。人之所以成。同於四時之法成。簡按高註誤。

夫鹽之味鹹者　馬云。按王註以鹽味津泄者。爲喻陰囊濕。絃絕者。爲喻肺傷。木敷者。爲指肺病。皆自人身言之。非也。此三者。猶詩經之所謂興也。上三句。興下一句也。唯楊上善之註。獨合經義。余深取之。簡按吳以鹽味津泄。爲比腎氣施泄。而遺精寢汗欬血之疾紛然。弦絕者爲肺病。木敷者爲肝脹。張則以鹽味津泄。爲喻腎氣有損。二陰不守。絃絕者。與吳同。木敷者。爲肝肺之損。且云。敷內潰也。發飄墮也。木敷於外者。凋殘之兆也。皆不如楊義之爲優矣。志高依楊註。而意少異。滑云。此段有缺誤。木敷者其葉發。太素作木陳者其葉落。爭黑。當作爭異。壞府。謂三者之病。猶云崩壞之處也。詳此文義。若曰夫弦絶者。其音嘶敗。木陳者。其葉落。鹽之味鹹者。其氣令器津液泄。病深者其聲噦。絶皮傷肉。血氣爭異。人有此三者。是謂壞府。毒藥無治。短針無取。蓋以弦絶況聲噦。木落況絶傷。津泄況血氣爭異也。庶通。錢潢傷寒溯源集云。蓋此篇。帝欲盡愈天下最深之病。而伯對以病之深而將敗者。豈能悉愈。若留淫日深。着於骨髓者。如鹽之味鹹。其氣味深入浸潤。雖以磁器之堅。亦能滲透。而津泄其滷液。以譬邪氣之浸淫於筋骨藏府之中。而難於洗拔。且腎爲潤下鹹水之藏。若下泄不固。則腎之元陽精氣敗絶矣。又如絲絃之將絶。則其音破碎而嘶敗。以譬脈之絃絶急者。爲肝氣將絶。豈若木之敷榮者。能生發其枝葉乎。所以病之深而難治者。胃氣敗而脾絶。聲必噦逆也。謂之壞府者。人身之軀殼。所以藏五藏六府。如藏器之府。靈樞脹論曰。藏府之在胸脇腹裏也。若匱匣之藏禁器也。若人而有此三藏之敗。是謂壞府。雖毒藥無能治。短針不能取。若徒用之。適足以絶皮傷肉。而無益也。何也。病情至此。氣乖血死。血氣爭黑。而不可治也。此篇經義。自唐王太僕已來。俱未之能解。豈可引之以作證邪。素問雖上古典墳。義深難解。其旨豈終晦乎。二氏所註。未知於經旨何如。附以存一說。

嘶　熊。音西。馬叫聲。張云。破聲曰嘶。簡按前王莽傳。大聲而嘶。師古註。嘶。聲破也。熊音誤耳。王註嘶。嗄。玉篇。嗄。聲破。當從王張。

是謂壞府　張云。府。猶宮府也。人之傷殘日久。則形體損敗如此。故謂之壞府。簡按王引抱朴子。今本無所攷。徐堅初學記。引抱朴子云。文摯愆筋以療危困。仲景穿胸以納赤餅。此但醫家猶能若是。

余念其痛心爲之亂惑反甚　志。心下並句。高同。

不可更代　馬云。病離人身。如更代而去也。吳云。更代。更易時月也。志同。張云。針藥罔效。適甚其病。欲施治無法可更。故百姓聞之。必反謂殘賊而害之也。

十二節　馬云。人有十二經脈之節。吳云。天有六陰六陽。人亦有六陰六陽以應之。張同。志云。邪客篇曰。歲有十二月。人有十二節。生氣通天論曰。其氣九州九竅。五藏十二節。皆通乎天氣。十二節者。手足之十二大節也。蓋天有陰陽寒暑以成歲。人有十二節。以合手足之三陰三陽十二經脈。以應十二月也。高云。人身手足十二骨節之氣。開闔運行。一如天晝開夜闔之陰陽也。

經天地陰陽之化　馬云。經理其天地陰陽之化。吳同。當從王。

五勝　漢律歷志。孟康註五勝云。五行相勝。

達虛實之數　吳云。數。微甚之差也。

呿吟至微　馬云。呿吟。至微至細。何其幽也。露齒出氣之謂呿。熊音。呿。丘加反。張口也。吳云。雖呿吟之聲。至微之疾。猶秋毫之在於目。察之無難也。高云。呿吟之下。得其至微。秋毫纖悉。畢在於目。簡按通雅云。吟即噤。閉口也。古吟唫噤通用。呂覽重言篇。君呿而不唫。高誘註。呿開唫閉。史淮陰侯傳。雖有舜禹之智。吟而不言。註。吟。巨蔭反。音噤。馬註非是。

曰有長短　諸本作短長。簡按此節押韻。當改。

虛實呿吟　志云。以呿吟之至微。而知其虛實也。簡按蓋雖萬物並至。不可勝量。然要之不過虛實開閉之理。故問其方。

土得木而達　簡按達。王訓通。然與伐滅缺絶。義相乖。諸家不解。可疑。

黔首共餘食　吳云。黔首。黑髮之民。餘食。猶言備食。張云。黔首。黎民也。共。皆也。餘食。猶食之棄餘。皆不相顧也。志云。共供同。懸布天下者。先立針經以示人。而百姓止可力田以供租稅。有餘粟以供養。其于治針之道。莫之知也。楊慎丹鉛總錄云。李斯刻石頌秦曰。黔首康定。太史公因此語。遂于秦紀。謂秦更民曰黔首。朱子註孟子亦曰。周言黎民。猶秦言黔首。蓋因太史公之語也。然祭統內經。實先秦出。黔首之稱。恐不自秦始也。按祭統。當作祭義。

知毒藥爲真　張云。治病之道。針藥各有所宜若真知非藥不可。而妄用針者。必反害之。如邪氣藏府病形篇曰。諸小者。陰陽形氣俱不足。勿取以針。而調以甘藥也。根結篇曰。形氣不足。病氣不足。此陰陽氣俱不足也。不可刺之。志云毒藥所以攻邪者也。如知之不真。用之不當。則反傷其正氣矣。

末世之刺也　志高刺作制。註云。制。制針之小大也。非是。

道無鬼神　吳云。言其道足以補化工。無復鬼神之能事矣。張云。得心應手。取效若神。所謂神者。神在吾道。無謂鬼神。既無鬼神。則其來其往。獨惟我耳。簡按莊子云獨往獨來。謂之獨有。蓋獨有刺之真者也。

無以形先　汪機云。不可徒觀其外形而遺其內氣之相得否。吳云。衆脈不見。無真藏死脈也。衆凶弗聞。無五藏絕敗也。外證內脈相得。非徒以察形而已。故曰無以形先。

可玩往來　志云。九針篇曰。其來不可逢。其往不可追。知機之道者。不掛以髮。不知機道。叩之不發。知其往來。要與之期。

五虛勿近　五虛五實。見玉機真藏論。勿。志高並作弗。高云。虛則不可針。故曰弗近。實則宜針。故曰弗遠。

至其當發閒不容瞚　張云。發。出針也。瞚。瞬同。言針發有期。或遲或速。在氣機之頃。不可以瞬息誤也。簡按說文。瞚。開闔目數搖也。徐鉉曰。今俗別作瞬。非是。舒問切。史扁鵲傳目眩然而不瞚。集韻。韻會。並音舜。釋音。瞚。音寅。可疑。甲乙作䁜。說文。大目也。太素作眴。說文。目動也。並難通。

鍼耀而勻　高云。勻。圓活也。手動若務者。以手按穴。似專一而不移。鍼耀而勻者。行鍼之時。復光耀而圓活也。

視義　吳云。視鍼之義。簡按離合真邪云。用鍼無義。反爲氣賊。

觀適之變　吳云。適。針氣所至也。變。形氣改易也。

見其烏烏見其稷稷　張云。此形容用針之象。有如此者。烏烏。言氣至如烏之集也。稷稷。言氣盛如稷之繁也。從見其飛。言氣之或往或來。如鳥之飛也。然此皆無中之有。莫測其孰爲之主。故曰不知其誰。

伏如横弩起如發機　張云。血氣未應鍼。則伏如横弩。欲其强鋭也。血氣既應針。則退如發機。欲其迅速也。劉熙釋名云。弩。怒也。其柄曰臂。似人臂也。鉤弦者曰牙。似齒牙也。牙外曰郭。爲牙之規廓也。下曰懸刀。其形然也。合名之曰機。言機之巧也。亦言如門戶之樞機。開闔有節也。古史考云。黄帝作弩。簡按杜思敬拔萃方引經文作彍弩。孫子兵勢篇。勢如彍弩。説文。彍。弩滿也。知是横彍通用。吳云。横。不正也。誤。

遠近若一　馬云。氣來或遠或近。正與病之淺深而合一。吳云。穴在四支者爲遠。穴在腹背者爲近。取氣一也。

八正神明論篇第二十六

馬云。内有八正虚邪之當避。鍼法神明之當知。此篇大義出自靈樞官能篇。吳云。神明。謂日之寒温。月之虚盈。時之浮沈。皆神明所宰。用針當審趨避也。高云。合人形於天地四時。陰陽虚實。以爲用針之法。神乎神。獨悟獨明。故曰八正神明也。

用鍼之服　簡按詩大雅。昭哉嗣服。毛傳云。服。事也。王註本此。官能篇云。用針之服。必有法則。上視天光。下司八正。以避虚邪。而觀百姓。審于虚實。無犯其邪。

八正之氣　馬云。八正者。八節之正氣也。四立二分二至曰八正。史記律書云。律歷天所以通五行八正之氣。註。八正。謂八節之氣。以應八方之風。

衞氣沈　吳及九達。並此下。補凝則難寫。沈則難行八字。

血氣始精　張云。精。正也。流利也。月屬陰。水之精也。故潮汐之消長應月。人之形體屬陰。血脈屬水。故其虚實浮沈。亦應於月。志云。精。純至也。靈歲露篇云。月滿則海水西盛。人血既積。肌肉充。皮膚緻。毛髮堅。腠理郄。烟垢著。月郭空。則海水東盛。人氣血虚。其衞氣去。形獨居。肌肉減。皮膚縱。腠理開。毛髮殘。膲理薄。烟垢落。

移光定位　吳云。日移其光。氣易其舍。宜因時定位。張云。日月之光移。則歲時之位定。高云。移光。去陰晦而光明也。定位。日月中天。而位定也。

故日月生而寫　張云。日當作曰。吳志高並作曰。簡按移精變氣王註。引此文作故曰。知是作日者。傳鈔之訛。

星辰者所以制日月之行也　吳云。星謂二十八宿。辰。躔度之次也。制。裁也。所以裁度日月之行。次于某宿某度也。志云。岐伯曰。歲有十二月。日有十二辰。子午爲經。卯酉爲緯。周天二十八宿。而一面七星。四七二十八星。房昴爲緯。虛張爲經。是故房至畢爲陽。昴至心爲陰。出衞氣行篇 蓋日月經天。有南陸北陸之行。有朔望虛盈之度。故星辰者。所以紀日月之行。而人之營衞。亦有陰陽虛實之應也。

八風之虛邪　馬云。九宮八風篇云。八風從其虛之邪來。乃病人。三虛相搏。則爲暴病。兩實一虛。則爲淋露寒熱。

三虛謂乘年之衰。逢月之空。失時之和。因爲賊風所傷。見歲露篇。

春秋冬夏之氣所在　吳云。所在。如正月二月。人氣在肝。三月四月。人氣在脾。五月六月。人氣在頭。七月八月。人氣在肺。九月十月。人氣在心。十一月十二月。人氣在腎。經中言氣之所在。不能盡同。此其一也。張取王吳兩說。

而避之勿犯也　吳刪而字也字。馬云。當避之而勿犯。

故曰天忌不可不知也　熊本忌下句。蓋依王註。諸本無句。

先知鍼經　馬云。鍼經者。靈樞也。第一篇九針十二原中。有先立針經一語。後世皇甫士安。易靈樞以針經之名。

此以下歷解針經之辭也。簡按以下歷解官能篇第三節之語。凡九釋。頗似韓非解老篇。蓋古註釋之文如此。

觀其冥冥　官能篇。作窈冥。

髣髴　簡按說文。作仿佛。曰。仿。相似也。佛。見不審也。

虛逢風　吳九達。並改逢其風。簡按正邪。王以爲不從虛之鄉來。吳因謂八風正氣之邪。若逢虛氣。則與虛邪無别。故改虛作其。今考經文。正邪。即虛邪之微者。志引刺節真邪論正氣釋之。恐非是。刺節眞邪云。正氣者。正風也。從一方來。非實風。又非虛風也。

萌牙　官能篇。作萌芽。馬吳並同。張云。救其萌牙。治之早也。

寫必用方　官能篇云。寫必用員。切而轉之。其氣乃行云云。與此相反。馬云。其辭雖不同。大義則兩相通。

補必用員　馬本員作圓。註云。圓者。正以物之圓者。可行可移。張云。員員活也。行者。行其氣。移者。導其滯。凡正氣不足。則營衛不行。血氣留滯。故必用員。以行之補之。簡按官能篇云。補必用方。外引其皮。令當其門。左引其樞。右推其膚。微旋而徐推之。必端以正。此篇方字在語中。非下鍼方正之義。乃與圓字用法異。

排鍼　吳云。排。謂經氣既至。則內其鍼。如排擁而入也。張云。排。除去也。志云。排。推也。候其吸而推運其鍼。高云。排。轉也。

若風吹雲　靈九鍼十二原云。刺之道。氣至而有効。若風吹雲。明乎若見蒼天。

九鍼之論不必存也　馬云。九鍼之論。涉于形迹。特魚兔之筌蹄也。烏足存哉。

離合眞邪論篇第二十七

馬云。內言經脈合于宿度經水。及末有眞氣邪氣等義。故名篇。吳云。外邪入於正氣。名曰合。刺之寫去其邪。名曰離。高同。

經水　簡按王解經字。恐非。蓋經。是經緯之經。王註涇水。靈經水篇甲乙。並作清水。新校正引甲乙。亦作涇水者。何。

隴起　馬吳張並云。隴。隆同。簡按隴。壟同。劉向傳。丘隴。項羽紀。隴畝。俱可證。通雅云。內經言。夜半陰隴。而日中陽隴。而脈應之。猶言擁起爲隴。而過此漸平迤也。

經之動脈　志云。虛風。虛鄉之邪風也。經之動脈。謂經血之動于脈也。言虛風之邪。因而入客于經。亦如經水之得風。其至于所在之處。亦波涌而隴起。循循。次序貌。言邪在于經。雖有時隴起。而次序循行。無有常處。

其行於脈中循循然　甲乙。無其行二字。高云。其不因於邪。則血氣之行於脈中循循然。簡按此虛邪入而客者。高爲不因於邪。恐非。循循。吳從王所引一本作輴輴。馬云。似有次序之意。不必輴輴。音椿。攷字書。義難叶。論語。循循然善誘人。何註。次序貌。

時大時小　張云。邪氣隨脈。必至寸口。有邪則隴起而大。無邪則平和而小。隨其所在。而爲形見。故行無常處。

在陰與陽不可爲度　馬云。或在陽經。或在陰經。吳改與作在。志云。止可分其在陰與陽而不可爲度數。

從而察之　從。甲乙作循。

轉鍼　張云。搓轉其鍼。如搓線之狀。慢慢轉之。勿令太緊。瀉左則左轉。瀉右則右轉。故曰撚鍼。

爲故　吳云。故。常法也。高云。欲以得氣。爲復其故。今從吳義。

大氣皆出　高云。大氣。鍼下所聚之氣也。簡按王註。大邪之氣。註下文則云。大經之氣。何其言之不一。當從高註。

捫而循之　通雅云。捫摸一字。古無摸字。卽捫也。

切而散之　馬云。謂以指切撃其穴。使氣之布散也。

推而按之　張云。再以指揉按其肌膚。欲鍼道之流利也。高云。分擘其穴。不使傾移。

彈而怒之　馬云。以指屢屢彈之。使病者覺有怒意。使之脈氣塡滿也。張云。以指彈其穴。欲其意有所注。則氣必隨之。故脈絡䐜滿如怒起也。簡按七十八難。怒作努。怒努通用。莊子逍遙遊。怒而飛。外物篇。草木怒生。後漢第五倫傳。鮮車怒馬。皆努同。

抓而下之　馬云。謂以左手之爪甲。掐其正穴。而右手方下鍼也。七十八難。抓作爪。張云。抓。爪同。簡按後漢趙壹傳。鍼石運乎手爪。太子賢註云。古者以砭石爲針。凡針之法。右手象天。左手法地。彈而怒之。搔而下之。此運手爪也。蓋取此篇。但抓作搔。高云。抓。猶引也。未知何据。

通而取之　甲乙。取作散。吳云。通達其處。然後取定其穴。張云。下針之後。必候氣以取其疾。

外引其門　簡按王引調經論文。乃靈官能篇文。

其氣以至　甲乙。以作已。馬云。以已同。

令神氣存　甲乙。神。作真。

其寒温未相得　馬云。舍于經脈之中。寒則血凝泣。與血之温。尙未相得。暑則氣淖澤。與血之寒。尙未相得。張云。邪氣寒正氣温。故不相得。高云。未爲寒病。未爲温病。其寒温未相得。時如涌波之初起也。志云。寒温欲相得者。眞邪未合也。故邪氣波隴而起。來去于經脈之中。而無有常處。徐永時云。眞邪巳合。如眞氣虛寒。則化而爲寒。眞氣盛熱。則化而爲熱。邪隨正氣所化。故曰寒温未相得。

逢其衝　志云。逢。迎也。衝者。邪盛而隆起之時也。高云。邪氣衝突。宜避其銳。逢。甲乙作迎。

邪氣復至　復。甲乙作益。

其來不可逢　吳云。其邪之來不可逢。其虛而取之。蓋恐更傷其經氣也。正此云無逢其衝之謂。張云。眞氣不實。迎而寫之。邪氣雖去。眞氣必太虛矣。故曰。其來不可逢也。按小針解曰。其來不可逢者。氣盛不可補也。彼言補。此言寫。文若相反。各有深義。當兩察之。

大氣巳過　吳云。大氣。人氣也。人氣應乎水刻。異在靈樞。志云。大氣。風邪之氣也。高云。鍼下所聚之大氣巳過。而復寫之。則眞氣外脫。簡按上文云。大氣皆出。又云。大氣留止。高註爲是。

其往不可追　張云。小針解曰。其往不可追者。氣虛不可寫也。

不可挂以髮　小針解云。不可掛以髮者。言氣有易失也。吳云。此上必有闕文。此兩釋其義耳。取邪之時。不可毫髮間差。張云。欲寫其邪。在氣至之頃。不可挂以髮者。言絲毫之不可失也。志云。挂。掛同。

發鍼　吳云。施針也。

若先若後　吳云。若先之則邪未至。後之則虛其眞。

病不可下　張云。下者。降服之謂。高云。下。猶退也。

如扣椎　吳云。椎。木瘤也。張云。椎。木椎也。頑鈍難入。如扣椎之難也。簡按木瘤。未有所攷。

溶溶　釋音。溶音容。張云。流動貌。簡按說文。水盛也。

逆而刺之温血也　吳云。温血。毒血也。張云。凡取絡者。必取其血。刺出温血。邪必隨之而去矣。故病可立已。温血。熱血也。簡按王註。刺之下句。恐非也。志云。若逆而刺之。是謂內温。血不得散。氣不得出。三句。出十二原篇。高云。温通調也。略同王義。不可從。

中府　吳云。中府。胃也。土主中宮。故曰中府。調之中府者。言三部九候。皆以冲和胃氣調息之。張云。中府。藏氣也。凡三部九候脈證。皆以藏氣爲主。氣順則吉。氣逆則凶。故調之中府。志高仍吳註。

大過且至　吳云。大邪爲過也。高云。大過。死期也。今從吳。

大經　舉痛論云。血泣不得注大經。

內著　馬云。著。箸同。

不能久長　張云。殺人冥冥之中。莫此爲甚。欲遺陰德於子孫者。當以此爲切戒。高云。不能使人久長於人世也。

因不知　因。甲乙作固。

因加相勝　志云。不知六氣之加臨。五運之相勝。高同。簡按蓋謂不知五勝之理反補之。此則加相勝者。乃釋邪攻正也。與運氣之義迥別。

通評虛實論篇第二十八　馬云。評。論也。內論病有虛實之義。故名篇。吳云。通。普也。高云。猶言統論虛實也。

邪氣盛則實精氣奪則虛　張云。邪氣有微甚。故邪盛則實。正氣有強弱。故精奪則虛。奪。失也。二句爲病治之大綱。其辭似顯。其義甚微。最當詳辨。此以下。論說精確。醫家所宜識。以文繁今省之。李云。盛則實者。邪氣方張。名爲實證。奪則虛者。亡精失血。用力勞神。名爲內奪。汗之下之。吐之清之。名爲外奪。氣怯神疲。名爲虛證。簡按邪氣之客于人身。其始必乘精氣之虛而入。已入而精氣旺。與邪氣俱盛則爲實。如傷寒胃家實證。是也。若夫及邪入而客。精氣不能與之相抗。爲邪氣所奪則爲虛。如傷寒直中證。是也。馬云。邪氣盛者。外感也。正氣虛者。內傷也。此說不可從。

氣逆者足寒也　張云。氣逆不行。則無以及於四支。陽虛於下。故足寒也。

餘藏皆如此　馬云。此肺虛而非相尅之時則生。如春秋冬。是也。如遇相尅之時則死。如夏時之火。是也。餘藏虛者。其生死亦如此而已。夫帝問虛實。而伯先以虛爲對。未及於實也。張云。一曰。肺王於秋。當秋而氣虛。金衰甚也。故死。於義亦通。

寸脈急而尺緩　簡按王云。脈急。謂脈口也。而不解尺緩之義。諸家俱爲尺中之脈。非也。論疾診尺篇云。審尺之緩急小大滑濇。邪氣藏府病形篇云。脈緩者。尺之皮膚亦緩。尺緩。卽尺膚緩縱之謂。此節以脈口診經。以尺膚診絡。蓋經爲陰爲裏。乃脈道也。故以脈口診之。絡爲陽爲浮而淺。故以尺膚診之。義爲明晰。馬以經與寸爲陽。以絡與尺爲陰。此本于後世寸陽尺陰之說者。與經旨相畔。張則云本節之義。重在經絡。不在尺寸。俱不知尺是尺膚之謂也。下文脈口寒而尺寒。尺熱滿。脈口寒濇。義並同。吳。尺緩。改作尺脈緊。尤誤。

故曰　吳刪二字。簡按以下止可以長久也三十一字。疑是錯簡。若移於下文滑則生濇則死也之下。則文理順接焉。

脈口熱而尺寒也　志云。寒熱者。尺寸之膚寒熱。而應于經絡也。絡脈外連皮膚。爲陽主外。經脈內連藏府。爲陰主內。經云。榮出中焦。衛出下焦。衛氣先行皮膚。先充絡脈。絡脈先盛。衛氣已平。營氣內滿。而經脈大盛。經脈之虛實也。以氣口知之。故以尺膚候絡。而以寸候經。高云。經氣有餘。則脈口膚熱。絡氣不足。而尺膚寒也。以寸膚候經。以尺膚候絡。簡按脈口熱。依下文寒濇而推之。謂脈滑也。志高以尺爲尺膚。極是。然以脈口爲寸膚者。經文中無明證。

秋冬爲逆　張云。陽虛者。畏陰勝之時。馬云。秋冬屬陰。合絡與尺。簡按馬註誤。

尺熱滿　志本。熱作脈。誤。

春夏死秋冬生也　張云。陰虛者。是陽勝之時。按王氏曰。春夏陽氣高。故脈口熱尺中寒爲順。秋冬陽氣下。故尺中熱脈口寒爲順。此說若爲近理。而觀內經論脈諸篇。則但言陰陽浮沈隨氣候。初未聞有以尺寸盛衰分四時也。學者於此不辨。恐反資多歧之惑。馬云。春夏應經與寸。簡按馬註亦誤。

灸陰刺陽刺陰灸陽　張云。此正以絡主陽。經主陰。灸所以補。刺所以寫也。簡按王註陰陽經絡。互誤。吳馬遂爲灸寫刺補之解。太誤。志高皆仍張義。今從之。高云。此以灸刺。通於上文。則上文治主病者。亦當通於此矣。

脈氣上虛尺虛　簡按當從新校正。下文歷舉脈虛氣虛尺虛之狀。明是脫誤。張志高仍舊文釋之。義却晦矣。

言無常　張云。脈要精微論曰。言而微。終日乃復言者。此奪氣也。志云。宗氣虛。而語言無接續也。簡按志本于楊上善。

尺虛　簡按謂尺膚脆弱。論疾診尺篇云。尺肉弱者。解㑊安臥。乃與行步恇然同義。諸家以尺爲寸關尺之尺。誤。

恇然　張云。恇。音匡。恇然。怯弱也。說文。恇。怯也。

不象陰也　吳云。脈者。血之府。脈虛者。亡血可知。故云不象陰也。張云。脈虛者。陰虧之象。高云。若脈虛者。浮汎於上。有陽無陰。不能效於陰也。

寒氣暴上　張云。此指傷寒之屬也。

實而逆則死　張云。邪盛者脈當實。實而兼滑。得陽脈也。故生。若見陰脈爲逆。故死。按玉機真藏論云。脈弱以滑。是有胃氣。命曰易治。脈逆四時。爲不可治。

春秋則生冬夏則死　張云。脈之實滿。邪有餘也。手足寒者。陰逆在下。頭熱者。陽邪在上。陰陽乖離。故爲上實下虛之病。春秋爲陰陽和平之候。得其和氣。故可以生。冬夏乃陰陽偏勝之時。陽劇於夏。陰劇於冬。故死。

浮而濇　吳云。濇爲無血。浮而身熱。爲邪盛。爲孤陽。此不必問其四時而皆死也。馬云。此前後無問答之語。疑爲錯簡歟。簡按據新校正註。其爲錯簡無疑焉。

其形盡滿　志云。形謂皮膚肌腠。蓋經脈之內。有有形之血。是以無形之氣乘之。肌腠之間。主無形之氣。是以有形之水乘之而爲腫脹也。高云。形。身也。滿。猶實也。簡按王吳以形爲頭角耳目口齒胸中之形藏。非也。

不應也　簡按尺膚濇與脈急大堅。不相應也。邪氣藏府病形篇云。色脈與尺之相應也。如桴鼓影響之相應也。

從者手足溫也　張云。四支爲諸陽之本。故陽邪盛者。手足當溫爲順。若手足寒冷。則以邪盛於外。氣虛於內。正不勝邪。所以爲逆。

乳子而病熱　吳云。乳下嬰兒也。張云。此統言小兒之內外證也。病熱脈懸小者。陽證陰脈。本爲大禁。

寒則死　簡按論疾診尺篇云。嬰兒病。頭毛皆逆上者必死。大便赤飱泄。脈小手足寒者。難已。溫易已。

乳子中風　張云。此言小兒之外感也。風熱中於陽分。爲喘鳴肩息者。脈當實大。但大而緩。則胃氣存。邪漸退。故生。實而急。則真藏見。病日進。故死。志云。肩息者。呼吸搖肩也。風熱之邪。始傷皮毛。喘鳴肩息。是風熱盛。而內干肺氣宗氣。故脈實大也。簡按此後世所謂馬脾風之屬。衞生寶鑑云。風熱喘促。悶亂不安。俗謂之馬脾風。

腸澼便血　吳云。腸澼。滯下也。利而不利之謂。便血。赤利也。馬云。腸澼者。大小腸有所辟積。而生諸證。故腸澼爲總名。有等。俗名腸風下血。有糞前來者。爲近血。糞後來者。爲遠血。今茲腸澼便血。凡下血皆是。志云。腸澼者。邪僻積于腸間。而爲便利也。經言陽絡傷則血外溢。血外溢則衄血。陰絡傷則血內溢。血內溢則便血。腸胃之絡傷。則血溢于腸外。腸外有寒汁沫。與血相搏。則合并凝聚而積成矣。是以腸澼便血者。陰絡之血溢也。腸澼下白沫者。腸外之寒汁沫也。腸澼下膿血者。汁沫與血相搏。并合而下者也。夫便血。陰泄于內也。發熱。陽脫于外也。本經曰。陰陽虛腸澼死。此陰陽血氣之相離也。張云。腸澼一證。即今之所謂痢疾也。自仲景而後。又謂之滯下。按滯下之稱。范汪諸方已載之。見于外臺秘要。仲景書無攷。張言恐杜撰。

身熱則死寒則生　簡按病源候論血痢門。舉此二句。知巢氏以腸澼便血。爲血痢也。

脈沈則生脈浮則死　高云。洩澼下白沫。寒汁下洩。脈沈則血氣內守。故生。脈浮則血氣外馳。故死。簡按病源候論云。痢色白。食不消。謂之寒中也。診其脈。沈則生。浮則死。知巢氏以下白沫。爲寒痢也。

腸澼下膿血　吴云。赤白並下也。馬云。邪氣藏府病形篇。謂之瘕泄。難經謂之大瘕泄。後世曰痢。

脈懸絕則死滑大則生　高云。其脈懸絕則內脫。生陽不升。故死。脈滑大則陰陽和合。血氣充盛。故生。簡按病源候論膿血痢門。引此二句。知巢氏以下膿血。爲膿血痢也。

身不熱脈不懸絕　高云。上文言身熱則死。又言脈懸絕則死。帝承上文之意。而言身不熱。脈不懸絕。何如。

懸濇　高云。懸絕之漸也。簡按病源候論。以身不熱以下二十四字。載水穀痢門。

脈搏大滑　吴云。搏。過於有力也。此爲肝實。大爲氣有餘。滑爲血有餘。故久自已。簡按吴註似是。而至下文實則死窮矣。

虛則可治實則死　汪云。愚按上文云。脈搏大滑。久自已。夫搏大滑。似屬實也。下文云。虛則可治。實則死。上下文義。似相反戾。意恐搏大滑中。兼有虛豁狀耶。徐云。虛則可治。實則死。與搏而滑大相反。搏而滑。非實也。正滑泛而躍也。故自已。馬云。搏大。滑中帶虛。可治。若帶實則邪氣有餘。乃死候也。簡按上文云堅急。乃實之謂。

消癉　張云。消癉者。三消之總稱。謂內熱消中而肌膚消瘦也。吴云。消癉。消中而熱。善飲善食。簡按脈要精微論云。癉成爲消中。五變篇云。熱則消肌膚。故爲消癉。皆可以證。

脈實大病久可治　滑云。經言實大病久可治。註意謂久病血氣衰。脈不當實。以爲不可治。又巢氏曰。脈數大者生。細小浮者死。又云。沈小者生。實牢大者死。前後所論。甚相矛盾。可見脈難盡憑。必須參之以症。方可以決其死生也。徐云。脈當微弱者生。茲爲實大者可治。似相反也。愚謂當時傳刻者之誤耳。吴云。脈實大。則真氣未漓。雖久可治。脈懸小堅。則胃氣已絕。病久則死。志云。消癉。五藏之精液虛于內也。癲乃陰實于外。故虛則可治。癉乃精虛于內。故實者可治。簡按徐本于王義。吴志雖似允當。竟不如徐之診病有所徵也。

帝曰春亟治經絡　志高並云。帝曰。當作岐伯曰。簡按上文帝曰形度以下十六字。王既謂錯簡也。志高則以春亟以下。為上文答語。故改岐伯曰。不可從。亟。王訓急。音棘。諸家並同。此恐非是。蓋孟子亟問亟餽鼎肉之亟。音唭。頻數也。馬云。春時治病。治其各經之絡穴。

經俞　馬云。夏則治其各經之俞穴。

六府　志云。治六府者。取之于合也。胃合于三里。大腸合入于巨虛上廉。小腸合入于巨虛下廉。三焦合入于委陽。膀胱合入于委中央。膽合入于陽陵泉。蓋五藏內合于六府。六府外合于原俞。秋氣降收。漸入于內。故宜取其合。以治六府也。

少鍼石也　張云。冬寒陽氣閉塞。脈不易行。故當用藥。而少施鍼石。此用鍼之大法也。

不得頃時回　吳云。不得頃時遲回。簡按回讀猶俳佪低佪之回。俳回。謂躑躅不進也。低佪。紆衍貌。史記孔子贊。低佪留之不能去。遲緩之義。吳註爲得。甲乙無時字。

三痏　馬云。痏音賄。張云。刺瘢曰痏。三痏。三刺也。志云。痏者。皮膚腫起之象。鍼眼微腫如小瘡。故曰痏也。簡按說文。痏。疻痏也。志說未見所據。

纓脈　馬云。人迎水突氣舍等穴。張同。吳云。不言其經者。約而言之。不必拘其經也。

掖癰　甲乙。掖作腋。馬云。掖。腋同。簡按癰疽篇。發于腋下。赤堅者。名曰米疽。劉涓子鬼遺方云。內疚疽。發兩腋下及臂。并兩手掌中。後世外科書。謂之腋發。

足少陽五　馬云。淵液穴也。張云。淵腋。輒筋也。吳云。足少陽膽經。行于兩脇。故掖腫刺之。

手心主三　馬云。天地穴也。

大骨之會　簡按馬仍王註。志云。謂臂骨交會之處。尺澤間也。當從王註。

暴癰筋緛　簡按志云。暴癰者。言毒氣更深。爲毒凶暴。誤也。今從王註。緛。說文。衣戚也。廣雅。縮也。熊音。如衮反。縮也。王註。緛急。卽縮急也。甲乙作濡。馬云。軟同。同吳云筋柔緛也。並誤。

胞氣不足　吳云。陰汗不盡者。是陰胞之氣不足。太陽失衞。故汗不止也。簡按胞。脬同。所謂陰胞。蓋指膀胱。高爲血海。非也。

治在經俞　張云。如手太陰肺經。大淵爲俞之類也。簡按馬以列缺爲肺經之俞。誤也。甲乙經上。有其字。

腹暴滿　高云。腹中卒暴而滿。太陰脾土病也。按之不下。旣滿且硬。不應指而下也。

太陽經絡者　宋本。作手太陽。簡按王註。太陽謂原本作爲今改。手太陽也。知手字是後人所添。志高從宋本。誤。王引中誥圖經。文與甲乙全同。

胃之募也　六十七難云。五藏募皆在陰。滑壽註。在腹爲陰。則謂之募。在背爲陽。則謂之俞。募猶募結之募。言經氣之聚於此也。簡按吳呂廣撰募腧經。見甲乙註。李時珍八脈考釋音。募音暮。與膜同。詳義見瘧論募原註。此四字。甲乙無。蓋是衍文。

少陰俞　馬云。腎俞穴。此本屬足太陽膀胱經。然曰少陰者。以腎爲足少陰也。張云。少陰俞。卽腎俞也。腎爲胃關。故亦當取之。係足太陽經穴。去脊兩傍各一寸五分。共爲三寸。

員利鍼　高云。九鍼十二原論曰。鍼大如氂。且員且銳。中身微大。以取暴氣。蓋腎俞兩旁。不可深刺。故用氂鍼泄腎藏之水氣。以治腹滿。

霍亂　志。霍。作藿。未知何據。吳云。手揮霍。而目瞭亂。名曰霍亂。簡按此屬臆解。病源候論云。霍亂者。由人溫涼不調。陰陽淸濁二氣。有相干亂之時。其亂在於腸胃之間者。因遇飮食而變。發則心腹絞痛。其有先心痛者先吐。先腹痛者則先痢。心腹並痛者。則吐痢俱發。霍亂。言其病揮霍之間。便致撩亂也。文選文賦。紛紜揮霍。李善註。揮霍。疾貌。

刺俞傍五　吳云。謂背俞兩傍。去脊中行。三寸之穴。各五痏。簡按王諸家。並爲少陰俞傍志室。十四椎兩旁。相去脊中各三寸。此承上文少陰俞而言。然攷之甲乙氣亂於腸胃發霍亂吐下篇首節載霍亂刺俞傍五云云。不知士晏以俞爲何俞。可疑。

足陽明及上傍三　簡按足陽明。王爲胃俞。在十二椎下。兩傍各一寸半。張仍此。馬則爲胃倉。即胃俞旁一寸五分。上傍三。王爲腎俞之上。故云胃俞穴。馬張爲胃倉之上。故云胃舍穴。十一椎下。兩旁相去各三寸。吳及志高。不指言穴名。未詳孰是。

癇驚　志云。癇瘈筋攣。或外感六氣。或內傷七情。或飲食生痰。或大驚卒恐。病涉五藏。故當取五脈。簡按此小兒病也。太素作驚癇。甲乙亦作驚癇。載小兒雜病中。王符潛夫論云。哺乳太多。則必掣縱而生癇病。巢源云。癇者。小兒病也。十歲以上爲癲。十歲以下爲癇。徐嗣伯云。大人曰癲。小兒曰癇。又巢源千金小兒門。有三種癇。曰驚癇。食癇。風癇。可以證焉。張曰。癇音閑。癲病也。高云。癇。癲癇也。驚。震驚也。並誤。不知癇是後世所謂驚風。聖惠方論辨之詳矣。

脈五　吳云。下文其五也。各家並同。王爲陽陵泉。非也。

鍼手太陰　甲乙。作手足太陰。馬張並云。刺經渠穴。吳志高不指爲某穴。下三經同。簡按不指爲某穴者。似是。

刺經太陽　馬吳張。經下絕句。吳云。凡言其經。而不及其穴者。本經皆可取。不必拘其穴也。馬云。刺手太陽小腸經穴。各五痏。當是其經穴陽谷也。高據王註。直改經作足。簡按吳近是。然太陽不言手足。當從王義。馬以經爲經穴之經。故云陽谷。

刺手少陰經絡傍者　甲乙。作手足少陰。吳云。著某經傍者。非經非穴。取其孫絡也。馬云。刺手少陰心經絡穴通里。然謂之絡傍。則是手太陽小腸經支正穴也。張云。手少陰之經穴靈臺也。在絡穴通里之傍。故曰絡傍。

上踝五寸　馬云。即足少陰腎經築賓穴也。簡按張志高並仍王註。此寫木實也。如刺腎經則乖理。

仆擊　張云。暴仆如擊也。樓氏綱目云。其卒然仆倒。經稱爲擊仆。世又稱爲卒中風。是也。簡按九宮八風篇云。其有三虛。而偏中於邪風。則爲擊仆偏枯矣。樓說爲長。吳云。暴仆。爲物所傷也。志云。癲癇之外實也。俱屬臆解。

氣滿發逆　吳云。氣滿。氣急而粗也。發逆。發爲上逆也。志云。濁氣之在中也。

隔塞閉絕　趙府本。塞作則。熊張同。誤也。風論云。食飲不下。鬲塞不通。本神篇云。愁憂者。氣閉塞而不行。吳云。若隔而閉絕上下。水穀不得通利。則暴憂之所爲也。

暴厥　吳云。暴氣上逆也。

聾偏塞閉不通　吳偏下絕句。註云。偏偏枯也。簡按當從王註。

內氣暴薄也　吳云。薄。雷風相薄之薄。擊盪之稱也。

不從內外中風之病　滑云。膏粱之疾。暴憂之病。內氣暴薄。此三者。不從內外中風之病。謂非外傷也。以非外傷。故爲病留瘦住著。不若風家之善行數多也。吳同。張云。有病不從內而外中風寒。藏畜不去。則伏而爲熱。故致熠爍消瘦。此以表邪留薄而著於肌肉筋骨之間也。簡按張從王註。爲勝。下文云。蹠跛寒風濕之病也。卽外中風之屬。而留著者。則滑註不可從。

瘦留着　滑云。瘦當作廋。如人焉廋哉之廋。廋匿也。廋匿住着。不之去也。吳仍此。簡按攷瘦作廋。似僻。

蹠跛　馬云。蹠音隻。跖同。孟子。鷄鳴而起章盜跖從庶。陳仲子廉士章從石。義同也。楚人謂跳曰蹠。跛音波。易曰。跛能履。又音避。國語云。丘無跛。吳云。足前點步。謂之蹠。一足偏引。謂之跛。張云。足不可行。謂之蹠。志云。蹠。足也。跛行不正。而偏費也。高云。蹠。踐履也。跛。不正也。簡按蹠跖通。說文。跖。足下也。又作𨂂。蹠跛。乃漢書𨂂盭之義。賈誼傳。病非徒瘇也。又苦𨂂盭。註。𨂂。脚掌也。盭。戾也。故王註云。足跛而不可履也。志仍此。方氏通雅。以𨂂盭爲𤸇瘲。太疎。

耳鳴　吳云。陽明胃脈。上耳前。循髮際。至顬顳。故頭痛耳鳴。爲腸胃之所生。張同。簡按口問篇云。胃中空。宗脈虛。而下溜。脈有所竭。故耳鳴。決氣篇云。液脫者耳數鳴。據此數義。王註爲得矣。

太陰陽明論篇第二十九

更逆更從　張云。病者爲逆。不病者爲從。簡按當從楊義。

陽道實陰道虛　張云。陽剛陰柔也。又外邪多有餘。故陽道實。內傷多不足。故陰道虛。一曰。陰道實則陽道虛矣。所謂更虛更實者。亦通。志云。陽剛陰柔。故陽道常實。陰道常虛。繫辭曰。陰陽之義配日月。白虎通曰。日之爲言實也。常滿有節。月之爲言闕也。有滿有闕也。所以有闕。何歸功于日也。簡按吳此下。補陰道實陽道虛一句。張引一曰。蓋指吳註。然攷上文云。陽者。天氣也。主外。陰者。地氣也。主內。則陽剛陰柔之解。於文意較順。

陽受之則入六府　徐云。此言賊風虛邪。陽受之入六府。飲食起居。陰受之入五藏。與陰陽應象論天之邪氣。害人五藏。水穀寒熱。害人六府。兩說相反。其理安在。此謂虛邪外傷有餘。飲食內傷不足。二者之傷。互有所受。不可執一而言傷也。

不時臥　張云。不能以時臥也。

故喉主天氣　志云。此節用八故字。爲陰陽異位故也。

上行極而下　志云。此言邪隨氣轉也。人之陰陽出入。隨時升降。是以陽病在上者。久而隨氣下行。陰病在下者。久而隨氣上逆。

上先受之　簡按百病始生篇云。清濕襲虛。則病起於下。風雨襲虛。則病起於上。辨脈篇云。清邪中於上焦。濁邪中於下焦。正其義也。張云。上非無濕。下非無風。但受有先後耳。曰先受之。則後者可知矣。

不得至經　馬云。胃氣不能自至於四支之各經。必因於脾氣之所運。簡按至經。從太素作徑至。爲勝。

長四藏　馬云。長。掌同。主也。

著胃　高云。著。昭著也。胃土水穀之精。昭著於外。簡按馬云。著。着同。此從王註也。高屬強解。

上下至頭足　張云。脾爲藏府之本。故上至頭。下至足。無所不及。又豈獨主一時而已哉。

足太陰者三陰也　高云。厥陰爲一陰。少陰爲二陰。太陰爲三陰。故足太陰者。三陰也。

爲之行氣於三陰　吳云。爲之。爲胃也。三陰。太少厥也。脾爲胃行氣於三陰。運陽明之氣。入於諸陰也。

爲之行氣於三陽　吳云。爲之。爲脾也。行氣於三陽。運太陰之氣。入於諸陽也。

陰道不利　吳云。血道不滑利也。高云。即脈道不利也。簡按上文云。脈道不利。高注爲長。

陽明脈解篇第三十

吳云。解。釋也。釋陽明脈爲病之義。

主肉　甲乙作肌肉。簡按新校正云。脈。作肌。誤。

惋　甲乙。作悗。釋音。惋。烏貫切。簡按集韻。惋。愠。宛。怨同。音鬱。心所鬱積也。即與王注符。若烏貫切。則爲駭恨驚嘆之義。志云。驚恐貌。高云。驚顧也。並乖經旨。

陽盛　甲乙。作邪盛。

罵詈　韻會。正斥曰罵。旁及曰詈。一切經音義云。詈。亦罵也。今解。惡言及之曰罵。誹謗咒詛曰詈。

不欲食不欲食故妄走　吳本十字。改爲歌二字。簡按問語乃然。當從吳。

素問識卷四

東都　丹波元簡廉夫學

熱論篇第三十一

馬云。首言熱病者皆傷寒之類。故即以熱論名篇。

今夫熱病　甲乙。外臺。無今字。

傷寒之類也　張云。傷寒者中陰寒殺厲之氣也。寒盛於冬。中而即病者。是爲傷寒。其不即病者。至春則名爲溫病。至夏則名爲暑病。然有四時不正之氣。隨感隨發者。亦曰傷寒。寒邪束於肌表。則玄府閉。陽氣不散越。乃鬱而爲熱。故凡係外感發熱者。皆傷寒之類。馬云。水熱穴論。帝問。人傷于寒。而傳爲熱。何也。岐伯曰。夫寒盛則生熱也。又此處王註。以傷寒論中至夏變爲熱病之熱病強解。甚非。蓋未有傷于寒而不成熱者也。非但至夏之熱病爲然也。簡按王引傷寒例文。暑病。作熱病。五十八難云。傷寒有幾。其脈有變否。然。傷寒有五。有中風。有傷寒。有濕溫。有熱病。有溫病。其所苦各不同。知是中風傷寒濕溫熱病溫病。古總稱之傷寒。則王註不可廢。

巨陽者諸陽之屬也其脈連於風府故爲諸陽主氣也　巨。甲乙作太。下同。張云。太陽爲六經之長。統攝陽分。故諸陽皆其所屬。太陽經脈。覆於巔背之表。故主諸陽之氣分。志云。屬。會也。謂太陽爲諸陽之會。滑本此二十字。移于傷寒一日巨陽受之之下。徐本同。文義順承。爲勝。資生經。風府下。引此節云。然則風府者。固傷寒所自起也。北人皆以毛裹之。南人怯弱者。亦以帛護其項。俗謂三角。是也。凡怯弱者。須護項後可也。

傷寒一日巨陽受之　張云。按人身經絡。三陽爲表。三陰爲裏。三陽之序。則太陽爲三陽。陽中之陽也。陽明爲二陽。居太陽之次。少陽爲一陽。居陽明之次。此三陽爲表也。三陰之序。則太陰爲三陰。居少陽之次。少陰爲二陰。居太陰之次。厥陰爲一陰。居少陰之次。是三陰爲裏也。其次序之數。則自內而外。故各有一二三之先後者如此。又如邪之中人。必自外而內。如皮部論等篇曰。邪客於皮。則腠理開。開則邪入客於絡脈。絡脈滿則注於經脈。經脈滿則入舍於府藏。此所以邪必先於皮毛。經必始於太陽。而後三陰三陽。五藏六府皆受病。如下文之謂也。簡按吳此下。補以其脈經頭項循腰脊九字。不可從。

頭項痛腰脊強　張云。凡病傷寒者。多從太陽始。太陽之經云云。與王注同故其爲病如此。仲景曰。太陽之爲病。脈浮頭項強痛而惡寒。新校正云。甲乙。太素。作頭項與腰皆強。簡按今甲乙作腰背強。

身熱　張云。傷寒多發熱。而獨此云身熱者。蓋陽明主肌肉。身熱尤甚也。邪熱在胃則煩。故不得臥。仲景曰。陽明之爲病。胃家實也。

不得臥　調經論云。陽明者。胃脈也。其氣下行。陽明逆不得從其道。故不得臥也。

少陽主膽　新校正。引全元起。太素。甲乙。並作主骨。簡按病源。亦作主骨。只外臺作膽。外臺引本篇文云。出第九卷中。攷新校正。此篇。全本在第五卷。蓋王氏攷骨作膽。而宋人依以攷外臺也。且靈經脈篇云。膽主骨。如陽明不云主胃而云主肉。則理宜於少陽亦云主骨。蓋太陽主皮膚。陽明主肉。少陽主骨。從外而內。殆是半表半裏之部分。故攷膽作骨。於義爲長。張云。邪在少陽者。三陽已盡。將入太陰。故爲半表半裏之經。其經脈。出耳前後。下循胸脇故爲脇痛耳聾等證。仲景曰。傷寒脈弦細。頭痛發熱者。屬少陽。少陽之病。口苦咽乾目眩也。又曰。太陽病不解。轉入少陽者。脇下鞕滿。乾嘔不能食。往來寒熱。蓋邪在陰則寒。邪在陽則熱。邪在表。則無嘔滿等證。邪在裏。則胸滿乾嘔不能食。故成無已曰。少陽之邪。在半表半裏之間。

未入於藏者　簡按據新校正。全本太素。藏。作府。甲乙傷寒例。亦作府。只外臺作藏。恐是亦宋人所校攷也。考下文未滿三日者。可汗而已。其滿三日者。可泄而已。此言邪在三陽之表者。可發汗。在三陰之藏者。可下之。若推仲景之例。則當作府。然本經治法表裏只有汗下二法。故王攷府作藏。義甚明顯。而東垣李氏云。藏。非謂五藏之藏。乃是藏物之藏。出此事難知王氏演而作熱論藏字說。出傷寒綱目並屬強解。志云。藏者。裏也。陰也。言三陽之經絡。皆受三陽邪熱之病。然在形身之外。而未入于裏陰。可發汗而解也。此解爲勝。

四日太陰受之　張云。邪在三陽。失於汗解。則入三陰。自太陰始也。仲景曰。傷寒。脈浮而緩。手足自温者。繫在太陰。太陰之爲病。腹滿而吐。食不下。自利益甚。時腹自痛也。簡按本經所論三陰病者。卽仲景所謂陽明胃家實證。故下文云。其滿三日者。可泄而已。仲景所論三陰病者。乃陰寒之證。此本經所未言及。張引彼註此。殆不免乖謬。下少陰厥陰亦同。

絡於肺　甲乙。病源。外臺。無於字。

六日厥陰受之　簡按方氏傷寒條辨云。一日二日三四五六日。猶言第一第二第三四五六之次第也。大要譬如計程。如此立箇前程的期式約模耳。非計日以限病之謂。張云。愚按傷寒傳變。止言足經。不言手經。其義本出此篇。如上文六節是也。奈何草窗劉氏不明其理。遂謬創傷寒傳足不傳手之說。蓋傷寒者。表邪也。欲求外證。但當察於周身。而周身上下脈絡。惟足六經。則盡之矣。手經無能徧也。且手經所至。足經無不至者。故但言足經。則其左右前後。陰陽諸證。無不可按而得。而手經亦在其中。不必言矣。此本經所以止言足者。爲周身之表證也。

煩滿而囊縮　簡按滿。懣同。說文。懣。煩也。蓋煩懣。乃煩悶也。詳見生氣通天論喘滿註。繆氏傷寒撮要云。婦人亦有囊縮可辨。但其乳頭縮者。卽是也。李氏入門云。在女子。則陰戶急痛引小腹。吳囊縮下。補三陰經絡者。皆受病已入於府。可下而已十六字。此推三陽之例。則經文似脫此等十餘字。然以三陰稱府。尤爲無謂。若改作藏字。僅通。

五藏不通則死矣　高云。則。猶卽也。結上文三陰受病。非必四日太陰。五日少陰。六日厥陰。故內之三陰。外之三陽。內之五藏。外之六府。一日皆受其病。致榮衛不行。五藏不通。卽死矣。較之兩感於寒。不免於死者。更甚也。

渴止不滿　甲乙。傷寒例。并無不滿二字。簡按上文。不言腹滿。此必衍文。

而嚏　口問篇云。陽氣和則嚏。

大氣皆去病日已矣　調經論云。寫實者。開其門而出。大氣乃屈。五色篇云。大氣入藏府者。不病而卒死。簡按俱謂大邪之氣。高云。其不兩感於寒。屬經脈之熱病。皆以七日環復。病衰而愈。由此觀之。則上文所云一日受二日受者。乃循次言之。非一定不移之期日也。會悟聖經。當勿以辭害志。

通其藏脈　張云。謂當隨經分治也。志云。謂手足三陰三陽之經脈。高云。藏脈。如上文太陰脾藏之脈。少陰腎藏之脈。厥陰肝藏之脈也。

可泄而已　張云。凡傳經之邪。未滿三日者。其邪在表。故可以汗。已滿三日者。其邪傳裏。故可以下。吳。此下補若其寒邪傳不以次。與夫專經不傳。表裏變易。則隨證脈處治。吐下汗和。蚤暮異法。三十二字。云。欲人通變云爾。簡按王引傷寒論義頗明顯。若欲人通變。則有仲景傷寒論在焉。豈三十二字所包括乎。不啻添足。殆亦僭妄。薛氏原旨云。按傷寒一證。傳變無窮。此不過言傳經之常。而未及於變。自仲景而後諸大家。俱有名言可法。學者所當盡讀而精思之。然義多出於仲景。於仲景書。又當閉戶深求者也。

遺　志云。傷寒論曰。大病差後勞復者。枳實梔子湯主之。若有宿食者。加大黃如博棊子五六枚。蓋因傷寒熱甚之時而強食其食。故有宿食之所遺也。簡按。遺。是禮樂記遺音遺味之遺。鄭玄註。遺。猶餘也。蓋與此同義。童氏活人指掌辨疑云。遺字註解多不同。活人書註。謂便不禁也。或云。遺。亡也。其人必利不禁也。此皆非是。余謂遺者。如以物遺人之遺。即司馬公所謂積德以遺後人之遺是也。言當少愈之時。邪氣未盡去。胃氣未盡復。肉食者。其後復病。多食者。其後遺病。將痊而不得痊矣。

強食之　甲乙。無之字。仲景云。病人脈已解。而日暮微煩者。以病新差。人強與穀。脾胃氣尙弱。不能消穀。故令微煩。損穀則愈。又曰。吐利發汗。脈平小煩者。以新差不勝穀氣故也。

調其逆從　志云。脈浮者。以汗解之。脈沉者。以下解之。此之謂調其逆從也。高云。視其經脈之虛實。調其陰陽之逆從。

食肉則復　馬云。肉本性熱而難化。所以熱病復生。志云。肉。謂豕肉。豕乃水畜。其性寒冷。是以多食則遺。簡按當從馬註。

譫言　甲乙。外臺。作譫語。簡按譫。又作讝。並之廉切。音詹。攷之字書。義少異。集韻。譫。多言也。讝。疾而寐語也。然醫書則互用。劉奎說疫爲二義。甚誤。

不知人六日死　外臺。作不知人則六日而死。滑云。六日。當作三日。下文可見。徐同。簡按下文云。如是之後。三日乃死。則作六日者。非字之誤。謂至三日。則少陽與厥陰俱病云云。三陰三陽俱受病。水漿不入。昏不知人。如是者三日。凡於六日之際當死也。

三日乃死　吳云。故不知人三日。六字爲句。張云。如是之後三日乃死。謂兩感傳徧之後。復三日而死也。蓋即六日之義。高云。乃死。非即死矣。簡按朱氏活人書云。兩感。仲景無治法。但云兩感病俱作。治有先後。傷寒下之後。復下利不止。身疼痛者。急當救裏。宜四逆湯。復身體疼痛。清便自調者。急當救表。宜桂枝湯。蓋本經三陰證。並是仲景所謂胃家實。不宜以彼而例此。當攷傷寒論。

病温　生氣通天論曰。冬傷於寒。春必病温。金匱真言論曰。夫精者。身之本也。故冬藏於精者。春不病温。仲景云。太陽病。發熱而渴。不惡寒者。爲温病。詳見金匱真言論。

病暑　滑云。此病暑與病暍不同。病暑。即熱病也。宜發汗。病暍則不宜汗矣。張云。寒邪中人而成温病暑病者。其在時則以夏至前後言。在病則以熱之微甚言。故凡温病暑病。皆傷寒也。簡按温病暑病。皆是熱病。以時異其名耳。攷靈論疾診尺篇云。冬傷於寒。春生癉熱。張云。即温熱之病。其義可概見也。爲熱之微甚者。恐非。

與汗　簡按與。予也。玉函經總例云。仲景曰。不須汗而強與汗之者。奪其津液。又須汗而不與汗之者。使諸毛孔閉塞。

刺熱篇第三十二

張云。按前篇悉言傷寒。此篇名刺熱者。蓋即所以治傷寒也。但前篇分傷寒之六經。此篇詳傷寒之五藏。正彼此相爲發明耳。

小便先黄　志云。先者。謂先有此内因之熱。而先見此證也。肝主疎泄。故小便赤黄。倪朱龍曰。先者。謂先有此内熱之證。未與外熱交爭也。簡按據下文四藏之例。先字當在小便上。評熱病論云。小便黄者。小腹中有熱也。

腹痛多卧　吴云。肝脈抵小腹。故腹痛。肝主筋。筋痿故多卧。高云。腹。小腹也。木氣不達。故多卧。

不得安卧　高云。卧則血歸於肝。肝病而血不歸也。

大汗　吴云。汗則陰陽和而愈矣。志云。正勝邪而外出也。

氣逆　吴云。逆爲邪勝藏。志云。熱淫而反内逆也。陰在内。陽在外。熱爭者。陰陽交爭于外内之間。陰出于外者生。陰陽并逆于内者死。故曰重逆。

員員　甲乙作貟貟。馬云靡定也。張同。吴云。小痛貌。志云。周轉也。通雅云。頭痛員員。正謂作暈。故今人言頭懸。簡按攷文義。志註近是。

衝頭也　甲乙。頭下。有痛字。

善嘔　吴云。心火炎上。故善嘔。

顔青　吴云。脾病而肝乘之。故見青色。簡按靈五色篇曰。庭者。顔也。王註下文云。顔。額也。方言云。東齊謂之顙。汝潁淮泗之間。謂之顔。

腰痛　張云。腰者。腎之府。熱爭於脾。則土邪乘腎。必注於腰。故爲腰痛。

淅然　甲乙作悽悽然。熊音。淅。音昔。寒驚貌。高云。淅然。如水灑身之意。簡按淅。廣韻。淅米也。灑水之義。正取于此。

身熱　志云。外感曰發熱。從内而外。曰身熱。簡按此説無明證。

走胸膺背　簡按王註腹中論云。膺。胸傍也。頸。項前也。胸。膺間也。張亦云。膺。胸之兩傍高處也。而説文云。膺。胸也。攷史趙世家云。大膺大胸。修下而馮。知是胸膺有别。説文疎矣。

出血如大豆立已　高。移此七字於下文腎熱病云云刺足少陰太陽之下。而云。此七字。舊本在刺手太陰陽明下。今攷正於此。註云。承上文諸刺而言。若出鍼之時出血如大豆。則邪熱去。而經脈和。其病當立已。簡按餘藏熱病。不言出血。獨於肺熱病而言之。實爲可疑。高說近是。

苦渴　吳云。腎者水藏。當火炎水乾之時。故口渴而數飲。

項痛而強胻寒且痠　高云。邪正相持而熱爭。爭於上。則項痛而強。爭於下。則胻寒且痠。足下熱。

不欲言　吳云。腎主吸。入腎病則吸微。故令不欲言也。志云。不欲言者。腎爲生氣之原也。高云。熱爭於中。則不欲言。

澹澹然　簡按說文。澹。水搖也。王註不定。義同。馬云。無意味。張云。精神短少。非是。甲乙。無此三字。

諸汗者至其所勝日汗出也　甲乙。汗上有當字。出。作甚。高云。此衍文也。下文云。諸當汗者。至其所勝日。汗大出也。誤重於此。簡按今從高說。而存下文。

顏先赤　高云。心火居上。故心熱病者。顏先赤。五色篇云。庭者。顏也。庭。猶額也。

三周　張云。反謂寫虛補實也。病而反治。其病必甚。其愈反遲。三周者。謂三遇所勝之日而後已。高云。三周。三日也。簡按攷王註。凡六刻。蓋二刻一周。故爲六刻。此甚速。當從張註。

以飲之寒水　甲乙。以。作先。

刺足陽明而汗出止　吳云。不言孔穴而混言其經者。取穴不泥於一。但在其經。酌之可也。汗出止者。經氣和也。張云。按寒熱病篇曰。足陽明可汗出。當是內庭陷谷二穴。

身重骨痛耳聾好瞑　張云。腎主骨。在竅爲耳。熱邪居之。故爲身重骨痛耳聾。熱傷真陰。則志氣昏倦。故好瞑。仲景曰。少陰之爲病。但欲寐也。新校正。引靈樞經。見熱病篇。

眩冒　吳云。目前黑謂之眩。目如蒙謂之冒。少陰腎主骨。骨之精爲瞳子。少陰熱。故令眩冒。簡按海論云。髓海不足。眩冒目無所見。王註玉機真藏論云。眩謂目眩視如轉也。冒謂冒悶也。○志云。按以上三節。用十六先字。蓋言有先于內者。有先于外者。皆當先治之。

胸脇滿　繆刺論云。邪客於足少陰之絡。胸脇支滿。

刺足少陰少陽　高云。眩冒而熱。乃少陰腎精不升。熱病之起於少陰也。胸脇滿。乃少陽經脈不和。熱病之起於少陽也。少陰爲陰樞。少陽爲陽樞。樞轉有乖而病熱。故並刺之。

太陽之脈色榮顴骨熱病也　張。脈下句。註云。此下言兩感之脈色死期也。榮。發見也。太陽之脈。起於目內眥。太陽之筋。下結於頄。故太陽熱病者。赤色當榮於顴骨。吳云。榮。華采之稱。赤色是也。簡按熱病篇云。汗不出。大顴發赤。噦者。死。楊氏骨熱病連讀。恐非。當從王義。

榮未交　吳。榮作營。註云。營。陰血也。以其營守於中。如軍之中營也。張云。與上節之榮不同。蓋指營衞爲言。謂邪猶在衞。未交於營。其氣不深。故曰。今且得汗。簡按榮。即上文榮顴骨之榮。交。甲乙作夭。下文同。今從之。

與厥陰脈爭見　吳云。傷寒例云。尺寸俱微緩者。厥陰受病也。爭見者。謂表見陽熱之色。裏見厥陰之脈。法曰。陽病見陰脈者死。故死期不過三日。張云。六經熱病之序。其始太陽。其終厥陰。今終始爭見。則六經兩感俱傳徧。故當三日而死。證之下文義尤明顯。簡按弦。少陽之脈。王爲厥陰之脈。可疑。

其熱病　此三字。甲乙作熱氣二字。

少陽之脈色也　簡按。馬據新校正。爲衍文。今從之。

與少陰脈爭見　甲乙作手少陰。簡按熱病無言手經者。是誤。

死期不過三日　甲乙。作其死不過三日。簡按新校正。爲王氏所足成。非也。○張云。如上文言太陽厥陰爭見者。太陽爲傳表之始。厥陰爲傳裏之終。自始而終也。此以少陽少陰爭見者。少陽爲傳表之終。少陰爲傳裏之始。自終而始也。言始言終。則六經無不徧矣。故不必言陽明太陰之爭見也。簡按此說恐是傅會。陽明太陰之爭見。無不必言之理。必爲闕文。

熱病氣穴　志云。此言刺未病者。當取之氣穴也。氣穴者。瀉五藏氣分之熱。高云。熱病氣穴。猶言熱病刺法。馬云。三椎下間名身柱。四椎下間無穴。五椎下間名神道。六椎下間名靈臺。七椎下間名至陽。張云。三椎下者。魄戶也。四椎下傍。膏肓也。五椎下傍。神堂也。六椎下傍。譩譆也。七椎下傍。膈關也。簡按張添一傍字。不可從。氣穴。卽孔穴。義具於氣穴論。

膈中熱　甲乙。作胃中熱。志云。胸中膈上。乃心肺之宮城。主胸中熱者。瀉肺熱也。膈中熱者。瀉心熱也。不曰心肺。而曰胸中膈中者。意言熱在氣分。而不干于藏眞也。

榮在骶也　吳云。脊凡二十一椎。此獨刺上之七椎。而不及其下者。蓋以上之七椎。陽分也。故主熱病。下之七椎。陰分也。所以主榮血。刺之則虛其陰。故曰榮在骶也。有不可傷之意。張云。蓋旣取陽邪於上。仍當補陰於下。故曰。榮在骶也。高云。榮爲陰。主下。若榮血之熱病。其穴在脊骨盡處。故曰榮在骶也。簡按此一句難通。諸註並不允。

項上三椎陷者中也　張云。此取脊椎之大法也。項上三椎者。乃項骨三節。非脊椎也。三椎之下陷者中。方是第一節。穴名大椎。吳云。此風府穴也。言有取項上三椎者。則陷中爲是。高云。申明三椎也。從項上數之。而爲三椎也。下間者。椎下椎上陷者中也。蓋大椎。乃脊骨之第一椎。從項上數之。則大椎爲三椎。如是推之。諸椎皆得矣。志云。此言五藏之熱。入于經榮者。當取之骨穴也。脊骨之盡處曰骶。謂如取榮穴。當在骶。而至項上之三椎陷者中而取之。簡按此二句。義未太明。張高據王註而釋。今姑從之。甲乙。陷上有骨字。背腧篇云。背中大腧。在杼骨之端。千金云。大椎。第一椎上陷中。外臺同。云杼骨之端。云第一椎。皆非項骨之謂。

牙車　劉熙釋名云。輔車。或曰牙車。或曰頰車。或曰鹻車。凡繫於車。皆取在下載上物也。

評熱病論篇第三十三

馬云。首二節。論熱病。故名篇。後二節。則論勞風腎風也。

陰陽交　滑云。交謂交錯也。張云。以陽邪交入陰分。則陰氣不守。故曰陰陽交。汪昂云。按五運行大論云。尺寸反者死。陰陽交者死。蓋言脈也。簡按倉公傳云。熱病陰陽交者死。即是。

無俾也　汪機云。俾謂谷氣化爲精。今不能食則精無所俾益。高云。俾。補益也。簡按。俾。爾雅釋詁云。使也。說文云。益也。王本于爾雅。汪高原于說文。並通。

病而留者　簡按新校正。引甲乙。作而熱留者。今從之。

脈尙躁盛　馬云。按靈樞熱病篇云。熱病已得汗出。而脈尙躁喘。且復熱。勿刺膚。喘甚者死。又曰。熱病已得汗。而脈尙躁盛。此陰脈之極也。死。

三死　馬云。汗後輙復熱。不能食者。一死。汗後脈尙躁盛者。二死。汗後反狂言失志者。三死。簡按王以不勝其病爲二死。攷上文。此乃謂汗出而脈尙躁盛之證。故今從馬義。志云。病而留者。一死也。胃氣絕者。一死也。腎氣絕者。一死也。胃氣絕。腎氣絕。上文所不言。此註非也。

風厥　張云。按風厥之義不一。如本篇者。言太陽少陰病也。其在陰陽別論者。云二陽一陰發病。名曰風厥。言胃與肝也。在五變篇者。曰人之善病風厥漉汗者。肉不堅。腠理疎也。高云。承上文汗出復熱之死證。復擧汗出煩滿之病以問之。風爲陽邪。性主開發。凡汗出而身發熱者。風也。汗乃陰液。外出於陽。今汗出而心煩胸滿不解者。乃陰竭陽虛。不相交濟。是爲厥也。此因風致汗。因汗致厥。病名曰風厥。簡按倉公傳云。風蹶胸滿。過入其陽。陽氣盡而陰氣入。陰氣入張。則寒氣上而熱氣下。故胸滿汗出。與此少異。

巨陽主氣　志云。巨陽。太陽也。太陽之氣主表。風爲陽邪。傷人陽氣。兩陽相搏。則爲病熱。少陰與太陽。相爲表裏。陽熱在上。則陰氣從之。從之則爲厥逆矣。

服湯　張云。即脈度篇所謂虛者飲藥以補之之意。簡按。藥湯。古單謂之湯。華陀傳。爲湯下之。果下男形。是也。志云。以助水津之汗。似爲白湯之謂。誤也。

勞風　張云。因勞傷風也。王氏曰。勞。謂腎勞也。此固一說。第勞之爲病。所涉者多。恐不止於腎經耳。馬云。細玩此節之辭。似爲醫經中之勞證。簡按此一時勞而受風之證。未見勞證欬出青黃涕而愈者。則馬註難憑。巢源風熱候云。膚腠虛。則風熱之氣。先傷皮毛。乃入肺也。其狀使人惡風寒戰。目欲脫。涕唾出。候之三日內及五日內。不精明者。是也。七八日微有青黃膿涕。如彈丸大。從口鼻內出。爲善也。若不出則傷肺。變欬嗽唾膿血也。卽本節勞風也。本節勞風。張氏醫通詳論之。文繁不錄。當參看。出欬嗽門。葉文齡醫學統旨云。勞風。卽痓之屬。強上者。似角弓反張也。冥視者。目開不見物也。凡痓病皆同不識人。或反視斜視也。治法當與痓同。又王好古醫壘元戎。以此證爲肺痿。並誤也。方具于聖濟總錄十三卷。

法在肺下　吳云。其受邪由於肺下。蓋四椎五椎六椎之間也。張同。

強上冥視　簡按脈解篇云。所謂強上引背者。陽氣大上而爭。故強上也。王註。強上。謂頭項禁強也。乃與此註同。馬志從此。吳張依楊義。恐非也。今千金。作弦上而目眩。蓋冥視。卽目眩之謂。

唾出如涕　吳云。肺中津液。爲風熱蒸灼稠粘。故唾出若鼻中之涕。肺主皮毛。肺旣受傷。則藏眞之氣。不足以充皮毛。故惡風而振寒也。張氏醫通云。唾出若涕者。痰飲上溢之徵也。簡按古無痰字。此云唾出如涕。謂吐粘痰也。

以救俛仰　吳云。肺下有風熱。䐜脹。俛與仰皆不利。故必救其俛仰。

巨陽引精者　吳云。巨陽與少陰腎爲表裏。腎者精之府。精。陰體也。不能自行。必巨陽之氣引之。乃能施泄。故曰。巨陽引精。是爲少壯人也。水足以濟火。故三日可愈。中年者。精雖未竭。比之少壯則弱矣。故五日可愈。老年之人天癸竭矣。故云不精。不精者。眞陰衰敗。不足以濟火。故治之七日始愈。張云。風邪之病肺者。必由足太陽膀胱經風門肺俞等穴。內入於藏。太陽者。水之府。三陽之表也。故當引精上行。則風從欬散。若巨陽氣盛。引精速者。應在三日。中年精衰者。應在五日。衰年不精者。應在七日。張氏醫通。引下句云。治此證者。當急使巨陽之上引。恐非。

欬出青黄涕　千金。涕上有濃字。張云。當欬出青黄痰涕而愈。如下文者。卽引精之謂。張璐云。大如彈丸者。乃久已支塞肺竅之結痰。見邪畜之盛也。

若鼻中出　千金。出下。有爲善二字。王註蓄門。卽喉屋上通鼻之竅門也。出靈營氣篇。新校正失考。

不出則傷肺　張云。欬涕不出。卽今人所謂乾欬嗽也。甚至金水枯竭。虛勞之候。故死。

腎風　奇病論云。帝曰。有病痝然如有水狀。切其脈大緊。身無痛者。形不瘦。不能食。食少。名爲何病。岐伯曰。病生在腎。名爲腎風。簡按當與奇病論及風論參攷。

面胕痝然　甲乙。然下。有腫字。吳云。胕。腫也。張云。胕。浮腫也。痝然。失色貌。志高並云。腫貌。簡按山海經。竹山有草焉。其名曰黄雚。浴之已疥。又可以已胕。郭璞註云。胕。腫也。可以證吳張之言矣。馬及志則云。胕者。足面也。蓋以其與趺通也。而水熱穴論云。上下溢於皮膚。故爲胕腫。則豈足趺之義乎。高則云。皮裏內外曰胕。此因誤讀水熱穴論。行於皮膚。傳爲胕腫之文。俱不可從。王註奇病論則云。痝然。謂面目浮起。而色雜也。與此註少異。又註風論面痝然浮腫。乃與本篇同。廣韻。痝。莫江切。病困。並與此不相涉。因疑痝卽龐。龐。又作厖。奇病論痝然。馬本作龐。而攷說文。厖。石大貌。一曰。厚也。玉篇。大也。知是痝然卽厖然。爲腫大貌。其从疒者。乃痰癖之類。張註非也。

壅害於言　吳云。面胕痝然壅者。腎風併於上。而令壅塞也。故害於言。張云。壅。重濁不清也。病風則腎脈不利。故壅害於言語。簡按王吳以壅字接上句。張則屬下句。志高並仍此。今從張義。

可刺不　馬云。不。否同。

時熱從胸背上至頭汗出手熱口乾苦渴　馬本。汗出。手熱。各二字句。口乾苦渴。四字句。張本。汗出手熱。口乾苦渴。各四字句。高同。志汗出以下。各二字一句。吳本與原本同。簡按張本似是。苦渴。蓋謂口苦而渴。下文云。口苦舌乾。

不能正偃　吳云。偃。仰臥也。

風水　張云。腎主水。風在腎經。即名風水。志云。病名風水者。因風而動其水也。高云。此腎風之病。腎受風邪。風行水渙。故病名曰風水。馬云。風水之證。又見水熱穴論奇病論。論疾診尺篇。簡按本篇所謂風水者。乃因腎風誤刺。而變之稱。猶傷寒論。温病發汗身灼熱者。名風温。與水熱穴論等所論稍異。水熱穴論云。腎汗出。逢於風。傳爲胕腫。本之腎。名曰風水。金匱要略云。風水。其脈自浮。外證骨節疼痛惡風。又云。寸口脈沈滑者。中有水氣。面目腫大有熱。名曰風水。

論在刺法中　張云。水熱穴論也。志高同。

邪之所湊　說文。湊。水上人所會也。玉篇。競進也。

上迫肺也　病能篇云。人之不得偃臥者。何也。岐伯曰。肺者。藏之蓋也。肺氣盛則脈大。脈大則不得偃臥也。

臥則驚　志云。胃絡上通于心。陽氣入陰。陰陽相薄。故驚恐也。高云。水氣凌心也。

病本於胃　張云。脾胃屬土。所以制水。土弱則寒水反侮之。故腹中鳴。而食不下也。

身重難以行　張云。胃主肌肉。其脈行於足。水氣居於肉中。故身重不能行。

胞脈閉也　張云。胞。即子宮。馬云。愚觀月事不來。似爲婦人而論。然男子之腎風。諸證俱同。惟此一證。則有異耳。

逆調論篇第三十四

高云。調。調和也。逆調。逆其寒熱水火榮衛之氣。不調和也。寒熱逆調。則爲煩爲痺。水火逆調。則爲肉爍。爲攣節。榮衛逆調。則爲肉苛。藏氣逆調。則爲息喘也。

痺氣　聖濟總錄云。夫陽虛生外寒。陰盛生內寒。人身陰陽偏勝。則自生寒熱。不必外傷於邪氣也。痺氣內寒者。以氣痺而血不能運。陽虛而陰自勝也。故血凝泣而脈不通。其證。身寒如從水中出也。方出于二十卷中。吳云。痺氣者。氣不流暢。而痺著也。

如炙如火　吳云。如炙。自苦其熱。如薰炙也。如火。人探其熱。如探火也。簡按當從太素之文。下文同。

兩陽相得　馬云。四支屬陽。風亦屬陽。一逢風寒。兩陽相得。張同。志云。四支者。陽明之所主也。兩陽。陽明也。兩陽合明。故曰陽明。相得者。自相得而爲熱也。簡按馬註爲是。

不能生長　簡按穀梁傳云。獨陰不生。獨陽不長。正此之義也。

肉爍　熊音。爍書藥反。

以水爲事　志云。腎氣勝者。腎水之氣勝也。以水爲事者。膀胱之水勝也。謂其人水寒之氣偏勝。簡按馬張仍王註。爲縱慾之義。攷文義恐不然。

腎脂枯不長　高云。是人有寒者。平素腎氣勝。腎氣勝。則以水爲事。故太陽陽氣衰。太陽陽氣衰。則爲孤陰。孤陰不長。故腎脂枯不長。

一水不能勝兩火　高云。七字在下。誤重於此。衍文也。簡按此前註所未發。今從此。

腎孤藏也　高云。寒甚至骨。宜凍慄矣。所以不能凍慄者。腎水生肝木。肝爲陰中之陽。故肝一陽也。少陰合心火。心爲陽中之陽。故心二陽也。腎爲陰中之陰。故腎孤藏也。一陽二陽。火也。孤藏。水也。今一水不能勝二火。故雖寒甚至骨。而不能凍慄也。寒在於骨。病名曰骨痺。骨痺者。骨節拘攣。是人當攣節也。此言水火逆調。而獨陽不生。則爲肉爍。孤陰不長。則爲攣節也。簡按諸家不知前文一水不能勝兩火七字衍文。以陽盛陰虛爲解。故文理乖違。不能貫通。得高註而義始顯。

苛　吳云。苛。胡歌切。麻木不仁也。張云。頑木沈重之謂。簡按王註㾉重。攷㾉頑同音。廣韻。㾉。㾉痺。五還切。知是王氏以苛爲頑麻之義。說文。苛。小草也。蓋麻痺者。病在皮上。尤細瑣者。故取義於苛細。曲禮。疾痛苛癢。可以見耳。志云。苛。虐也。謂近衣絮而苛虐如故也。不可從。

營氣虛衛氣實也　馬云。營氣者。陰氣也。運于內。爲陽之守。故其氣虛。衛氣者。陽氣也。運于外。爲陰之使。故其氣實。太陰陽明論曰。陽道實。陰道虛。此即本節之義。張云。衛氣實者。言肌肉本無恙也。簡按下文云。營氣虛則不仁。衛氣虛則不用。營衛俱虛。則不仁且不用。則此七字不相冒。恐是衍文。前註似牽強。

不仁且不用　張云。不仁。不知痛痒寒熱也。不用。不能舉動也。簡按肉苛與不仁自有分。以肉苛而頑麻。故不知痛痒而不仁。吳云。不仁。麻木頑痺也。誤。馬云。不仁者果核中有仁。惟肉無所知。則若有不能如仁有生意矣。鑿亦甚。

肉如故也　甲乙。作肉加苛也。馬云。其肉未必有減于昔也。張云。肌肉如故。言肌肉本無恙也。高云。肉苛如故也。

簡按答語無苛字。當從甲乙之文。

曰死　吳云。志不足以帥形氣。人雖猶存。夭其生理矣。死其一肢一肉。是爲死之徒也。張云。人之身體在外。五志在內。雖肌肉如故。而神氣失守。則外雖有形。而中已無主。若彼此不相有也。故當死。簡按吳以死爲死肌之死。

張註似允當。

不得臥不能行　滑云。多一不字。

下經　簡按史記。倉公受脈書上下經于陽慶。蓋此書也。

不安　張云。反覆不寧之謂。今人有過於飽食。或病脹滿者。臥必不安。此皆胃氣不和之故。按上文所問。不得臥而息無音者。義亦同。此故不復答。

息有音也　張云。病不在胃。亦不在藏。故起居如故。氣逆於肺之絡脈者。病淺而微。故但爲息有音耳。上文所問。有臥行而喘者。義亦類此。故不復答。

主臥與喘也　張云。水病者。其本在腎。其末在肺。故爲不得臥。臥則喘者。標本俱病也。上文所問。有不得臥。不能行。而喘者。義類此節。故不復答。本篇所論。喘息不得臥者。有肺胃腎三藏之異。在肺絡者。起居如故。而息有音也。病之微者也。在胃者。不得臥。而息有音也。甚於肺者也。在腎者。不得臥。臥則喘也。又其甚者。夫息有音者。即喘之漸。喘出於腎。則病在根本矣。故愈深者。必愈甚。凡虛勞之喘。義亦猶此。有不可不察也。簡按首帝所問者六。而岐伯所答者三。王氏以爲古之脫簡。張則以爲義自含蓄。本無闕文。而吳則補凡三條。八十四字。志云。後人有言簡脫者。有增補其文者。聖人立言。渾然檃括。或言在意中。或意在言表。奈何後學不細心體認。而妄增臆論耶。可謂知言矣。

瘧論篇第三十五

馬云。瘧。凌虐之義。故名篇。當與靈樞歲露篇七十九參看。簡按劉熙釋名云。瘧。酷虐也。凡疾或寒或熱耳。而此疾先寒後熱。兩疾似酷虐也。

夫痎瘧　甲乙千金無痎字。馬云。痎音皆。後世從瘄。誤也。痎瘧者。瘧之總稱也。王註以爲老瘧。不必然。痎瘧皆生于風。則皆之一字。凡寒瘧溫瘧癉瘧。不分每日間日三日。皆可稱爲痎瘧也。簡按廣雅云。痎。痁瘧也。說文云。痎。二日一發瘧也。蓋瘧多二日一發者。因爲之總稱耳。王以爲老瘧者。其說蓋出于張文仲。外臺。鼈肝等八味方。傳屍病。亦名痎瘧。遁注。骨蒸。伏連。殗殜。是。而其原因誤讀五十六難云。咳逆瘄瘧。連歲不已爾。吳云。痎。亦瘧也。夜病者謂之痎。晝病者謂之瘧。方言書夜市謂之痎市。本乎此也。方言書。未知何等書。閱青箱雜記。豫章漫錄。五雜俎等。云蜀有痎市。而間日一集。如痎瘧之一發。則其俗又以冷熱發歇。爲市喻也。夜市之說。無所攷。張云。痎。皆也。瘧。殘虐之謂。瘧證雖多。皆謂之虐。故曰痎瘧。李云。凡秋瘧皆名痎。即其皆生于風。皆字。知諸瘧之通稱也。醫宗必讀。不載秋瘧之說。則云。凡瘧皆名痎。昔人之解非。志與吳同。而解生氣通天論則云。陰瘧也。高云。痎。陰瘧也。瘧。陽瘧也。以上數說。俱無稽之言。不可從。孔穎達左傳正義云。痎是小瘧。痁是大瘧。亦非本經之義。

畜作　趙府本畜作蓄。歲露篇。作稸。馬云。蓄稸。即積之義。故其旁皆從禾。不發之謂畜。發時之謂作。

伸欠　張云。伸者。伸其四體。邪動於經也。欠。呵欠也。陰陽爭引而然。簡按曲禮。侍坐於君子。君子欠伸。撰杖屨。視日蚤莫。鄭註。以君子有倦意也。前翼奉傳。體病則欠伸動於貌。馬云。伸當作呻。呻爲腎之聲。誤也。此論瘧之形狀。專指寒瘧。

寒慄鼓頷　汪云。愚謂此節。論瘧之形狀。張云。鼓者。振悚之謂。

願聞其道　馬云。道。猶路也。據下文有其道遠。則此道當以路訓之。

陰陽相移也　汪云。此節。論瘧之所以發寒熱也。又爲一章之大旨。下發明此節也。

陽并於陰則陰實而陽虛　高云。相移者。相并之義。如陽氣相移。而并於陰。則陰實而陽虛。須知陰氣相移。而并於陽。則陽實而陰虛。不言者省文也。

腰背頭項痛　滑云。此下。當有少陽虛一節。盧氏痎瘧論疏云。不列少陽形證者。以太陽爲開。陽明爲闔。少陽爲樞。而開之能開。闔之能闔。樞轉之也。

骨寒而痛　張云。陰勝則陽氣不行。血脈凝滯。故骨寒而痛。經始篇曰。病痛者。陰也。

此營氣之所舍也　張云。皮膚之內。腸胃之外。蓋卽經脈間耳。營行脈中。故曰。此營氣之所舍也。志云。舍。卽經隧所歷之界分。每有界分。必有其舍。如行人之有傳舍也。

此令人汗空疏　吳云。此字。指暑氣言。蓋陽氣主疏泄萬物故也。盧氏云。暑令人汗空疏。腠理開者。以暑性喧發。致腠理但開。不能旋闔耳。不卽病者。時值夏出之。從內而外。衛氣仗此。猶可捍禦。高云。暑熱傷榮。則肌表不和。此令人汗孔疏。而腠理開也。空。孔同。

得之以浴水氣舍於皮膚之內　諸註。浴下句。吳云。夏傷於暑。陽邪也。秋氣。水氣。陰邪也。陰陽相薄。寒熱相移。是以瘧作。馬云。夫暑熱伏於營。而風寒居於衛。營專在內。無自而發。衛行于外。二邪隨之以出入焉。志高。浴水氣連讀。非是。

與衛氣并居　滑云。言衛氣與營氣相并合也。汪云。從夏傷于暑至此。原所以致瘧之故也。張云。新邪與衛氣并居。則內合伏暑。故陰陽相薄。而瘧作矣。高云。風水之氣。舍於皮膚之內。則與衛氣并居也。簡按滑註誤。

此氣得陽而外出得陰而內薄　滑云。此氣指瘧。馬云。衛氣者。晝行於足。手六陽經。二十五度。此邪氣者。得陽而外出。瘧之所以發也。夜行于足。手六陰經。二十五度。此邪氣者。得陰而內入。瘧之所以蓄也。內外相薄。隨衛而行。是以一日一作也。病之始末。至是而備矣。高云。瘧之發也。必衛氣應乃作。此衛氣得日陽而外出。得夜陰而內薄。內外相薄。遇邪則發。是以日作。簡按此氣。滑馬爲瘧邪之氣。高爲衛氣。未知孰是。得陽之陽。得陰之陰。馬不解釋。高則爲日陽夜陰之義。果然則瘧疾宜無夜發者。此可疑焉。滑以得陽之陽。爲榮中之陽。以得陰之陰爲榮。其言糊塗。不可從。

循膂而下　張云。膂呂同。脊骨曰呂。象形也。一曰。夾脊兩旁之肉曰膂。下者。下行至尾骶也。簡按說文。呂。脊骨也。廣雅。膂肉也。前說本于說文。後說及王馬註。原于廣雅。據循膂而下語。其爲脊骨者。於義爲當。

大會於風府　大上巢源有常字。簡按王註熱論云。風府。入髮際同身寸之一寸。此云二寸。攷甲乙千金等。作二寸者誤。

二十五日　靈樞。甲乙。太素。全元起。巢源。作二十一日。二十六日作二十二日。馬云。此曰二十五日者。連風府之項骨三椎而言。彼曰二十一者。除項骨言。自大椎而始也。故二十六日與二十二日亦不同。吳同。張云。項骨三節。脊骨二十一節。共二十四節。邪氣自風府。日下一節。故於二十五日下至尾骶。復自後而前。故於二十六日入脊內。簡按志高二十五日作二十一日。二十六日作二十二日。據靈樞等也。自風府始。則不除項骨者。似爲有理。而攷諸書。作二十五日。二十六日者。王所改正。外臺亦作五六。宋人所改。今從志高。徐廷璋活人鍼經云按甲乙經云。大椎至尾骶。共二十一顀。此中只長三尺。以三尺內折量。取背上俞穴。一法用繩墨取穴。繩有舒縮不同。取穴無準。今以薄竹片。點量取穴。治病有準。今精考二十一顀骨。不至尾骶盡。只至腰余穴盡已。腰余穴。第二十一顀下。是腰余穴。穴傍分開一寸五分。是自環余穴。穴下更有上髎次髎中髎下髎會陽五穴。皆在二十一顀下。直至會陽穴。其穴交郄。在尾骶骨兩傍。則知二十一顀骨。至腰余而盡。今經二十一顀骨。至尾骶骨而盡。甚非也。言長三尺。此法亦不可準用。今詳二十一顀下。有四骨空。在下相連。直至尾骶盡。以二十一顀。又增四骨。骨空共二十五。據內經瘧論篇云。瘧邪初出於風府。在椎骨上。其邪大椎爲始。日下一節。二十五日。

尾骶盡處。二十六日。入于脊內。據此經云。即是二十一日。下二十一節而盡。自二十二日。即下四骨空間。至二十五日。諸顀及骨空傳盡。即入脊中。以此論之。其理甚明。則知甲乙經云二十一顀。至尾骶骨。甚非也。〇按此說太異。蓋未考及靈樞。漫爾立論。而楊繼針灸大成背部圖。亦載此論。不知其出于何人也。

骶骨　歲露篇。作尾底。簡按知是骶即底。會意。

伏膂之脈　歲露篇。病源。作伏衝。甲乙。作太衝。簡按天真論。太衝之脈盛。甲乙。太素。作伏衝。知是太衝。伏衝。伏膂。皆一脈耳。膂。即呂。脊骨。王謂膂筋之間。恐非。上文曰下一節。王云。節。謂脊骨之節。若以膂為筋。則義相乖。

九日出於缺盆之中　吳云。氣上行無關節之窒。故九日出於缺盆。簡按缺盆非陽明胃經之缺盆。骨度篇云。結喉以下。至缺盆中。長四寸。缺盆以下。至髑骭。長九寸。骨空論云。治其喉中央在缺盆中者。本輸篇云。缺盆之中。任脈也。名曰天突。俱非胃經之缺盆。乃指任脈天突穴而言耳。

其間日發者云云　以下四十四字。高移前。為帝曰其間日而作者何也之答語。置其氣之舍云云之上。云。此段。舊本在故作日益早之下。今改正於此。簡按此一節。乃前節答語。其為錯簡明矣。今從高註改定。

橫連募原　簡按舉痛論。及全本太素。巢源。作膜原。舉痛論王註云。膜。謂鬲間之膜。原。謂鬲肓之原。義未太明。此云鬲募之原系。乃覺勝於彼註。蓋膜本取義於帷幕之幕。膜間薄皮。遮隔濁氣者。猶幕之在上。故謂之幕。因从肉作膜。其作募者。幕之訛爾。太陰陽明論。脾與胃以膜相連爾。太素。膜。作募。知此募幕互誤。熊。張。並音暮。張云。諸經募原之氣。內連五藏。邪在陰分。故道遠行遲。志云。募原者。橫連藏府之膏膜。即金匱所謂皮膚藏府之文理。乃衛氣遊行之腠理也。二家之說。並不允當。姑從王義。當與舉痛論小腸膜原註參看。

不能與衛氣俱行　甲乙。衛氣。作營氣。非也。

不得皆出　甲乙。皆。作偕。似是。

故間日乃作也　乃上。病源。外臺。有蓄積二字。

此邪氣客於頭項云云　以下八十八字。外臺有此。疑古註文。

衛氣之所發　靈樞。病源。發作應。簡按下文云。衛氣應乃作。發當作應。

邪氣之所合　吳本及靈樞病源。合作舍。是。

風之與瘧也　吳云。風。外受風邪也。受風病作。則無休時。志云。夫痎瘧皆生于風。然病風者。常在其處。病瘧者。休作有時。故帝有此問。馬云。風。乃本經風論之風。簡按馬註恐非也。甲乙無也字。

相似　靈樞。病源。似作與。

淒滄之水寒　滑云。水。一作小。馬云。當作小寒。吳本作小寒。張云。淒滄之水寒。謂浴水乘涼之類也。因暑受寒。則腠理閉。汗不出。寒邪先伏於皮膚之中。得清秋之氣。而風襲於外。則病發矣。志云。風寒曰淒。水寒曰滄。簡按淒滄不必分風水。靈師傳篇云。寒無淒滄。暑無出汗。

秋傷於風則病成矣　生氣通天論云。夏傷於暑。秋爲痎瘧。金匱真言論云。秋善病風瘧。陰陽應象大論云。夏傷於暑。秋必痎瘧。靈論疾診尺篇同。周禮疾醫職。秋時有瘧寒疾。左傳定四年。荀寅云。水潦方降。疾瘧方起。

寒瘧　張云。先受陰邪。後受陽邪。故先寒後熱。人之患瘧者。多屬此證。簡按上文云。瘧之始發也。先起於毫毛。伸欠乃作。寒慄鼓頷。腰脊俱痛。寒去則內外皆熱。此乃瘧之正證也。李云。温瘧癉瘧。皆非真瘧也。知是寒瘧。特真瘧耳。

温瘧　馬云。據後第十三節。以冬中于風。而發于春者。爲温瘧。則温瘧非夏感于暑。而發于秋者比也。故今秋時之瘧。惟先寒而後熱者最多。要知温瘧原非秋時有也。

煩冤　千金。作煩悶。

癉瘧　志云。癉。單也。謂單發于陽。而病熱也。聖濟總錄云。單陽爲癉。萬氏育嬰家祕云。經中只言癉。俗稱爲疸癉者。單也。謂單陽而無陰也。簡按癉爲單陽之義。在癉瘧則可。至脾癉膽癉消癉。及癉成爲消中等。則不通焉。王註爲熱。最爲明確。蓋瘅乃燀之从疒者。燀說文。炊也。廣韻。火起貌。國語周語。火無炎燀。瘅之爲熱。其在於此耶。

金匱溫瘧。主白虎加桂枝湯。即本節瘅瘧。當並考。

經言　出靈逆順第五十五篇。下同。

渾渾之脈　馬云。脈以邪盛而亂也。張云。陰陽虛實未定也。簡按渾渾。與脈要精微論渾渾同義。謂脈盛也。七發註。渾渾。波相隨貌。

先熱而渴　吳。改先作後。簡按今驗先熱而汗出。尋而發渴。乃作先者是。

病極則復至　王以至字連下句。吳張同。馬志高並據甲乙全本太素接上句。汪昂云。至字。有連上句讀者。言寒熱復至。今從王氏。

必毀　簡按靈逆順篇云。方其盛也。勿敢毀傷。當從太素文。

爲其氣逆也　馬云按後人用藥。必當在瘧氣未發之前。方有爲効。不但用鍼爲然。若瘧發而用藥。則寒藥助寒。熱藥助熱。反無益而增其病勢矣。此義當與靈樞逆順篇參看。簡按上文云病逆。此云氣逆。其義則一也。祝茹穹心醫集云。瘧疾每日如期而至。名曰瘧信。此當原症發散。未可直攻。未可截也。或前或後。此正氣漸旺。邪將不容。名曰邪衰。方可截之。正本節之理也。

瘧之且發也　志云。且者。未定之辭。言瘧之將發。陰陽之將移。必從四末始。

堅束其處　吳云。謂臑上也。取血之法。今北人行之。張云。其處謂四關之上也。今北人多行此法。砭出其血。謂之放寒。志云。堅束其四末。令邪在此經者。不得入于彼經。彼經之經氣。不得出而并于此經。簡按志註爲允當。千金作故氣未并。先其時一食頃。用細左索。堅束其手足十指。令邪氣不得入。陰氣不得出。過時乃解。此亦一法。

真往　太素。作直往。似是。

其應如何　張云。欲察其應。

瘧氣者　甲乙。氣字無。

邪氣與衛氣　吳。移與衛氣三字于下句。作邪氣客於六府。而有時與衛氣相失。文理始明。

客於六府　張云。客猶言會也。李云。客。猶會也。邪在六府。則氣遠會希。故間二日。或休數日也。志云。六府者。謂六府之膜原也。藏之膜原。而間日發者。乃胸中之膈膜。其道近。六府之膜原。更下而遠。故有間二日。言至于數日也。簡按攷上文。並無客於六府之說。疑是風府之訛。

此應四時者也　吳云。應。當也。張云。夏傷於暑。秋必病瘧。此應四時者也。

反四時也　吳云。謂春時應暖。而反大涼。夏時應熱。而反大寒。秋時應涼。而反大温。冬時應寒。而反大熱。瘧病異形。職由此也。志云。非留畜之邪。乃感四時之氣。而爲病也。

以秋病者寒甚　張云。秋以盛熱之後。而新涼束之。陰陽相激。故病爲寒甚。高云。秋傷於濕。人氣始收。故寒甚。

邪氣不能自出　邪。甲乙作寒。

氣復反入　張云。陽極而衰。故復入於陰分。

故先熱而後寒名曰温瘧　張云。按此以冬中於寒。而發爲温瘧。即傷寒之屬。故傷寒論。有温瘧一證。蓋本諸張兆璜云。故先熱而後寒者。名曰温瘧。其但熱而不寒者。名曰癉瘧矣。故字宜著眼。高云。上文因寒瘧。而及温瘧。故寒瘧詳。而温瘧略。此問温瘧。而兼寒瘧。故下文但論温瘧。而不復言寒瘧也。

不及於陰　高。據全本太素。及作反。註云。上文温瘧。氣復反入。故先熱後寒。癉瘧。其氣不反於陰。故但熱而不寒。

命曰癉瘧　馬云。此熱氣者。內藏於心肺。而外舍於分肉。令人消鑠肌肉。病命曰癉瘧。由此觀之。則癉瘧之所舍者。肺與心耳。李云。肺素有熱。氣藏于心。即此二語。火來乘金。陰虛陽亢。明是不足之症。挾外邪而然。故温瘧癉瘧。皆非真瘧也。

刺瘧篇第三十六

暍暍然　馬云。張仲景以暑證爲暍。而此云暍暍然者。其熱似暑證之熱也。

郄中　熊音。郄。乞逆反。簡按與隙同。

解㑊　巢源作解倦。高云。猶懈惰。樞轉不力也。張云。解。懈也。㑊。跡也。身體解㑊。謂不耐煩勞。形跡困倦也。王氏卽以寒不甚熱不甚爲解。然細詳之。若有不然。觀其云身體解㑊。復云寒熱不甚分明。各有所謂。意本不同。觀刺要論曰。髓傷則銷鑠胻酸。體解㑊然不去矣。是豈非舉動解倦之謂乎。及考㑊字。不收於韻。若音爲亦。殊無意味。當從跡韻。庶乎爲妥。簡按張辨駁王註。固是。然以亦爲跡。則屬臆解。詳義見于平人氣象論。

寒不甚熱不甚　張云。病在半表半裏也。

刺足少陽　吳云。於少陽經穴刺之也。馬高同。張志仍王註。

先寒洒淅　熊音。洒淅。上所丁反。下音析。寒驚貌。高云。經脈篇曰。足陽明是動。則病洒洒振寒。故足陽明之瘧。令人先寒洒淅。

喜見日月光　張云。經脈篇曰。陽明病至。則惡人與火。今反喜見之者。陽明受陰邪。胃之虛也。

足陽明跗上　甲乙。此下。有調衝陽三字。

令人不樂好太息　吳云。脾脈病則不運。不運則膻中之氣不化。故不樂。氣塞於膻中。必噓出之而後利。故好太息。

卽取之　甲乙。此下有足太陰三字。依上文例。當有此三字。

多寒熱　多。巢源作久。

欲閉戶牖而處　張云。腎病則陰虛。陰虛故熱多寒少。病在陰者喜靜。故欲閉戶牖而處。

其病難已　甲乙。此下。有取太谿三字。依上文例。當有此三字。張云。腎爲至陰之藏。而邪居之。故病深難已。

數便　巢源。作數小便。

意恐懼　吳云。肝不足也。蓋肝有餘則怒。不足則恐。故承之曰氣不足。

悒悒　說文。悒不安也。○汪昂云。按傷寒言足經而不及手經。本篇論瘧。亦言足而不及手經。本不傳手乎。抑足經可以該手經也。篇後言府瘧。僅胃府而不及他府。又豈以胃爲六府之長乎。此事難知。載李杲治足六經瘧方。當並考。

心寒　張云。肺者。心之蓋也。以寒邪而乘所不勝。故肺瘧者。令人心寒。高云。肺。天也。心。日也。肺瘧者。令人心寒。天日虛寒也。簡按當從張註。

熱間善驚　巢源。無熱字。張云。心氣受傷。故善驚如有所見。

欲得清水反寒多　馬云。心熱則煩且甚。故欲得水以救之。惟其熱甚則反寒多。蓋熱極生寒也。吳云。蓋陽併於裏而煩。心欲得清水。則陰出之表。無肌熱而外寒。手少陰心之經也。簡按據吳註。則不必從太素而改字。

刺手少陰　千金翼。此下。有是謂神門四字。

蒼蒼然太息　甲乙。無太息二字。據下文如死者三字。必剩文。

鳴已汗出　志云。濕熱下行則腸鳴。上蒸則汗出也。鳴已汗出者。下行極而上也。張云。寒已而熱。則脾氣行。故腸中鳴。鳴已則陽氣外達。汗出而解也。

洒洒然　甲乙。作悽悽然。

宛轉大便難　吳云。宛似也。轉。傳送也。言似乎傳送大便。難出也。馬云。宛轉則難於轉身也。張云。腰脊之痛。苦於宛轉。而大便難也。簡按宛。屈也。轉。運也。此狀大便難也。馬張並誤。莊子天下篇。推拍輐斷。與物宛轉。

目眴眴然　巢源。目下。有眩字。外臺。作身掉不定。熊音。眴。許縣反。吳云。眴二音。縣。舜。目欲瞑也。仲景云。少陰之爲病。但欲寐也。亦是目眴眴然之意。張云。眴。音眩。眴眴然。眩動貌。目視不明。水之虧也。簡按當從張註。詳見于五藏生成篇。○此事難知。載李杲治五藏瘧方。當並考。

胃瘧　張云。府有六。而此獨言胃者。以胃爲六府之長也。

橫脈　張云。謂足內踝前斜過大脈。則太陰之經。蓋卽商丘也。吳云。謂二經孫絡之橫者。

瘧發身方熱　張云。此下言諸瘧之刺法也。身方熱者。謂於未發之前。熱將作也。瘧之先熱者。溫瘧也。高云。此復申明胃瘧之義也。簡按當從張註。

刺跗上動脈　馬張俱云。當是足陽明衝陽之穴。

瘧方欲寒　張云。寒之將發未發也。

滿大急　張云。陽邪之實也。

背俞　吳云。背爲諸陽之府。故刺背俞。高云。五藏之俞。皆在於背。故刺背俞。簡按張爲五胠俞。似是。

中鍼　高云。不大。不小之鍼也。

傍五胠俞各一　馬云。譩譆。去中行開三寸。自附分魄戶膏肓神堂。數至譩譆。爲第五。故曰五胠俞。吳云。謂魄戶神堂譩譆鬲關魂門也。張云。背爲諸陽所出。故當刺之。卽五胠俞也。胠者。脇也。出于廣雅。一曰。旁開也。莊子胠篋之胠。水熱穴論曰。五藏俞傍五。以寫五藏之熱。卽此謂也。蓋此五者。乃五藏俞傍之穴。以其傍開近脇。故曰傍五胠俞。卽魄戶神堂魂門意舍志室也。簡按每穴在五藏俞之傍。故以魄神魂意志命名焉。志云。傍。倚也。高云。胠。脇旁連背處也。五藏之俞。在背兩行。兩行之外。復有兩行。所謂胠也。餘並與張同。簡按張註明確。殆勝于王。然胠兼開義而釋之。恐非。高註爲是。

小實急　張云。陰邪勝也。陰盛者生內寒。故宜灸。

灸脛少陰刺指井　志云。艾名氷臺。能于水中取火。能啓陷氣之陽。故當灸少陰脛下之太谿。以啓經脈之生氣。刺足小指之井穴。以寫經脈之實邪。高云。先灸後刺。助正散邪之法也。簡按志以少陰爲太谿。與王異。未知孰是。

瘧脈滿大急　簡按志高以爲申明前義非也。今從新校正。刪二十二字。

瘧脈緩大虛　志云。血氣兩虛也。

用藥　張云。鍼有寫而無補。故脈虛者。不宜用鍼。脈度篇曰。盛者寫之。虛者飲藥以補之。卽此之謂。

過之　高云。過其食頃之時。則爲失時。失時而治。治無益也。簡按志云。若太過之。則又失其時矣。故高仍王註。暗斥其非。

諸瘧而脈不見　甲乙。而作如。吳張並云。邪盛氣逆。而脈伏也。志云。此言邪在皮膚氣分者。宜刺十指之井穴也。瘧在氣分。故不見于脈。脈不見者。謂不見滿大急之脈也。高云。不見滿大急小實急緩大虛之脈也。簡按吳張註爲是。

赤如小豆　志云。邪在膚表氣分。有傷澹滲皮膚之血。故赤如小豆。高云。身之皮膚。赤點如小豆者。盡取而刺之。夫所出爲井。皮膚主表。病不在脈。故如是以刺之。

十二瘧　張云。如前之六經六藏也。

其發各不同時　志云。言厥陰與肝瘧。陽明與胃瘧。太陰與脾瘧。少陰與腎瘧。各有藏府經氣之不同也。簡按千金翼。設黃岐問答。見十二瘧鬼之說。固屬荒誕焉。

二刺則知　張云。一刺之。病氣雖衰。猶未覺也。故必再刺。始知其効。

俠脊者　志云。胠兪背兪也。吳云。謂背兪之挾脊者。馬張仍王。

廉泉也　甲乙。泉下。有穴字。簡按諸家爲任脈之廉泉。非也。任脈廉泉只一穴。不宜言兩脈。此言足少陰廉泉也。氣府論云。足少陰舌下各一。王註。足少陰舌下二穴。在人迎前陷中動脈前。是曰舌本左右二也。根結篇云。少陰根於湧泉。結於廉泉。可以互證。

必先問　倪朱龍云。用三先字者。謂邪或舍于頭項。而又兼中于腰背。或舍于腰背。而又兼中于手足。衛氣先至之處。其病先發。是一日之中。或又有兩發之瘧也。簡按此說近鑿。

先頭背痛者　頭。諸本作項。當改。

手少陰陽明十指間　張云。手少陰陽明。皆以井穴爲言。又刺十指間者。各隨其所病之經也。亦取井穴。志云。謂十指間之少衝商陽也。高同。簡按據新校正。作手陰陽。似是。然下文云足陽明十指間。則志說爲是。

足陽明十指間　志云。十指間之厲兌也。

風瘧　志云。痎瘧皆生于風。故論刺風瘧于後。

胕髓病　張云。其邪深伏。故名曰胕髓病。吳本胕作附。高同。註云。按之不可。痛在骨也。髓藏於骨。故名曰附髓病。志云。胕。足面也。倪仲宣云。足胕乃陽明之部分。此風木之邪。賊傷胃土。故名曰胕髓病。簡按訓胕爲跗。太誤。痛在於骱。安得謂之跗。

鑱鍼　靈九鍼十二原篇云。鑱鍼。第一鍼。頭大末銳。以寫陽氣。

絕骨　簡案王以爲陽輔。張以爲懸鍾。攷甲乙。陽輔在足外踝上四寸。輔骨前。絕骨端。如前二分。懸鍾。在足踝上三寸。而按經中。無懸鍾穴。如陽輔。則見本輸篇。當從王註。本輸篇云陽輔。外踝之上。輔骨之前。及絕骨之端也。又攷四十五難。髓會絕骨。今邪伏而附于髓。故鍼髓會之絕骨。以祛其邪也。

身體小痛　志云。此言風瘧之病。身體痛者。高云。不若骱酸痛甚也。痛不在骨。在太陽之通體。

刺至陰　三字衍。當依甲乙刪之。

諸陰之井　志云。蓋井穴乃經氣之交。故邪在陽之氣分者。宜寫出其血。病在陰之經。而宜取陰之井者。可間日一刺。則邪氣自泄。不必至于出血。以泄眞陰之氣。

瘧不渴　張云。不渴者。內無邪。邪在表耳。故當刺足太陽。

渴而間日作　張云。渴則邪在表裏之間。故當刺足少陽。雜病篇曰。瘧不渴。間日而作。取足陽明。渴而日作。取手陽明。與此不同。

氣厥論篇第三十七

馬云。未有故得之氣厥也。則凡寒熱相移。皆氣逆使然。故名篇。吳同。

腎移寒于肝　肝字。諸家據新校正。改作脾。今從之。

癰腫少氣　吳云。寒毒移於骨肉之間。壅塞營衛。或先腫後痛。或先痛後腫。皆曰癰腫。少氣者。腎以陰氣吸納。今腎之陰氣移。而併於脾。則腎之陰氣微矣。無以吸納。故少氣。張云。腎中寒氣。移於脾者。乃爲癰腫。凡癰毒之病。寒熱皆能爲之。熱者爲陽毒。寒者爲陰毒。蓋脾主肌肉。得寒則氣聚而堅。堅而不散。則爲腫爲癰也。一曰。癰者。壅也。腎以寒水之氣。反傳所勝。侵侮脾土。故壅爲浮腫。其義尤通。少氣者。寒盛則陽虛於下。陽虛則無以化氣也。簡按張註後說。義爲明晰。懸壅。作懸癰。甲乙及孟子癰疽韓非作雍鉏之類。古假借通用頗多。馬志及高並仍王註。爲癰疽之義。不可從。

隔中　靈邪氣藏府病形篇云。隔中。食飲入而還出。後沃沫。

肺消　張云。心火不足。則不能溫養肺金。肺氣不溫。則不能行化津液。故飲雖一。而溲則倍之。夫肺者。水之母也。水去多。則肺氣從而索矣。故曰肺消。門戶失守。本元日竭。故死不能治。王氏註云云。愚謂火爍於內者。又安得飲一而溲二。此註似爲未妥。簡按方出于聖濟總錄五十八卷。

涌水　張云。涌。湧同。涌水者。水自下而上。如泉之涌也。水者。陰氣也。其本在腎。其末在肺。肺移寒於腎。則陽氣不化於下。陽氣不化。則水泛爲邪。而客於大腸。以大腸爲肺之合也。汪昂云。癰腫狂膈肺消之症。多屬火熱。而經文俱云移寒。若作熱解。則下文又有移熱一段。諸註隨證訓釋。或言熱。或言寒。語雖不一。義實難移。竊謂移寒。寒字。當作受病之始言。如隔塞。多屬熱結。若云膈症。間有寒膈癰腫。間有。寒瘍。而屬熱者。多與狂顛肺消。均當作寒久變熱解。于義始通。若下文移腎涌水。則始終均屬陰寒也。簡按汪昂蓋不見張註。故有此等說。恐未免附會。涌水方。具聖濟總錄七十九卷。

濯濯　靈邪氣藏府病形篇云。大腸病者。腸中切痛。而鳴濯濯。

鬲消　馬云。一說。鬲證肺消。當爲二病。張云。鬲上焦煩。飲水多而善消也。上文言肺消者因於寒。此言鬲消者因於熱。可見消有陰陽二證。不可不辨。李氏蘭室秘藏云。上消者舌上赤裂。大渴引飲。經云。心移熱於肺。傳爲膈消。是也。簡按李以爲上消渴。是。鬲消方具于聖濟總錄四十九卷。

柔痓　簡按柔者。陰之義。傷寒論。太陽病。發熱無汗。反惡寒者。名曰剛痓。太陽病。發熱汗出。不惡寒者。名曰柔痓。成無巳註。痓字。乃痙之誤。蓋肺屬太陰。腎屬少陰。肺移熱於腎而發痙。故曰柔痙。活人書云。柔痙又云陰痙。是也。馬張依王註云。柔。謂筋緩而無力也。說文。痙。勁急也。筋緩無力。何得云痙。於理太乖。吳云。柔。多汗也。亦誤。

腸澼死　張云。腎移熱於脾者。陰火上炎也。邪熱在下。真陰必虧。故傳爲虛損。腎本水藏。而挾熱侮脾。故名腸澼。下利膿血。陰虛反克。則水土俱敗。故死。

胞移熱於膀胱　樓云。胞。謂女子之胞也。吳云。胞。陰胞也。在男則爲精室。在女則爲血室。張同。簡按精室無所攷。當從樓說。王履泝洄集云。膀胱固爲津液之府。又有胞居膀胱之中。程式醫彀云。胞本胞胎之胞。履錯認爲尿脬之脬。却乃牽合而傳會。以膀胱聯而爲一。若有熱何待於移。移者。由他臟移至之謂。是語相矛盾矣。張五味篇註。亦辨履之誤。當攷。胞義。詳于五藏別論。

口麋　麋。諸本作糜。簡按古通用。鹽鐵論。麋鬲。論衡。麋爛。並麋同。然宋本以下。並作糜。當攷。志云。小腸之下。名曰闌門。濟泌別汁。滲入膀胱。膀胱反移熱于小腸。是以鬲腸不能下滲。濕熱之氣。反隨經上逆。而口爲之糜爛矣。聖濟總錄云。熱氣厥逆。膀胱移熱於小腸。胃之水穀。不得傳輸於下。故鬲塞不便。上則令口生瘡而糜爛也。大抵心胃壅熱。則必薰蒸於上。不可槩用傅藥。當求其本而治之。方具于一百十七卷。

虙瘕　張云。小腸之熱下行。則移於大腸。熱結不散。則或氣或血。留聚於曲折之處。是爲虙瘕。簡按顏氏家訓曰。宓伏。虙古來通字。方具于聖濟總錄第五十卷。瘕。詳于大奇論註。

爲沈　馬云。伏瘕。則沈其中也。吴云。爲隱伏祕匿之瘕。極其痛苦奔注。如火之灼。痛止則如不病之平人。爲患深沈。不易求也。張同。志云。沈痔也。邪氣藏府篇曰。腎脈微濇爲沈痔。曰沈者。抑上古之省文。或簡脫耶。諸家註釋。皆以沈爲伏瘕沈滯。按經文用二爲字。是係二證。不可併作一證論。高本。沈下有痔字。註云。痔字簡脫。今補。火熱下行。而爲沈痔。簡按據二爲字。志高似是。汪昂云。沈。疝字之誤。非也。儒門事親云。夫婦人月事沈滯。數月不行。肌肉不減。內經曰。是名爲瘕爲沈也。沈者。月事沈滯不行也。急宜服桃仁承氣湯加當歸。大作劑料服。不過三服立愈。

善食而瘦　甲乙。瘦。作溲。非也。

食亦　甲乙。作食㑊。入作又在㑊字下。簡按亦。易也。即跛易痿易狂易之易。雖善食而不肥。與平常變易。故曰食易。張云。雖食亦病而瘦。所以謂之食亦。高同。此訓爲助字之亦。乃非名病之義。千金方云。食多身瘦。名曰食晦。先取脾俞。後取季脇。蓋晦。不見之義。即食㑊也。㑊字義。詳見于平人氣象論。樓氏綱目云。食㑊者。謂食移易而過。不生肌膚。亦易飢也。東垣云。善食而瘦者。胃伏火邪於氣分則能食。脾虛則肌肉削也。方具于聖濟總錄四十七卷。

辛頞鼻淵　吴云。腦受其熱。故令頞中辛辣。鼻液如淵之流。無止息也。簡按玉篇。頞。鼻莖也。釋名。頞。鞍也。偃折如鞍也。圖翼云。頞。音遏。鼻梁。亦名下極。即山根也。沈子祿云。俗呼爲鼻根頞。或作齃。蹙齃見史蔡澤傳。高云。兩頞辛瘈。鼻兩傍曰頞。非也。千金方云。夫鼻洞者。濁下不止。傳爲鼽瞢瞑目。故得之氣厥。蓋鼻洞者。鼻液洞下不止之義。即鼻淵也。張氏醫通云。鼻淵鼻鼽。當分寒熱。若涕膿而臭者爲淵。屬熱。清涼之藥散之。若涕清而不臭者爲鼽。屬虛寒。辛溫之劑調之。

衄衊　甲乙。衊。作䁾。廣韻。䁾。目赤也。釋音。衊。莫結切。簡按王註汙血。見說文。吴云。鼻中出血。謂之衄衊。盛者爲衄。微者爲衊。未詳所據。聖濟總錄云。在鼻爲衄。在汗空爲衊。此誤讀王註。以汚爲汗也。太疎。

故得之氣厥也　簡按王以降諸家。以爲結總一篇之義。然涌水癰溺血虛瘕食亦。恐不得之氣厥。乃謂辛頞鼻淵衄蔑瞑目而已。全本併此篇于厥論。其名篇以氣厥者。王所改定。知此非總結之文也。

欬論篇第三十八

吳云。有聲之謂欬。連聲之謂嗽。不言嗽者。省文也。儒門事親云。嗽與咳一證也。後人或以嗽爲陽。欬爲陰。亦無考據。且內經欬論一篇。純說欬也。其中無嗽字。由是言之。咳即嗽也。嗽即欬也。陰陽應象大論云。秋傷於濕。冬生欬嗽。又五藏生成篇云。欬嗽上氣。又診要經終論云。春刺秋分。環爲欬嗽。又示從容篇云。欬嗽煩冤者。腎氣之逆也。素問惟以四處連言欬嗽。其餘篇中止言咳不言嗽。乃知欬嗽一證也。簡按釋名云。欬刻也。氣奔至出入不平調。若刻物也。嗽促也。用力急促也。吳意正與此符矣。劉完素云。欬謂無痰而有聲。嗽謂無聲而有痰。保命集李湯卿則辨之云。無攷據。心印紺珠大是。

其寒飲食　邪氣藏府病形篇云。形寒寒飲則傷肺。以其兩寒相感。中外皆傷。故氣逆而上行。汪昂云。皮毛受寒。爲外傷寒。飡寒飲冷。爲內傷寒。今人惟知外傷寒。而不知有內傷寒。詎爲陰症者。是也。不讀內經。烏能知此。簡按內傷寒固有之。然與陰症迥別。

各傳以與之　張云。如肝當受病於春。以其時也。然有非木令之時。而肝亦病者。正以肺先受邪。而能傳以與之也。凡諸藏府之非時受邪者。其義皆然。汪昂云。馬註。作肺傳邪于五藏而欬。李士材宗之。謬。觀篇首肺之令人欬篇後關于肺二語。則欬之必由于肺明矣。

爲泄爲痛　吳云。上文言外內合邪。故爲病亦兼內外。欬。外證也。泄。裏證也。寒在表則身痛。寒在裏則腹痛。是兼乎內外者也。簡按王註瀉痢。恐不必然。

乘秋則　簡按據新校正。全本太素無此三字。然下文有乘春乘夏等語。則全本。太素。係于脫遺。馬以下諸本並有之。

先受邪　吳云。曰先受之。則次便及乎肺。而爲欬矣。

至陰　高云。脾爲陰中之至陰。寄王四時。乘至陰。卽其王時也。簡按痺論。以至陰遇此者。爲肌痺。王註云。至陰謂戊己月及土寄月也。

喘息有音　病源。外臺。音下。有聲字。

喉中介介如梗狀　甲乙介介。作喝喝。新校正。甲乙。介介如梗狀。作喝喝。誤。梗。巢源作哽。吳云。介介。堅梗而有妨礙之意。志云。藏府病形篇曰。心脈大甚爲喉吤。蓋喉乃肺之竅。心火烴金。故喉中介然如梗狀。簡按西京賦註。草木刺人爲梗。

不可以轉轉則　外臺。作不可以轉側。似是。

陰陰引肩背　巢源。作瘖瘖引肩髆。○馬云。按此章難知。集李東垣治五藏欬方。肺欬。用麻黃湯。心欬。用桔梗湯。肝欬。用小柴胡湯。脾欬。用升麻湯。腎欬。用麻黃附子細辛湯。雖未盡中病情。姑備此以俟採擇。

長蟲　張云。蚘蟲也。居腸胃之中。嘔甚則隨氣而上出。簡按。巢源云長蟲。蚘蟲也。長一尺。藏府病形篇。云脾脈微滑。爲蟲毒蛕蝎。蚘。蛕。蛔。並音回。說文。腹中長蟲。關尹子云。人之一身。內包蟯蛔。外蒸蟣蝨。東方朔神異經云。人腹中蚘蟲。其狀如蚓。此消穀蟲也。多則傷人。少則穀不消。知蚘蟲常居腸胃中也。

嘔膽汁　千金作淸苦汁出。四時氣篇云。膽液泄則口苦。胃氣逆則嘔苦。故曰嘔膽。

欬而遺失　志云。失。當作矢。廉頗傳曰。坐頃三遺矢。簡按甲乙作矢。爲是。病源作屎。千金作糞。

三焦欬　張云。久欬不已。則上中下三焦俱病。出納升降。皆失其和。故腹滿不能食飮。簡按王註。爲上中二焦。馬註。爲手少陽之三焦。恐非也。

此皆聚於胃關於肺　馬云。夫五藏六府之欬如此。然皆聚之於胃。以胃爲五藏六府之主也。關之於肺。以肺先受邪。而後傳之于別藏別府也。使人多涕唾。而面浮腫。皆以氣逆于上故耳。此乃藏府欬疾之總語也。簡按此解。勝於王註。張高並仍馬義。

治其俞　志云。欬在五藏。當治其俞。五藏之俞。皆在于背。欲知背俞。先度其兩乳間。以草度其背。是謂五藏之俞。灸刺之度也。簡按此據血氣形志篇。而諸家並原于本輸篇。未詳何是。

治其合　志云。合治內府。故欬在六府者。取之于合。胃合入于三里。大腸合入于巨虛上廉。小腸合入于巨虛下廉。三焦合入于委陽。膀胱合入于委中央。膽合入于陽陵泉。高同。簡按此據邪氣藏府病形篇。而諸家並原于本輸篇。亦未詳何是。

治其經　志云。浮腫者。取肺胃之經脈以治之。簡按上文。曰俞。曰合。前註似是。證治準繩。幷張氏醫通欬嗽門。載增補素問五藏六府欬治例。當參看。

素問識卷五

東都　丹波元簡廉夫學

舉痛論篇第三十九

馬云。首篇悉舉諸痛。以爲問答。故名篇。吳據新校正。改作卒痛。

必有驗於人　國語楚語。楚右尹子革曰。民。天之生也。知天必知民矣。

必有厭於己　張云。厭。足也。高云。厭。棄也。棄其非。而從其是也。簡按張註爲是。

要數極　簡按玉版論要篇云。至數之要。迫近以微。

明明也　宋本無一明字。志高依此。簡按攷王註意。宋本近是。

如發蒙解惑　宋本。如。作而。簡按蒙。矇同。刺節眞邪論。二曰發矇。禮記仲尼燕居。昭然若發矇矣。又東方朔七諫。幸君之發矇。漢揚雄傳。發矇廓然。竇融傳。曠若發矇。晉顧愷之作啓矇記。朱子有易學啓蒙。詩毛傳。有眸子而無見。曰矇。王充論衡云。人未學問曰矇。矇者。竹木之類也。並可以證。王註未允。

稽遲　說文。稽。留止也。

縮踡　熊音。踡。具員反。踡跼不伸也。

絀急　釋音。絀。丁骨切。張云。絀。屈曲也。簡按廣韻。絀。竹律切。音窋。荀子非相篇。緩急贏絀。註。猶言伸屈也。

炅　熊音。古惠反。煙出貌。唐椿原病集云靈。音鈴。小熱貌。內經舉痛論云。寒氣客於脈外。引小絡而痛。得靈則痛止。註云。靈。熱也。考篇韻中。炅。明也。與熱無干。查有灵。是小熱貌。恐傳寫者。誤灵爲炅。未審是否。宜當考讀。改字典。炅。唐韻。古迥切。音熲。說文。見也。廣韻。光也。灵。廣韻。郎丁切。音靈。字類。小熱皃。正字通。俗靈字。簡按熊唐並誤。高云。炅。烟同。熱也。集韻。烱。俱永切。音憬。炎蒸也。字彙。居永切。通雅云。靈素之炅。當與熱同。此說爲得。

而不可按也　滑云。此當作痛甚不休也。

膜原之下　簡按王註瘧論云。募原。謂膈膜之原系。與此註異。

俠脊之脈　張云。俠脊者。足太陽經也。其最深者。則伏衝伏膂之脈。故按之不能及其處。志云。伏衝之脈也。深者。謂邪客于俠脊之衝脈則深。在于腹之衝脈。則浮于外而淺矣。簡按衝脈有浮沈之別。見于靈五音五味篇。志註義長矣。

起於關元　馬云。按骨空論云。衝脈起于氣衝。今曰關元者。蓋任脈當臍中而上行。衝脈俠臍兩傍而上衝。則本起于氣衝。而與任脈並行。故謂之起于關元。亦可也。張云。關元。任脈穴。在臍下三寸。衝脈起于胞中。出五音五味篇。即關元也。

因之　吳云。氣從之也。

喘動應手　馬云。發喘而動。則應手而痛也。志云。人迎氣口。喘急應手也。簡按王吳張並不釋。蓋此指腹中築動而言。靈百病始生篇云。其著於伏衝之脈者。揣之應手而動。是也。喘。或是與蝡通。蝡音輭。說文。動也。馬志註恐非也。

按之則熱氣至熱氣至則痛止矣　滑云。以上十三字。不知何所指。簡按高本此十三字。移于第四對。故按之痛止之下。文脈貫通。極是。

在下相引　吳作上下相引。非也。

小腸膜原之間　簡按上文云。腸胃之間。膜原之下。張云。膜。筋膜也。原。肓之原也。腸胃之間。膜原之下。皆有空虛之處。以原爲肓之原。恐誤。百病始生篇云。舍於腸胃之外。募原之間。又云。著於腸胃之募原。太陰陽明論云。脾與胃以膜相連。蓋臟府之間。有膜而相遮隔。有系而相連接。此即膜原也。故王註瘧論云膈膜之原系。馬註始生篇云。腸胃之外。膜原之間者。即皮裏膜外也。此說近是。

大經　志云。藏府之大絡也。簡按百病始生篇云。其痛之時息。大經乃代。離合真邪論云。反亂大經。皆其義也。

宿昔而成積矣　志云。宿昔。稽留久也。高云。匪朝伊夕。故痛於宿昔。汪昂云。按此即今之小腸氣也。

厥逆上泄　吳云。上泄。吐涌也。涌逆既甚。陰氣必竭。

陰氣竭陽氣未入　馬云。陰經之氣竭。衛氣不得入。故寒氣壅滯。高云。陰氣竭於內。陽氣虛於外。不能即入於陰。陰氣竭。陽氣未入。故卒然痛。死不知人。少間則陰氣竭而得復。陽氣未入而得反。乍劇乍甦則生矣。

不得成聚　張云。水穀不得停留。志云。不成積聚而後洩腹痛也。簡按王註為是。

熱氣留於小腸　吳云。此明腹痛而閉不通者。簡按本篇。叙腹痛一十四條。屬熱者止一條。餘皆屬寒。王氏證治準繩有說。當參攷。又史載之方。舉每證。附以脈候及治方。文繁不錄。宜參。

固盡有部　簡按吳攷固作面。泥矣。

視其五色　馬云。按靈樞五色篇第四節。義與此同。

飧泄　簡按甲乙。太素。作食而氣逆。然經脈篇。肝所主病。嘔逆飧泄。未必攷字。

肺布葉舉　志云。肺藏布大而肺葉上舉。簡按此據全註。今從之。

上焦不通榮衛不散　吳云。二不字非也。

精却　吳云。却。却步之却。退也。

故氣不行矣　新校正。不。作下。攷上文。作下為是。吳亦從之。馬則云。作下行者。不知經脈之行故也。張亦引本神篇憂愁者。氣閉塞而不行。而證之。並難憑矣。

氣不行　新校正引甲乙。似是。吳云。氣。榮衛表氣也。亦通。

外內皆越　馬云。人有勞役。則氣動而喘息。其汗必出於外。夫喘則內氣越。汗出則外氣越。故以之而耗散也。

腹中論篇第四十

心腹滿　高云。心腹。心之下。腹之上也。滿。脹滿也。

旦食則不能暮食　吳云。是朝寬暮急。張云。內傷脾腎。留滯於中。則心腹脹滿。不能再食。

鼓脹　志云。鼓脹者。如鼓革之空脹也。此因脾土氣虛。不能磨穀。故旦食而不能暮食。以致虛脹如鼓也。

雞矢醴　張云。雞矢之性。能消積下氣。通利大小二便。蓋攻伐實邪之劑也。凡鼓脹由於停積。及濕熱有餘者。皆宜用之。若脾腎虛寒發脹。及氣虛中滿等證。最所忌也。誤服則死。正傳云。用羯雞矢一升。研細。炒焦色。地上出火毒。以百沸湯淋汁。每服一大盞。調木香檳榔末。各一錢。日三服。空腹服。以平爲度。又醫鑑等書云。用乾羯雞矢八合。炒微焦。入無灰好酒三碗。共煎乾至一半許。用布濾取汁。五更熱飲則腹鳴。辰巳時行二三次。皆黑水也。次日覺足面漸有縐紋。又飲一次。則漸縐至膝上而病愈矣。此二法似用後者爲便。簡按聖濟總錄。治鼓脹旦食不能暮食。雞屎醴法。雞屎乾者。右一味爲末。每用醇酒。調一錢匕。食後臨臥服。宣明論。雞屎醴散。雞屎醴。乾者炒。大黃桃仁各等分。右爲末。每服二錢。水盞半。生姜三片。煎七分。食前服。此他有數方。宜依證而擇用。千金。產後中風。雞糞酒。婦人良方引。作雞屎醴。雞糞一升。熬令黃。烏豆一升。熬令聲絕。勿焦。以清酒三升半。先淋雞糞。次淋豆取汁。一服一升。溫服取汗。

一劑知二劑已　吳云。知。効之半也。已。効之至也。

雖然其病且已時故當病氣聚於腹也　吳。已下句。註云。言雖是飲食不節。時有病者。但此病且已之後。時有自然病者。此由病氣聚於腹。未盡已也。病根未拔。故亦復發焉。簡按雖然。諸註未妥。吳註稍通。時故當病氣。甲乙。作因當風氣。無時字。

支滿　張云。滿如支膈也。

先聞腥臊臭　馬云。金匱真言論。肝其臭臊。肺其臭腥。張云。肺主氣。其臭腥。肝主血。其臭臊。肺氣不能平肝。則肝肺俱逆於上。濁氣不降。清氣不升。故聞腥臊。而吐清液也。

出清液　簡按王註竅漏。謂陰戶。又見骨空論註。此乃爲白沃之屬也。馬則非之。爲清涕從鼻出之義。吳同。攷上文。張註爲吐清液者。似是。

血枯　婦人良方。駱龍吉曰。夫肝藏血。受天一之氣。以爲滋榮者也。其經上貫膈。布脇肋。今脫血失精。肝氣已傷。故血枯涸而不榮。胸脇滿。以經絡所貫也。然妨於食。則以肝病傳脾胃。病至則先聞腥臊臭出清液。則以肝病而肺乘之。先唾血。四肢清。目眩。時時前後血。皆肝病血傷之證也。

中氣竭　吳本竭下有及字。馬云。醉以入房。致使醉則損傷其中氣而竭絕。入房則勞其肝氣而受傷。蓋司閉藏者。腎也。司疏泄者。肝也。故入房不惟傷腎。而且傷肝。張云。血枯者。月水斷絕也。致此之由。其源有二。一則以少時有所大脫血。如胎產既多。及崩淋吐衄之類。皆是也。一則以醉後行房。血盛而熱。因而縱肆。則陰精盡泄。精去則氣去。故中氣竭也。夫腎主閉藏。肝主疏泄。不惟傷腎。而且傷肝。及至其久。則三陰俱虧。所以有先見諸證。如上文所云。而終必至於血枯。則月事衰少不來也。此雖以女子爲言。若丈夫有犯前證。亦不免爲精枯之病。則勞損之屬。皆是也。

烏鯽骨　諸本。鯽作鰂。簡按說文。鰂。烏鰂魚也。又鰂。或从即。知鰂鯽一字。本草作烏賊。羅願云。此魚有文墨可法則。故名烏鰂。鰂者。則也。骨名螵蛸。象形也。王所謂古本草經。即證類白字文。吳云。烏鰂骨。濇物也。可以止血。張云。氣味鹹溫下行。故主女子赤白漏下。及血閉。以上神農本經血枯。其性濇。故亦能令人有子。李時珍云。烏鰂骨。厥陰血分藥也。其味鹹而走血也。故血枯血瘕經閉崩帶下痢。厥陰本病也。厥陰屬肝。肝主血。故諸血病皆治之。

藘茹　張云。藘茹。亦名茹藘。即茜草也。氣味甘寒無毒。能止血治崩。又能益精氣。活血。通血脈。按甲乙經。及太素。新校正。俱作藘茹者。非。蓋藘茹有毒。豈血枯者所宜。皆未之詳察耳。志云。藘茹。當茹藘。高云。茹藘。舊本誤藘茹。今改。簡按本草。有藺茹。而無藘茹。故新校正云。當改藘作藺。然南齊王子隆年三十一。而體過充壯。常服蘆茹丸。以自銷損。證類本草藺茹條。引本篇王註文。知是藘蘆藺一音。古通用。張則以爲茹藘一名。攷詩鄭風。茹藘在阪爾雅。茹藘。蒨也。郭註。可以染絳。邢疏。一名地血。齊人謂之茜。別錄。茜根。一名茹藘。乃以爲茹藘一名者非。然血枯所用當是茹藘。故志高並仍張註。而改茹藘。極是。李時珍云。茜根色赤而氣温。味微酸而帶鹹。色赤入營。氣温行滯。味酸入肝。而鹹走血。手足厥陰血分之藥也。專于行血活血。俗方用治女子經水不通。以一兩煎酒服之。一日卽通。甚効。此可以爲張註之左證矣。四烏鰂骨。一藘茹。諸家不釋。聖濟總錄。烏賊魚骨。去甲。四兩。藘茹一兩。婦人良方同。此蓋謂藘茹用烏鰂骨四之一。古法不必拘於秤量。故云爾。

雀卵　張云。雀卽麻雀也。李時珍云。俗呼老而斑者爲麻雀。簡按王註氣味主療。見于別錄。遂云。茲四藥用入房爲誤。

後飯　吳云。先藥後飯也。高云。使藥下行。而以飯壓之也。

鮑魚汁　馬云。俗謂之醃魚滷。張云。鮑魚。卽今之淡乾魚也。諸魚皆可爲之。惟石首鯽魚者爲勝。其氣味辛温無毒。通血脈。益陰氣。煮汁服之。能同諸藥。通女子血閉也。以上四藥。皆通血脈。血主於肝。故凡病傷肝者。亦皆可用之。李時珍云。鮑魚。別錄旣云。勿令中鹹。卽是淡魚無疑矣。簡按婦人良方。聖濟總錄。並云。以鮑魚煎湯下。以飯厭之。馬以鮑魚爲醃魚。以汁爲滷。並誤。千金翼。治婦人漏血崩中。鮑魚湯。鮑魚。當歸。阿膠。艾葉。凡四味。可見其有益陰之功也。

利腸中及傷肝也　吳刪及傷肝也四字。非。

少腹盛　馬云。少腹盛滿。

皆有根　吳云。根。病之所窮止也。

可治不　馬云。不。否同。

伏梁　張云。伏。藏伏也。梁。彊梁堅硬之謂。按邪氣藏府病形篇曰。心脈微緩。爲伏梁。在心下上下行。時唾血。又經筋篇曰。手少陰之筋病。內急心承伏梁。故五十六難曰。心之積。名曰伏梁。起臍上。大如臂。上至心下。其義本此二篇。然觀本節云。齊上爲逆。齊下爲從。下節云。環齊而病。病名伏梁。是又不獨以心積爲伏梁也。蓋凡積有內伏而堅強者。皆得名之。故本篇獨言伏梁者。其總諸積爲言。可知也。吳云。伏梁言如潛伏之橋梁。爲患深著之名。此與難經論伏梁不同。彼爲心之積。是藏之陰氣也。此爲聚膿血。是陽毒也。

裹大膿血　志云。裹大。如囊之裹物而大也。簡按此說迂僻。不可從。

每切按之　吳云。謂以手切近而按之。張云。按。抑也。高云。每急切而按摩之。必真氣受傷。故致死。

此下則因陰　馬云。其下與足之三陰而相因。必有時亦下有餘之膿血。志云。此下。謂少腹。陰。前後二陰也。簡按當從志註。

生膈　高云。當生膈俠胃脘之內癰。簡按不必依王註生改出。

俠胃脘　甲乙。俠作依。

內癰　吳云。內潰之癰。不顯於外也。

此久病也　張云。此非一朝夕所致者。延積既久。根結日深。

居齊下爲從　吳云。齊。臍同。齊下之分。小大腸。膀胱之所部也。皆能受傷。即膿血穿潰。而不繫人之生死。故爲從。

勿動亟奪　馬云。不可輕動之也。如上文切按之謂。必數數寫以奪之。則可以漸減。而不使之上迫耳。吳云。動。動胃氣也。動大便也。亟。數也。奪。謂下之也。言勿得動胃氣行大便。而數奪之也。高云。勿動亟奪。猶言勿用急切按摩以奪之。不當亟奪而妄奪。必真氣受傷而致死。簡按高註允當。今從之。

論在刺法中　張云。按伏梁一證。即今之痞塊也。欲治之者。莫妙於灸。

髀股　甲乙。千金。依腰股。

環齊　王註奇病論云。環。謂圓繞如環也。

風根　張云。即寒氣也。如百病始生篇曰。積之始生。得寒乃生。厥乃成積。即此謂也。汪云。此風根也。四字疑衍。或鬱而不已。氣化爲風。故曰風根。簡按張註義略通。今從之。

肓之原在齊下　吳云。腔中無肉空腋之處。名曰肓。腋。疑隙誤。原。源也。臍下。氣海也。一名脖胦。靈樞曰。肓之原。名曰脖胦。出九鍼十二原。此之謂也。簡按吳釋肓乃以。張解募原。恐無明據。左傳成公十年云。疾居肓之上膏之下。說文。肓。心下鬲上也。下上原錯。今從左傳音義引。傅氏左傳辨誤云。杜云。肓。鬲也。心下爲膏。愚考素問刺禁篇云。鬲肓之上。中有父母。楊上善云。心下鬲上爲肓。曾親觀豬藏心鬲之處。方憶膈者隔也。自鬲以上。皆心肺清潔之屬。自鬲以下。皆腸胃汚濁之屬。則心在上。鬲在下。固矣。而心下有微脂爲膏。鬲上有薄膜爲肓也。其痺論又云。皮膚之中。分肉之間。熏於肓膜。註云。肓膜。謂五藏之間。鬲中膜也。則正與心下之微脂相對。益明矣。傅此說太詳備。可謂發前註所未發矣。

爲水溺濇之病　吳云。水溺。小便也。志云。蓋風邪之根。留于臍下。動之則風氣淫泆。而鼓動其水矣。水溢于上。則小便爲之不利矣。高云。此伏梁之在氣分。不同於裹大膿血之伏梁也。簡按志水下句。與諸註異。

高梁　甲乙。作膏梁。詳出生氣通天論。

瘨　馬云。瘨。癲同。簡按瘨。說文。病也。一曰。腹脹也。乃瘨从疒者。而戰國策。爲癲狂之癲。古通用可知矣。第王多喜多怒之解太誤。詳出宣明五氣篇。甲乙作疽。似是。

禁芳草石藥　張云。芳草。辛香之品也。石藥。煅煉金石之類。皆能助熱。亦能銷陰。凡病熱者。所當禁用。高云。熱中消中者。精血內竭。火熱消爍。皆富貴人之病也。富貴之人。厚味自養。今禁膏梁。是不合其心。富貴之人。士氣壅滯。宜升散其上。鎮重其下。今禁芳草石藥。是病不愈。簡按據張註。禁上。闕一不字。

慓悍　熊音。慓。音票。急也。悍。音汗。猛也。二字見陰陽應象大論。

更論　甲乙。作當愈甚三字。

膺腫頸痛胸滿　馬云。膺頸胸腹。皆在上中二焦也。今膺腫頸痛。胸滿腹脹。則下氣上逆。病名曰厥逆。甲乙。膺。作癰。簡按癰。壅同。詳見于氣厥論。

名厥逆　張云。此以陰并於陽。下逆於上。故病名厥逆。

須其氣并　張云。氣并者。謂陰陽既逆之後。必漸通也。志云。血氣合并也。

入則瘖　張云。陽氣有餘於上。而復灸之。是以火濟火也。陽極乘陰。則陰不能支。故失聲爲瘖。

虛則狂　張云。陽并於上。其下必虛。以石泄之。則陽氣隨刺而去。氣去則上下俱虛。而神失其守。故爲狂也。

懷子之且生也　志云。且生者。謂血氣之所以成胎者。虛繫于腹中。而無經脈之牽帶。故至十月之期。可虛脫而出。簡按且生。志意似指分娩之際。而味經文。殊不爾。吳云。生者無後患之意。

身有病　汪昂云。病字。王註解作經閉。按婦人懷子。多有嘔惡頭痛諸病。然形雖病。而脈不病。若經閉。其常耳。非病也。

無邪脈也　張云。身病者。脈亦當病。或斷續不調。或弦濇細數。是皆邪脈。則真病也。若六脈和滑。而身有不安者。其爲胎氣無疑矣。

三陽之動　動。甲乙作盛。張云。陽脈者。火邪也。凡病熱者。必因於陽。故三陽之脈。其動甚也。

人迎一盛少陽　甲乙。盛下有在字。下同。

入陰也　張云。人迎足陽明脈。所以候陽也。如終始禁服六節藏象等篇。俱詳明其義。凡邪熱在表。三陽既畢。則入於陰分矣。簡按吳入上。補未字。非。

陽入於陰　張云。頭主陽。腹主陰。陽邪在頭則頭痛。及其入於陰分。則腹爲䐜脹也。簡按吳陽上。補始字。贅。

刺腰痛篇第四十一

尻　熊音。苦高反。簡案說文。尻脽也。从尸。九聲。廣雅。尻。臀也。又增韻。丘刀切。脊梁盡處。此與古義異。當考。

如重狀　重。甲乙作腫。

太陽正經　經別篇曰。足太陽之正。別入於膕中。高據王註。爲是。馬張以爲崑崙穴。誤。

循循然　吳云。循循。漸也。言漸次不可以俛仰也。張云。遲滯貌。簡按離合真邪論云。其行於脈中循循然。當從吳註。

不可以顧　甲乙。顧上。有左右二字。

成骨　甲乙作盛骨。吳云。成骨之端。陽關穴也。張同。志云。膝外廉陽陵泉之下。當作上有獨起之骨。爲成骨。蓋足少陽主骨。至此筋骨交會之處。樓氏綱目云。按此謂陽陵泉穴。簡按甲乙。陽關。在陽陵泉上三寸。犢鼻外陷者中。陽陵泉。在膝下一寸。䯒外廉陷者中。攷王註。二穴並不相當。必是別穴。沈氏釋骨云。膝之上下內外。皆以髕爲斷。成骨之旁。䯒骨之端。不至上旁膝。膝。乃䯒之訛也。此說有理。

如有見者善悲　吳云。仲景所謂如見鬼狀。是也。善悲者。陽明熱甚而神消亡也。經曰。神有餘則笑不休。不足則悲。此之謂也。

䯒前　新校正云。䯒。甲乙作骭。今甲乙作胻。簡按䯒。字書。牛脊骨。胻。說文。脛耑也。廣雅。脛也。然本經䯒胻通用。

上下和之　張云。兼上下巨虛而言也。志高同。

內踝上二痏　高云。左右太谿二痏。簡按當以復溜爲正。

不可復也　甲乙。不上有虛字。馬云。腎氣不可復也。張同。高云。出血太多。至冬不可復藏也。簡按據甲乙。謂血虛不可復也。

如張弓弩弦　吳云。厥陰之脈。抵少腹。屬肝。肝主筋。肝病則筋急。故令腰中如張弓弩弦。

刺厥陰之脈　簡按新校正。脈。改絡。經脈篇云。足厥陰之別。名曰蠡溝。去內踝五寸。別走少陽。

腨踵　吳云。腨。足腹也。腨踵。足腹盡處也。

累累然　吳云。邪之所結。如波隴在絡者。

善言默默然不慧　簡按善言默默。諸家註屬牽強。當仍全本刪善字。義始通。志云。不慧。語言之不明矣。○簡按其病云云以下十五字。與前四經腰痛之例不同。恐是衍文。

解脈　高云。解。散也。解脈。周身橫紋之脈。散於皮膚。太陽之所主也。志同。簡按與王吳諸家少異。

膝筋肉分間　志云。太陽之委中穴也。樓云。愚按膝外廉筋肉分間。即委陽穴是也。

郄外廉　吳云。郄。膕中橫紋也。廉。稜也。

善恐　吳云。太陽之脈絡於腎。腎志恐。故善恐。張同。○簡按有兩解脈。全云。恐誤未詳。然攷其證候。及所刺穴道。俱屬足太陽。故王以降。並無疑及者。

同陰之脈　馬張仍王註。吳云。未詳。然曰刺外踝絕骨之端。則足少陽之脈所抵耳。故王冰註。爲少陽之別絡。簡按經脈篇云。足少陽之脈。直下抵絕骨之端。吳證王註。原于此志云。蹻脈有陰陽。男女陰陽經絡交并。故爲同陰之脈。高云。陽蹻之脈。從陰出陽。故曰同陰。並誤。

錘　玉篇。稱錘也廣雅。權謂之錘。其形垂也。馬依太素作鍼。張云。如小錘居其中。重而痛也。簡按今從張註。

合腨下間去地一尺所　新校正及馬張高。並爲承山穴。志云。陽維起于諸陽之會。其脈發于足太陽。金門穴。在足外踝下一寸五分。諸家並云一寸。唯八脈攷爲一寸五分。上外踝七寸。會足少陽于陽交。爲陽維之郄。見甲乙。故當與太陽合腨下間。而取之。蓋取陽維之郄也。郄上踝七寸。是離地一尺所矣。簡按陽交在脛外側。不宜曰腨下間。志註未爲得矣。所。許同。詳見通雅。

衡絡之脈　志云。此論帶脈爲病。而令人腰痛也。衡。橫也。帶脈橫絡于腰間。故曰橫絡之脈。夫足之三陽。循腰而下。足之三陰。及奇經之脈。皆循腰而上。病則上下不通。陰陽間阻。而爲腰痛之證。簡按此勝於舊註。

不可以俛仰　甲乙。作得俛不得仰。爲是。

郄陽筋之間　甲乙。筋之作之筋。爲是。

上郄數寸衡居　馬張仍王註。吳云。郄陽。浮郄委陽二穴也。上郄數寸。上于委中數寸也。衡居。令病人平坐也。志云。郄陽。謂足太陽之浮郄。高云。刺之在浮郄會陽大筋之間。申明會陽之穴。上浮郄數寸。橫居臀下也。簡按數說未允。樓氏引王註云。今詳委陽。正在郄外廉橫紋盡處是穴。非上郄也。殷門。上郄一尺是穴。非數寸也。蓋郄陽筋者。按郄內外廉。各有一大筋。上結於臀。今謂外廉之大筋。故曰陽筋也。上郄數寸。於外廉大筋之兩間。視其血絡盛者橫居。爲二痏出血。此說極是。甲乙別條。有殷門主之病候。與此同當參攷。

會陰之脈　馬云。會陰者。本任脈經之穴名。督脈由會陰。而行于背。則會陰之脈。自腰下會于後陰。其脈受邪。亦能使人腰痛也。高云。會陰。在大便之前。小便之後。任督二脈。相會於前後二陰間。故曰會陰。

漯漯然　甲乙。作濈然。熊音。漯徒合反音踏。張音磊。簡按濇漯。水攢聚貌。見木玄虛海賦註。

飲已欲走　高云。漯漯然汗出。陰氣虛。而陰液外注也。汗乾令人欲飲。飲已欲走。陽氣虛。而陽熱外馳也。

直陽之脈　馬吳張並據王註。高云。直陽。太陽與督脈相合之脈也。簡按任脈與督脈相合之脈。蓋直值通用。見于史記寗成傳。遇也。卽兩脈會遇之義。新校正。直陽之脈。卽會陰之脈。是也。王註骨空論云。任脈衝脈督脈者。一源而三岐也。以任脈循背者。謂之督脈。自少腹直上者。謂之任脈。是以背腹陰陽。別爲名目爾。知是二脈分岐之處。卽其會遇之地。故名之會陰。亦名直陽耳。志云。會陰節後。當有刺條。刺直陽之前。宜有腰痛。或簡脫與。抑督與任交病。在陰而取之陽耶。此說近是。然未察直陽卽會陰也。

蹻上郄下五寸　甲乙。五寸。作三所。高云。三痏者。刺陽蹻之申脈。太陽之郄中。又蹻上郄下。各相去五寸之承山。皆有血絡橫居。視其盛者刺其血。由此言之。則蹻與郄。及蹻上郄下。但刺橫居之血絡。不必拘於穴也。

飛陽之脈　馬云。本足太陽經穴名也。此穴爲足太陽之絡。別走少陰。吳張同。高云。飛陽。陰維之脈也。陰維之脈。起於足少陰之築賓。今曰飛陽者。經脈篇云。足太陽之別。名曰飛陽。去踝七寸。別走少陰。是飛陽乃別出於太陽。而仍走少陰也。簡按高志仍王註。攷經脈篇。飛陽。在去踝七寸。且在少陰之後。而下文云。在內踝上五寸。又云。少陰之前。乃知飛陽非太陽經之飛陽也。下文云。陰維之會。亦知飛陽是非陰維之脈也。蓋此指足厥陰蠡溝穴。經脈篇云。足厥陰之別。名曰蠡溝。去內踝五寸。別走少陽。從陰經而走陽經。故名飛陽。義或取于此歟。前註恐誤。

怫怫然　張云。言痛狀如嗔憤也。

內踝上五寸　甲乙。作二寸。簡按王註爲復溜。故新校正。據甲乙改二寸。馬張高並云。築賓穴。簡按攷甲乙諸書。築賓穴云。在內踝上腨分中。而不云在五寸。則其說難憑。

少陰之前　簡按復溜築賓。俱是少陰經穴。若依前註。之前二字。屬衍文。

陰維之會　簡按甲乙云。築賓。陰維之郄。在足內踝上腨分中。此謂刺內踝上五寸。與陰維之會二穴。王意亦爾。

昌陽之脈　馬云。昌陽。係足少陰腎經穴名。又名復溜。足少陰之脈。其直行者。從腎上貫肝鬲。入肺中。循喉嚨。俠舌本。其支者。從肺出絡心。注胸中。故昌陽之脈。令人腰痛。其痛引膺。以膺即胸之旁也。張吳同。簡按甲乙。復溜。一名昌陽。下文云。舌卷不能言。亦少陰所注故爾。今從馬註。

反折　吳云。少陰合於太陽。故反折。

內筋　馬云。以復溜在內筋中。爲二痏。其穴在踝上大筋之前。太陰經之後。踝上二寸所。張云。內筋。筋之內也。即復溜穴。簡按志高俱據王爲交信。蓋復溜交信。並在內踝上二寸。止隔一條筋。前是復溜。後是交信。而此云昌陽之脈。當從馬張。

大筋前太陰後　甲乙。無前太陰三字。當是脫文。

散脈　馬云。恐于此節散脈有疑。何王註便以爲足太陰之地機。遍攷他處。又無散脈之說。但按地機穴。亦治腰痛不可俛仰。故且從王註耳。吳云。散脈。陽明別絡之散行者也。高云。衝脈也。衝脈起於胞中。秉陰血而澹滲皮膚。一如太陽通體之解脈。故曰散脈。急不充於皮膚。故腰痛而身熱。志同。簡按高及志。以同陰以下六條。爲奇經八脈之義。故有此說。然衝脈不宜謂散脈。恐是強解。今從吳註。義具于下文。

膝前骨肉分間　吳云。陽明之脈。至氣街而合。故令遺溲。陽明之脈。下膝臏中。循脛外廉。故刺其處。張云。按此節似指陽明經爲散脈。而王氏釋爲太陰。若乎有疑。但本篇獨缺太陰刺法。而下文有云上熱刺足太陰者。若與此相照應。及考之地機穴。主治腰痛。故今從王氏之註。高云。膝前之骨。犢鼻穴也。及肉分間。三里穴也。絡外廉。上廉穴也。簡按張據馬說從王註。雖似有理。然攷甲乙。地機穴在膝下五寸。焉得言膝前。故樓氏綱目云。王註謂地機者。非也。既云膝前骨肉分間。絡外廉束脈。當在三里陽陵泉三穴上之骨上。與膝分間是穴。橫刺三痏也。三穴當是二穴。或恐脫一穴名。與此說頗有理。今從吳。以散脈爲陽明之別絡。從樓以膝前骨肉分間。不拘于穴。爲膝骨上肉分間橫刺三痏之義。高註三穴。於束脈之義未切貼。

束脈　吳云。以繩堅束之。視其波隴爲痏。簡按此註不可從。

肉里之脈　吳云。未詳。馬張依王註。志云。肉者分肉。里者肌肉之文理也。高云。里。理同。肉理。肌肉之文理也。肉理之脈。外通於皮。內通於筋。腰痛不可以欬。不能外通於皮也。欬則筋縮急。不能內通於筋也。簡按諸說不一。今且從王註。

太陽之外少陽絕骨之後　甲乙。後作端。簡按本輸篇云。陽輔。外踝之上。輔骨之前。及絕骨之端也。氣穴論云。分肉二穴。王註云。在足外踝上絕骨之端三分。筋肉分間。陽維脈氣所發。新校正云。詳處所。疑是陽輔。今此節。甲乙作絕骨之端。明是陽輔。況筋縮急。膽病所主。宜無疑焉。高云。乃太陽附陽穴也。此依甲乙。云附陽。太陽前少陽後。而於筋縮急無所關。宜從王註。

几几　熊音殊。如羽鳥飛。馬云。成無巳釋傷寒論。以爲伸頸之貌也。張云。凭伏貌。志云。短羽之鳥。背強欲舒之象。簡按通雅云。說文。𠘧鳥之短羽。飛𠘧𠘧也。孫愐收作几。韻會云。有鉤挑者。爲几案之几。音寄。不鉤挑者爲几。音朱。鳥短羽也。鄭明選粃言云。黃帝內經云。腰痛挾脊痛。至頭几几然。几。音殳。鳥之短羽者。人病頭項強臂縮則似之。與几字不同。几字尾上引。几字則否。此宜以音朱爲正。張似爲几字而釋。蓋本于本事方。本事方。爲几案之几。非也。當攷。

腰痛上寒　以下三十八字。又見于靈樞雜病篇。痛下更有痛字。吳云。皮膚上寒。是爲寒包熱。宜寫其表。張云。上寒上熱。皆以上體言也。高云。此言腰痛寒熱。亦刺三陽三陰。不但三陽三陰之脈。令人腰痛而始刺也。上文言六氣。而不及太陰。故此亦不言太陰也。簡按據靈樞。當從吳註。言三陽三陰。而不言太陰者。必是脫文。

上熱　靈樞。甲乙。上上。有痛字。吳云。皮膚上熱。是爲熱實而達於表。宜寫其裏。故刺足厥陰。

不可以俛仰　吳云。少陽之脈。行于身之兩側。故俛仰皆不利。張同。高云。陰陽樞轉不和。故刺足少陽。所以和其樞。而使陰陽旋轉也。

中熱而喘　張云。少陰主水。水病無以制火。故中熱。

刺足少陰刺郄中　張云。刺足之少陰。涌泉大鍾悉主之。郄中。委中也。簡按吳云。少陰之郄。水泉也。志云。郄。隙也。謂經穴之空隙爲郄。陰郄者。足少陰之築賓穴也。並誤。

腰痛上寒不可顧　志云。此以下。至引脊內廉。刺足少陰。係衍文。凡六十二字。愚按王氏所取之穴。不過承襲前人。或彼時俗在取。非出于經旨也。高云。衍文。舊本註云。古本並無。王氏所添也。簡按今從志高而不釋。

控眇不可以仰　馬云。控。按也。簡按繆刺論。腰痛上。有邪客於太陰之絡七字。仰下。有息字。今甲乙。仰上。無俛字。與新校正所引異。控。吳張仍王註。今從之。

風論篇第四十二

馬云。內論五藏六府之風。故名。後世論風。當祖此篇。奈以中風及癘風偏枯。各立爲一門。致使後人視中風爲重。傷風爲輕。不知此篇曰中曰傷。無以異也。汪昂云。按風論痺論痿論。分爲三篇。病源不同。治治亦異。今世多混同論治。故丹溪著論辨之。

或爲寒中　吳此下。補或爲瘍。或爲不仁二句。非也。詳具于下文。

癘風　熊音。癘音例。吳云。利賴二音。張云。癩同。

或爲偏枯　滑云。偏枯當作偏風。下文以春甲乙云。則爲偏風。是也。

或爲風也　千金。作或爲賊風。滑云。或當作均。高云。或爲風病之無常。簡按下文有腦風目風漏風內風首風腸風泄風。恐爲風之間。有脫字。

怢慄　樓云。怢。陀骨切。忽忘也。見集韻。慄。懼也。怢。熊音。他對切。攷字書。並無振寒之義。甲乙作解㑊。於文理爲要。

名曰寒熱　簡按脈要精微論云。風成爲寒熱。並謂虛勞寒熱。即後世所謂風勞也。

寒中　張云。蓋風雖陽邪。氣則寒肅。是風之與寒。名爲同類。但有陰陽之辨耳。歲露篇曰。四時八風之中人也。故有寒暑。寒則皮膚急而腠理閉。暑則皮膚緩而腠理開。所以病變若此。

風氣與太陽俱入云云　高云。風之傷人。或爲癘風者。乃風氣與太陽俱入行諸太陽之脈俞。脈。經脈也。俞。俞穴也。太陽之氣主通體。今行諸脈俞。而散於通體分肉之間。分肉。分腠之肌肉也。散於分肉。更與周身之衛氣相干。風氣行於脈俞。散於分肉。干於衛氣。則正氣不能通貫。其道不利。其道不利。故使肌肉憤然䐜脹。而有瘍。瘍癘瘍也。此肌肉有瘍。因脈外之衛氣。有所凝而不行。故其肌肉癘瘍。而亦有不仁也。簡按此以下。至有不仁也。諸家並爲論瘍及不仁。故吳於篇首。補爲瘍爲不仁二句。而高獨接下文。爲癘證之瘍及不仁。文理相貫。頗覺勝於前註。今從之。

與衛氣相干　甲乙。作悍邪時與衛氣相干。

肌肉憤䐜而有瘍　熊音。憤音忿。發也。䐜。充人反。瘍。以章反。瘡也。吳云。憤䐜。腫起也。瘍。癰毒也。簡按王註生氣通天論痤字云。謂色赤䐜憤。亦腫起之義。巢源諸癩候云。皰肉如桃核小棗。蓋謂此類也。

有榮氣熱胕　趙府本熊本。氣作衛。滑云。有字衍。胕。腐同。此段當作風寒客于脈而不去。名曰癘風。癘者。榮衛熱胕。其氣不清。故使鼻柱壞。而色敗皮膚瘍潰。簡按此未知果是否。錄以存一說。長刺節論云。病大風。骨節重。鬚眉墮。名曰大風。刺肌肉爲故。汗出百日。刺骨髓。汗出百日。凡二百日。髮眉生而止鍼。又四時氣篇云。癘氣者。素刺其腫上。已刺以鋭鍼鍼其處。按出其惡氣。腫盡乃止。常食方食。無食他食。並與此節相同。曰大風。曰癘氣。卽癘之謂耳。

或名曰寒熱　滑本。刪此五字。簡按此衍文。諸註屬強解。

以春甲乙云云　以下五十七字。吳移下文故風者百病之長也之上。近是。

傷於邪者爲脾風　甲乙。邪作風。

中於邪者爲肺風　甲乙。中作傷。邪作風。下同。

亦爲藏府之風　簡按馬吳張仍王註。以風中五藏六府之俞。亦爲藏府之風二句。爲偏風之所由。志高則接上文四時五藏之風爲一節。以亦字改之。志高爲是。高云。各以五行之時日受邪。而五藏之氣應之。則爲五藏之風。若風中五藏六府之俞穴。傷其經脈。亦爲藏府之風。既曰傷於風。復曰傷於邪。以明風者邪氣也。既曰傷於邪。復曰中於邪。以明傷者中之謂也。此申明或內至五藏六府。而爲藏府之風者如此。

各入其門戶　志圈各上爲別段。註云。此論風邪偏客于形身。而爲偏風也。門戶者。血氣之門戶也。簡按刺節真邪論云。虛邪偏客於身半。其入深。內居榮衛。榮衛稍衰。則真氣去。邪氣獨留。發爲偏枯。由之推之。門戶。卽榮衰弱之處。志以爲血氣之門戶。近是。

偏風　神巧萬全方云。經有偏風候。又有半身不遂候。又有風偏枯候。此三者。大要同。而古人別爲之篇目。蓋指風則謂之偏風。指疾則謂之半身不遂。其肌肉偏小者。呼爲偏枯。

腦風　吳云。腦痛也。簡按醫說云。腦風。頭旋偏痛。聖濟總錄云。腦戶者。督脈足太陽之會也。風邪客搏其經。稽而不行。則腦髓內弱。故項背怯寒。而腦戶多冷也。方具于十五卷。

風入係頭　甲乙註。一本作頭系。高本係。作系。云風入目系。而至於頭。則入目之門戶。而爲目風。簡按改係作系。

若不作頭系。則頭字無著落。今據甲乙註改頭系。頭系。乃頭中之目系。

目風　吳云。目痛也。張云。或痛或痒。或眼寒。而畏風羞澀也。

漏風　張云。酒性温散。善開玄府。酒後中風。則汗漏不止。故曰漏風。病能論。謂之酒風。

內風　吳云。今人遺精欬血。寢汗骨蒸。內風之所致也。簡按評熱病論云。勞風。法在肺下。與內風迥別。王註恐誤。張氏醫通云。入房汗出中風。嗽而面赤。內經謂之內風。脈浮緊。小青龍。脈沈緊。真武湯。

新沐　吳云。沐。濯首也。張云。一曰沐浴。簡按和劑局方。有洗頭風。證治要訣。於窗罅間梳洗。卒然如中。呼爲簷風。此亦首風之屬也。

腸風　馬云。風久入于其中。則爲腸風。其食有時不化而出也。簡按吳張並爲腸風下血之證。非也。

泄風　高云。久風外在腠理。則爲隱疹之泄風。簡按此金匱要略所論。與本篇泄風不同。當考下文。金匱云。風氣相搏。風強則爲隱疹。身體爲癢。癢爲泄風。久爲痂癩。張云。自上文風氣循風府而上。至此。共七種。所以明或爲風也。故有其病各異。其名不同之義。

無常方然致有風氣也　然。千金。作焉。滑本。刪致以下五字。

其病能　張云。凡致病之害。皆謂之能。志云。病能者。謂藏氣受邪。能爲形身作病也。馬云。能。耐同。簡按義具于病能篇。

皏然　馬。吳。皏。音騈。廣雅云。皏。白也。王註原于玉篇。

晝日則差　馬云。差。瘥同。吳云。晝日起。則肺葉垂而順。故病差。暮而臥。則肺葉壅而脹。故病甚。志云。晝則陽氣盛。而勝邪。暮則氣衰。故病甚也。簡按王註爲是。

診在眉上其色白　馬云。靈樞五色篇。以爲闕中者肺也。高云。其診視之部。在眉上闕庭之間。其色皏然白者。是也。志云。始言皏然白。而復曰診在眉上。其色白。有似乎重見矣。所謂皏然白者。謂肺氣受風。而藏氣之見于外也。所謂診在眉上。其色白者。謂五藏之病色。見于面也。簡按當從高註。下文四藏義並同。

焦絕　馬云。心受邪。正在中。故上中下三焦之氣。升降頗難。而似有阻絕也。張云。唇舌焦燥。津液乾絕也。簡按未詳。張據王義。姑從之。

善怒嚇赤色　甲乙。無嚇字。作色赤。樓云。嚇字衍。高云。木火相生。故善以怒而嚇人。簡按莊子秋水云。鴟得腐鼠。鵷雛過之。仰而視之曰嚇。司馬云。怒其聲。恐其奪己也。又五藏之風。言情志者。唯心肝二藏耳。而於肝則云善悲。又云善怒。並爲可疑。今且仍王註。

診在口　高本口。作舌。註云。舌。舊本訛口。今改。

時憎女子　吳云。肝脈環陰器。肝氣治。則悅色而欲女子。肝色衰。則惡色而憎女子。

痝然　張云。浮慘貌。簡按痝同義。具于評熱病論。

脊痛　甲乙。脊上。有腰字。

其色炲　志云。恐後人認爲一色。故曰蒼。曰炲。曰皏然。曰微黃。大意與五藏生成篇之論色同。炲。煙煤黑色也。

肌上　高本肌。作⿰月幾。註云。⿰月幾。舊本訛肌。今改。⿰月幾。兩頰肉也。⿰月幾上。顴也。顴。腎所主也。簡按說文。⿰月幾。頰肉也。五閱五使篇云。腎病者。顴與顏黑。高註確有所據。然幾几通用。故饑作飢。機作机。則肌不必改⿰月幾。

胃風　簡按此腹中論所謂鼓脹之屬。與和劑局方胃風湯之胃風。醫說不伏水土之胃風不同。聖濟總錄有治方。具于十七卷。

失衣則䐜脹　吳云。風寒助邪。脈益凝澁。故令䐜脹。張云。失衣則陽明受寒於外。故爲䐜脹。簡按王註中熱。恐誤。

食寒則泄　千金。泄上。有洞字。似是。

診形瘦而腹大　高云。猶言診其形色則瘦。診其腹上則大。以明五藏診色。六府診形之義。

先風一日　志云。風者。天之陽氣。人之陽氣。以應天之風氣。諸陽之氣。上出于頭。故先一日則病甚。男兆璜曰。風將發而所舍之風亦發。故先一日病甚。人氣之通于天也。張云。陽性先而速也。先至必先衰。是以至其風日。則病少愈。聖濟總錄云。陽之氣。以天地之疾風名之。風行陽化頭者。諸陽之會。與之相應也。方具于十五卷。

漏風　聖濟總錄云。食酒中風。則爲漏風。漏風之狀云云。又曰。身熱解墮。汗出如浴。惡風少氣。病名酒風。出病能論。夫酒所以養陽。酒入於胃。與穀氣相薄。熱盛於中。其氣慓悍。與陽氣俱泄。使人腠理虛而中風。令人多汗。惡風不可單衣。其喘息而少氣者。熱重於肺。客於皮毛也。口乾善渴者。汗出多而亡津液故也。解墮而不能勞事者。精氣耗竭。不能營其四肢故也。謂之漏風者。汗出不止。若器之漏。久而不治。轉爲消渴。方具于十三卷。

常不可單衣　汪昂云。汗多腠疎。故常畏寒。馬註。作畏熱。雖單衣亦欲却之。昂按。既云畏熱。下何以又言惡風乎。高云。多汗表虛。欲著複衣。故常不可單衣也。

甚則身汗　高本。身作自。註云。自汗。舊本訛身汗。今改。食則汗出者。言身若無汗。食入則汗出也。甚則自汗者。言身或多汗。甚則自汗也。甚。猶多也。簡按。不必改自汗。義自通。

泄風之狀　簡按。上文。久風入中。則爲腸風飱泄。外在腠理。則爲泄風。本節則云。多汗。汗出泄衣上。蓋此其汗泄。甚於漏風。新校正。據千金改內風。難必矣。

上漬其風　吳云。上漬。半身之上。汗多如浸漬也。志。四字爲一句。註云。泄衣上則身濕。既濕且冷。一如水漬。而有風。故曰上漬其風也。簡按。四字未詳。或恐是衍文。○吳云。此不及腦風目風內風腸風飱泄者。古亡之也。言胃風。而上文未嘗及者。亦上文亡之也。

痺論篇第四十三

高云。痺。閉也。血氣凝濇不行也。有風寒濕三氣之痺。有皮肌脈筋骨五藏外合之痺。六府有俞。五藏亦有俞。五藏有合。六府亦有合。故有五藏六府之痺。榮衛流行。則不爲痺。痺之爲病。或痛。或不痛。或不仁。或寒或熱。或燥或濕。舉而論之。故曰痺論。

痺之安生　甲乙。之作將。

合而爲痺也　張云。痺者。閉也。觀陰陽别論曰。一陰一陽結。謂之喉痺。至真要大論曰。食痺而吐。是皆閉塞之義可知也。故風寒濕三氣雜至。則壅閉經絡。血氣不行。而病爲痺。卽痛風不仁之屬。華佗中藏經云。痺者。風寒暑濕之氣。中於人藏府之爲也。痺者。閉也。五藏六府。感於邪氣。亂於真氣。閉而不仁。故曰痺。鄭玄註易通卦驗云。痺者。氣不達爲病。簡按經中痺有四義。有爲病在於陰之總稱者。見于壽夭剛柔篇。有專爲閉塞之義者。如食痺喉痺。是也。有爲麻痺之痺。王註云痛痺者。是也。有爲痛風歷節之義。如本篇行痺痛痺著痺之類。是也。此他總不離乎閉塞之義。學者宜細玩焉。一切經音義。引蒼頡篇云。痺。手足不仁也。

行痺　馬云。其風氣勝者。風以陽經而受之。故爲行痺之證。如蟲行于頭面四體也。張云。風者善行數變。故爲行痺。凡走注歷節疼痛之類。皆是也。簡按張依樓氏綱目。下痛痺著痺同。張氏醫通云。行痺者。走注無定。風之用也。越脾加朮附湯。

痛痺　馬云。其寒氣勝者。則寒以陰經受之。故當爲痛痺之證。寒氣傷血。而傷處作痛也。張云。陰寒之氣。客於肌肉筋骨之間。則凝結不散。陽氣不行。故痛不可當。卽痛風也。張氏醫通云。痛痺者。痛無定處。乃濕氣傷腎。腎不生肝。肝風挾濕。流走四肢。肩髃疼痛。拘急浮腫。金匱烏頭湯。身體痛如欲折。肉如錐刺刃割。千金附子湯。

著痺　馬云。其濕氣勝者。則濕以皮肉筋脈而受之。故當爲著痺之證。當沈著不去。而擧之不痛也。張云。著痺者。肢體重著不移。或爲頑木不仁。濕從土化。病多發於肌肉。簡按陳氏三因方云。腫滿重著爲濕勝。此似以著痺爲濕脚氣矣。○志云。靈樞有風痺。傷寒論有濕痺。是感一氣而爲痺也。本篇。論風寒濕三氣錯雜而至。相合而爲痺也。周痺篇曰。風寒濕氣。客于外分肉之間。迫切而爲沫。沫得寒則聚。聚則排分肉。而分裂也。分裂則痛。痛則神歸之。神歸之則熱。熱則痛解。痛解則厥。厥則他痺發。發則如是。是寒痺先發。而他痺復發也。本篇論風氣勝者爲行痺。濕氣勝者爲著痺。是三氣雜合。而以一氣勝者。爲主病也。經論不同。因證各别。臨病之士。各宜體認。張氏醫通云。著痺者。痺著不仁。或左或右。半身麻木。或面或頭。或手臂。或脚腿麻木不仁。並宜神效黄芪湯。

以冬遇此者爲骨痺　樓云。凡風寒濕所爲。行痺痛痺著痺之病。冬遇此者爲骨痺。春遇此者爲筋痺。夏遇此者爲脈痺。長春遇此者爲肌痺。秋遇此者爲皮痺。皆以所遇之時。所客之處命名。非此行痺痛痺著痺之外。又別有骨痺筋痺脈痺肌痺皮痺也。

重感於風寒濕之氣也　甲乙無重字。

心下鼓　馬云。鼓字爲句。心下鼓戰也。高云。心虛則煩。故煩則心下鼓。鼓。猶動也。簡按王註鼓滿。誤。

上爲引如懷　高云。經脈論云。肝病。丈夫㿗疝。婦人少腹腫。故上爲引於下。有如懷物之狀。

尻以代踵脊以代頭　高云。尻。尾骨也。尾骨下蹲。以代踵足。骨痿也。脊骨高聳以代頭。天柱傾也。簡按王以拘急釋之。諸註並同。高以痿弱解之。義各別。

胞痺　張云。胞。膀胱之脬也。高云。卽膀胱痺也。簡按劉熙釋名云。胞。鞄也。鞄。空虛之言也。主以虛承水汋也。或曰膀胱。言其體短而橫廣也。知胞卽是膀胱。吳以女子之胞註之。非也。

按之內痛若沃以湯　簡按百病始生篇云。積。其著於伏衝之脈者。揣之應手而動。發手則熱氣下於兩股。如湯沃之狀。並言肌熱之狀。據此則內痛作兩髀。似是。

上爲清涕　志云。膀胱之脈。從巔入腦。腦滲則爲涕。上爲清涕者。太陽之氣。痺閉于下。不能循經而上升也。張氏醫通云。胞者。膀胱之脬也。膀胱氣閉。則水道不行。故按之內痛。若以熱湯沃之。小便得外熱之助。方得稍通而猶滯澁不利。則治宜溫助氣化可知。膀胱之脈。從巔入絡腦。故上爲清涕。以太陽經氣不固。而精氣上脫。又須溫補無疑。蓋緣精泄之後。寒熱乘虛入於膀胱之內。而致小便淋瀝不通。莖中痛引穀道。甚則臍腹脹痛。此屬津液枯竭之故。誤與利水藥。必致喘逆脹急而死。老人陰虛泉竭。多有此證。曾見膀胱脹破。淋瀝無度。時雖暫緩。不久卽斃。又小便不禁門。有治胞痺。用腎瀝湯加減桑螵蛸散醫案一則。當參考。

陰氣者靜則云云　馬云。此言藏府所以成痺者。以其內傷爲本。而後外邪得以乘之也。陰氣者。營氣也。陰氣精專。隨宗氣以行於經脈之中。惟其靜。則五藏之神自藏。而不消亡。若躁則五藏之神消亡。而不能藏矣。所以有五痺者。必重感于邪而成五藏之痺也。至于六府之所以成痺者。何哉。飲食固所以養人。而倍用適所以害人。故飲食自倍。腸胃乃傷也。腸胃既傷。則邪得以乘俞入之。而爲痺矣。按生氣通天論云。陽氣者。精則養神。柔則養筋。論衛氣也。此節云云。論營氣也。王註分藏府看書有法。但不知陰氣爲營氣耳。簡按此十九字。吳移于生氣通天論。未知舊經果然否。今且依馬註。

淫氣　滑云。王註云云。如此則屬內傷。非風寒濕三氣雜至。而爲外傷者。宣明五氣篇云。邪入于陰則爲痺。所謂邪者。豈指淫氣而言耶。馬云。邪氣浸淫。喘息靡寧。正以肺主氣。惟痺聚在肺。故喘息若是。下文意並同。志云。此申明陰氣躁亡。而痺聚于藏也。淫氣者。陰氣淫佚。不靜藏也。淫氣而致于喘息。則肺氣不藏。而痺聚在肺矣。下文意並同。吳云。氣失其平。謂之淫氣。痺聚者。風寒濕三氣凝聚也。簡按生氣通天論云。風客淫氣。精乃亡。邪傷肝也。說文。淫。浸淫隨理也。徐曰。隨其脈理。而浸漬也。

乏竭　馬云。邪氣浸淫。陰血乏竭。正以肝主血。惟痺聚在肝。

肌絕　馬云。邪氣浸淫。肌氣阻絕。正以脾主肉。惟痺聚在脾。吳云。肌肉斷裂也。志云。肌肉焦絕。

亦益內也　馬云。或云。亦益內。作入房。說亦通。志云。亦者。言不止在皮肉筋骨之合于內也。簡按馬或說。屬未安。醫通。益。作隘。

易已也　張云。風爲陽邪。可以散之。故易已。然則寒濕二痺。愈之較難。以陰邪留滯。不易行也。

食飲居處　高云。猶言食飲自倍。居處失宜。乃府痺之病本也。

六府亦各有俞　馬云。六府之分肉。皆各有俞穴。風寒濕之三氣。外中其俞。而內之飲食失節應之。則邪氣循俞而入。按三百六十五穴。皆可以言愈。今曰俞者。凡六府之穴。可以入邪。而王註止以足太陽在背之六俞穴爲解。則又理之不然者也。

五藏有俞六府有合　張云。乃兼藏府。而互言也。汪昂云。按六府。前文只列腸痺胞痺。三焦有名無形。膽附于肝。胃爲藏府之海。故不復別言痺也。

各有所發各隨其過　馬云。循藏府經脈所行之分。各有所發病之經。乃隨其病之所在而刺之。則或俞或合。其病無有于不瘳也。志云。各隨其有過之處而取之。簡按張以所發爲井穴過字。吳張高依王註。讀爲平聲。並非也。

榮者水穀之精氣也　張云。榮氣者。陰氣也。由水穀精微之所化。故爲水穀之精氣。衛氣篇曰。精氣之行於經者。爲營氣。正理論曰云云。夫穀入於胃。以傳於肺。五藏六府。皆以受氣。其清者爲營。濁者爲衛。營在脈中。衛在脈外。故於藏府脈絡。則無所不至。

衛者水穀之悍氣也　張云。衛氣者。陽氣也。陽氣之至。浮盛而疾。故曰悍氣。慓急也。本藏篇曰。衛氣者。所以溫分肉。充皮膚。肥腠理。司開闔者也。衛氣篇曰。其浮氣之不循經者。爲衛氣。邪客篇曰。衛氣者。出其悍氣之慓疾。而先行于四末分肉皮膚之間。而不休者也。皆與此節。互有發明。

肓膜　張云。肓者。凡腔腹肉理之間。上下空隙之處。皆謂之肓。如刺禁論曰。鬲肓之上。中有父母。左傳曰。膏之上肓之下者。是皆言鬲上也。又腹中論曰。其氣溢於大腸。而著於肓。肓之原。在齊下。九鍼十二原篇曰。肓之原。出於脖胦。脹論曰。陷於肉肓。而中氣穴。則肓之爲氣。不獨以胸鬲爲言。可知也。膜。筋膜也。簡按王註空虛之處。吳註腹中論稍同。張誤讀以爲此註。乃與舉痛論小腸膜原註略同。不可從。扁鵲傳。搦荒。說苑作肓莫。即肓膜也。

散於胸腹　甲乙。散作聚。

故不爲痺　張云。營衛之氣。但不可逆。故逆之則病。從之則愈。然非若皮肉筋骨血脈藏府之有形者也。無跡可著。故不與三氣爲合。蓋無形亦無痺也。

有寒故痛也　簡按王註。全本于靈周痺篇文。

故不通　諸註並依甲乙。通作痛。今從之。

皮膚不營　張云。逆調論曰。榮氣虛則不仁。衛氣虛則不用。不營者。血氣不至也。馬云。以其皮膚之中少氣血以為之營運。高同。志云。不能營養于皮膚。

陽氣少陰氣多　張云。凡病寒者。不必盡由於外寒。但陽氣不足。陰氣有餘。則寒從中生。與病相益。故為寒證。志云。此言寒熱者。由人身之陰陽氣化也。人之陽氣少。而陰氣多。則與病相益其陰寒矣。

病氣勝　張兆璜云。與病相益者。言人之陰氣多而益其病氣之陰寒也。病氣勝者。言人之陽氣多。而益其病氣之熱勝也。

陽遭陰故為痺熱　吳。遭作乘。云。舊作陽遭陰。未當。今依甲乙。改陽乘陰。為近理。簡按甲乙無痺。亦近是。滑云。或熱下。有或燥問。今此無答辭。

兩氣相感　張云。寒濕兩氣也。脈要精微論曰。陰氣有餘。為多汗身寒。其義即此。張兆璜云。陽熱盛者多汗出。濡濕之汗。又屬陰寒。醫者審之。

不痛也　汪昂云。痛則血氣猶能週流。五者為氣血不足。皆重于痛。故不復作痛。諸解欠明。

逢寒則蟲　馬云。蟲。甲乙作急。王氏以為如蟲行者。非。蓋風勝為行痺。非逢寒也。張云。逢寒則筋攣。故急。逢熱則筋弛。故縱也。吳同。簡按志仍王註。高云。寒濕相薄。故生蟲。太誤。巢源云。凡痺之類。逢熱則痒。逢寒則痛。

痿論篇第四十四

吳云。痿。與萎同。弱而不用之意。高云。承上篇痺證。而論痿證也。痿者四肢委弱。舉動不能。如委棄不用之意。潘氏醫燈續焰云。痿者。委也。足痿不用。有委靡不振之義。故字從委。簡按痿。耑係于四肢委弱之疾。而有肺痿陰痿等證。巢源作肺萎陰萎。知是痿與萎同。吳為明確。蓋痿痺瘚三疾相類。古多混同。說文。痿。痺疾也。前哀帝紀。痿痺。師古云。痿。亦痺病也。枚乘七疑。出輿入輦。命名蹶痿之機。此類是也。故本經分三篇。而詳論之。

筋膜　張云。膜猶幕也。凡肉理藏府之間。其成片聯絡薄筋。皆謂之膜。所以屏障血氣者也。凡筋膜所在之處。脈絡必分。血氣必聚。故又謂之膜原。亦謂之脂膜。

肺熱葉焦　甲乙。焦下。更有焦字。

急薄著則　甲乙。著下。更有著字。吳云。著。留而不去也。張云。皮毛虛弱。而爲急薄。熱氣留著不去。志云。靈樞云。皮膚薄著。毛腠夭焦。著者。皮毛燥著。而無生轉之氣。故曰著則生痿躄也。

痿躄　吳云。躄。足不用也。肺主氣。氣病則不能充周於身。故令手痿足躄。汪昂云。肺主皮毛。傳精布氣。肺熱葉焦。則不能輸精于皮毛。故虛弱急薄。皮膚燥著。而痿躄不能行。猶木皮剝。則不能行津于枝幹而枯也。簡按史記韓王信傳。僕之思歸。如痿人不忘起。張揖云。痿。不能行。吳越春秋云。寡人念吳。猶躄者不忘走。躄又作躃。禮記釋文。躃。兩足不能行也。由此觀之。痿躄。並足廢之疾。然痿者。痿弱之義。躄者。兩足不能行之稱。自不能無別焉。王則依疏五過論。痿躄爲攣之語。釋爲攣躄。吳則分爲手足之病。俱似拘泥。此據他藏之例。當曰皮痿。而曰痿躄者。蓋肺爲痿證之主也。

樞折挈　吳云。樞紐關節之處。或折或挈。志本挈一字句。註云。樞折。即骨繇而不安于地。骨繇者。節緩而不收。以上根結篇文。故筋骨懸挈不收。汪昂云。樞紐之間。如折如挈。簡按說文。挈。懸持也。推王意。謂膝腕之樞紐。失其懸持。如折去也。此註爲長。甲乙。挈作瘈。非。

膽泄　甲乙。膽下。有熱字。簡按奇病論。膽虛氣上溢。而口爲之苦。名膽癉。

肺者藏之長也　志云。藏真高于肺。朝百脈而行氣于藏府。故爲藏之長。簡按病能論。九鍼論。並云肺者。五藏六府之蓋也。

肺熱葉焦　吳。此下。補生痿躄三字。簡按此據上文著則生痿躄之語。亦未爲得。

故曰　吳云。以下古語也。馬張同。志云。謂下經本病篇。有此語也。以上論肺熱葉焦。而成五藏之熱。此下。論五藏各有所因。而自成脈肉筋骨之痿。

胞絡絕　高本胞。作包云。包。舊本訛胞。今改。悲哀太甚。則心氣內傷。故包絡絕。包絡。心包之絡也。包絡絕。則血外溢。而陽熱之氣內動。其發病也。則心氣下崩。下崩則數溲血也。簡按此依新校正改字。而其義則原于王及楊註。頗見確實。馬云。此胞絡者。乃胞絡宮之胞字。正婦人受胎之所。彼心包絡之包字。不從肉。王註以胞爲包者。非。評熱論云。胞脈者。屬心而絡于胞中。故悲哀太甚。則心系急。胞之絡脈阻絕。上下不交。亢陽內動。逼血下崩。令人數爲溺血也。張同。若依此說。以胞爲女子之胞。則丈夫必無脈痿之證。乖違甚矣。志云。胞之大絡。卽衝脈也。亦爲臆解。但絕字。宜從馬註。爲阻絕之義。

大經空虛　張云。血失則大經空虛。無以滲灌肌肉。榮養脈絡。故先爲肌肉頑痺。而後傳爲脈痿。簡按志以爲胞之大絡。高同。當從王註。

入房太甚宗筋弛縱　馬云。思想旣已無窮。所願又不得遂。其意久淫于外。或至入房太甚。宗筋弛縱。高云。思想無窮。所願不得。則怫鬱於內。肝氣傷矣。意淫於外者。其意淫縱於外。不靜存也。入房太甚。宗筋弛縱者。房勞過度。陰器衰弱也。簡按據下文使內也語。筋痿之證。因思想無窮。所願不得。意淫於外。而又重之以房勞。馬添一或字釋之。高以四句爲三款。且以宗筋弛縱爲陰痿。並似乖于經旨。

白淫　吳云。今之濁帶也。馬云。在男子爲精滑。在女子爲白帶。簡按本神篇云。精傷則骨痠痿厥。精時自下。玉機真藏論云。出白名曰蠱。皆其義也。聖濟總錄云。淫泆不守。隨溲而下也。

有漸於濕　馬云。漸。音尖。詩云。漸車帷裳。註。漸。漬也。張云。漸。有由來也。

若有所留居處相濕　吳云。留。久留於水也。相。伴也。言居處之間。或伴乎濕也。張云。相。並也。馬云。其居處又濕。志云。有濕濁之所留。而居處又兼卑下。外內相濕。簡按相字難解。姑從志。

肌肉濡漬　甲乙。漬作潰。滑本同。誤。

陽氣內伐　馬云。衛氣內伐其陰氣。簡按營衛生會篇云。衛氣內伐擊也。馬蓋原于此。

絡脈溢　簡按此以外候言。乃孫絡浮見也。

肉蠕動　張云。蠕。音軟。微動貌。又曰蟲行貌。

主閏宗筋　甲乙。閏。作潤。馬吳並云。閏潤同。馬云。宗筋在人。乃足之強弱所係也。但陽明實。則宗筋潤。陽明虛。則宗筋縱。世疑宗筋卽爲前陰。按厥論有曰。前陰者。宗筋之所聚。則宗筋不可以前陰言。張云。宗筋者。前陰所聚之筋也。爲諸筋之會。凡腰脊谿谷之筋。皆屬於此。故主束骨而利機關也。簡按五音五味篇云。宦者去其宗筋。依此則張註似是。然前陰是宗筋之所會。故言斷其前陰。而爲去其宗筋。但不可卽謂宗筋爲前陰也。王註似詳備。而有所未盡。宜參考諸篇。而始得其義。據王所說。痃癖痃氣。橫弦豎弦之屬。蓋宗筋努張之所致也。

束骨　吳云。束。管攝也。

機關　骨空論云。俠髖爲機。膕上爲關。又據邪客篇。兩肘兩腋兩髀兩膕者。皆機關之室。

衝脈者經脈之海也　五音五味篇云。衝脈起於胞中。上循脊裏。爲經絡之海。動輸篇幷海論云。衝脈者。爲十二經之海。

陰陽揔宗筋之會　滑云。悉謂此卽厥論前陰者。宗筋之所聚。太陰陽明之所合之義也。張云。宗筋聚於前陰。前陰者。足三陰陽明少陽。及衝任督蹻九脈之所會也。九者之中。則陽明爲五藏六府之海。衝爲經脈之海。此一陰一陽。總乎其間。故曰陰陽總宗筋之會也。簡按高云。陰陽。陰蹻陽蹻。陰維陽維也。未若滑張二氏有所據也。

氣街　志云。氣街者。腹氣之街。甲乙。一名氣衝。簡按說文。街。四通道也。又曰衝。通道也。知字異而義同。

帶脈　經別篇云。當十四椎。出屬帶脈。二十八難云。帶脈者。起於季脇。迴身一周。楊註云。帶之爲言。束也。言揔束諸脈。使得調柔也。迴繞也。繞身一周。猶束帶焉。

不引　吳云。不能收引。高云。不引者。不能延引而環約也。簡按吳義爲長。

補其滎而通其俞　吳云。十二經。有滎有俞。所溜爲滎。所注爲俞。補。致其氣也。通。行其氣也。張云。上文云獨取陽明。此復云各補其滎而通其俞。蓋治痿者。當取陽明。又必察其所受之經。而兼治之也。如筋痿者。取陽明厥陰之滎俞。脈痿者。取陽明少陰之滎俞。肉痿骨痿。其治皆然。高云。各補其在內之滎血。而通其在外之俞穴。正虛則補以調之。邪實則寫以調之。志同。簡按當仍吳張。

和其逆順　馬云。補則逆取。寫則順取。志云。和其氣之往來也。高云。逆者和之使順。順者和之不使逆。簡按陰陽應象大論。陰陽反作。病之逆從也。吳註。逆從。不順也。蓋此言逆順。亦是不順之謂。義始通。

以其時受月　高云。肝主之筋。心主之脈。腎主之骨。脾主之肉。各以其四時受氣之月。而施治之。則病已矣。受氣者。筋受氣於春。脈受氣於夏。骨受氣於冬。肉受氣於長夏也。簡按吳改月作氣。不可從。

厥論篇第四十五

張云。厥者。逆也。氣逆則亂。故忽爲眩仆脫絕。是名爲厥。厥證之起於足者。厥發之始也。甚至猝倒暴厥。忽不知人。輕則漸甦。重則即死。最爲急候。後世不能詳察。但以手足寒熱爲厥。又有以脚氣爲厥者。謬之甚也。簡按千金方凡例。以厥爲脚氣。然王註已言及之。則唐時有爲其說者。可知也。考靈寒熱病篇曰。厥痹者。厥氣上及腹則死。此特似指脚氣沖心。雖仲景有寒厥熱厥之分。亦以手足爲言。蓋彼以辨傷寒之寒熱耳。實非若內經之所謂厥也。觀大奇論曰。暴厥者。不知與人言。調經論曰。血之與氣。并走於上。則爲大厥。厥則暴死。氣復反則生。不反則死。繆刺論曰。手足少陰太陰。足陽明五絡俱竭。令人身脈皆動。而形無知也。其狀若尸。或曰尸厥。若此者。豈止於手足寒熱。及脚氣之謂耶。今人多不知厥證。而皆指爲中風也。夫中風者。病多經絡之受傷。厥逆者。直因精氣之內奪。表裏虛實。病情當辨。名義不正。無怪其以風治厥也。醫中之害。莫此爲甚。簡按厥。爾雅作瘚。說文亦作瘚。云。屰气也。从疒从屰从欠。又云。欮。瘚。或省疒。史記扁倉傳。作蹷。劉熙釋名。厥。逆氣也。顏師古註急就章云。瘚者。氣從下起。上行乂心脇也。厥有氣厥血厥痰厥酒厥藏厥蛔厥色厥等。景岳全書論之詳焉。

五指之表　張云。足指之端曰表。

集於足下而聚於足心　簡按集聚同義。然集有止之意。國語。有隼集于陳侯之庭而死。是也。聚乃散之反。

皆從內也　張云。其寒也非從外入。皆由內而生也。故凡病陽虛者。必手足多寒。皆從指端始。

前陰　馬云。前陰者。陰器也。外腎也。簡按寗氏折骨分經云。睾丸。外腎也。屬足厥陰肝經。又韻會云。外腎爲勢。宮刑男子割勢。據此則宦者去其宗筋者。割去睾丸也。

下氣上爭不能復　吳云。下氣。身半以下之氣也。上爭者。陽搏陰激。身半以下之氣。亦引而上爭也。馬云。是在下之腎氣。乃因強力而遂與上焦之氣相爭。不能復如其舊。高云。在下之陰氣。上爭於陽。致陽氣不能復。復內藏也。

精氣溢下　吳云。陰精之氣。湧溢泄出而下也。志云。陽氣上出。則陰藏之精氣。亦溢於下矣。簡按上古天真論。二八腎氣盛。天癸至。精氣溢寫。知是亦言精氣漏泄。然彼由腎氣有餘。此因上盛下虛。義逈異。

邪氣因從之　張云。陽虛則陰勝爲邪。簡按吳云。邪氣。陽氣也。以其失所。目之爲邪。此解太誤。若改陽字作陰。則纔通。

氣因於中　汪昂云。寒從內發。卽前不從外之意。高云。陰寒之邪氣因於中。而陽氣日衰。簡按此一句。諸說參差。甲乙。於。作所。而吳則以此四字。移上文前陰者宗筋之所聚之上。馬則改因作困。張則以氣爲上文之精氣邪氣。志則爲氣因於中焦水穀之所生。並不甚清晰。考上下文意。汪高所釋似允當。今姑從之。

滲營其經絡　張兆璜云。滲者。滲于脈外。營者。營于脈中。營氣宗氣。皆精陽之氣。營行于脈中。諸陽之氣。淡滲于脈外。非獨衛氣之行脈外也。

手足爲之寒也　滑云。張子和曰。秋冬陰壯陽衰。人或恃賴壯勇。縱情嗜慾于秋冬之時。則陽奪于內。陰氣下溢。邪氣上行。陽氣既衰。真精又竭。陽不榮養。陰氣獨行。故手足寒。發爲寒厥也。

絡脈滿而經脈虛　志云。靈樞經脈篇曰。飲酒者。衛氣先行皮膚。先充絡脈。夫衛氣者。水穀之悍氣也。酒亦水穀悍熱之液。故從衛氣。先行皮膚。從皮膚而充于絡脈。是不從脾氣而行于經脈。故絡脈滿而經脈虛也。

氣聚于脾中　馬云。下氣上爭。聚于脾中。志云。穀氣聚于脾中。高同。

腎氣日衰陽氣獨勝　宋本。日。作有。吳作自。甲乙。勝。作盛。張氏醫通云。論得寒厥之由。以其人陽氣衰。不能滲榮其經絡。陽氣日損。陰氣獨在。故手足爲之寒也。附子理中湯。論得熱厥之由。則謂其人必數醉若飽以入房。氣聚于脾中。腎氣日衰。陽氣獨勝。故手足爲之熱也。加減腎氣丸。

腹脹滿　甲乙。無脹字。馬云。下氣上爭。而行之于上。則下虛。故氣在腹。而不在足。所以腹中脹滿也。夫曰陰氣盛于上則腹滿者。上文之寒厥。高云。陰寒之氣盛於上。則上下皆陰。而陽氣虛於下。下虛則腹脹滿。以明腹滿而爲寒厥之意。簡按張云。陰虛於下。則脾腎之氣不化。故腹爲脹滿。恐非。

陽氣盛於上　新校正。據甲乙。作腹滿二字。詳辨其義。滑亦從之。而馬吳諸家。仍原文而解之。簡按帝問有二或字。故舉陰氣盛于上。陽氣盛于上之兩端而答之。則新校正似是而却非。馬云。乃上文之熱厥耳。高云。陽熱之氣盛於上。則下氣重上。而邪氣逆。逆則陽氣亂。亂則心神不寧。故暴不知人。以明暴不知人。而爲熱厥之意。

下氣重上而邪氣逆　吳云。重。平聲。併也。邪氣。氣失其常之名也。簡按腹中論云。陽氣重上。有餘于上。此亦論厥逆也。即是同義。

不知人也　志云。猝然昏瞶。或仆撲也。吳。此下。補逆之微者半日復。逆之甚者一日復。復則知人矣十九字。簡按經文未知舊如此否。要之不可定然矣。

厥狀病能　馬云。能。音耐。禮運篇云。聖人耐以天下爲一家。則能耐同。吳云。能。猶形也。張同。志云。病能者。能爲奇恆之病也。簡按吳近是。詳見病能論篇首。

腫首頭重　簡按脈解篇。腫腰脽痛。著至教論。乾嗌喉塞。乃與論語迅雷風烈。楚辭吉月辰良。並同字法。腫。志本作踵。非。

眴仆　甲乙。作眩仆。吳云。眴。目眩亂也。仆。顛仆也。馬云。眴眩而仆倒。乃上重下輕之證也。

陽明之厥　汪昂云。按陽明多血多氣。詳本症病皆有餘。與虛而厥者不同。

癲疾欲走呼　簡按陰陽類論云。罵詈妄行。巔疾爲狂。王註。以腎水不勝。故胃氣盛而顛爲狂。蓋與此同證。詳見宣明五氣篇。

後不利　志云。食飲入胃。脾爲轉輸。逆氣在脾。故後便不利。脾不轉運。則胃亦不和。是以食則嘔。而不得臥也。

口乾溺赤　甲乙。口作舌。志云。陰液不能上資。是以口乾心痛。肺金不能通調于下。故溺赤。水火陰陽之氣。上下不爽。故腹滿也。

涇溲　簡按諸家不釋。但張云。涇。音經。水名。義難通。調經論王註云。涇。大便也。溲。小便也。楊上善云。涇作經。婦人月經也。吳云。涇。水行有常也。溲。溺溲也。涇溲不利。言常行之小便不利也。數說亦未穩當。靈本神篇。亦有腹脹經溲不利之文。經。甲乙作涇。蓋涇溲是小溲。集韻。涇。去挺切。泉也。劉熙釋名。水直波曰涇。涇。徑也。言道徑也。溲者。二便之通稱。國語少溲于豕牢。史記倉公傳。有大小溲語。吳越春秋。太宰嚭奉溲惡。註溲。即便也。惡。大便也。故加涇字。別于大便。脈要精微論。言小便爲水泉。此亦一證。

陰縮腫　甲乙。无腫字。是。

以經取之　吳云。難經曰。不盛不虛。以經取之者。是正經自病。不中他邪也。當自取其經。六十九難正此謂也。馬云。若不盛不虛。則在膽取膽。而不取之肝。在肝取肝。而不取之膽。所謂自取其經也。即名之曰經治。又曰經刺。

太陰厥逆　張云。按六經之厥。已具上文。此復言者。考之全元起本。自本節之下。另在第九卷中。蓋彼此發明。原屬兩篇之文。乃王氏類移於此者。非本篇之重複也。

治主病者　張云。謂如本經之左右上下。及原俞等穴。各有宜用。當審其所主而刺之。餘準此。

虛滿嘔變下泄清　吳云。少陰。腎也。腎間命門之火虛衰。不足以生脾土。故令虛滿。虛滿者。中虛而滿也。嘔變者。水穀已變。猶嘔逆而出。蓋少陰在下。故食至下焦。其色已變猶嘔也。泄清。下泄澄澈清冷也。志云。少陰之氣。上與陽明相合。而主化水穀。少陰氣厥。以致中焦虛滿。而變爲嘔逆。上下水火之氣不交。故下泄清冷也按嘔變當作變嘔。靈五味篇云。若走骨。多食之令人變嘔。與此篇大義相同。且有聲無物曰嘔。故不當作嘔出變異之物解。高云。有欲嘔之變證。簡按佛典有變吐之語。知是嘔變變嘔。乃嘔逆之謂。諸注恐屬強解。

前閉　高云。前陰閉結。

譫言　吳云。肝藏魂。魂失其守。故譫言也。

不得前後　張云。或閉結不通。或遺失不禁。不得其常之謂也。三陰俱逆。則藏氣絕。陽明脈解篇曰。厥逆連經則生。連藏則死。此之謂也。志云。陰關于下也。簡按此謂二便不通。張註。或遺失不禁。誤。

僵仆　高云。即上文發爲眴仆之義。

嘔血善衄　志云。陽氣上逆則嘔血。陽熱在上則衄血。此太陽之氣。厥逆於上。以致迫血妄行。高云。陽熱之氣。不行皮毛內傷絡脈。陽絡傷則血外溢。故嘔血善衄。簡按吳本無嘔血二字。義不相蒙。崐僭去之。非也。

機關不利　張云。機關者。筋骨要會之所也。膽者。筋其應。少陽厥逆。則筋不利。故爲此機關腰項之病。

發腸癰不可治　張云。腸癰發於少陽厥逆者。相火之結毒也。故不可治。高云。少陽經厥氣逆則樞轉有乖。故機關不利。不能樞轉。從外則發腸癰。發腸癰。則內鬱之氣。從癰而泄。不可治少陽之主病。當治陽明之腸癰。此少陽厥逆病。能發於陽明。當治陽明。故不言治主病者。簡按高據仲景嘔家有癰膿。不可治嘔。膿盡自愈之例而釋之。未知於經旨何如。存備一說。

驚者死　馬云。肝之病發爲驚駭。而膽與之爲表裏。故驚則死矣。張云。其毒連藏。故當死。

喘欬身熱　志云。陽明氣厥則喘。上逆則欬也。陽明之氣主肌肉。故厥則身熱。

善驚衄嘔血　志云。二陽發病。主驚駭。衄血嘔血者。陽明乃悍熱之氣。厥氣上逆。則迫血妄行。此病在氣。而及于經血。高云。聞水音則善驚。熱迫於經則衄嘔血。上文發陽癰。不可治少陽。當治陽明。是治陽明之意已寓於上。故此不言治主病者。簡按陽癰治陽明。未見所據。其不言治主病者。恐是脫文。

嘔沫　吳云。肺主治節。行下降之令。肺病則不能降。故虛滿而欬。虛滿之久。必有留沫。故嘔沫。高云。肺氣滿欬。不能四布其水津。故善嘔沫。

手心主少陰　高云。手心主厥陰包絡。手少陰心經。經厥氣逆。皆有心痛之病。喉者。肺氣也。心痛引喉。則兩火上炎而爍金。又兼身熱如焚如焰。則死不可治。馬云。邪客篇言。心者。五藏六府之大主也。精神之所舍也。其藏堅固。邪弗能容也。容之則心傷。心傷則精神去。神去則死。此所以死不可治。

腰不可以俛仰　吳云。其脈屬於小腸。小腸繫腰之部分。故腰不可以俛仰。張云。四時氣篇曰。邪在小腸者。連睾系。屬於脊。故腰不可以俛仰也。簡按王以爲錯簡文。吳張強爲之解。似不切貼。

痓　馬云。按全元起本痓。作痙。痓音熾。傷寒論。有剛痓柔痓。痙音敬。風強病也。此痓當以痙爲是。後世互書者非。靈樞熱病篇第二十七節。有風痙證。高云。經脈篇云。大陽三陽明之脈。是主津液。今手陽明經氣厥逆。津液不榮於經脈。故痓當資手陽明經之津液。簡按張云。痓。謂手臂肩項強直也。此蓋拘泥于本經之所流注。故云爾。

素問識卷六

東都　丹波元簡廉夫學

病能論篇第四十六

馬云。能。音耐。禮樂記。故不耐無樂。其耐作能。靈樞陰陽二十五人篇。皆有能字。古蓋耐能通用。陰陽應象大論云。病之形能也。蓋病之形狀耐受。故此以病能名篇。張兆璜云。病能者。言奇病之形能也。簡按吳釋前篇病能云。能。猶形也。此解爲是。

胃脘癰　吳云。吸門之下。賁門之上。受納水穀之脘。名曰胃脘。簡按聖濟總錄云。夫陰陽升降。則榮衛流通。氣逆而隔。則留結爲癰。胃脘癰者。由寒氣隔陽。熱聚胃口。寒熱不調。故血肉腐壞。以氣逆於胃。故胃脈沈細。以陽氣不得下通。故頸人迎甚盛。令人寒熱如瘧。身皮甲錯。或欬或嘔。或唾膿血。觀伏梁之病。亦有俠胃脘內癰者。以其裏大膿血居腸胃之外故也。方附于一百二十九卷。

當候胃脈　滑云。即脈要精微。附上右外。以候胃也。馬云。右關。吳張志同。簡按附上右外。尺膚之位。而非脈之分位。以寸關尺。配五藏六府者。難經以後之說。此言胃脈者。必別有所候。

逆者　甲乙。作氣逆者。

人迎甚盛　張云。即終始篇等所云。人迎三盛。病在陽明之謂。

精有所之寄則安　吳本作精有所倚。則臥不安。註云。藏陰也。主靜。故藏有傷損。則有不足之患。陰精有所偏倚。則有亢甚之害。均之令人夜不安也。簡按諸家順文解釋。義難通。吳據甲乙而刪改。但精字仍舊文。殆爲明晰。今從之。

不能懸其病　吳云。不能懸其病於空。使之不我疾也。馬云。懸者。絕也。按逆調論第六節。有不得臥而息有音者。諸證尤詳。但此曰不安。則不能安寢也。與彼有異。

偃臥　高云。正臥也。評熱論云。不能正偃者。胃中不和也。故舉而復問。

肺者藏之蓋也　痿論云。肺者。藏之長也。心之蓋也。靈九鍼論云。五藏之應天者肺。肺者。五藏六府之蓋也。

右脈沈而緊左脈浮而遲　馬云。此當見于兩尺也。吳張同。簡按本經無寸關尺之說。此特言左右爾。必非兩尺之謂也。

不然　馬吳張並仍甲乙。然作知。志高從舊文釋之。故屬強解。

此逆四時　志云。脈合四時。故冬診之。左右脈皆當沈緊。今左脈反浮而遲。是逆四時之氣矣。

病在腎頗關在肺　吳云。關。關系也。志云。腎主冬氣。而又反浮在左。故當主病在腎。頗關涉于肺。當爲腰痛之病。簡按甲乙無關字。奇病論云。其盛在胃。頗在肺。句法正同。

腎爲腰痛之病也　甲乙無腎字。

頸癰　癰疽篇云。發於頸者。名曰夭疽。其癰大而赤黑。不急治。則熱氣下入淵腋。前傷任脈。內薰肝肺。十餘日而死矣。

其真安在　吳云。真。正治之法也。簡按當仍甲乙作其治。

異等　志云。等。類也。高云。頸癰之名雖同。而在氣在血。則異類也。

癰氣之息　馬云。以小鍼開除。而去病者。正以癰間有氣頓息。不至甚也。吳。息。改瘜。云。瘜。腐肉也。鍼。鈹鍼也。所以去鍼肉。張云。息。止也。癰有氣結而留止不散者。治宜用鍼以開除其氣。氣行則癰愈矣。高云。頸癰而氣之止息者。其病在氣。宜以針開通其氣而除去之。此氣息成癰而有針刺之真法也。頸癰而氣盛血聚者。其病在血。宜石刺出血而寫之。此血聚成癰。而有石刺之真法也。此所以同病異治。而皆已也。簡按說文。瘜。寄肉也。徐鍇曰。息者。身外生之也。故古謂賒貸生舉錢爲息錢。旋生土爲息壤也。方言。作腺。王釋爲死肉。吳則爲腐肉。無所考據。張註允當。今從之。

同病異治也　吳。此下。補膚頑內陷者。宜灸以引之十字。云。以上文有其問。故僭補之。張兆璜云。陷下者。又宜灸。始言針灸。而後止言針石者。蓋此篇。論五藏之相傳。而腎藏之氣。已傳于肝。故止宜針宜石。設或有回陷于腎者。又常灸之。此雖不明言。蓋欲人意會。讀者宜潛心參究。不可輕忽一字。簡按吳補固僭矣。而張註亦鑿。俱不可從。

狂　靈癲狂篇云。狂始發。少臥不飢。自高賢也。自辨智也。自尊貴也。善罵詈。日夜不休。通評虛實論云。癲疾厥狂。久逆之所生也。又千金方云。狂風罵詈。撾斫人。名熱陽風。即怒狂也。

暴折而難決　馬云。此人者。因猝暴之頃。有所挫折。而事有難決。志不得伸。吳云。暴折而抑之。不得剖決。志云。決。流行也。高云。決。散也。簡按吳註爲是。

陽明者常動　馬云。靈動輸篇。言是陽明獨動不休。故凡衝陽。即趺陽地倉。大迎。下關。人迎。氣衝之類。皆有動脈不止。而衝陽爲尤甚。

巨陽少陽不動　吳云。巨陽。有委中。崑崙。少陽。有懸鍾。聽會。其脈皆不甚動。於其不甚動者。反動大疾。此陽厥善怒而狂之候也。

動大疾　馬云。大。當作長。簡按非也。

夫食入於陰　張云。五味入口。而化於脾。食入於陰也。藏於胃以養五藏氣。長氣於陽也。

生鐵洛　張云。即爐冶間鎚落之鐵屑也。其屬金。其氣寒而重。最能墜熱開結。平木火之邪。故可以下氣疾。除怒狂也。凡藥中用鐵精。鐵華粉。鍼砂。鐵鏽水之類。皆同此意。簡按本草經。作鐵落。唐本注云。落。是鐵皮滋液。黑於餘鐵。陶謂可以染皂。云是鐵漿。誤矣。蘇頌圖經云。鐵落者。鍛家燒鐵赤沸。砧上打落細皮屑。俗呼爲鐵花。是也。初鍊去鑛。用以鑄鎔器物者。爲生鐵。再三銷拍。可以作鍱者。爲鑐鐵。亦謂之熟鐵。此說是也。別錄云。鐵落。一名鐵液。故王云。爲鐵漿非。是生鐵液也。高云。洛。烙同。烙飲者。轉赤爲烏也。赤而烏。可以平巨陽之氣。迂謬尤甚。聖濟總錄云。鐵落。染皂鐵漿。是右一味。每服重湯內温一盞飲之。食後。此不讀王註及唐本。乃襲陶謬也。

爲飲　張云。用水研浸。可以爲飲。簡按唐本註云。諸鐵療病。並不入丸散。皆煮取漿用之。此云爲飲。亦煮取漿者與。

下氣疾也　吳云。寒而鎮重。故下氣速。氣下則不厥逆矣。志云。鐵乃烏金。能伐肝木。故下肝氣之疾速也。李時珍云。陽氣怫鬱。而不得疏越。少陽膽木。挾三焦少陽相火。巨陽陰火上行。故使人易怒如狂。其巨陽少陽之動脈。可診之也。奪其食。不使胃火復助其邪也。飲以生鐵落。金以制木也。木平則火降。故曰下氣疾速。氣即火也。簡按列子湯問。吳楚之國。有大木焉。其名爲櫾。音柚 碧樹而冬生。實丹而味酸。食其皮汁。巳憤厥之疾。張湛註云。氣疾也。梁書姚察傳。自免憂後。因加氣疾。蓋憤厥。乃陽厥之類。而氣疾所指不一。凡狂易癲眩。驚悸癎瘈。心神不定之證。宜概稱氣疾焉。若以疾訓速。或爲効驗疾速之義。或爲逆氣疾速之謂。乖謬亦甚。

澤瀉朮各十分麋銜五分　張云。澤瀉。味甘淡。性微寒。能滲利濕熱。白朮。味甘苦。氣温。能補中燥濕止汗。麋銜。即薇銜。一名無心草。南人呼爲吳風草。味苦平微寒。主治風濕。十分者。倍之也。五分者。減半也。簡按蘇頌云。凡古方云朮者。乃白朮也。此方。聖濟。名澤瀉湯。三因。名麋銜湯。並用白朮。馬云。朮。即蒼朮。非也。麋銜。本經作薇銜。一名麋銜。唐本註云。一名鹿銜草。言鹿有疾。銜此草差。陳嘉謨云。麋鹿有疾。銜此草差。素問之名。因此出。時珍云。據蘇說。則薇銜麋銜。當作鹿銜也。此說誤。麋鹿一類。不必改作鹿。劉燼採天名精。活麞。遂有活鹿草之名。麋。果鹿之誤乎。活鹿草當作活麞草也。聖濟。十分作二兩半。五分作一兩一分。陶氏序錄云。古秤惟有銖兩。而無分名。今則以十黍爲一銖。六銖爲一分。四分爲一兩。然則四分爲一兩者。六朝以降之事。而此經云分者。非分兩之分。總錄誤爾。三因。十分作一兩。五分作半兩。乃與張註符矣。

合以三指撮　吳云。合。修合也。三指撮。言如三指寬一撮也。簡按陶序例。一撮者。四刀圭也。刀圭者。十分方寸匕之一。准如梧桐子大也。此云三指撮者。乃一方寸匕餘也。張云。合以三指。用三指撮合。以約其數。而爲煎劑也。

考經文。此謂散藥。張註謬爾。聖濟云。右三味。擣羅爲散。每服一錢匕。沸湯調。食後服。三因亦云。右爲末。每服二錢。酒飲任調下。食前服。

爲後飯　馬云。藥在飯後也。誤。

所謂深之細者　高。以下二十四字。移于前頸癰之下。上經者以下六十九字。移于前在陰陽奇恆中之下。而爲之註釋。率屬牽強。不可從。

奇病論篇第四十七

吳云。奇病。特異於常之病也。簡按凡風也。痺也。厥也。痿也。屬類頗多。此篇所載。重身聲瘖。息積。疹筋等。率皆奇特之病。故以奇病名篇。

重身　詩大雅。大任有身。毛傳。身重也。箋。謂懷孕也。馬。重平聲。

九月而瘖　馬云。瘖。瘂也。醫書。謂人之受孕者。一月肝經養胎。二月膽經養胎。三月心經養胎。四月小腸經養胎。五月脾經養胎。六月胃經養胎。七月肺經養胎。八月大腸經養胎。九月腎經養胎。十月膀胱經養胎。先陰經而後陽經。始於木而終於水。以五行之相生爲次也。然以理推之。則手足十二經之經脈。晝夜流行無閒。無日無時而不共養胎氣也。必無分經養胎之理。今曰九月而瘖。蓋時至九月。則妊胎已久。兒體日長。胞絡宮之絡脈。繫於腎經者。阻絕而不通。故間有爲之瘖者。非人人然也。此乃阻絕之絕。非斷絕之謂。生氣通天論云。大怒則形氣絕。而血菀于上。亦阻絕之絕。靈經脈篇云。腎足少陰之脈。從腎上貫肝鬲。入肺中。循喉嚨。挾舌本。張云。瘖。聲瘂不能出也。簡按徐之才逐月養胎法。見于千金方。蕭氏女科經論云。張嶟璜按瘖。謂有言而無聲。故經曰。不能言。此不能二字。非絕然不語之謂。凡人之音。生于喉嚨。發于舌本。因胎氣肥大。阻腎上行之經。以腎之脈入肺中。循喉嚨。繫舌本。喉者肺之部。肺主聲音。其人切切私語。心雖有言。而人不能聽。故曰瘖。肺腎子母之藏。故云不必治。若大全解作不語。則爲心病。以心主發聲爲言也。與子瘖。了不相干。嶟璜所論如此。然醫說引邵氏後聞見錄云。郝翁名允。博陵人。一婦人妊。咽嘿不能言。翁曰。兒胞大經壅。兒生經行則言矣。不可毒以藥。又引醫餘云。孕婦不語。非病也。聞如此者。不須服藥。臨產日。但服保生丸四物湯之類。產後便語。亦自然之理。非藥之功。並是子瘖。瘖乃舌瘖。腎之脈繫舌本。其理自明。蕭所引却是迂謬。又考郭氏保慶集。第九論。有產後不語。用七珍散。則知不啻胎前有此證也。

胞絡　張云。胞中之絡。衝任之絡也。吳云。謂子室中之支絡也。繫。根系也。

刺法曰　此以下。止疹成也。吳志爲別章。是。

成其疹　吳云。疹。病也。張志同。簡按國語。孤子寡婦疾疹。傷寒例云。小人觸冒。必嬰暴疹。王註恐非。

然後調之　此四字。宜據新校正刪之。明是全註羼入。諸家爲原文釋之者。何諸。

無用鑱石也　志云。鑱。謂鍼。石。砭石也。鍼經曰。形氣不足。病氣不足。此陰陽氣俱不足也。不可刺之。刺之則重不足。重不足則陰陽俱竭。血氣皆盡。五藏空虛。筋骨髓枯。老者絕滅。壯者不復矣。是以身羸瘦者。不可妄用鍼石。

腹中有形而泄之　志云。泄。謂用鍼寫之。鍼經曰。刺之害。中而不去則精泄。精泄則病益甚而恇。按腹中胞積皆爲有形。在女子胞。則無益其有餘。在息積。曰不可灸刺。在伏梁。曰不可動之。是腹中有形者。皆不可刺泄。刺雖中病。而有形之物不去。則反泄其精氣。正氣出而邪病反獨擅于其中。故爲疹成也。簡按馬張仍王。爲重身之義。非也。

脇下滿氣逆　馬云。脇下脹滿。氣甚喘逆。

息積　吳云。息積。即息賁肺積也。張云。積不在中。而在脇之下者。初起微小。久而至大。則脇滿氣逆。喘促息難。故名息積。今人有積。在左脇之下。俗名爲痞者。其即此證。惟小兒爲尤多。蓋飲食過傷。脾不及化。則餘氣留滯。而結聚於此。其根正在脇間。陽明病劇。則上連於肺。此其所以爲息積也。簡按百病始生篇云。稽留不去。息而成積。據此則息謂生長。出前漢宣帝紀師古註。猶瘜肉之瘜也。聖濟總錄云。夫消息者。陰陽之更事也。今氣聚脇下。息而不消。積而不散。故滿逆爲病。然氣客於外。不干胃府。故不妨食。特害於氣息也。導引能行積氣。藥力亦藉導引而行故也。有方附于五十七卷。此以息而不消。積而不散。解息積之義。極是矣。而至謂害於氣息。則竟未免歧誤。

積爲導引服藥　高云。積。漸次也。須漸次爲之導引而服藥。導引。運行也。運行則經脈之虧者可復。若但服藥。則藥不能獨治也。

尺脈數甚　簡按十三難云。脈數。尺之皮膚亦數。丁氏註。數。心也。所以臂內之皮膚熱也。蓋與此同義。

筋急而見　吳云。身之大筋勁急也。簡按王註爲是。

疹筋　吳云。病筋也。簡按聖濟總錄云。夫熱則筋緩。寒則筋急。今也肝氣內虛。虛則生寒。故筋急而見。其尺脈數甚者。蓋尺裏以候腹中。其人腹急。則尺脈見數。數亦爲虛。以腹內氣虛故也。氣既寒而筋急。其色又見白黑。是爲寒甚之證。有方。附于四十二卷。又外臺云。痃癖。發即兩筋弦急。陳氏婦人良方云。痃者。在腹內近臍左右。各有一條筋脈急痛。大者如臂。次者如指。因氣而成。如弦之狀。名曰痃氣也。慧琳一切經音義云。痃病。即腹中冷氣病也。發即脈脹牽急。如似弓弦。故俗呼爲痃氣病也。據王註。此即疹筋也。

名曰厥逆　聖濟總錄。方附于五十一卷。李氏蘭室秘藏。有羌活附子湯。羅氏衞生寶鑑。有麻黃附子細辛湯。危氏得効方。有白附子散。並治大寒犯腦頭痛。

帝曰善　高云。三字衍文。

五氣之溢也　吳云。腥焦香臊腐也。張云。五味之所化也。馬云。五藏之氣也。志云。五氣者。土氣也。土位中央。在數爲五。在味爲甘。在藏爲脾。高同云。溢。泛溢也。簡按萬曆本醫說作土氣。志註爲是。王意亦當如此。

脾癉　聖濟總錄云。夫食入於陰。長氣於陽。肥甘之過。令人內熱而中滿。則陽氣盛矣。故單陽爲癉也。其證口甘。久而弗治。轉爲消渴。以熱氣上溢故也。有方。附于四十五卷。

食甘美而多肥　甲乙作數食美而多食甘肥。簡按甲乙爲是。枚乘七發。甘脆肥濃。命曰腐腸之藥。

轉爲消渴　吳。轉作傳。云。傳。日久傳變也。消渴。飲水善消。而渴不止也。

以蘭除陳氣　聖濟總錄。治脾癉口甘中滿。蘭草湯。蘭草一兩。切右一味。以水三盞。煎取一盞半。去滓。分溫三服。不拘時候。張云。蘭草。性味甘寒。其氣清香。能生津止渴潤肌肉。故可除陳積畜熱之氣。簡按李杲試効方。有蘭香飲子。蘭室祕藏名甘露膏。治消渴。飲水極甚。善食而瘦。王遜藥性纂要云。素問所謂。治之以蘭除陳氣者。幽蘭建蘭之葉。非蘭草澤蘭也。建蘭幽蘭。古所無。此襲寇宗奭陳嘉謨之謬說耳。

口苦取陽陵泉　此六字。宜據新校正而刪之。諸家費解。

夫肝者中之將也　甲乙。肝上。有膽者中精之府六字。與新校正所援異。靈師傳篇云。肝主爲將。六節藏象論云。十二藏皆取決於膽。本輸篇云。肝合膽。膽者。中精之府。五行大義引河圖文同。蓋本節主膽而言。甲乙文爲正爲。聖濟總錄。作夫膽爲中正之官。清淨之府。十一藏之所取決。咽爲之使。

咽爲之使　張云。足少陽之脈。上挾咽。足厥陰之脈。循喉嚨之後。上入頏顙。是肝膽之脈。皆會於咽。故咽爲之使。

膽虛氣上溢　甲乙。無虛字。吳。虛。作噓。云。噓氣。氣上溢也。汪昂云。吳改膽虛作膽噓。欠通。氣上溢。即噓字之義。馬云。此膽氣以煩勞而致虛。張云。數謀慮不決則肝膽俱勞。勞則必虛。虛則氣不固。故膽氣上溢。簡按數謀慮不決。宜膽氣怫鬱。甲乙似是。聖濟總錄云。數謀不斷。則清淨者。濁而擾矣。故氣上溢。而爲口苦也。經所謂是動則病口苦。以氣爲是動也。有方。附于四十二卷。衛生寶鑑。有龍膽瀉肝湯。與東垣方不同。

膽募兪　吳云。膽募。日月穴也。膽兪。在脊十椎下。兩傍各一寸五分。簡按甲乙云。日月。膽募也。在期門下五分。馬以爲期門。誤。王註腹募背兪。原于六十七難。

治在陰陽十二官相使中　治。吳改作論。註云。即靈蘭祕典所論也。張同。簡按王云。今經已亡。未知何是。

有癃者　吳云。癃。不得小便也。癃而一日數十溲者。由中氣虛衰。欲便則氣不能傳送。出之不盡。少間則又欲便。而溲出亦無多也。簡案口問篇云。中氣不足。溲便爲之變。陳氏三因方云。淋。古謂之癃。名稱不同也。癃者。罷也。

淋者。滴也。今名雖俗。於義爲得。此說非是。戴侗六書故曰。淋。癃。實一聲也。漢殤帝諱淋。故改癃爲㾓。改隆慮縣。爲林慮縣。蓋內經本草經。皆用癃字。作淋皆後人所改。

身熱如炭頸膺如格　吳云。身熱如炭。胃主肌肉故也。頸膺如格。胃脈循喉嚨。下乳內廉故也。張云。如格者。上下不通。若有所格也。

喘息氣逆　馬云。其息喘。其氣甚逆。張云。喘息者。呼吸急促也。氣逆者。治節不行也。

細微如髮　甲乙。無微字。

病在太陰其盛在胃頗在肺　馬云。此病在太陰。經之不足。觀氣口微細之脈可知也。其氣盛在於胃。觀人迎躁盛之脈可知也。六節藏象論。靈樞終始禁服等篇。皆以人迎三盛。爲病在陽明。所以謂之其盛在胃也。至於喘息氣逆。頗關在肺。然肺虛也。非盛也。特邪氣耳。簡按參之於王說。義尤明晰。吳以太陰爲脾。張則爲脾肺二藏。與經旨左矣。

此所謂得五有餘　甲乙。無所謂二字。

五病之氣有餘也　甲乙。無五字。

此其身不表不裏亦正死明矣　甲乙。無身字。正死。作死證。

巔疾　張云。即癲癇也。本經。巔。癲通用。於此節之義可見。諸家釋爲頂巔者非。蓋兒之初生。即有病癲癇者。今人呼爲胎裏疾者即此。未聞有胎病頂巔者也。

毋有所大驚　甲乙。毋下。有數字。張兆璜云。胎中受病。非止驚癇。妊娠女子。飲食起居。大宜謹慎。則生子聰俊。無病長年高云。其氣上不下。則精與驚氣幷居。既生以後。故令子發爲癲疾也。此癲疾爲先天奇病。而屬於不治也。

痝然　痝。龐厖同。玉篇。大也。乃狀浮起貌也。龐。又龐雜之龐。故王兼二義而釋之。詳見于評熱病論。馬本。痝。作龐。

身無痛者　吳云。以其病不繫於表。故身無痛。

腎風　馬云。腎屬水。故腎虛則水搐。腎不宜感風。故風在則體浮。風熱則脈大。風與水搏。則脈緊。脹滿則薄脾。而不能食。雖食亦少。水熱穴論云。腎者胃之關也。關門不利。故聚水而成其病。則欲其能食也難矣。高云。水因風動。故名腎風。簡按王註風論云。腎藏受風。則面痝然而腫。而張則云非外感之風。乃風由內生者。內風之說未經見。則不可從。

驚已心氣痿者死　吳云。腎邪陵心。令人善驚。若驚已而心氣猶壯。是謂神正。生之徒也。驚已而心氣痿者。是謂神亡。死之屬也。志云。腎風非死證。此病生在腎。逆傳其所勝。故死。簡按痿。馬張仍王義。

大奇論篇第四十八

吳云。前有奇病論。此言大奇論者。擴而大之也。高本刪論字。蓋以無問答之語也。

皆實即為腫　張云。滿。邪氣壅滯。而為脹滿也。此言肝腎肺經。皆能為滿。若其脈實。當為浮腫。而辨如下文也。簡按王以滿為脈氣滿實。考文理。張註為勝。王註癰腫。必是壅腫。傳寫之訛耳。

肺之雍　馬云。按甲乙經。雍作癰。肺肝腎三經。不宜生癰。此雍。斷宜作壅。蓋言氣之壅滯也。吳張並云。雍。壅同。

喘而兩胠滿　吳本胠。作脇。張云。胠音區。腋下脇也。

脚下至少腹　簡按馬志據原文。不改脚為胠。却非。

跛易偏枯　張云。或為跛。或掉易無力。或偏枯不用。是皆腎經壅滯。不能運行所致。簡按易。是痿易狂易之易。謂跛而變易其常。王註恐謬。

心脈滿大　張云。火有餘也。心主血脈。火盛則血涸。故癇瘛筋攣。

癇瘛筋攣　甲乙。瘛。作痓。張云。癇。音間。癲癇也。瘛。音熾。抽搐也。攣。音戀。拘攣也。高云。神氣不通於心包則癇。神氣不行於骨節則瘛。癇則筋攣於內。瘛則筋攣於外也。簡按下文云。二陰急為癇厥。通評虛實論云。刺癇驚脈五。

靈經筋篇云。癇瘛及痙。寒熱病篇云。暴攣癇眩。足不任。內經言癇者如此。詳見通評虛實論註。玉機真藏論云。筋脈相引而急。病名曰瘛。王註。筋脈受熱。而自跳掣。故名曰瘛。靈邪氣藏府病形篇云。心脈急甚者。爲瘛瘲。肝脈微濇。爲瘛攣筋痺。瘛瘲詳見診要經終篇註。並與本篇互發。

肝脈小急　張云。小爲血不足。急爲邪有餘。故爲是病。夫癇瘛筋攣一也。而心肝二經皆有之。一以內熱。一以風寒。寒熱不同。血衰一也。故同有是病。

肝脈騖暴　熊音。騖音務。奔也。志云。騖疾走也。又亂馳也。簡按後漢光武帝紀注。直騁曰馳。亂馳曰騖。志註據此。

有所驚駭　馬云。金匱真言論云。肝之病。發驚駭。

脈不至若瘖　張云。此特一時之氣逆耳。氣通則愈矣。吳云。脈不至。在諸病爲危劇。若其暴瘖失聲。則是肝木厥逆。氣壅不流。故脈不至耳。不必治之。厥還當自止。簡按志圏脈上。別爲一章。非。

小急不鼓皆爲瘕　馬云。瘕者。假也。塊似有形。而隱見不常。故曰瘕。脈本急矣。而其急中甚小。又不鼓擊於手。則是沈也。必有積瘕在中。故脈不和緩耳。今三部之脈如此。皆可以即其本部。而決其爲瘕也。簡按巢源云。瘕。假也。謂虛假可動也。又云。謂其有形。假而推移也。蓋癥瘕。分而言之。癥。積也。瘕。聚也。然癥積亦可稱瘕。氣厥論。虙瘕。陰陽類論。血瘕。邪氣藏府病形篇。水瘕。水脹篇。石瘕。厥病篇。蟲瘕。傷寒論。固瘕。神農本經。蛇瘕。倉公傳。遺積瘕。蟯瘕之類。是也。說文云。瘕。女病也。蓋依于骨空論。女子帶下瘕聚。誤爲此說耳。郭璞註山海經瘕疾云。蟲病也。此亦因有蟲瘕蟯瘕而言。並不可從。李氏必讀云。瘕。遐也。歷年遐遠之謂也。歷年遐遠之病。豈止于瘕聚乎。

石水　張云。此言水病之有陰陽也。吳云。沈。脈行肌肉之下也。石水者。水凝不流。結於少腹。其堅如石也。腎肝在下。居少腹之分。脈沈爲在裏。故腎肝俱沈。爲石水之象。馬云。水氣凝結。如石之沈。故名爲石水也。陰陽別論。有陰陽結邪。多陰少陽。名曰石水。小腹腫。靈邪氣藏府病形篇。有腎脈微大。爲石水。起臍以下。至小腹腄腄然。上至胃脘。死不治。水脹篇。黄帝有石水之問。而岐伯無答。必有脫簡。皆是積聚之類。簡按金匱要略云。石水。其脈自沈。外證腹滿不喘。尤怡註云。石水。水之聚而不行也。因陰之盛。而結于少腹。故沈而不喘。吳以爲堅如石。誤。

張氏醫通云。腎肝幷沈。爲石水。眞武湯主之。

風水　馬云。畜水冒風。發爲腫脹。名曰風水。見評熱論。水熱穴論。靈論疾診尺篇。張云。風水者。遊行四體。浮泛於上也。

幷小弦欲驚　張云。肝腎幷小。眞陰虛也。小而兼弦。木邪勝也。氣虛膽怯。故爲欲驚。

皆爲疝　馬云。或結於少腹。或結於睾丸。或結於睾丸之上下兩旁。腎肝二脈經歷之所。皆是也。積土以高大者。曰山。疝有漸積之義。故名。簡按說文云。疝。腹痛也。劉熙釋名云。心痛曰疝。疝。詵也。先詵詵然上而痛也。又曰。疝。詵也。詵詵引小腹急痛。顏師古急就篇註云。疝。腹中氣疾。上下引也。金匱要略云。腹痛。脈弦而緊。弦則衛氣不行。即惡寒。緊則不欲食。邪正相搏。即爲寒疝。樓氏綱目云。疝名雖七。寒疝。即疝之總名也。

心疝　高云。心脈搏滑急。則心氣受邪。故爲心疝。脈要精微論曰。診得心脈而急。病名心疝。少腹當有形也。

肺疝　志云。肺脈當浮。而反沈搏。是肺氣逆聚于內。而爲肺疝矣。高云。肺疝。氣疝也。簡按四時刺逆從論。肺風疝。有目無證。不可得而知。史倉公傳云。氣疝客於膀胱。難於前後溲。而溺赤。巢源。氣疝。乃七疝之一。腹中乍滿乍減而痛。名曰氣疝。高以爲氣疝者。蓋肺主氣故也。

三陽急爲瘕三陰急爲疝　志云。此言疝瘕之病。病三陰三陽之氣。而見于脈也。子繇曰。瘕者。假也。假物而成有形。疝字。从山。有艮止高起之象。故病在三陽之氣者爲瘕。三陰之氣者爲疝。玉師曰。瘕在腸胃之外。故三陽急。疝病五藏之氣。故三陰急。馬云。王註分瘕爲血。疝爲氣者。未的當。知二病爲氣血相兼也。簡按三陽三陰。據下文二陰二陽。王註爲是。諸家亦仍王註。

二陰急爲癇厥　馬云。二陰者。心也。其脈來急。正以心經受寒。寒與血搏。發而爲癇爲厥。志云。癇厥者。昏迷仆撲。卒不知人。簡按癇厥。唯是癇病。志註爲長。

二陽急爲驚　張云。木邪乘胃。故發爲驚。陽明脈解篇曰。胃者。土也。故聞木音而驚者。土惡木也。是亦此義。○高本以二陰以下十一字。移于前節若瘖不治自已下。非。

爲腸澼久自已　吳云。外鼓者。脈形向外而鼓也。外鼓。有出表之象。故不必危之。久當自止也。馬云。此言心肝脾腎。皆爲腸澼。而有死生之分者。以脈與證驗之也。腸澼者。腸有所積。而下之也。然有下血者。即今所謂失血。有下白沫者。即今所謂去積。有下膿血者。即今之所謂痢。病在於腸。均謂之腸澼也。簡按高云。腸澼。泄瀉也。誤。詳見于通評虛實論。

肝脈小緩　張云。肝脈急大。則邪盛難愈。今脈小緩。爲邪輕易治也。

血溫身熱者死　張云。腎居下部。其脈本沈。若小而搏。爲陰氣不足。而陽邪乘之。故爲腸澼下血。若其血溫身熱者。邪火有餘。真陰喪敗也。故當死。

心肝澼　高云。言心脈肝脈不和。而病腸澼也。亦如腎脈之腸澼下血也。志云。此承上文。而言陰血。盛者。雖受陽薄。尚爲可治。蓋重陰血以待陽也。夫心主生血。肝主藏血。是以心肝二藏。受陽盛之氣。而爲腸澼者。亦下血。如二藏同病。則陰血盛。而可以對待陽邪。故尚爲可治之證。簡按諸家仍王義。志意略異。王註似妥。

皆鬲偏枯　吳云。凡脈貴于中和。胃脈沈鼓濇。偏於陰也。外鼓大。偏於陽也。心脈小堅急。亦偏於陰也。鬲。陰陽閉絕也。偏枯。半身不用也。以其陰陽偏勝。故爲證亦偏絕也。張云。胃爲水穀之海。心爲血脈之主。胃氣既傷。血脈又病。故致上下否鬲。半身偏枯也。簡按馬云。爲膈證與偏枯。高攷皆作背。並非。志云。鬲者。裏之鬲肉。尤誤。張氏醫通。趙以德云。胃與脾爲表裏。胃之陽虛。則內從於脾。從脾則脾之陰盛。故胃脈沈鼓濇。濇者。少血多氣之診也。胃之陽盛。則脾之陰虛。虛則不得與陽主內。反從其胃。越出部分。而鼓大於臂之外。大者。多氣少血之候也。心者。元陽君主之宅。生血生脈。今因元陽不足。陰寒乘之。故心脈小堅急。小者。陽不足。堅急者。陰寒之象也。夫心胃之三等脈見一。即爲偏枯。心乃天真神機開發之本。胃乃穀氣充天真之原。一有相失。則不能制其氣。而宗氣散。故分布不周。不周經脈則偏枯。不周五藏則瘖。瘖者。腎與包絡內絕也。

男子發左女子發右　張云。男子左爲逆。右爲從。女子右爲逆。左爲從。此逆證也。志云。從內而發于外。故曰發。簡按張註本于玉版論。爲是。

不瘖　張云。若聲不瘖。舌可轉。則雖逆於經。未甚於藏。乃爲可治。而一月當起。若偏枯而瘖者。腎氣內竭而然。其病必甚。如脈解篇曰。內奪而厥。則爲瘖俳。此腎虛也。正以腎脈循喉嚨。挾舌本故耳。簡按王註。原于奇病論。重身九月而瘖之義而釋之。恐謬。

其從者　張云。若男發於右。而不發於左。女發於左。而不發於右。皆謂之從。從。順也。高云。玉版論要曰。男子右爲從。女子左爲從。其從者。謂男子發於右。女子發於左。不同於上文之發也。簡按王註。左右互錯。馬吳志同。俱失經旨。

血衄　甲乙。作衄血。張云。搏脈弦強。陰虛者最忌之。凡諸人血鼻衄之疾。其脈搏而身熱。真陰脫敗也。故當死。

懸鉤浮　張云。失血之證多陰虛。陰虛之脈多浮大。故懸鉤而浮。乃其常脈。無足慮也。懸者。不高不下。不浮不沈。如物懸空之義。脈雖浮鉤。而未失中和之氣也。簡按懸。乃懸空無根之象。鉤浮。乃陽盛陰虛之候。十五難云。脈之來疾去遲。故曰鉤。呂廣注云。陽盛其脈來疾。陰虛脈去遲也。脈從下上。至寸口疾。還尺中遲。環曲如鉤。不似脈弦強而搏擊於指。此乃亡血家之常脈。若釋懸而爲不浮不沈。則於鉤浮之浮。其謂之何。吳既誤。而張襲之耳。吳又以常脈。爲平人不病常脈。更誤。

如喘　馬云。喘者。氣湧而不和。脈體如之。張云。如氣之喘。言急促也。高云。喘。疾促不倫也。脈至如喘。失其常度。故名曰暴厥。申明暴厥者。一時昏憒。不知與人言。簡按如。甲乙。作而。如而通用。出于莊七年左傳杜註。下如數同。

浮合　張云。此下。皆言死期也。高云。浮合於皮膚之上。如湯沸也。諸家依王註。

予不足也　熊音。予。與同。

微見　馬云。微之爲言。僅也。吳云。始見也。言始見此脈。便期九十日死。若見之已久。則不必九十日矣。所以在九十日者。以時更季易。天道變。而人氣從之也。志云。士宗曰。微。對顯言。微現此脈。期以九十日而死。若顯露之。不踰時日矣。後之交漆亦猶是也。高云。微於皮膚之上。見此數極之脈。中按求之則不見也。故至九十日而死。經脈應月。一月一周。九十日者。三周也。簡按士宗。即是高世栻。前說似是。

予奪也　吳云。奪。失也。

草乾　馬云。心精被奪。火王於夏。猶有可支。至秋盡冬初。心氣全衰。故曰草乾而死。

如散葉　吳云。飄零不定之狀也。木遇金而負。遇秋而凋。故深秋則死。志云。飄零虛散之象。簡按今甲乙。作叢棘。

省客　吳云。省問之客。張云。或去或來也。塞者。或無而止。鼓者。或有而搏。是腎原不固。而無所主持也。

懸去棗華　張云。棗華之候。初夏時也。懸者。華之開。去者。華之落。言於棗華開落之時。火王而水敗。馬云。懸去。猶俗云虛度也。吳移懸去於鼓字下。簡按張註穩妥。

如丸泥　張云。泥彈之狀。堅強短濇之謂。志云。往來流利如珠。曰滑。如丸泥者。無滑動之象。

榆莢落　張云。榆錢也。春深而落。木王之時。土敗者死。馬云。秋冬之交也。簡按本草蘇頌云。榆三月生莢。李時珍云。未生葉時。枝條間先生榆莢。形狀似錢而小。色白成串。俗呼榆錢。據此則張註爲勝。

如橫格　張云。如橫木之格於指下。長而且堅。是爲木之真藏。而膽氣之不足也。禾熟於秋。金令王也。故木敗而死。簡按說文。格。木長貌。王釋格爲木。蓋本于此。若張註。爲橫木之格於指下。則木之義。於經文中無所取。不知其意果何如。張註全襲吳之誤。

如弦縷　馬云。如弓弦之縷。猶俗之所謂弦線也。主堅急不和。奇病論云。胞脈者。繫于腎。蓋婦人受胎之所。即胞絡宮。張云。如弦之急。如縷之細。真元虧損之脈也。胞。子宮也。命門元陽之所聚也。胞之脈繫於腎。腎之脈繫舌本。胞氣不足。當靜而無言。今反善言。是陰氣不張。而虛陽外見。時及下霜。虛陽消敗而死矣。

如交漆　馬吳高並云。交當作絞。志云。交。絞也。張云。如寫漆之交。左右傍至。纏綿不清也。簡按左右傍至也下。恐脫是其予不足也一句。故馬云。藏府俱虛。大體皆弱。吳云。陰陽亂也。志云。衝任之脈絕也。高云。復申明胞精不足之意。率屬臆解。今甲乙。漆作棘。

三十日死　吳云。月魄之生死。以三十日爲盈虛。故陰氣衰者。不能過其期也。高云。經脈一周也。

少氣味韭英而死　馬以少氣爲句。註云太陽爲三陽。三陽主於外。今精氣不足。故浮鼓肌中。而欲出於外。其勢不能入於陰也。主少氣。正以脈湧則氣乏也。韭有英時。冬盡春初也。水已虧極。安能至於盛春耶。張同。吳云。少氣。氣不足也。少味。液不足也。韭至長夏而英。長夏屬土。太陽壬水之所畏也。故死。高云。氣爲陽。味爲陰。太陽有寒熱陰陽之氣。太陽虛故少氣味。英盛也。韭英。乃季春土王之時。韭英而死。土尅水也。簡按少氣味。未詳。姑從馬說。韭英。吳高似是。

如頹土之狀　志云。頹土。傾頹之土也。脾主肌肉。如頹土而按之不得者。無來去上下之象。高同。

五色先見黑　志云。土位中央。而分主于四季。當五色俱見。而先見黃。若五色之中。而先見黑。是土敗而水氣乘之矣。

白壘　甲乙。作白纍。馬云。壘當作藟。詩云緜緜葛藟。藟。亦葛之屬。吳云壘者。癮疹之高起者。北方黑色主收藏。西方白色主殺物故死。張云壘。藟同。即蓬虆之屬。虆有五種。而白者發於春。木王之時。土當敗也。簡按壘。藟通。不必改。爾雅。諸慮山虆。郭注云。今江東呼虆爲藤。似葛而麤大。廣雅云。藟。藤也。一切經音義引集訓云。藤。藟也。藟。謂草之有枝條。蔓延如葛之屬也。吳越間謂之藤。本草。馬志云。虆者。藤也。則蓬虆。明是藤蔓矣。據此則藟所指不一。未知白壘是何物。張說難信。吳讀爲瘔瘰之瘰。亦恐非。○志云。玉師曰。以經水如浮波。心脈如火薪。肝脈如散葉。胃脈如泥丸。太陽如湧泉。肌脈如頹土。皆以五行之氣。效象形容。蓋此乃五藏虛敗之氣。變見于脈。非五藏之病脈也。

懸雍　高云。雍。作癰。虛腫之癰。上浮本大也。簡按諸註並不允。蓋雍。甕通。山海經。懸甕之山。晉水出焉。郭璞注云。山腹有巨石。如甕形。因以爲名。甕。亦作瓮。說文。罌也。廣雅。瓶也。蓋取其大腹小口。而形容浮揣切之益大之象也。甲乙。雍作癰。非。

浮揣切之益大　馬云。懸雍。本浮也。揣切之際。其脈益大。而全無沈意。張云。浮短孤懸。有上無下也。志云。揣。度也。先輕浮而度之。再重按而切之。其本益大。簡按志註與經旨相反。不可從。吳。揣下。補無力二字。贅。

十二俞之予不足也　甲乙。予上。有氣字。張云。俞皆在背。爲十二經藏氣之所繫。水凝而死。陰氣盛。而孤陽絕也。

水凝而死　甲乙。凝。作凍。

如偃刀　張云。臥刀也。浮之小急。如刀口也。按之堅大急。如刀背也。高云。偃。息也。刀。金器也。簡按高說未知何謂。

菀熟　甲乙。作寒熱。諸本。熟。作熱。張云。此以五藏菀熱。而發爲寒熱。陽王則陰消。故獨幷於腎也。腰者腎之府。腎陰既虧。則不能起坐。立春陽盛。陰日以衰。所以當死。菀。鬱同。簡按吳云。熟。熱之深。謬甚。

如丸滑不直手　張云。如丸。短而小也。直。當也。言滑小無根。而不勝按也。馬吳並云。直。值同。甲乙作着。

棗葉生而死　張云。大腸應庚金。棗葉生初夏。火王則金衰。故死。馬云。棗葉之時。則先棗華之候矣。

如華　甲乙。作如春。馬云。是似草木之華。虛弱而按之無本也。

善恐不欲坐臥　馬云。令人善恐。以心氣不足也。不欲坐臥。以心氣不寧也。張云。小腸不足。則氣通於心。善恐不欲坐臥者。心氣怯而不寧也。

行立常聽　志云。如耳作蟬鳴。或如鍾磬聲。皆虛證也。

季秋而死　馬云。小腸屬火。火王猶可生。至季秋。則衰極而死矣。志云。遇金水生旺之時而死。

脈解篇第四十九

馬云。按此篇論病。大抵出於靈樞經脈篇。諸經爲病。篇內曰所謂者。正以古有是語。而今述之也。高云。六氣主時。始於厥陰。終於太陽。此舉三陽三陰經脈之病。則太陽主春。正月爲春之首。太陽爲陽之首也。少陽主秋。九月爲秋之終。少陽爲陽之終也。陽明主夏五月爲夏之中。陽明居陽之中也。三陰經脈。外合三陽。雌雄相應。太陰合陽明。故主十一月。十一月冬之中也。少陰合太陽。故主十月。十月冬之首也。厥陰合少陽。故主三月。三月春之終也。太陰爲陰中之至陰。故又主十二月。十二月。陰中之至陰也。錯舉六經之病。復以三陽三陰。主四時之月。而錯綜解之。所以爲脈解也。

腫腰脽痛　脽。熊音誰。張同。馬吳音疽。張云。尻臀也。高本腫一字句。云。六元正紀大論曰。太陽終之氣。則病腰脽痛。故太陽經脈之病有腫以及腰脽痛也。簡按脽从肉。音誰。其音疽者。雎鳩之雎。从且。馬吳誤。脽。說文。尻也。漢東方朔傳。連脽尻。註。臀也。蓋脽从肉。故王釋爲臀肉。此四字。即與厥論腫首頭重。著至教論乾嗌喉塞。字法正同。高註非。

正月太陽寅　志云。太陽爲諸陽主氣。生于膀胱水中。故以太陽之氣爲歲首。楊慎丹鉛錄云。考緯書。謂三皇三世。伏羲建寅。神農建丑。黃帝建子。至禹建寅。宗伏羲。商建丑。宗神農。周建子。宗黃帝。所謂正朔三而改也。簡按此云正月太陽寅。明是黃帝建寅。而非建子。緯書之言。難信據也。楊氏好讀內經。盍論及于此耶。

病偏虛爲跛者　高本病上。有所謂二字。云。舊本所謂二字。誤傳出也下。今改正。偏虛。猶偏枯。大奇論云。腎雍則髀䯒大。跛易偏枯。故申明所謂病偏虛爲跛者。

東解地氣而出也　東。宋本作凍。馬吳高志並同。解下句。吳刪而字。云。凍解。解凍也。高云。地凍始解。地氣從下而上出也。張云。正月東風解凍。簡按東作凍。則而字不妥。蓋謂陽氣自東方解地氣之凍而上出也。

所謂偏虛者　所謂二字。從高而刪之爲是。

盛上而躍故耳鳴也　高云。經筋篇云。手太陽之筋。其病應耳中鳴。故申明所謂耳鳴者。乃陽氣萬物盛上而躍。躍則振動。故耳鳴也。

狂巔疾　張云。巔。癲同。按經脈篇。足太陽經脈條下。作癲。蓋古所通用也。所謂甚者。言陽邪盛也。陽邪實於陽經。

則陽盡在上。陰氣在下。上實下虛。故當爲狂癲之病。

浮爲聾　高云。經脈篇曰。手太陽之脈。入耳中。所生病者。耳聾。故申明所謂浮爲聾者。是逆氣上浮。而爲聾。皆在氣也。簡按馬云。脈浮則聾。非。

故爲瘖也　張云。聲由氣發。氣者陽也。陽盛則聲大。陽虛則聲微。若陽盛已衰。故瘖瘂不能言也。

內奪　吳云。內。謂房勞也。奪。耗其陰也。

瘖俳　張云。俳音排。無所取義。誤也。當作痱。正韻。音沸。廢也。內奪者。奪其精也。精奪則氣奪而厥。故聲瘖於上。體廢於下。元陽大虧。病本在腎。腎脈上挾舌本。下走足心。故爲是病。高云。俳。痱同。音肥。瘖痱者。口無言。而四肢不收。故曰此腎虛也。簡按樓氏綱目。引本節及王註。俳作痱。張註。蓋原于此。靈熱病篇云。痱之爲病也。身無痛者。四肢不收。志亂不甚。其言微知。可治。甚則不能言。不可治也。樓氏綱目云。痱廢也。痱。即偏枯之邪氣深者。痱與偏枯。是二疾。以其半身無氣營運。故名偏枯。以其手足廢而不收。或名痱。或偏廢。或全廢。皆曰痱也。漢賈誼傳云。辟者一面病。痱者一方病。師古註。辟。足病。痱。風病也。本出于說文。由此觀之。痱。即仲景中風篇。所謂邪入於藏。舌即難言者。蓋痱是病名。偏風是所因。偏枯是病證。必非有別也。吳云。俳。陽事廢也。非。聖濟總錄。有瘖俳門。載治舌瘖不能言。足廢不能用。腎虛弱。其氣厥不至舌下。地黃飲子等方。具于五十一卷。

少陰不至者厥也　張云。此釋上文內奪而厥之義也。少陰者。腎脈也。與太陽爲表裏。若腎氣內奪。則少陰不至。少陰不至者。以陰虛無氣。無氣則陽衰。致厥之由也。簡按王註太陰之氣。逆上而行。可疑。

心之所表也　馬云。膽之脈行于脇而心之脈出于腋。爲心之表。故爲心脇痛也。張云。少陽屬木。木以生火。故邪之盛者。其本在膽。其表在心。表者。標也。簡按張註仍王義。今從之。

九月陽氣盡　高云。若九月之時。陽氣已盡。而陰氣方盛。少陽火氣不盛。不能爲心之表。故有心脇痛之病也。

陰氣藏物也　張云。陰邪凝滯。藏伏陽中。喜靜惡動。故反側則痛。高云。經脈篇曰。足少陽病。不能轉側。故申明所謂不可反側者。九月陰氣方盛。陰氣所以藏物也。物藏則不動。故少陽經脈。有不可反側之病也。

草木畢落而墮　文選。潘岳寡婦賦。木落葉而隕枝。李善註云。毛萇詩傳曰。隕。墜也。千金方。蒲黃湯主療。小兒落床墮地。

氣盛而陽之下長　吳云。氣盛。氣盛於陰也。之往也。下。下體也。陽之下。謂陽氣往下。如少陽之脈。出膝外廉。行於兩足是也。長。生長也。陽爲動物。長於兩足。故令躍。

相薄　張云。薄。氣相薄也。吳云。薄。摩盪也。

水火相惡　高云。厥爲陰爲水。乃水火相惡。又木能生火。故聞木音。則惕然而驚也。簡按本節所解。與陽明脈解篇異義。

所謂客孫脈云云　高云。出處未詳。大抵皆陽明之病。孫脈。孫絡脈也。

其孫絡太陰也　高云。陽明之脈。不從下行。而并於上。并於上者。則其孫絡之脈。合脾之大絡。而爲太陰也。陽明并於上。故頭痛鼻鼽。孫絡太陰。故腹腫也。簡按此一句難通。故吳改作其頭之孫絡。腹之太陰也十字。張以爲太陰者。言陰邪之盛。非陰經之謂。俱臆見也。高註稍妥。姑從之。

上走心而爲噫　馬云。宣明五氣論曰。心爲噫。又口問篇云。寒氣客於胃。厥逆從下上散。復出于胃。故爲噫。夫素問言心。而靈樞言胃。則此篇兼言陰氣走於胃。胃走於心。見三經相須。而爲噫也三經。謂心脾胃。

故嘔也　張云。脾胃相爲表裏。胃受水穀。脾不能運。則物盛滿而溢。故爲嘔。

得後與氣　熊音。得後。謂得大便也。氣。謂快氣。馬云。後者。圊也。氣者。肛門失氣也。張同。云陽氣出。則陰邪散。故快然如衰。一陽下動。冬至候也。故應十一月之氣。簡按吳云。氣謂噯氣。誤。

陽氣皆傷　吳云。傷者。抑而不揚之意。高云。承秋之肅殺也。

嘔欬上氣喘也　張云。陽根於陰。陰根於陽。互相倚也。若陰中無陽。沈而不升。則孤陽在上。浮而不降。無所依從。

故爲嘔欬上氣喘也。按前章。列本節義於手太陰肺病條下。此則言於腎經。正以肺主氣。腎主精。精虛則氣不歸元。即無所依從之義。簡按此原于吳註。而更詳焉。

色色　馬高云。二字衍文。吳改作邑邑。云。愁苦不堪貌。張云。當作邑邑。不安貌。秋氣至。微霜下。萬物俱衰。陰陽未定。故內無所主。而坐起不常。目則䀮䀮無所見。以陰肅陽衰。精氣內奪。故應深秋十月之候。簡按邑邑。與悒悒通。史記商君傳云。安能邑邑。待數十百年。悒。說文。不安也。張註本此。志載高說云。色色。猶種種也。色色不能猶言種種不能自如也。此解不通。今從張註。

陰陽內奪　志云。秋氣始至。則陽氣始下。而未盛于內。陰氣正出。而陰氣內虛。則陰陽之氣。奪于內矣。

煎厥　吳云。陽氣不治者。陽氣不舒也。肝氣當治。而未得者。木性不得條達也。肝志怒。故善怒。煎厥者。怒志煎熬厥逆也。張云。按煎厥一證。在本篇。言陽虛陰盛。在生氣通天論。言陰虛陽盛。可見煎厥有陰陽二證。簡按此與少陰。不相干涉。乃屬少陽厥陰之病。則爲可疑。諸家不言及于此者。何。高獨以少陰君火之陽氣不治而釋之。此乃運氣家之言。竟不免牽強焉。張以陽氣不治。爲陽虛。不可從。

陽氣入　吳云。陽邪入薄於腎。故善恐。張云。陰氣將藏未藏。而陽邪入之。陰陽相薄。則傷腎而爲恐。馬云。宣明五氣篇曰。精氣并于腎。則爲恐也。

胃無氣故惡聞食臭也　張云。胃無氣。胃氣敗也。胃氣所以敗者。腎爲胃關。腎中眞火不足。不能溫養化原。故胃氣虛。而惡聞食臭也。此即經脈篇。饑不欲食之義。

故變於色也　張云。色以應日。陽氣之華也。陰勝於陽。則面黑色變。故應秋氣。此即經脈篇。面如漆柴之義。高云。地色。地蒼之色。如漆柴也。因秋時肅殺之氣。內奪其精華。故至冬。則變於色而黑如地色也。

欬則有血者陽脈傷也　高云。經脈篇云。腎病欬唾則有血。故申明所謂欬則有血者。乃陰血乘於陽位。陽脈不歸於陰。故曰陽脈傷也。陰血乘陽。脈不歸陰。則陽脈滿。十月之時。陽氣未盛於上。未當盛時而脈滿。則陽氣內逆。故滿則欬。欬則有血。而且見於鼻也。張云。陽脈傷者。上焦之脈傷也。蓋腎脈。上貫肝膈。入肺中。故欬則血見於口。衂則血見於鼻也。

癲疝　高云。猶㿗疝也。言高腫也。經脈篇云。厥陰病。丈夫㿗疝。婦人少腹腫。簡按王氏資生經云。千金曰。氣衝主癲。明堂下經曰。治㿗疝。則是癲。卽㿗疝也。巢源云。㿗者。陰核氣結腫大也。詳見于陰陽別論頹疝註。

厥陰者辰也　張云。辰季春也。五陽一陰。陰氣將盡。故屬厥陰。陰邪居於陽末。則爲癲疝少腹腫。故應三月之氣。

三月一振　吳云。振。物性鼓動也。張云。陽氣振也。高云。經脈篇云。厥陰病。腰痛不可以俛仰。故申明所謂腰脊痛。不可以俛仰者。三月之時。振動發生。草木向榮而華秀。故三月一振榮華。生機雖盛。猶未暢達。故萬物一皆俛而不仰也。

一俛而不仰也　馬云。凡俛者不可以仰。仰者不可以俛。故肝應其時。腰痛之病。俛仰似難也。

所謂癲癃疝膚脹　高云。出處未詳。大抵皆厥陰之病。癲。癲疝也。癃。溺閉也。癲癃疝膚脹者。陰器腫。不得小便。則膚脹也。簡按靈水脹篇云。膚脹者。寒氣客於皮膚之間。鼜鼜然不堅。腹大身盡腫。皮厚。按其腹。窅而不起。腹皮不變。此其候也。

曰陰亦盛　曰。吳本作由。張云。此復明癃疝腫脹之由。在陰邪盛也。陰盛則陽氣不行。故爲此諸證。張兆璜云。曰所謂。曰者者。是設爲之問辭。下文是答辭。故增一曰字以別之。簡按上文並無增一曰字者。特於末節而有之。可疑。吳本似是。而吳云。陰亦盛者。言陽固盛。而陰亦盛也。此註恐非。亦字承上文癲疝及腰脊痛而下之。蓋與平人氣象論一呼脈再動。一吸脈亦再動之亦同義。

嗌乾　馬云。陰陽相薄而在內爲熱中。在上爲嗌乾也。高云。經脈篇云。足厥陰病。甚則嗌乾。手厥陰病。心中熱。

刺要論篇第五十　馬云。刺要者。刺鍼之要法。故名篇。吳云。要。至約之理也。

各至其理　志云。理者。皮膚肌肉之文理。

無過其道　張云。應淺不淺。應深不深。皆過其道也。高云。無過其皮肉脈骨之道。中其道。毋容過也。

毫毛腠理　志云。毫毛腠理者。鬼門元府也。高云。毫毛中之腠理也。簡按文選西京賦注。引聲類及廣韻云。毫。長毛也。志玄府之解未爲得。王註詳焉。

秋病溫瘧　甲乙。瘧下。有熱厥二字。志云。肺主秋收之令。秋時陽氣下降。陰氣外出。妄動其肺。則收令化薄。陰陽之氣反相得于外。而爲溫瘧矣。動。謂動其藏氣也。

泝泝然　甲乙。作淅淅然。志云。逆流而上。曰泝。泝泝然者。氣上逆。而寒慄也。簡按泝泝然。於義難協。今從甲乙而改之。皮部論。泝然。甲乙。又作淅然。

煩不嗜食　甲乙。煩下。有滿字。吳云。脾氣不運。則中氣不化。故令煩。脾病則不磨。故令不嗜食。

冬病脹腰痛　吳云。冬月無以奉藏。而病脹與腰痛矣。

銷鑠胻酸　甲乙。作消濼。高云。酸。作痠。吳云。銷鑠者。骨髓日減。如五金遇火。而銷鑠也。簡按枚乘七發。雖有金石之堅。猶將銷鑠而挺解也。李善注云。賈逵國語註曰。鑠。銷也。甲乙。消濼。蓋與骨空論淫濼同義。金匱虛勞篇。足酸削。此二字。本見于周禮鄭註。巢源。作痠凘。知酸痠通用。不必改痠。

不去矣　馬云。不能行動而去也。簡按三部九候論。脫肉身不去者死。王註云。猶行去也。

刺齊論篇第五十一

馬云。齊者。後世劑同。刺以爲劑。猶以藥爲劑。故名篇。簡按一切經音義云。劑限。考聲云。分段也。韻詮云。分劑也。三蒼云。分齊也。知是齊劑同。限劑分劑之義。蓋刺之淺深。有限有分。故曰刺齊。吳高如字讀。爲齊一之謂。非。

刺骨者無傷筋云云　高云。欲知其分。必先知其非分。如刺骨者。刺入骨分。無傷其筋。刺筋者。刺入筋分。無傷其肉。刺肉者。刺入肉分。無傷其脈。脈有絡脈。有經脈。上篇。脈居肉後。經脈也。此篇。脈居肉先。絡脈也。刺脈者。刺入脈分。無傷其皮。此言刺宜深者勿淺。淺則非分矣。簡按下文云。刺肉無傷脈者。至脈而去。不及肉也。即脈淺肉深。與前篇刺肉無傷脈。義相乖。故高有經脈絡脈之說。然經文無明據。恐是兩篇各一家之言。高註似強解。

刺皮者無傷肉云云　高云。以上文層次言之。當云刺皮者無傷脈。今不言脈者。以脈不止絡脈。復有經脈。絡脈在肉前。經脈居肉後。言肉而脈在其中。故曰。刺皮者。刺入皮分。無傷其肉。刺肉者。刺入肉分。無傷其筋。刺筋者。刺入筋分。無傷其骨。此言刺宜淺勿深。深則非分矣。簡按此亦似牽強。然從前諸家。順文解釋。無於經文參差處。而致思者。如高可謂善讀古書者矣。

至筋而去不及骨也　張云。病在骨者。直當刺骨。勿傷其筋。若鍼至筋分。索氣而去。不及於骨。則病不在肝。攻非其過。是傷筋也。簡按以下三項。宜以此例焉。馬云。此明言上文前四句之義也。

至脈而去不及肉也　盧冶云。脈在肉中。肉在谿谷。脈有脈道。理路各別者也。所謂至脈而去不及肉者。謂刺在皮膚絡脈之間。不及裏之筋骨。非鍼從脈而再入于肉也。是以略去刺脈無傷肉句者。使後學之意會也。簡按是屬影撰。然高註全本于此。要之上文宜云刺皮者無傷脈。刺脈者無傷肉。而不及之。至于此。亦無傷脈刺脈之言。實可疑焉。

所謂刺皮無傷肉者　張云。刺皮過深。而中肉者。傷其脾氣。簡按以下二項。宜以此例焉。馬云。此明言首節末三句之義也。

刺禁論篇第五十二

禁數　志云。數。幾也。言所當禁刺之處有幾也。高云。數。條目也。帝承上二篇之意。謂刺要刺齊。其中必有所禁。故願聞禁數。

要害　高云。言各所要。亦各有所害。當詳察也。志云。五藏有緊要爲害之處。要害二字。當知非刺中五藏。顧炎武日知錄云。南越尉佗傳。發兵守要害處。按漢書西南夷傳註。師古曰。要害者。在我爲要。於敵爲害也。此解未盡。要害。謂攻守必爭之地。我可以害彼。彼可以害我。謂之害。人身亦有要害。素問。岐伯對黃帝曰。脈有要害。後漢來歛傳。中臣要害。

肝生於左肺藏於右　高云。人身面南。左東右西。肝主春生之氣。位居東方。故肝生於左。肺主秋收之氣。位居西方。故肺藏於右。

心部于表腎治于裏　志云。部。分也。心爲陽藏而主火。火性炎散。故心氣分部于表。腎爲陰藏而主水。水性寒凝。故腎氣主治于裏。

脾爲之使　高云。脾土王於四季。主運行水穀。以溉五藏。故爲之使。志云。脾主爲胃行其津液。以灌四旁。故爲之使。

胃爲之市　志云。心爲陽中之太陽。故部于表。腎爲陰中之太陰。故治于裏。蓋以四藏之氣。分左右表裏上下。脾胃居中。故爲之市。

鬲肓　吳云。鬲膈膜也。肓。鬲上無肉空處也。志云。膈。膈膜也。內之膈肉。前連于胸之鳩尾。旁連于腹脇。後連于脊之十一椎。肓者。即募原之屬。其原出于臍下。名曰脖胦。高云。肓。臍旁肓俞穴也。簡按吳註腹中論云。腔中無肉空隙之處。名曰肓。又註痺論云。肓。腔中空虛無肉之處也。張則襲其說云。肓者。凡腔腹肉理之間。上下空隙之處。皆謂之肓。並因誤讀王註云布散於胸腹之中。空虛之處。熏其肓膜。王意豈以肓爲空虛之處乎。而張於本節。則全依楊義。楊註原于說文。蓋古來相傳之說。宜無異論。志云募原之屬。高云。肓俞。皆臆造已。當與舉痛論及痺論參考。

小心　馬云。心之下。有心包絡。其形有黃脂裹心者。屬手厥陰經。自五椎心俞之下而推之。則包絡當垂至第七節而止。蓋心爲君主。爲大心。而包絡爲臣。爲小心也。吳云。脊共二十一節。此言七節。下部之第七節也。其傍乃兩腎所系。左爲腎。右爲命門。命門者。相火也。相火代心君行事。故曰小心。張同。昂云。傍者。兩腎也。中者。命門也。按心者性之郛。腎者命之根。兩腎中間。一點真陽。乃生身之根蔕。義取命門。蓋以此也。中有相火。能代心君行事。故曰小心。楊上善云云。吳亦主其說。蓋心君無爲。吾人一日動作云爲。皆命門之相火也。馬註云云。若依此解。傍字似無著落。志云。七節之傍。膈俞之間也。小。微也。細也。中有小心者。謂心氣之出于其間。極微極細。高同。簡按甲乙。亦作志心。王似指心包絡。楊則爲十四椎傍腎俞。而又云。得名爲志者。心之神也。而陰陽類論上空志心。王以爲小心。楊以爲入腎志於心神之義。楊註彼此義異。未太明晰。且凡脊椎從上數而至下。未有從下數而云某椎者。亦覺不允。背腧篇。心腧。在五焦當作椎。下同。之間。膈俞。在七焦之間。而心包腧。經文無所考。錫人等。以心椎傍。爲厥陰俞。王馬未爲得矣。吳張雖主楊。然命門昉見于難經。相火固是運氣家之言。並非本經之義。志高杜撰無論矣。竊疑云七節之傍。云上空。既非心包。又非腎。必有別所指也。舉數說以俟考。

從之有福逆之有咎　馬云。順其所而不傷。則有福。逆其所而傷之。則有咎。所謂要害之當察者以此。

刺中肝五日死　馬云。五日。疑作三日。乃木生數也。高同。

其動爲語　張云。無故妄言也。簡按宣明五氣篇云。心爲噫。肝爲語。腎爲嚏。肺爲欬。脾爲呑。全本甲乙。作欠。非。

刺中肺三日死　馬云。三。疑爲五。王註。釋診要經終篇。以爲金生數四日畢。當至五日而死者。是也。高同。

刺中膽一日半死　馬云。膽爲六府之一。當別于五藏。故另爲一節。一日半死。以其爲生數之半也。張云。凡十一藏者。皆取決於膽。是謂中正之官。奇恆之府。傷之者。其危極速。嘔出於胃。而膽證忌之。木邪犯土。見則死矣。高云。邪氣藏府病形篇云。膽病者。嘔宿汁。故其動爲嘔。嘔。膽氣虛也。

中大脈　馬云。刺衝陽脈也。衝陽穴。爲胃經之原。傷寒論。以爲趺陽之脈。高云。胃足陽明之脈。下足跗。其支者。別跗上。入足大指。交於足太陰。刺跗上。刺胃脈也。中大脈。中傷大指之經脈也。中大脈。而血出不止。則太陰之脈。不能循大指而上。故死。簡按大脈。蓋謂衝脈之別。靈動輸篇云。衝脈。並少陰之經。下入內踝之後。入足下。其別者。邪入踝。出屬跗上。入大指之間。注諸絡。以温足脛。又逆順肥瘦篇云。其前者。伏行出跗屬。下循跗。入大指間。滲諸絡而温肌肉。其已如此。今刺而中傷之。則所以致死也。中。去聲。

溜脈　甲乙。溜。作流。馬云。溜。流同。按本輸篇云。溜于魚際。則溜與流同。所謂溜脈者。凡脈與目流通者。皆是也。又按大惑論云。五藏六府之精。皆上注于目而爲之精。論疾診尺篇云。赤脈從上下者。太陽病。從下上者。陽明病。從外走內者。少陽病。此皆溜脈之義也。吳張義同。志云。溜脈者。脈之支別。浮見于皮膚之間者也。高云。陰陽相過之脈也。簡按志高註。未見所據。今從馬義。

腦戶　志云。督脈。從腦戶而上。至于百會顖會。乃頭骨兩分。內通于腦。若刺深。而悞中于腦者。立死。

舌下　張云。舌下脈者。任脈之廉泉穴。足少陰之標也。中脈太過。血出不止。則傷腎。腎虛則無氣。故令人瘖。按憂恚無言篇曰。足之少陰。上繫於舌。絡於橫骨。終於會厭。脈解篇曰。內奪而厥。則爲瘖俳。此腎虛也。然則瘖本於腎。無所疑矣。馬云。王註以爲脾脈者。無義。

刺足下布絡中脈　馬云。布絡者。凡足之六經。皆有絡脈也。誤中其脈。而血又不出。則必邪不得散。而爲腫矣。王註止以爲然谷之中者。鑿之甚也。吳云。浮淺散見之絡。中脈則過於深矣。簡按中。王讀如字。非。

爲腫　張云。若血不出。氣必隨鍼而壅。故爲腫也。

刺郄中大脈　馬云。郄中之下。有一中字。去聲。張云。郄。足太陽委中穴也。刺委中。而中其大脈。傷陰氣於陽經。故

令人仆倒且脫色也。簡按郄下句。志高爲浮郄穴。非。

仆脫色　吳云。太陽爲諸陽之會。故令如此。簡按經脈篇云。甚者寫之則悶。悶甚則仆不得言。悶則急坐之也。俱是後世所謂鍼暈也。詳見于鍼灸聚英等。

刺氣街中脈　王註。中。如字。諸家讀爲去聲。今從之。

爲腫鼠僕　甲乙。僕。作䑕。千金作鼷。馬云。僕。當作鼷。刺氣街者。血中其脈。而血又不出。則血氣幷聚於中。故內結爲腫在鼠鼷之中也。張同。吳云。僕。仆也。刺之中脈。血不得出。則爲腫。如鼠仆焉。簡按馬註爲是。但僕不必改鼷。鼷。說文。小鼠也。䑕。玉篇。鼠名。巢源附骨疽候云。產婦女人。喜着鼠䑕髂頭胜膝間。知是僕䑕鼷同義。即鼠鼷也。

志高以爲鼠瘻。僕參非。

根蝕　熊音。蝕音食。如蠶食葉。張云。乳房。乃胸中氣血交湊之室。故刺乳上之穴。而誤中乳房。則氣結不散。留而爲腫。腫則必潰。且幷乳根皆蝕。而難於愈也。簡按根謂乳房之根。非乳根穴。吳云。生膿根而內蝕。非。漢書西羌傳。疽食浸淫。莫知所限。又後漢董卓傳。瘡癰雖痛。勝於內食。

刺缺盆中內陷　志云。缺盆在喉旁兩橫骨陷中。若缺盆然。故以爲名。刺缺盆中者。刺手陽明大腸脈也。手陽明之脈。下入缺盆。絡肺下屬大腸。內陷氣泄者。脈內陷。而氣反泄于內也。鍼經曰。人之所生成者。血脈也。故爲之治針。必大其身。而圓其末。令可以按脈勿陷。以致其氣。蓋刺之要。氣至而有效。若內陷而氣反下泄。則爲欬喘之逆證矣。經云。氣上衝胸。喘不能久立。病在大腸。蓋大腸爲肺之府也。簡按志仍王註。缺盆中句。吳馬張高。依前例。以爲中其內陷之脈。恐泥。高云。刺之過深。則爲內陷。下俱倣此。

刺手魚腹內陷　志云。魚腹。在手大指下。如魚腹之圓壯。手太陰之魚際穴也。肺主氣。而與大腸爲表裏。脈內陷。則血不得散。氣不得出。故爲腫。以上論手足頭項胸背。皆有要害之處。簡按諸家魚腹句。內陷句。爲是。

刺陰股中大脈　張云。陰股大脈。足太陰箕門血海之間。吳云。脾腎肝三脈。皆行于陰股。志云。陰股。足少陰經脈所循之處。大脈。大絡也。高云。厥陰之脈。起於足大指。循陰股而上。刺陰股中。傷大指之經脈。故血出不止。簡按諸說不一。吳似允當。

內漏　甲乙。無內字。吳云。內漏。脈氣他泄而漏也。張云。膿生耳底。是爲內漏。

刺膝髕出液　馬云。犢鼻在膝髕之下。則犢鼻兩旁之上。爲膝髕也。張云。髕。膝蓋骨也。簡按白虎通云。髕。膝蓋骨也。聖濟總錄云。髀樞下端。爲膝蓋骨者。左右共二。無勢多液。志云。膝乃筋之會。液者。所以灌精濡空竅者也。

刺膺中陷中肺　馬云。次中字。去聲。刺膺中之穴。如足陽明胃經氣戶庫房屋翳膺窗。足少陰腎經俞府或中之類。乃誤中雲門中府。則肺氣上泄。故爲病喘息而逆。仰首而息也。簡按此總言膺中諸穴蓋肺位于胸膺中。故誤中肺。則爲云云證。不必中府雲門二穴。

肘中　張云。手太陰之尺澤。厥陰之曲澤者。是也。

氣歸之　張云。氣泄於此。則氣歸之。志云。內陷者。不能寫出其邪。而致氣歸于內也。氣不得出。則血不得散。故不能屈伸也。簡按王註惡氣。恐非。

刺陰股下三寸　馬云。此言刺肝穴。而誤使內陷者。當遺溺也。王註爲腎經之絡。今按肝經有陰包穴。治遺溺。在膝上四寸。則正當股下三寸之處。腎經無穴。張云。陰股之脈。足三陰也。皆上聚於陰器。惟少陰之在股間者。有經無穴。其在氣衝下三寸者。足厥陰之五里也。主治腸中熱滿不得溺。若刺深內陷。令人遺溺不禁。當是此穴。然厥陰之陰包。陽明之箕門。皆治遺溺。若刺之太深。則溺反不止矣。

腋下脇間　宋本腋作掖。馬吳張並同。高本作腋。註云。腋。舊本訛掖。今改。手厥陰心包之脈。循胸出脇。上抵腋下。刺腋下脇間。刺心包之脈也。刺之過深。中傷內陷。脈不循經。上迫於肺。故令人欬。簡按腋字。說文所無。作掖爲正。腋下脇間。諸家仍王言令人欬。則王註爲是。

腨腸　馬云。腨腸。足魚腹中承筋穴。俗云脚肚。吳云。腨。足腹也。張云。足肚也。肉厚氣深。不易行散。故刺而內陷。則爲腫。志云。俗名腿肚。

匡上陷骨中脈　馬云。匡。目眶也。俗云眼眶。陷骨。謂匡骨也。脈。乃目之系也。中。去聲。高云。匡上。目眶之上。眉間也。陷骨。絲竹空穴。眉後陷骨也。簡按匡。眶同。史記淮南王安傳。涕滿匡而橫流。是也。甲乙。絲竹空。在眉後陷者中。足少陽脈氣所發。外臺。一名目窌。高註似是。

爲漏爲盲　張云。流淚不止。而爲漏。視無所見。而爲盲。諸家並同。

刺關節中液出　馬云。中。平聲。高云。關節。骨節交會之機關。淖液澤注於骨。骨屬屈伸。若刺關節中傷其液。致液出而不能淖澤注骨。故不得屈伸。此舉刺之要害。皆爲刺禁者如此。簡按高。中。讀爲去聲。非。

刺志論篇第五十三

馬云。志者。記也。篇內言虛實之要。及寫實補虛之法。當記之不忘。故名篇。吳改虛實要論。云。舊作刺志論。今以篇內之言無當。僭改。簡按篇首論虛實。而篇末結以鍼法補寫之義。斯爲刺志也。改易篇名。却無謂矣。

氣實形實。氣虛形虛　馬云。凡氣與形。穀與氣。脈與血相稱者爲常。而相反者爲病也。氣者。人身之氣也。如營氣衞氣。是也。形者。人之形體也。次節。岐伯以身字代形字。氣實則形實。氣虛則形虛。此其相稱者爲常。而相反則爲病矣。然此氣之虛實。必于脈而驗之。但不可即謂氣爲脈也。觀下文有血脈對舉者可知。王註引陰陽應象大論之形歸氣。以驗其虛實之同。甚有見。至以氣爲脈氣。則非矣。

氣虛身熱　馬吳高並依甲乙。氣字上。補氣盛身寒四字。是。

脈少血多　吳。少作小。馬云。少當作小。張云。脈盛血少者。陽實陰虛也。脈少血多者。陽虛陰實也。簡按血之多少。蓋察面而知之。

得之傷寒　馬云。此傷寒者。初時所感之寒。至于日久。則寒亦爲熱矣。故熱論曰。凡熱病者。皆傷寒之類也。水熱穴論。帝曰。人傷於寒而傳於熱。何也。岐伯曰。夫寒感則身熱。張云。按熱論篇曰。人之傷於寒也。則爲病熱。本節。復以身寒者爲傷寒。身熱者爲傷暑。其說若乎相反。不知四時皆有傷寒。而傷暑惟在夏月。病不同時者。自不必辨。惟於夏至之後。有感寒暑。而同時爲病者。則不可不察其陰陽也。蓋陰邪中人。則寒集於表。氣聚於裏。故邪氣盛實。而身本因寒也。暑邪中人。則熱觸於外。氣傷於中。故正氣疲困。而因熱無寒也。此夏月寒暑之明辨。故以二者。並言於此。非謂凡患傷寒者。皆身寒無熱也。

得之有所脫血濕居下也　張云。穀入多者。胃熱善於消穀也。脫血者。亡其陰也。濕居下者。脾腎之不足。亦陰虛也。陰虛則無氣。故穀雖入多。而氣則少也。高云。夫穀入多而氣反少者。其內則得之有所脫血。或濕邪居下之病。簡按血脫液乾。水濕歸下。並胃中津乏。故消穀善饑。與傷寒論。抵當湯治證。其理略同。王註。以脫血濕居下爲一事。恐非。

穀入少而氣多　張云。邪在胃。則不能食。故穀入少。邪在肺。則息喘滿。故氣多。

胃及與肺　吳删與字。

飲中熱也　吳云。有痰飲者。脈來弦小。有中熱者。血出必多。張云。脈小者。血應少。而反見其多。必或酒或飲。中於熱。而動之也。高云。夫脈小血反多者。其內必飲酒中熱之病。酒行絡脈。故血多行於外。而虛於內。故脈小。昂云。按靈素皆無痰字。惟此處有飲字。簡按中。讀如字。高註義長。

脈有風氣水漿不入　張云。風爲陽邪。居於脈中。故脈大。水漿不入。則中焦無以生化。故血少。吳云。此上。皆釋反者爲病之詞。

入實者左手開鍼空也　吳云。空上聲。馬云。大凡用鍼之法。右手持鍼。左手掐穴。方其入鍼寫實之時。則左手掐穴開鍼空以寫之。及其去鍼補虛之時。則左手閉穴。閉鍼空以補之。張云。入實者。刺實也。入虛者。刺虛也。簡按據上文。虛者。氣出也。入虛。當是出虛。滑吳張志高。並作右手開鍼空。非也。當仍王及馬註。

鍼解篇第五十四

馬云。按靈樞。有九鍼十二原篇。而小鍼篇。正所以解九鍼十二原篇之鍼法。此篇與小鍼解篇。大同小異。故亦謂之鍼解篇。愚故以小鍼解篇之詞。參入而釋之。高本。篇作論。蓋以其有岐黃問答之語也。

菀陳　馬云。靈樞作宛。鬱也。張云。本經。宛菀通用。通作鬱。

疾按之　馬云。此補法也。小鍼解云。徐而疾則實。言徐納而疾出也。則以入鍼爲徐。而不以出鍼爲徐。與此解不同。

徐按之　馬云。此寫法也。小鍼解云。疾而徐則虛者。言疾納徐出也。亦與此不同。

寒溫氣多少也　吳云。寒爲虛。溫爲實。氣少爲虛。氣多爲實。志云。言實與虛者。謂鍼下寒。而氣少者。爲虛。邪氣已去也。鍼下熱而氣多者。爲實。正氣已復也。
疾不可知也　馬云。其寒温多少至疾而速。正恍惚於有無之間。真不可易知也。
知病先後也　吳云。先後。有標本之辨。故察之。
工勿失其法　馬云。小鍼解曰。爲虛與實。若得若失者。言補者。佖音必。滿貌。然若有得也。寫則怳然若有失也。義與此亦異。
離其法也　張云。粗工爲離其法耳。
補寫之時　甲乙。此下。有以鍼爲之四字。九鍼十二原篇同。
與氣開闔相合也　馬云。其鍼入之後。若鍼下氣來謂之開。可以迎而寫之。氣過謂之闔。可以隨而補之。鍼與氣開闔相合也。簡按此本于王註。諸家並同。
陰氣隆至　吳。此下。補鍼下寒三字。
知病之內外也　馬云。言病深則鍼深。病淺則鍼淺。分病之內外也。
深淺其候等也　吳云。四支孔穴。與胸背之孔穴。雖有遠近不同。其淺深取氣則一也。高云。深則遠。淺則近。其候氣之法。與深淺等。簡按高註近是。
無邪下　馬云。邪。斜同。高云。十二原論云。正指直刺。無鍼左右。神在秋毫。屬意病者。夫正指直刺。無鍼左右。是義無斜下也。
下膝三寸也　本輸篇云。入於下陵。下陵。膝下三寸。䯒骨外三里也。唯云膝下。似無準。千金云。在膝頭骨節下三寸。資生云。犢鼻下三寸。
跗之　新校正。據骨空論。作跗上。馬張高並從其說。吳云。跗。拊誤。拊。重按也。拊之者。以物重按於三里分也。蓋三里趺陽一脈相通。重按其三里。則趺陽之脈不動。其穴易辨。志云。跗之者。足跗上之衝陽脈也。簡按馬張吳雖攷字不同。其意本于王義。今考唯云所謂跗之者。舉膝分易見也。而無按三里則趺上之脈止之說。則不可從。疑是跗上脫低字。之上脫取字。靈邪氣藏府病形篇云。三里者。低跗取之。巨虛者。舉足取之。而全本作低胻。可以證也。

巨虛　馬云。巨虛上廉。張同。簡按甲乙云。在三里下三寸。本輸篇云。下三里三寸。爲巨虛上廉。明堂下經云。在胻骨外大筋內。筋骨之間。陷者中。銅人。一名上巨虛。

下廉　吳云。陷上爲巨虛上廉。陷下爲巨虛下廉。上下相去三寸。簡按本輸篇云。復下上廉三寸。爲巨虛下廉。

帝曰余聞九鍼　馬云。此節。當與靈樞九鍼論第一節參看。

人脈應人　吳云。內營外衞。人在氣交之中之象也。張云。動靜有期。盛衰有變。位於天地之中。人之象也。

人筋應時　高云。人筋十二。足筋起於足指。手筋起於手指。手足爲四肢。一如十二月分四時。故人筋應時。

合氣　簡按新校正。引別本氣。作度。近是。

應野　志云。陰陽應象大論云。地有九野。人有九竅。九野者。九州之分野也。人之三百六十五絡。猶地之百川。流注通會于九州之間。

三百六十五節氣　小鍼解云。節之交。三百六十五會者。絡脈之滲灌諸節者也。子華子云。一身之爲骨。凡三百有六十。精液之所朝夕也。由此觀之。與三百六十五絡。所指自異。

心意應八風　此以下。至應之九。必有脫誤。

應五音六律　張云。髮之多。齒之列。耳之聰。目之明。五聲之抑揚清濁。皆紛紜不亂。各有條理。故應五音六律。志云。髮齒耳目共六。齒又爲六六之數。而髮之數。不可數矣。律呂之數。推而廣之。可千可萬。而萬之外。不可數矣。

應地　吳云。人之十二脈。外合十二水。血以象陰。水之類也。氣以呴之。血以濡之。脈行而不已。水流而不息。是其應地者也。

人肝目應之九　吳張以此六字與下文二百二十三字。共爲蠹簡殘缺。必有遺誤。是也。志至九竅三百六十五。爲註釋。高以九之一字。連下爲爛文。而註人肝目應之五字。並不可從。

長刺節論篇第五十五

高云。靈樞官鍼篇云。刺有十二節。刺節眞邪論云。刺有五節。長。猶廣也。所以廣五節十二節之刺。故曰長刺節。高本刪論字。簡按長者。觸類而長之之長。易繫辭高註爲是。馬吳以爲長于刺法之義。誤。

刺家不診　張云。善刺者。不必待診。但聽病者之言。則發無不中。此以得鍼之神者爲言。非謂刺家槩不必診也。十二原篇又曰。凡將用鍼。必先診脈。視氣之劇易。乃可以治。其義爲可知矣。

聽病者言　吳云。聽病者其所苦。而刺之。

頭疾痛　高云。因病在頭。卒然而痛也。

爲藏鍼之　馬云。言頭痛者。其病在腦。腦。即骨也。乃深入其鍼。如藏物然。張云。藏。言裏也。即深入其鍼之謂。志云。藏。隱也。謂隱鍼而藏刺之也。蓋頭之皮肉最薄。易至于骨。故至骨而無傷骨。簡按藏字未詳。吳依全本刪之。似是。

上無傷骨肉及皮　吳。上。作止。連上句。是。

皮者道也　馬云。皮乃經脈往來之路。不可傷也。簡按王註是。

陰刺　馬云。按官鍼篇云。五曰陽刺。靈樞作揚。陽刺者。正納一。傍納四。而浮之。以治寒氣之博大者也。十曰陰刺。陰刺者。左右率刺之。以治寒厥。足踝後。少陰也。今本篇陰刺之法。乃是陽刺。則陽誤作陰。張高同。

大藏　吳作本藏。註云。寒熱之氣深。而專於一藏者。求其本藏而刺之。簡按馬張並依王爲五藏。是。

藏會　吳云。刺俞之迫藏者。以其爲藏氣所會集也。

與刺之要　高本。寒熱去下句。刺之下句。註云。止與刺者。中病即止之意。下凡言止者。皆止與刺也。無論陽刺陰刺。大要發針之時。貴淺出其血。以通絡脈也。簡按與字未妥。高註稍通。

血小者　甲乙。作而一字。今從之。

深之　馬云。深。當作淺。吳云。腐腫。外腫也。大爲陽毒。其患淺。小爲陰毒。其患深。刺者亦視其小大深淺。而刺之也張同。高云。多血。多膿血也。大癰多血。當淺刺之。小者。小癰也。癰小未潰。毒氣在內。當深刺之。簡按血小者三字。據甲乙。改作而一字。義自分明。不須費解。

皮髓　馬云。內經中。有應用肉旁者。每以骨旁代之。有應用骨旁者。每以肉旁代之。則髓可作腯。左傳桓公六年。隨季梁諫追楚師。而公言牲牷肥腯。腯亦肥意。皮腯原非穴名。愚意自少腹之皮肥厚以下。盡其少腹內。取穴而止。張云。當作皮骺。骺。骨端也。蓋謂足厥陰之章門期門二穴。皆在橫皮肋骨之端也。及下至小腹而止者。如足陽明之天樞歸來。足太陰之府舍衝門。足少陰之氣穴四滿。皆主奔豚積聚等病。吳亦作骺。註云。當是肋骨之端。大包穴之分。簡按。髓字書無所攷。熊音。徒骨切。蓋以爲腯字。腯音突。馬說本此。志高並同。新校正。引釋者。作皮骺。苦末反。今考卷末釋音。光抹切。張註從之。骺。集韻。骨端也。今仍張註。

兩傍四椎間　馬云。乃手厥陰心包絡之俞也。張高同。吳云。當是膏肓之穴處。志同。簡按千金方。厥陰俞。在第四椎下。兩傍各一寸半。甲乙不載。故王云。據經無俞。知古經無此穴。

骼髎　熊音。上口亞反。腰骨也。下力條反。諸註並依王義云。居髎穴也。簡按骼。又作骻。玉篇。腰骨也。王履小易賦云。腰當監骨之上兮。監骨下則尻椎可度。腰骨曰𩪓。烏老切 𩪓上曰骻。程式醫彀云。尻上橫者。爲腰監骨。監骨上爲腰骨。一名𩪓。音襖 𩪓上爲骻。沈彤釋骨云。骶之上。俠脊十七節至二十節起骨曰腰髁骨。曰兩髁。其旁臨兩股者。曰監骨。曰大骨。曰骼。今依玉篇及王註。沈說爲是。甲乙。居髎在章門下八寸三分。監骨上。當作下字。誤。陷者中。

季脇肋間　馬引王註京門。作章門。志仍之。恐誤。甲乙云。京門在監骨下。當作上字。誤。腰中挾脊季肋下一寸八分。

導腹中氣　吳云。導引也。導引腹中熱氣。下入少腹。則病已也。

少腹兩股間　高云。衝門穴也。簡按甲乙云。衝門上去大橫五寸。在府舍下。橫骨兩端約文中。諸註不指言穴名。爲肝腎穴者是。

腰髁骨間　馬本無骨字。張云。凡腰中在後在側之成片大骨。皆曰髁骨。在後者。足太陽之所行。在側者。足少陽之所行。高云。背十三椎下外旁肓門穴也。簡按高註非是。

病起筋炅　志云。筋舒而病起。筋熱而病已。高云。刺之得宜。則病起筋熱。病起筋熱則病已。病已而止刺也。簡按高註義通。吳删病起二字。

大分小分　馬云。氣穴論曰。肉之大會爲谷。則合谷陽谷等。爲大分。肉之小會爲谿。則解谿俠谿等。爲小分。

癰發若變　靈官針篇云。疾淺針深。內傷良肉。皮膚爲癰。吳云。變其常也。馬云。當發癰。而有他變也。

諸分且寒且熱　高云。病在諸陽脈。而且寒且熱。則邪氣乘於經脈矣。諸分而且寒且熱。則邪氣乘於分肉矣。分肉之邪。經脈之邪。兩相交并。病名曰狂。簡按上文且寒且熱四字。疑衍。

名曰狂　張云。且寒且熱者。皆陽邪亂其血氣。熱極則生寒也。故病爲狂。

歲一發不治　張云。陰勝則爲癲病。歲一發。月一發者。氣深道遠。有宿本也。故不易治。月四五發者。暴疾耳。其來速。其去亦速。此爲可治者也。

其無寒者　馬云。若至于無寒。則爲病已之兆。張云。若其無寒者。則癲疾亦有陽邪。或寫或補。當用針調之也。按甲乙經曰。刺諸分。其脈尤寒者。以針補之。是乃言爲陰證。

病風且寒且熱　馬云。此即風論之所謂寒熱證也。吳云。炅汗出者。寒去獨熱。而汗出也。數過。數次也。刺諸分理絡脈者。貴乎多刺也。汗既出。而猶寒熱。則邪盛而患深。非可以旦夕除者。必三日一刺。百日始已

大風　馬云。即風論。及靈四時氣篇。皆謂之癘也。癘。音癩。

刺肌肉　張云。所以泄陽分之毒。風從汗散也。

刺骨髓　張云。所以泄陰分之風毒也。

鬚眉生而止鍼　吳云。風毒去盡。營衛皆復。鬚眉重生。而止鍼矣。高云。凡二百日。則天干二十周。鬚眉生。而止鍼。

素問識卷七

東都　丹波元簡廉夫學

皮部論篇第五十六

吳云。皮外。諸經之分部也。高云。皮之十二部也。手足三陽三陰。十二經絡之脈。皆在於皮。各有分部。

脈有經紀　馬云。脈有經紀。故靈樞有經脈篇。筋有結絡。故靈樞有經筋篇。骨有度量。故靈樞有骨度篇者。是也。

以經脈爲紀　志云。紀。記也。欲知皮之分部。當以所見之絡脈分之。然當以經脈爲紀。

害蜚　馬云。陽明而曰害蜚者。陽氣自盛。萬物陽極。則有歸陰之義。故曰害蜚。物之飛者。尤爲屬陽也。如詩經。有四月莠葽。及本草至夏則草枯。而有夏枯草之類。吳云。害。與闔同。所謂陽明爲闔。是也。蜚。蠢動也。蓋陽明者。面也。面者。午也。五月。陽氣蠢動。而一陰氣上。與陽始爭。是闔其陽也。張云。蜚。古飛字。蜚者。飛揚也。言陽盛而浮也。凡盛極者必損。故陽之盛也在陽明。陽之損也。亦在陽明。是以陽明之陽。名曰害蜚。高云。陽明之陽。行身之前。而主闔。闔則不開。有害於飛。故名曰害蜚。蜚。猶開也。簡按諸註未允。蓋害盍闔。古通用。爾雅釋言。害。盍也。郭註。盍。何不也。或作害。莊子則陽篇云。闔嘗舍之。註。何不試舍其所爲乎。爾雅釋宮。闔。謂之扉。疏。闔。扇也。說文曰。闔。門扇也。一曰。閉也。蜚。音扉。害蜚。即是闔扉。門扇之謂。離合眞邪論云。陽明爲闔。義相通。害。讀爲胡臘切。

上下同法　甲乙。上上。有十二經三字。

陽主外陰主內　吳二句。移于爲紀者之下。張云。絡爲陽。故主外。經爲陰。故主內。如壽夭剛柔篇曰。內有陰陽。外亦有陰陽。在內者。五臟爲陰。六府爲陽。在外者。筋骨爲陰。皮膚爲陽也。凡後六經之上下。五色之爲病。其陰陽內外。皆同此。

樞持　甲乙。持。作杼。吳云。樞。樞軸也。所謂少陽爲樞。是也。持。把持也。蓋少陽居於表裏之間。猶持樞軸也。張云。樞。

樞機也。持。主持也。少陽居三陽表裏之間。如樞之運。而持其出入之機。故曰樞持。簡按據甲乙。樞杼。即樞軸。詩小雅。小東大東。杼柚其空。柚軸同。淮南說林訓。黼黻之美。在於杼軸。

上下同法　甲乙。無此四字。下同。

皆少陽之絡也　吳此下。補五色診視如上六字。

在陰者主出　出。甲乙作外。吳刪故在陽以下十九字。云。與上文不相承。僭去之。張云。邪必由絡入經。故其在陽者主內。言自陽分而入於內也。在陰者主出。以滲於內。言出於經而滲入於藏也。此邪氣之序。諸經之皆然者。出字義。非外出之謂。說文曰。出。進也。象草木益滋上出達也。觀下文少陰經云其出者。從陰。內注於骨。與此出字同意。志云。在外六經之氣。從陽而內。在內經脈之氣。從陰而外。出于皮膚。復從皮膚而入肌肉筋骨。以滲于藏府募原之間。而內通于五藏。此論經脈之氣。環轉無端。蓋從內而外也。高云。皮絡之邪過盛。則入客於經。絡爲陽。主外。絡盛客經。則陽氣內入。故在陽者主內。經爲陰。主內。陽氣內入。則陰氣外出。故在陰者主出。出而復入。以滲於內。此陰陽經絡。外內出入。不獨手足少陽爲然。而諸經皆然。簡按上文云。陽主外。陰主內。則似義相戾。故張引說文。訓出爲進。殆屬強解。今姑仍高義。

關樞　馬云。蓋少陽爲樞。而此太陽爲三陽。最在外。則此太陽爲關樞也。陰陽離合論。以陽明爲闔。太陽爲開。而此以太陽爲關。關者。闔也。蓋彼就表之表而言。而此對少陽而言耳。吳云。關。固衛也。少陽爲樞。轉布陽氣。太陽則約束。而固衛其轉布之陽。故曰關樞。張云。陰陽離合論曰。太陽爲開。辭異而義同也。高云。太陽之陽。行身之背而主開。故名曰關樞。關。猶係也。樞轉始開。開之係於樞也。簡按老子。善閉者無關楗。而不可開。說文。關。以橫木持門戶也。由是觀之。關。無開之義。吳註爲長。蓋陰陽離合論開闔樞。則以形層而言。此篇則以皮部而言。此所以不能無異也。且害蜚樞持關樞之類。爲三陽三陰之稱者。不過借以見神機樞轉之義。亦宜無深意焉。

樞儒　吳云。儒。當作臑。手少陰之脈。下循臑內後廉。足少陰之脈。上股內後廉。皆柔軟肉勝之處。故曰臑。樞臑者。

樞機運於膈內也。所謂三陰離合。少陰爲樞。是也。張云。儒。說文。柔也。王氏曰。順也。少陰爲三陰開闔之樞。而陰氣柔順。故名曰樞儒。高云。少陰之陰。從腨膕而上注胸中而止。樞轉神機。區別水火。故名曰樞儒。儒。猶區也。簡按諸註亦未允。儒。新校正引甲乙作檽。似是。檽音軟。或作㮕。又作栭。爾雅。栭。謂之楶。註。即櫨也。疏。謂斗栱也。蒼頡篇云。櫨栱。柱上木也。柱上承斗之曲木也。見一切經音義。少陰之陰。取名于樞上柱頭之檽。故曰樞檽歟。今本甲乙。作樞儒。

皆少陰之絡也　吳。此下。補五色診視如陽明七字。

其出者從陰內注於骨　吳云。出。謂出於陽經也。出於陽則入於陰。入於陰。故注於骨。張云。謂出於經而入於骨。即前少陽經云在陰者主出以滲於內之義。

心主之陰　高云。心主。手厥陰心主包絡也。手足無分。上下同法。故舉手之厥陰以明之。是足之厥陰。亦同於手足之厥陰也。

害肩　馬云。肩。重也。萬物從陰而沈。而此陰氣有以殺之。故曰害肩。吳云。厥陰脈。上抵腋下。故曰害肩。害。闔同。蓋言闔聚陰氣於肩腋之分。所謂厥陰爲闔。是也。張云。肩。任也。載也。陽主乎運。陰主乎載。陰盛之極。其氣必傷。是陰之盛也。在厥陰。陰之傷也。亦在厥陰。故曰害肩。然則陽明曰害蜚。此曰害肩者。即陰極陽極之義。高云。心主之陰。起於胸中而主闔。闔則不能外任。故名曰害肩。肩。猶任也。簡按諸註亦未允。蓋肩。楄同。枅也。說文。枅。屋櫨也。徐鍇云。柱上橫木承棟者。橫之似笄也。說文又曰。閞。門欂櫨也。爾雅釋宮曰。閞。謂之槉。註。柱上欂也。亦名枅。疏。柱上方木。是也。集韻。枅。或作楄。闔楄者。謂闔扉上容樞之枅與。

關蟄　吳云。關。封也。所謂太陰爲關。是也。簡按陰陽離合論太陰爲開。而吳云。爲關。誤也。蟄。蟄蟲也。蓋太陰者。裏也。裏者。子也。十一月。萬物氣皆藏於中。猶封蟄也。張云。關者。固於外。蟄者。伏於中。高云。太陰之陰。循足脛交出厥陰之前而主開。故曰關蟄。蟄。猶藏也。藏而後開。開之關於蟄也。簡按諸註亦未允。甲乙。蟄作執。蓋蟄。是蟄之訛。檕。闑同。穀梁傳昭八年。以葛覆質以爲檕。范甯註。檕門中臬。釋文。檕門橛也。爾雅。橛謂之闑。周禮考工記鄭註。闑古文作檕。乃門中橛也。闑檕者取義於門中之橛。左右之扉所合處歟。

稟於腸胃　吳云。稟。舍也。簡按王註爲是。

泝然　甲乙。作淅然。吳云。泝淅同。灑淅惡寒也。張云。泝然。豎起也。寒慄貌。泝音素。逆流曰泝。簡按從甲乙爲是。

感虛乃陷下　甲乙。感作盛。似是。盛下句。

肉爍　吳云。肉熱也。張云。銷鑠也。簡按逆調論。肉爍。王註。爍言消也。是。

䐃破　吳云。䐃者。肩肘髀厭皮肉也。䐃破者。人熱盛則反側多而皮破也。詳見玉機眞藏論注。

毛直而破　張云。液不足。而皮毛枯槁也。

不與　吳云不及也。言邪客皮部。則部中壅滯。經氣不及。而生大病也。張云。若不預爲之治。則邪將日深。而變生大病也。與預同。高云。若府藏之氣。不與於皮。而生大病也。與去聲。簡按甲乙。作不愈。義尤明顯。

經絡論篇第五十七　吳作經絡色診論。

無常變也　吳。常下句。是。

陽絡之色變無常　張云。脈度篇曰。經脈爲裏。支而橫者爲絡。絡之別者爲孫。故合經絡而言。則經在裏爲陰。絡在外爲陽。若單以絡脈爲言。則又有大絡孫絡。在內在外之別。深而在內者。是爲陰絡。陰絡近經。色則應之。故分五行。以配五藏。而色有常也。淺而在外者。是爲陽絡。陽絡浮顯。色不應經。故隨四時之氣。以爲進退。而變無常也。觀百病始生篇曰。陽絡傷則血外溢。陰絡傷則血內溢。其義可知。何近代諸家之註。吳馬皆以六陰爲陰絡。六陽爲陽絡。豈陽經之絡必無常。陰經之絡必無變乎。皆誤也。

淖澤　甲乙。澤作滜。註。音皐。攷滜。澤同。詩。鶴鳴九皐。毛傳。皐澤也。史記天官書。其色大圓黃滜。注。音澤。淖。出陰陽別論。

此皆常色謂之無病　甲乙。皆作其。馬云。八字。當在從四時而行也之下。吳志並同。簡按張高順文註釋。非是

謂之寒熱　張云。五色俱見。則陰陽變亂。失其常矣。故爲往來寒熱之病。吳此下。補此皆變色謂之有病八字。

氣穴論篇第五十八

吳云。人身孔穴。皆氣所居。故曰氣穴。

願卒聞之　張云。卒。盡也。

稽首再拜對　吳刪此五字。

溢意　張云。溢。暢達也。吳去因請溢意以下。至岐伯再拜而起曰一百二十六字。

逡巡　志云。退讓貌。簡按郭璞爾雅注云。逡巡。却去也。文選註引。

目以明耳以聰矣　馬云。目以耳以。俱已同。

聖人易語良馬易御　簡按語御押韻。蓋此古諺。

未足以論也　高云。今余所訪問者。亦真數之發蒙解惑。真數之外。未足以論也。簡按枚乘七發。況直眇少煩懣。酲醲病酒之徒哉。故曰發蒙解惑。不足以言也。李善註。素問黄帝曰。發蒙解惑。未足以論也。所引本篇文。

背與心相控而痛云云　志云。心。謂心胸也。控。引也。背與心相控而痛者。陰陽相引而爲痛也。此先論陰陽二氣。總屬任督之所主。吳云。以下計八十七字。按其文義。與上下文。不相流貫。僭去之。張云。共計八十七字。按其文義。與上下文。不相流貫。新校正。疑其爲骨空論文。脱誤於此者。是。

十椎及上紀　馬云。十椎之十。當作大。下同。按脊屬督脈一經。但十椎下無穴。當是大椎也。張云。十椎。督脈之中樞也。此穴諸書不載。惟氣府論。督脈氣所發條下。王氏註曰。中樞在第十椎節下間。與此相合。可無疑也。志云。十椎。在大椎下。第七椎。乃督脈至陽穴。蓋大椎上。尚有三椎。總數之爲十椎也。高仍馬註。簡按今從張註。

背胸邪繫陰陽左右　張云。此詳言上文。背與心相控而痛者。悉由任督二脈之爲病也。馬云。邪。斜同。在後爲背。在前爲胸。在背爲陽。在胸爲陰。正以背與胸斜繫。陰陽左右如此。故爲前後之病。又背之督脈。斜出尻脈。絡胸

脇。支心貫膈上肩。如天突之上。又斜下肩。交背大椎之下。是以必刺天突大椎胃脘關元耳。高仍馬。邪讀爲斜。張志爲邪氣之邪。簡按馬義爲長。

脈滿起　高云。經脈滿盈。從而起也。

藏兪五十穴　馬云。此與靈樞本輸篇同。下文府兪同。

中膐兩傍　張云。膐。膂同。

大椎上兩傍各一　馬云。即大杼穴。新校正。以爲大椎旁無穴。意者亦若今人以項之高骨。爲大椎耳。吳云。當是天柱二穴。在俠項後髮際大筋外廉陷中。志與馬同。張引王及新校正云。今於大椎上傍。按之甚痠。必當有穴。意者甲乙等經。猶有未盡。簡按甲乙。大杼。項第一椎下。兩傍各一寸五分。明是大椎上。非大杼之謂。今從張註。

目瞳子浮白二穴　諸家並仍王註。爲膽經二穴。果然。則二穴上。闕各一字。或云。是甲乙經所載足陽明四白穴。骨空論曰。督脈上繫兩目之下中央。氣府論曰。面鼽骨空各一。皆謂之也。此說近是。

兩髀厭　張云。謂髀樞骨分縫中。即足少陽環跳穴也。沈氏經絡全書云。謂之樞者。以楗骨轉動。如戶之樞也。亦曰髀關。簡按厭。於協切。醫同。經脈篇云。足少陽之脈。繞毛際。橫入髀厭中。是。

犢鼻　馬云。去膝臏下。骭骨上。俠解大筋陷中。形如牛鼻。故名。簡按骨空論云。骭骨空。在輔骨之上端。王註。犢鼻穴也。

耳中多所聞　根結篇云。少陽結於窗籠。窗籠者。耳中也。張云。即聽宮也。刺節真邪論云。刺其聽宮。

枕骨　高云。腦後左右玉枕穴。即枕骨也。簡按諸家仍王註。今亦從之。

背兪　志云。謂膈兪穴。在大椎下第七椎間。各開中行一寸五分。高同。簡按諸家仍王註。今亦從之。

分肉　高云。臍上水分穴。兩傍滑肉門。爲分肉。簡按此屬臆解。不可從。刺腰痛論云。刺肉里之脈。在太陽之外。少陽絶骨之後。王註。分肉主之。穴在足外踝直上。絶骨之端。如後二分。筋肉分間。陽維脈氣所發。與此註少異。

踝上横　高云。踝上横紋之解谿穴。簡按此說。亦未見所據。

水俞在諸分　張云。水屬陰。多在肉理諸分之間。故治水者。當取諸陰分。如水俞五十七穴者。是也。高云。水氣不行。則皮膚脹滿。故水俞在諸分。諸分。周身肌腠之分理也。

熱俞在氣穴　張云。熱爲陽。多在氣聚之穴。故治熱者。當取諸陽分。如熱俞五十九穴者。是也。高云。熱氣有餘。則經脈消爍。故熱俞在氣穴。氣穴。陽氣循行之穴孔也。

兩骸厭中二穴　馬。骸字下句。註云。灸寒熱之法。其穴皆在兩骸之中。骨空論曰。輔骨上横骨下爲楗。俠髖爲機。膝解爲骸關。俠膝之骨爲連骸。骸下爲輔。輔上爲膕。膕上爲關。横骨爲枕。則骸之爲義。在膝解也。厭中。即前環跳穴。王註以上節骸字。連爲骸厭。則上節兩字可讀乎。甚非。張云。兩骸厭中。謂膝下外側骨厭中。足少陽陽關穴也。骸。音鞋。說文。脛骨。吳同。志云。兩骸厭中二穴。謂足少陽之陽陵泉也。高云。兩骸。形身左右也。環跳二穴。當身左右厭中。即上文髀厭分中。環跳穴也。簡按甲乙。陽關。在陽陵泉上三寸。犢鼻外陷者中。則張註爲是。今從之。

天府下五寸　靈本輸篇云。尺動脈在五里。五輸之禁也。王所引鍼經文。見玉版篇。

凡三百六十五穴　吳云。自藏俞至此。并重複。共得四百零七穴。除重複。約得三百五十八穴。蓋世遠經殘。不可攷也。馬云。通共計之。有三百五十七穴。其天突。大椎。上脘。關元。俱在內。天突。關元。環跳。俱重複。想有脫簡。故不全耳。張云。自藏俞五十穴至此。共三百六十五穴。若連前天突十椎胃脘關元四穴。則總計三百六十九穴。內除天突關元。及頭上二十五穴。俱係重複外。實止三百四十二穴。蓋去古既遠。相傳多失。志云。自天突十椎上紀關元。至厭中二穴。共計三百六十四穴。然內多重複。高云。自天突至天府下五寸。共三百大十六穴。此乃不除重複。一歲三百六十五日而有奇。周天三百六十五度四分度之一。則三百六十六。數相吻合也。簡按以上諸說。紛紜不一。今查之。自藏俞至五里。凡三百五十七穴。

遊鍼之居　張云。鍼所遊行之處也。志云。遊鍼者。謂得鍼之道。而以神遇之。若遊刃然。恢恢乎有餘地矣。

以溢奇邪以通榮衛　馬云。奇邪者。不正之邪也。一値此邪。則漸至外爲發熱。而內爲少氣。須當急寫無怠。以通營衛可也。張云。溢。注也。滿也。奇。異也。邪自皮毛。而溢於絡者。以左注右。以右注左。其氣無常處。而不入於經。是爲奇邪。表裏之氣。由絡以通。故以通營衛。高云。繆刺論云。邪入舍於孫絡。不得入於經。流溢於大絡。而生奇病。奇邪。猶奇病也。奇邪在絡。故孫絡以溢奇邪。溢。泛溢。猶外出也。孫絡之所以溢奇邪者。以孫絡合大絡。而通榮衛也。簡按高註義長。然以上下文義求之。以通營衛四字。恐衍。

營衛稽留　吳云。稽。遲也。

氣竭血著　吳云。著。着同。凝結而不流也。

谿谷之會　張云。肉之會依乎骨。骨之會在乎節。故大節小節之間。即大會小會之所。而谿谷出乎其中。凡分肉之間。谿谷之會。皆所以行榮衛之大氣者也。說文。泉出通川爲谷。又詩有谷風。詩詁。風自谷出也。宋均曰。無水曰谷。有水曰谿。故谿谷之在天地。則所以通風水。在人身則所以通血氣。簡按王充論衡云。投一寸之鍼。布一丸之艾。於血脈之蹊。篤病有瘳。蓋蹊即谿谷之谿。

大氣　馬云。即宗氣。靈五味篇云。大氣積于胸中。刺節真邪篇云。宗氣流于海。張云。以行榮衛之大氣者也。高云宗氣也。積於胸中。以司呼吸。而合於皮毛者也。簡按今從馬高註。

外破大膕　吳作大䐃。張云。膕。當作䐃。誤也。蓋䐃可稱大。膕不必稱大也。簡按馬志高並隨文爲解。非也。

卷肉　吳云。卷音捲。簡按新校正。全本作寒肉。疑是搴訛。搴。亦縮也。

谿谷三百六十五穴會　吳云。此又言谿谷。亦三百六十五穴。蓋在諸經孫絡之內。非復別有三百六十五穴。張云。有骨節而後有谿谷。有谿谷而後有穴俞。人身骨節三百六十五。而谿谷穴俞應之。故曰穴會。亦應一歲之數。

小痺淫溢循脈往來　張云。邪在孫絡。邪未深也。是爲小痺。志云。脈。謂孫絡脈也。

帝乃辟左右　吳刪辟以下二十三字。於義似是。

金闌之室　志云。藏之于心也。簡按此不過尊奉而珍寶之之謂。志註鑿矣。

三百六十五脈　張云。卽首節三百六十五穴會之義。

傳注十二絡脈非獨十四絡脈也　高云。並注於絡。絡。大絡也。靈樞經脈論。有手太陰少陰心主太陽陽明少陽之別。足太陽陽明少陽太陰少陰厥陰之別。并任脈之別。督脈之別。爲十四大絡。故曰。傳注十四絡脈。非獨手足三陰三陽之十二絡脈也。四。舊本訛二。二。舊本訛四。今攷。

內解瀉於中　張云。解。解散也。卽刺節眞邪篇解結之謂。寫。寫去其實也。中者。五藏也。此言絡雖十二。而分屬於五藏。故可解寫於中。左右各五。故云十脈。高云。十四絡脈。外合孫絡。則有三百六十五會。內合五藏。則有左右五俞之十脈。故曰內解。寫於中者十脈。所以承十四絡脈。而申明內通五藏之俞脈。以補上文孫絡之未盡者。又如此。

氣府論篇第五十九

馬云。氣府者。各經脈氣交會之府也。故有言本經。而他經之穴。入其中者。止論脈氣所發所會。不以本經別經爲拘也。其穴有多少。亦不拘於本經故耳。前篇論穴。故名氣穴。而此論脈氣所發。故名曰氣府也。高刪論字。此亦以無問答也。

七十八穴　吳云。下文考得九十一穴。多一十三穴。此與近世不同。近世左右共一百二十六穴。張云。詳考本經下文。共得九十三穴。內除督脈少陽二經。其浮氣相通於本經。而重見者。凡十五穴。則本經止七十八穴。近世經絡相傳。足太陽左右。共一百二十六穴。卽下文各經之數。亦多與今時者不同。

入髮至項三寸半　馬云。謂大杼風門二穴也。蓋自後項。上至入髮。則自入髮至項而下。計有三寸半許。其數正如二穴所在也。中乃督脈。傍有四行。俱足太陽經穴。故曰旁五。二穴。各開中行一寸半。則在左之穴至在右之穴。共相去三寸也。按入髮者。入後髮際也。在後曰項。在側曰頸。在前曰喉。新校正。以入髮爲前髮際。故欲以項字更爲頂字。且以顖會至百會。百會至後頂。俱有三寸之說。又以半字爲衍。何其強也。今如愚註。則王註自明。新校正。不必贅矣。馬云。項。當作頂。自眉上入髮。曲差穴也。自曲差上行。至頂中通天穴。則三寸半也。並通天而居中者。督脈之百會也。百會。爲太陽督脈之會。故此以爲言百會居中而前後共五穴。左右凡五行。故曰傍五。自百會前。至顖會後。至強間左右。至少陽經穴。相去各三寸。共五五二十五穴。如下文者也。高云。頂。舊本訛項。今改頂。前項穴也。自攢竹入髮際。至前頂。其中有神庭上星顖會。故長三寸半。前項在中行。次兩行。外兩行。故旁五。言自中及旁。有五行也。簡按甲乙。神庭。在髮際直鼻。上星。在直鼻中央。入髮際一寸。顖會。在上星後一寸。前頂。在顖會後一寸五分。凡四穴。通三寸半。高註似是。

浮氣　吳云。陽氣浮於巔頂之上者也。張云。言脈氣之浮於巔也。

項中大筋兩傍各一　高云。風池二穴。

風府兩傍各一　高云。天柱二穴。以明上文外兩傍。在項中大筋兩旁。名爲風池者。各一。內兩傍在風府穴兩傍。名爲天柱者。各一也。簡按此與王註互異。甲乙。天柱。在俠項後髮際。大筋外廉陷者中。足太陽脈氣所發。又云。風池。在顳顬後。髮際陷者中。由此觀之。王註爲是。

十五間各一　吳云。間。兩骨之間。自大椎。至胞肓。凡十五肋。故曰十五間。十五間各一者。今甲乙經所載十三穴。並去脊三寸。附分云云。與王註同左右合成二十六穴。近世有膏肓二穴。在魄戶之次。晉漢而上。率未有也。曰十五間各一。當得三十穴方是。不然。則五當作三矣。簡按張加大杼膏肓二穴。爲十五穴。馬以五藏六府之俞。中膂內俞。白環俞。爲十五俞。志高同。然膏肓。晉以上無所見。而五藏六府之俞。乃出下文。故並不可從。

兩角上　吳云。角。謂額角。張云。耳角也。高云。頭角也。沈氏釋骨云。額之中曰顏。曰庭。其旁曰額角。顛之旁嶄然起者。曰頭角。亦曰角。經筋篇云。足少陽之筋。循耳後。上額角。交顛上。彤按耳上近巔者。乃頭角。非額角也。故額角。

爲頭角之訛。簡按據沈之說。此所言兩角。亦頭角之謂。天衝穴。在耳後髮際二寸。故張云耳角。誤。

銳髮　高云。即鬢髮。銳。熊音。睿。

面鼽骨　馬。鼽。骸同。王。下文鼽骨註云。鼽。頄也。頄面顴也。高云。面上鼻氣旁通之處。故曰面鼽。簡按。骸。字書無攷。或恐是頄字。高說亦未見所據。蓋是杜撰。沈氏釋骨云。目之下起骨。曰顴。其下旁高而大者。曰面鼽骨。曰顴骨。亦曰大顴。亦曰頄。鼽。頄。古通用。

俠臍廣三寸各三　高。三寸。作二寸。註云。俠臍。與臍相並也。廣。開廣也。俠臍廣二寸。天樞穴也。各三。乃天樞外陵大巨。左右各三。凡六穴。簡按高據甲乙等。改二寸。似是。然而遺滑肉門一穴。何諸。

下臍二寸俠之各二　高。作三寸。註云。下臍三寸。關元穴也。下臍三寸俠之。乃外兩傍之水道歸來氣衝。左右各三。簡按若作二寸。則闕氣衝一穴。故高作三寸。然而氣衝穴。下文擧之。則不可從。

伏菟　吳本。作伏兔。

鼽骨下各一　高云。即上文面鼽骨空之下。兩巨髎穴。簡按甲乙。顴髎。在面頄骨下廉陷者中。則舊註爲是。張云。鼽。當作頄。顴髎二穴也。張註前面鼽骨云。頄同。而此改字。踈甚。

耳郭上各一　高云。郭。匡郭也。

曲掖上　高云。肩端尖骨。從後下陷。是爲曲掖。簡按曲掖。蓋謂肘掖曲彎之處。猶曲脷之曲。臑俞。肩臑之後。大骨之下。腋之曲膀上。是穴。高註恐非。

柱骨上陷者各一　高云柱骨。項骨也。柱骨上陷者。兩肩井穴也。簡按肩井。在肩上陷者中。即是項骨外傍。安得言項骨上陷者。此必別有所指。諸註並同。今無可考。

上天窗四寸　高云。浮白穴也。簡按與前註異。未知孰是。

小指本　高云。指本。指頭也。肘以下。至手小指本。謂肘骨之下。從側而下。至小指之頭。簡按新校正。以本爲爪甲之本。卻非。

大迎骨空各一　吳云。一出足陽明。一出乎此。豈手陽明。足陽明二經。所並發者乎。甲乙。爲晚出之書。未足據也。

角上各一　吳云。頷厭穴也。張同。高云頭角之上。兩天衝穴也。簡按王註前文足少陽耳前角下各一云謂懸釐二穴。而此註亦云懸釐。誤矣。吳以角爲額角。高爲頭角。故其說不一。甲乙。頷厭。在曲周顳顬上廉。周。銅人作角。懸釐。在曲周顳顬下廉。銅人天衝。在耳後入髮際二寸。則吳註爲得。

項中足太陽之前　高云。足太陽之脈。下項行身之背。今在足太陽項中之前。乃人迎之下。氣舍二穴。簡按在後曰項。在側曰頸。在前曰喉。今氣舍在頸。不可云項中足太陽之前也。當從王註。

俠扶突各一　高云。承上文氣舍而言。故曰俠扶突。謂氣舍扶突穴相並也。簡按此註亦非。

肩貞下三寸分間各一　高云。肩貞下三寸。消濼穴也。分間。卽肩貞分肉之間。天宗臑俞穴也。

面中三　高云。面之中央。從鼻至唇。有素髎水溝兌端三穴。簡按此本于張註。諸家載齗交而不載兌端。齗交。在唇內齒上。不宜言面中。今從張高。

及傍十五穴　吳云。從大椎至長強。十三穴。又會陽。在兩傍。各一。共十五穴。張云。會陽二穴。屬足太陽經。在尻尾兩傍。故曰及傍。共十六穴。本經連會陽。則二十九穴也。

胝下　諸本作骶下。熊音。丁計反。張云。骶。音底。尾骶也。

鳩尾下三寸胃脘五寸胃脘　馬云。言鳩尾下一寸。曰巨闕。又下一寸半。曰上脘。今曰三寸者。正以鳩尾上之蔽骨數起也。鳩尾下三寸半。爲胃之中脘。今五寸者。字之訛也。張云。鳩尾。心前蔽骨也。胃脘。言上脘也。自臍上至上脘五寸。故又曰五寸胃脘。此古經顛倒文法也。高本。鳩尾下三寸。句胃脘五寸。句胃脘以下。句註云。鳩尾下三寸。自鳩尾之下。有巨闕上脘中脘三穴。當三寸也。胃脘五寸。自上脘至臍中。有中脘建里下脘水分臍中五穴。當五寸也。胃脘以下。指臍中也。志註義同。

至横骨六寸半一　馬云。言自中脘以下。有建里下脘水分神闕陰交氣海石門關元中極曲骨等穴。共計一十三寸今曰六寸半一者。疑當爲二六寸半者二。則爲十三寸也。張云。骨度篇曰。髃骬以下。至天樞。長八寸。天樞以下。至横骨。長六寸半。正合此數。一。謂一寸。當有一穴。此上下共十四寸半。故亦有十四穴。自鳩尾至曲骨。是也。高云。自胃脘以下之臍中由中極至兩傍横骨。有陰交氣海石門關元中極五穴。五寸。中極至横骨。約寸半餘。當六寸半一分也。自鳩尾至兩横骨。凡十五穴。此任脈任於前。而爲中行腹脈之法。簡按從鳩尾下三寸。至于此。諸註未清晰。今姑仍張義。吴改作鳩尾下三寸胃脘。四寸胃脘。八寸齊中。以下至横骨五寸。十四俞。腹脈法也。蓋舊經文當如此。然竟不免爲肆臆矣。

下陰別一　吴云。陰別。任脈至陰而支別也。張云。自曲骨之下別絡。兩陰之間。爲衝督之會。故曰陰別。高云。下陰。下於陰前。會陰穴也。別一。上文横骨不通會陰。別從曲骨至會陰之一穴。簡按下陰別。蓋會陰一名。高註恐非。

齗交一　志云。齦交穴一在唇內齒下齗縫中。蓋上古以齦交有二。督脈之齦交。入上齒。任脈之齦交。入下齒也。以上下之齦齒相交。故名齦交。高云。齒縫。任督之交。故曰齦交。簡按齦交有二。其說難依據。考上文諸穴。則其誤自明。

足少陰舌下　志云。謂腎脈之上通于心。循喉嚨。俠舌本而舌下有腎經之穴竅也。簡按刺瘧論云。舌下兩脈者。廉泉也。根結篇云。少陰根於涌泉。結於廉泉。知是任脈廉泉之外。有腎經廉泉。故王云。足少陰舌下二穴。薛氏口齒類要云。舌下廉泉穴。此屬腎經。馬張以任脈廉泉釋之。疎矣。

毛中急脈一　吴云。少陰舌下。厥陰毛中。四穴。古無穴名。張云。急脈。在陰毛之中。凡疝氣急痛者。上引小腹。下引陰丸。即急脈之驗。厥陰脈氣所發也。今甲乙鍼灸等書。俱失此穴。馬同。圖翼云。按此穴自甲乙經以下諸書皆無。是遺誤也。經脈篇云。足厥陰。循股陰。入毛中。過陰器。又曰。其別者。循脛上睾。結於莖。然此厥陰之正脈。而會於陽明者也。簡按志云。謂肝經之脈。起于大指叢毛之際。而肝氣之弦急也。高云。曲骨穴也。並非。

手少陰各一　志云。言三百六十五穴之中。有心脈之穴二也。高云。左右少衝各一。簡按吳馬張依王註。似是。

手足諸魚際　吳云。凡手足黑白肉分之處。如魚腹色際。皆曰魚際。張云。手足掌兩旁豐肉處。皆謂之魚。此舉諸魚際爲言者。蓋四肢爲十二經發脈之本。故言此以明諸經氣府之綱領也。簡按志云。手之魚際。肺之脈氣所發。足之魚際。脾之脈氣所發也。高同。此說不可從。

凡三百六十五穴也　吳云。凡三百九十八穴。除去重出四穴。實多二十九穴。張云共三百八十六穴。除重複十二穴。仍多九穴。簡按志高強合三百六十五穴之數。不可憑焉。

骨空論篇第六十

吳云。空。孔同。骨空。髓空也。馬云。骨必有空。空。卽穴也。故名篇。

風從外入　高云。風從外入。傷太陽通體之皮膚。故令人振寒。從皮膚而入於肌腠。故汗出。隨太陽經脈上行。故頭痛。周身肌表不和。故身重。

大風頸項痛　志云。此言風邪入于經者。亦當治其風府也。夫風傷衞。衞氣一日一夜。大會于風府。是以大風之邪。隨衞氣而直入于風府者。致使其頭項痛也。簡按馬引長刺節論。以大風爲癘風。誤。

風府在上椎　吳云。言在項骨第一節上椎也。張同。高云。項上高起第一椎。爲大椎。項上平坦第一椎。爲上椎。大椎至尾骶。共二十一節。大椎之上。另有二節也。簡按甲乙諸書。並云。風府在入髮際一寸。而此云。在上椎。又靈本輸篇云。頸中央之脈。名曰風府。若其入髮中。則不宜云在上椎。又云頸中央。况本篇下文云。髓空在脊骨上空。在風府上。則知風府不入髮中。甲乙等說可疑矣。錄以俟考。志以上椎爲大椎。誤甚。

厭之　馬云。厭。壓同。吳云。以手按其穴也。簡按說文曰。擪。大指按也。

譩譆　熊音。依熙。痛聲也。志云。蓋意爲脾志。喜爲心志。心有所憶謂之意。意之所在。神亦隨之。簡按此說可謂鑿矣。譩譆。又作噫嘻。詩周頌。噫嘻成王。毛傳。噫。嘆也。嘻。和也。鄭箋。噫嘻。有所多大之聲也。左傳定八年。嘻速駕。杜注。嘻。懼聲。正義曰。噫嘻。皆是嘆聲。猶云嗟嗟也。說文。譆。痛也。徐鍇云。痛而呼之言也。

從風憎風　馬云。此言感風惡風者。吳云。病由於風。則憎風。志云。從風迎風也。

失枕　吳云。失枕者。風在頸項。頸痛不利。不能就枕也。張同。高。折一字句。至正灸脊中。連上爲失枕治法。註云。夜臥失枕。患在肩上横骨間。伸舒不能。故如折也。簡按高註非是。巢源失枕候云。失枕。頭項有風。在於筋脈間。因臥而氣血虛者。值風發動。故失枕。是也。又和劑指南云。諸風挫枕轉筋者。皆因氣虛。項筋轉側不得。筋絡不順疼痛。乃亦失枕之謂。

肩上横骨　馬云。肩上横骨間。乃肩尖端上行兩叉骨罅間陷中。名巨骨穴。王註以爲缺盆穴者。恐缺盆難治失枕。吳同。張云。或爲足少陽之肩井穴。亦主頸項之痛。

折使榆臂　榆。宋本作揄。諸本誤作榆者。本于熊本。馬云。折。音舌。禮雜記。大夫不揄絞。玉藻。夫人揄狄。其揄俱讀爲搖。此言折臂者。當有灸之之法也。凡人折臂者。使人自搖其臂而曲之。上與肘齊。即臂脊之中而灸之。以疏通其肘臂之氣。蓋細詳之。乃三陽絡之所也。係手少陽三焦經腕後臂外四寸。灸七壯。禁針。按督脈十一椎下。有脊中。此穴。與折臂無義。故爲臂脊之中。王註以爲此節。治上節失枕者。尤非。吳云。折使。謂手拘攣而曲其所使也。榆臂。如榆枝之掉搖其臂也。是風在手陽明使然。故令齊其肘。正灸臂脊之中。蓋手陽明大腸經之分也。張云。折。痛如折也。榆。當作揄。引也。謂使病者。引臂下齊肘端。以度脊中。乃其當灸之處。蓋即督脈之陽關穴也。在第十六椎下。志云。折者。謂脊背磬折。而不能伸舒也。榆。讀作搖。謂搖其手臂。下垂齊肘尖。而正對于脊中。以灸脊中之節穴。高云。搖臂平肘。則脊中有竅。當正灸脊中。毋他求也。簡按諸說不知何是。脈要精微論。王註折髀云。髀如折。又註折腰云。腰如折也。馬張解折字。蓋本于此。揄。引也。出于說文。而靈邪氣藏府病形篇云。取諸外經者。揄申而從之。則張註有所據焉。陽關穴。甲乙千金外臺。並不載。但銅人云。伏而取之。

八髎　本篇下文云。尻骨空。在髀骨之後。相去四寸。王云。是謂尻骨八髎穴也。又刺腰痛論云。腰痛引少腹。控䏚不可以仰。刺腰尻交者。兩髁胂上。王註腰尻交者。謂髁下尻骨兩傍四骨空。左右八穴。俗呼此骨爲八髎骨也。

當考甲乙。千金。及十四經發揮諸書。

鼠瘻寒熱　吳云。鼠瘻。寒氣陷脈爲瘻。其形如鼠也。爲病令人寒熱。簡按靈寒熱篇云。寒熱瘰癧。在於頸腋者。皆何氣使生。岐伯曰。此皆鼠瘻寒熱之毒氣也。留於脈而不去者也。張註云。瘰癧者。其狀累然。而歷貫上下也。故於頸腋之間。皆能有之。因其形如鼠穴。塞其一。復穿其一。故又名鼠瘻。蓋寒熱之毒。留於經脈。所以聯絡不止。一曰。結核連續者。爲瘰癧。形長如蜆蛤者。爲馬刀。朱震亨云。瘰癧。不作寒熱者可生。稍久轉爲潮熱者危。是也。淮南說山訓。狸頭愈鼠。鷄頭已瘻。說文。瘺。漏創也。瘻。腫也。一曰久創。知是二字俱漏瘡之謂。蓋其狀累然未潰者。爲瘰癧。已潰而膿不止者。爲鼠瘻。

寒府在附膝外解營　張云。凡寒氣自下而上者。必聚於膝。是以膝臏最寒。故名寒府。營。窟也。當是足少陽經之陽關穴。在陽陵泉上一寸。蓋鼠瘻。在頸腋之間。病在肝膽。故當取此以治之。吳云。營。空也。志云。鼠瘻。寒熱病也。其本在藏。其末上出于頸腋之間。寒府者。膀胱爲腎藏寒水之府也。病在藏。而還取之府者。謂陰藏之邪。當從陽氣以疎洩也。營。營穴也。謂所取寒府之穴。在附于膝之外筋。營間之委中穴也。高本。解營。各一字句。註云。太陽膀胱寒水。爲腎之府。故還刺寒府。寒府。太陽經脈也。附膝外。膝外側也。解。骨解。膝外側之骨縫也。榮。榮俞。足小指本節之通谷穴也。簡按太陽寒水。運氣家之言。不可從。營窟也。乃外解之穴也。禮運。冬則居營窟。夏則居橧巢。孟子滕文公篇。下者爲巢。上者爲營窟。下文云齊下之營。明是營乃窟之義。張註爲是。鼠瘻之患。在于頸腋。而取之于膝外解營。故曰還刺。

拜　志云。拜。揖也。取膝上外解之委中者。使之拜。則膝挺而後直。其穴易取也。簡按吳澄禮記纂言云。周禮九拜。一曰拜。先跪兩膝着地。次拱兩手到地。乃俯其首。不至於地。其首懸空。俱與腰平。荀子所謂平衡曰拜。是也。周禮。謂之空首。尙書。謂之拜手。與凡經傳記。單言拜者。皆謂此拜也。考說文。手著胸曰揖。儀禮鄉飲酒禮注。推手曰揖。引手曰厭。禮玉藻註。揖之。謂小俛也。由此觀之。拜與揖遞別。志以揖釋拜。誤。

跪　志云。跪則足折。而湧泉之穴。宛在于足心之横紋間矣。簡按釋名云。跪。危也。兩膝隱地。體危倪也。禮記鄭註。坐。皆訓跪。然記云。授立不跪。授坐不立。莊子亦云。跪坐而進之。則跪與坐。又有小異。跪有危義。故兩膝着地。伸腰及股。而勢危者。爲跪。蓋此以跟着尻聳身者也。更引身而起者。爲長跪。蓋膝着地伸腰者也。兩膝着地。以尻着蹠。而稍安者。爲坐也。詳見朱子文集。六十八卷。及日知錄。

任脈者起於中極　張云。以下任衝督脈。皆奇經也。起。言外脈之所起。非發源之謂也。下放此。簡按楊玄操註二十八難云。任者。妊也。此是人之生養之本。故曰位中極之下。長強之上。李時珍云。任脈。起於會陰。循腹而行於身之前。爲陰脈之承任。故曰陰脈之海。

上頤循面入目　吳云。難經。甲乙。無此六字。蓋略之也。

衝脈者起於氣街　楊玄操云。衝者。通也。言此脈。下至於足。上至於頭。通受十二經之氣血。故曰衝焉。虞庶云。素問曰。衝脈起於氣街。難經曰。起於氣衝。又鍼經穴中。兩存其名。衝街之義。倶且通也。李時珍云。衝脈起於會陰。夾臍而行。直衝於上。爲諸脈之衝要。故曰十二經脈之海。

並少陰之經　張云。衝脈。起於氣街。並足少陰之經。會於横骨大赫等十一穴。俠臍上行。至胸中而散。此言衝脈之前行者也。然少陰之脈。上股內後廉。貫脊屬腎。衝脈亦入脊內。爲伏衝之脈。然則衝脈之後行者。當亦並少陰無疑也。逆順肥瘦篇曰。衝脈者。五藏六府之海也。其下者。注少陰之大絡。出於氣街。又云。其下者。並於少陰之經。滲三陰。動輸篇云。衝脈者。十二經之海也。與少陰之大絡。起於腎下。出於氣街。簡按虞庶云。素問曰。並足少陰之經。難經。却言並足陽明之經。簡按痿論。與陽明。合於宗筋。況少陰之經。俠齊左右各五分。陽明之經。俠齊左右各二寸。氣衝又是陽明脈氣所發。如此推之。則衝脈自氣衝起。在陽明少陰二經之內。俠齊上行。其理明矣。李時珍云。足陽明。去腹中行二寸。少陰。去腹中行五分。衝脈行於二經之間也。

內結七疝　馬云。內者。腹也。腹之中行。乃任脈所行之脈路。則宜其爲病若是。難經二十九難云。其內苦結。男子爲七疝。女子爲瘕聚。七疝。乃五藏疝。及狐疝㿗疝也。出于刺逆從篇。脈要精微論。大奇論。脈解篇。陰陽別論。靈邪氣藏府病形篇等。吳云。七疝。寒、水、筋、血、氣、狐、頹、也。張註四時刺逆從篇云。七疝者。乃總諸病爲言。如本篇所言者。六也。狐疝風。及五藏風疝。邪氣藏府病形篇所言者。一也。㿉疝蓋以諸經之疝。所屬有七。故云七疝、若狐㿗衝厥之類。亦過爲七疝之別名耳。後世如巢氏所敘七疝。則曰厥、癥、寒、氣、盤、胕、狼。虞庶難經註。依巢氏釋之。至張子和非之曰。此俗工所立謬名也。於是亦立七疝之名。曰。寒、水、筋、血、氣、狐、㿗。吳註本之。學者當以經旨爲宗。簡按七疝。考經文。其目未明顯。姑從馬張之義。王永輔惠濟方。以石血陰氣妬肌疝癖爲七疝。亦未知何據。李中梓必讀。別立七疝之名。分㿉與㿗。誤甚。

帶下瘕聚　吳云。帶下。白赤帶下也。瘕聚。氣痛不常之名。馬云。瘕聚者。乃積聚也。大奇論曰。三陽急爲瘕。按後世有八瘕者。亦因七疝之名。而遂有八瘕名色。即蛇瘕。脂瘕。青瘕。黃瘕。燥瘕。血瘕。狐瘕。鱉瘕。是也。內經無之。志云。瘕者。假血液而時下汁沫。聚者。氣逆滯而爲聚積也。高云。帶下。濕濁下淫也。瘕聚。血液內瘀也。簡按赤白帶下。昉見于病源。而古所謂帶下。乃腰帶以下之義。疾係于月經者。總稱帶下。史記。扁鵲爲帶下醫。金匱。有帶下三十六病之目。可以見也。虞庶註二十九難云。瘕者。謂假於物形。是也。

逆氣裏急　張云。衝脈俠齊上行。至於胸中。故其氣不順。則隔塞逆氣。血不和。則胸腹裏急也。簡按丁德用註二十九難云。逆氣。腹逆也。裏急。腹痛也。巢氏病源云。裏急。腹裏拘急也。

督脈者起於少腹　楊玄操註二十八難云。督之爲言。都也。是人陽脈之都綱。李時珍云。督脈起於會陰。循背而行於身之後。爲陽脈之總督。故曰陽脈之海。張云。少腹。小腹也。簡按莊子養生主。緣督以爲經。釋文。李頤云。督。中也。朱子云。督。舊以爲中。蓋人身有督脈。循脊之中。貫徹上下。見醫書。故衣背當中之縫。亦謂之督。見深衣註。皆中意也。考督。又作襘裻。劉熙釋名曰。自臍以下。曰水腹。水汋所聚也。又曰少腹。少。小也。比於臍上爲小也。太平御覽云。腹下傍曰少腹。御覽之說。非也。

骨中央　張云。橫骨下。近外之中央也。

繫廷孔　吳云。廷孔。陰廷之孔也。張云。廷。正也。直也。廷孔。言正中之直孔。即溺孔也。志云。廷孔。陰戶也。溺孔之端。陰內之產門也。此言督脈起于少腹之內。故舉女子之產戶以明之。當知男子之督脈。亦起于少腹內宗筋之本處也。簡按廷。挺同。產門挺出。故曰廷孔。志註爲是。張訓正也直也。以爲溺孔。誤。王三字連讀。以端爲上端。產戶在溺孔之下。並非是。

篡間　甲乙。作纂。張云。篡。初患切。交篡之義。謂兩便爭行之所。即前後二陰之間也。簡按李時珍八脈考釋音。篡。初患切。陰下縫間也。蓋篡。當作纂。甲乙爲是。說文。纂。似組而赤。蓋兩陰之間。有一道縫處。其狀如纂組。故謂之纂。張以篡奪之篡釋之。非。

少陰上股內　樓氏綱目云。自少陰上股內至目十五字。必有脫簡。否則古註衍文。

其少腹直上者　張云。按此皆任脈之道。而本節列爲督脈。五音五味篇曰。任脈衝脈。皆起於胞中。上循背裏。爲經絡之海。然則前亦督也。後亦任也。故啓玄子引古經云云。

衝疝　五藏生成篇云。有積聚在腹中。有厥氣。名曰厥疝。史記倉公傳云。齊郎中令循病。衆醫皆以爲蹷入中。而刺之。臣意診之曰。湧疝也。令人不得前後溲。蓋與此同證異名。後世或呼爲奔豚疝氣。是。

治在骨上　志云。骨。謂脊背之骨穴也。高同。簡按與諸註異。未詳孰是。

在齊下營　志云。營。謂腹間之肉穴也。高云。乃少腹以下。骨中央督脈所起之部也。

漸者上俠頤也　志云。漸者。謂督脈之入喉者。上唇齒。而漸分爲兩歧。俠頤入目。當于漸上俠頤之處。而刺之。高云。此復申明衝脈之爲病也。靈樞五音五味篇云。衝脈任脈。皆起於胞中。其浮而外者。會於咽喉。別而絡唇口。是衝脈不但至胸中。而亦上頤循面。故復舉衝脈之病以明之。簡按前註並爲治陽明之脈。而上文言上頤循面者任也。高引五音五味篇。以爲衝脈。非是。

蹇膝　高云。蹇難也。蹇膝。膝難進也。膝蹇。故伸不能屈。簡按說文。蹇。跛也。釋名云。蹇。跛蹇也。病不能執事役也。高訓難。見易蹇卦。

治其楗　張云。股骨曰楗。詳見後文。治其楗者。謂治其膝輔骨之上。前陰橫骨之下。蓋指股中足陽明髀關等穴也。

治其機　張云。俠髖兩傍。骨縫之動處。曰機。即足少陽之環跳穴也。

暑解　吳云。熱畜骨解也。張云。因立暑中而支體散解不收者。當治其骸關。謂足少陽之陽關穴也。簡按王引一經。似是。

拇指　熊音。拇音母。大拇指。吳云。小拇指也。足太陽經所出。故治其膕。張同。志云。足之拇指。厥陰肝經之井滎。厥陰之脈。上膕內廉。故當治其膕。高云。足大指也。簡按說文。拇。將指也。急就篇顏師古註。拇。大指也。一名將指。吳註誤。

如物隱者　馬云。如膝中有物隱于內者。當治其關。疑是承扶穴也。係足太陽膀胱經。尻臀下陰紋中。高云。隱。猶藏也。膝痛如物隱者。痛而高腫。如物內藏也。

背內　吳云。謂太陽經之氣穴背俞之類也。志高同。簡按馬張仍王註。定爲大杼穴。恐非。

治陽明中俞髎　吳云。俞髎。謂六俞之穴。井滎俞原經合。取其所宜也。張云。王氏注。爲三里。愚謂指陽明俞穴。當是陷谷耳。高云。髎。骨穴也。中俞。足陽明俞穴也。五俞之穴。前有井滎。後有經合。俞居中。故曰中俞髎。足中指間。陷谷穴也。

若別　馬云。謂三里穴。而欲取別穴。吳云。若胕痛支別者。宜治巨陽滎通谷。少陰滎然谷也。張云。若再別求治法。則足太陽之滎穴通谷。足少陰之滎穴然谷。皆可以治前證。簡按於文義。張註近是。

淫濼　張云。滑精遺瀝也。如本神篇曰。精傷則骨痠痿厥。精時自下。即此節之謂。高云。淫。極也。濼。寒也。淫濼脛痠。

極寒而脛瘦削也。熊音。濼。力毒反。簡按此狀脛瘦之貌也。靈厥病篇。風痹淫濼。又云。股脛淫濼。巢源。皮膚淫躍。又云。淫淫躍躍。肘後方云。風尸者。淫躍不知痛之所在。本草黑字云。狸骨。主風疰尸疰鬼疰。毒氣在皮中。淫躍如針刺者。千金。隱軫六十四種風。淫液走入皮中。巢源。注病。肌肉淫奕。又淫奕皮膚。去來擊痛。文選。枚乘七發。血脈淫濯。手足惰窳。李善註。淫濯。謂過度而且大也。又曰。濯。大也。龍龕手鑑云。濯。音藥。淫病也。濼。病消也。並是淫濼之濼。蓋淫濼。淫躍。淫液。淫奕。淫濯。並同。張高之解。固牽強。而王註亦屬未安。又靈厥病篇注。馬云。風痺者。其邪氣淫泆消爍。病難得愈。張云。淫濼者。淫浸日深之謂。二說亦通。

治少陽之維　張云。維。絡也。經脈篇云。少陽之別。名曰光明。去踝五寸。坐不能起。取之所別。簡按扁鵲傳中經維絡。知維。乃絡之謂。

輔骨上橫骨下爲楗　吳云。輔骨。膝輔骨。橫骨。腰橫骨。是楗爲股骨也。張同。高云。上文云。蹇膝伸不屈。治其楗。所謂楗者。輔骨上橫骨下爲楗。股脛皆有輔骨。乃大骨之旁骨。此輔骨股內旁骨也。橫骨。臍下小腹。兩旁之骨也。簡按輔骨有二。經文無所考。可疑矣。沈彤釋骨云。自兩髂而下。在膝以上者。曰髀骨。曰股骨。其直者曰楗。考枯骨象。髀樞。在關旁納機。不在機端。而說者名髀骨。爲髀樞骨。又以爲楗骨下。誤甚。考楗通作鍵。說文。楗。距門也。顏氏家訓曰。蔡邕月令章句云。鍵。關牡也。所以止扉。楗骨之義。蓋取于此。張云。楗。音健。剛木。似未切貼。

俠髖爲機　吳云。髖。兩股間也。俠髖相接之處爲機。張云。髖。尻也。即脽臀也。一曰。兩股間也。機。樞機也。俠臀之外。即楗骨上運動之機。故曰。俠髖爲機。當環跳穴處是也。高云。上文云。坐而膝痛。治其機。所謂機者。俠髖爲機。俠。並也。髖。臀上兩旁側骨也。沈承之經絡全書云。髖。腰胯骨也。亦謂之踝。即腰髁骨。腰旁俠脊。平立陷者中。按之有骨機關處動者。是也。沈彤云。關之旁曰髀樞。亦曰樞機者。髀骨之入樞者也。簡按髖。說文。髀上也。廣雅。釋名。並云。⿰骨可也。⿰骨可。腰骨也。兩股間。謂之髖。未見所據。

膝解爲骸關　張云。骸。音鞋。說文云。脛骨也。脛骨之上。膝之節解也。是爲骸關。高云。上文云。立而暑解。治其骸關。

所謂骸關者。膝後分解之處。沈彤云。按即膝外解上下之輔骨。蓋名關。本取兩骨可開闔之義。故指骨解與兩骨並通。

連骸　張云。膝上兩側。皆有俠膝高骨。與骸骨相接連。故曰連骸。

骸下爲輔　張云。連骸下高骨。是爲內外輔骨。高云。骸下。即骸關之下。沈彤云。俠膝之骨。曰輔骨。內曰內輔。外曰外輔。其專以骸上爲輔者。骨空論云。骸下爲輔。下乃上之訛也。則膝旁不曰輔。而曰連骸。骸上者。髀之上端也。簡按詩。有乃棄爾輔。正義云輔。是可解脫之物。蓋如今人縛杖於輻。以防輔車也。左傳。有輔車相依。韓非十過篇。夫虞之有虢也。如車之有輔。輔依車。輔亦依車。可知輔即夾車軸。故假爲頰車。又假爲俠膝之稱也。又據形說。骸上爲輔。則下文輔上爲膕。亦當作輔下爲膕。此必不然。

輔上爲膕　張云。輔骨上。向膝後曲處爲膕。即委中穴也。

膕上爲關　張云。膕上骨節動處。即所謂骸關也。高云。上文云。膝如物隱者。治其關。所謂關者。膕上爲關。腿曲處之上也。

頭橫骨爲枕　張云。腦後橫骨爲枕骨。高云。上文云。膝痛不可屈伸。治其背內。背上通枕骨。故不釋背內。而釋頭橫骨爲枕。知頭橫骨爲枕。則知脊直骨爲背矣。簡按高屬強解。志云。骨之精髓。從枕骨之髓空。而會于腦。故論膝骭之骨。而曰頭橫骨爲枕。言骨氣之上下相通也。此說稍通。然以上下文義求之。蓋有他篇釋周身骨節之名者。此其斷文。以上文有楗機骸關等之名。後人次于此者。所以上文無治其枕之說也。一切經音義云。頏。聲類云。項中有所枕也。考聲。腦後骨也。今謂之玉頏。知枕又作頏。

左右各一行　高本作二行。註云。行。音杭。舊本訛左右各一行。今改二行。伏兔上兩行。行五。乃左右各二行。行五。則四五二十俞。其俞在膕。踝上各一行。行六穴。則左右十二俞。其俞在足。是水俞五十七穴。而本於腎也。簡按考下篇水熱穴論。若一行。則不合五十七之數。今從之。

腦後五分　高作三分。

在顱際銳骨之下　吳刪在字。高云。在懸顱穴之際。懸顱在頭兩傍銳骨之下。銳骨。尖骨也。簡按懸顱在曲角顳顬中。不得言腦後。諸家仍王爲風府。今亦從之。

斷基下　吳云。言一空在口內上斷之基。張云。脣內上齒縫中曰斷交。則下齒縫中當爲斷基。今曰斷基下者。乃頤下正中骨罅也。馬同。云。係任脈經。簡按下頤。當在承漿下。吳註似指齦交。

復骨　馬云。在項後之中。復有骨之上。卽瘖門穴也。吳云。項有三骨。中骨之次。又復一骨。故云中復骨下。蓋大椎穴也。張云。卽大椎上骨節空也。復。當作伏。蓋項骨三節不甚顯。簡按張註爲是。然伏復通用。骨蒸復連。或作伏連。一伏時。本是一復時。則不必改字。

尻骨下空　馬吳張並仍新校正。爲長強。今從之。

數髓空在面俠鼻　張云。數。數處也。在面者。如足陽明之承泣巨髎。手太陽之顴髎。足太陽之睛明。手少陽之絲竹空。足少陽之瞳子髎。聽會。俠鼻者。如手陽明之迎香等。皆在面之骨空也。

當兩肩　簡按甲乙。大迎。一名髓空。故王以爲大迎。

髆中之陽　吳云。髆陽。髆之外也。張云。髆。肩髆也。中之陽。肩中之上髃也。卽手陽明肩髃之次。志云。陽。外側也。簡按說文。髃。肩甲也。

臂骨空在臂陽去踝四寸　張云。臂陽。臂外也。去踝四寸。兩骨之間。手少陽。通間之次也。亦名三陽絡。吳云。臂有兩骨。去踝四寸許。髓空在其間。臂陽。臂外也。簡按甲乙。三陽絡。在臂上大交脈。支溝上一寸。而甲乙又云。支溝。在腕後三寸。兩骨之間。陷者中。如此則不合去踝四寸之數。可疑矣。吳不指言某穴。似是。

股際骨空　吳云。股際骨。前陰曲骨也。張云。毛中動下。謂曲骨兩傍股際。足太陰衝門動脈之下也。高云。股際。陰股交會之際。股際骨空。在毛中動下。乃動脈之下。跨縫間也。簡按曲骨在毛際。今曰毛中。不可定爲曲骨穴。

尻骨空　志云。尻骨。臀骨也。髀骨。在股骨之上。少股兩傍。突起之大骨。前下連于橫骨。後連于尻骨。高云。尻骨。尾骨也。髀骨。臀側骨也。髀之後。相去四寸。正當尻骨空之處。簡按以上骨空。諸家定爲某穴。唯志高不註穴名。蓋有所見也。

扁骨有滲理湊　張云。扁骨者。對圓骨而言。凡圓骨內皆有髓。有髓則有髓孔。但若扁骨。則有血脈滲灌之理湊。而內無髓。吳同。高云扁骨。胸脊相交之肋骨也。志同。簡按扁骨。概通體扁骨而言。張註爲是。

易髓無空　吳云。但有滲灌之腠。無復髓孔也。故變易無體。則無孔也。高云。易。交易也。扁骨。有澮滲之紋理。湊會於胸脊。其內則無髓孔。申明滲理湊者。髓之交易也。無髓孔者。兩頭無空也。簡按高似穩貼。馬張志仍王。

灸寒熱之法　張云。此下灸寒熱之法。多以虛勞爲言。然當因病隨經而取之也。

壯數　千金方云。凡言壯數者。若丁壯。病根深篤。可倍於方數。老少羸弱。可減半。沈括筆談云。醫用艾一灼。謂之一壯。以壯人爲法也。其言若干壯。壯人當依此數。老幼羸弱。量力減之。

橛骨　簡按說文。橛弋也。又𩩲。尻骨也。知橛骨。即是𩩲骨。本或作撅。非。

陷者灸之　張云。陷下之處。即經氣之不足者。

肩上陷者灸之　高云。五藏六府之俞。皆在於背。故視背俞。其俞內陷者。則於左右以灸之。視之之法。須舉其臂肩。舉臂肩而背上陷者。即灸之。簡按諸家以肩髃釋之。拘矣。以下。高不指言穴名。

腨下陷脈　張云。足太陽承山穴也。

動如筋者　張云。此結聚也。但隨其所有而灸之。不必拘於俞穴。吳云。此非謂穴。乃肉間結核也。

掌束骨下　高云。束骨。橫骨也。掌束骨下。猶言掌下束骨。謂橫骨縫中。大陵二穴。樓氏綱目云。王註陽池。未詳是否。簡按甲乙。陽池。在手表上腕中陷者中。大陵。在掌兩筋間陷者中。亦未知孰是。

犬所嚙　張云。犬傷令人寒熱者。古有灸法如此。吳云。古別有灸法。故云然也。簡按千金翼云。狂犬咬人。令人吮去惡血盡。灸百壯。後日日灸百日止。銅人經云。外丘。治猘犬所傷。毒不出。發寒熱。速以三壯艾。可灸齧處。立愈。囓。本作嚙。非。

二十九處　張云。自犬囓之上。共計二十九處。犬傷者無定處。故不在數內。簡按高合犬囓處二。爲二十九處。然經文無犬囓處二文。不可從。今考自大椎至巔上一。合左右共二十七處。加犬所囓爲二十八處。知如新校正所言。跗上之下去灸之二字者。誤也。

傷食灸之　傷食。諸家爲飲食傷之義。高獨改食作蝕。註云。若灸二十九處。乃傷爛如蝕。陽氣下陷。則當灸之。牽強甚矣。

視其經之過於陽者　吳云。刺以寫其陽。藥以和其陰。張云。陽邪之盛者也。

水熱穴論篇第六十一　馬云。論治水治熱之穴。故名篇。

胕腫　吳云。浮腫曰胕。張同。高云。胕腫者。皮肌脹滿。水氣不行。簡按胕音符。山海經。竹山有草焉。其名曰黃雚。浴之已疥。又可以已胕。郭璞註云。治胕腫也。馬則云。其胕必腫。誤。

腎汗出　經脈別論云。持重遠行。汗出於腎。

玄府者汗空也　馬云。汗空雖細微。最爲玄遠。故曰玄。張云。汗屬水。水色玄。汗之所居。故曰玄府。從孔而出。故曰汗空。然汗由氣化。出乎玄微。是亦玄府之義。

分爲相輸　馬云。此二經之分。本爲相輸相應。俱受其病者。以水氣之留也。張云。言水能分行諸氣。相爲輸應。而俱受病者。正以水氣同類。水病則氣應。氣病則水應。留而不行。俱爲病。志云。此水分爲相輸。而上下俱受病者。蓋腎俞之循尻而下。復循腹而上。貫肺中。水氣之留于經俞故也。高云。腎氣上升。肺氣下降。上下分行。相爲輸布。今俱受病者。乃水氣之所留聚也。

伏兔上各二行　簡按伏菟。諸家以爲足陽明經穴。恐非也。此蓋謂膝上有肉起。如兔之狀。故名之。又據輔骨考之。取義於車伏兔輹。一名伏兔。又作轐。考工記鄭註。轐。伏兔也。賈疏云。漢時名。今人謂之車屐也。志云。上。謂伏兔上。非上下之上也。此說可從。行五。蓋今無可考。諸註爲腹上。亦恐非。高云。並伏兔之穴。在內旁兩行。其一有血海陰陵泉地機築賓交信五穴。其一有陰包曲泉膝關中都蠡溝五穴。以上諸穴。並在膝下。不得言伏兔上。註高誤耳。

三陰之所交　張云。三陰。肝脾腎三陰也。三經所交。俱結於脚。故足太陰有三陰交。高作三陰交之所結於脚也。註云。三陰交。舊本訛三陰之所交。今改正。兩行並行。三陰交總結於下。上連於脛。下貫於脚。故曰三陰交之所結於脚也。簡按今仍舊文。經脈篇云。足太陰。交出厥陰之前。上膝股內前廉。足少陰。上股內後廉。足厥陰。交出太陰之後。上膕內廉。循股入毛中。此所謂三陰所交結於脚。是也。

踝上各一行行六　志云。謂照海水泉大鍾大谿然谷湧泉六穴也。高云。謂三陰交漏谷商丘公孫太白大都六穴。

名曰太衝　志云。夫聖人南面而立。前曰廣明。後曰太衝。太衝之地。名曰少陰。少陰根起于湧泉。是泉在地之下。從至陰而湧出。故曰。腎者至陰也。

帝曰春取絡脈分肉　高云。本輸篇云。春取絡脈諸滎。大筋分肉之間。故問春取絡脈之分肉。刺極淺者何也。簡按本輸篇。四時氣篇。寒熱病篇。終始篇。四時刺逆從論。診要經終篇。并論四時刺法。本節最詳。而義互異。然與水熱穴。義不太涉。疑是他篇錯簡。

夏取盛經分腠　高云。四時氣篇云。夏取盛經孫絡。取分間。絕皮膚。故問夏取盛經分腠。刺稍深者。何也。

脈瘦氣弱　馬云。藏氣始長。其脈尚瘦。其氣尚弱。志高同。

陽氣留溢　甲乙。留作流。

熱熏分腠　甲乙。作温於腠內。

絕膚而病去　馬云。用刺法者。必取此盛經分腠以治之。先以左手按絕其皮膚。而右手刺之。即病去者。邪尙淺也。吳云。絕其邪氣於膚間。高云。夏時亦有絕皮膚。取孫絡之病。故又言絕膚而病去者。邪居淺也。今所謂取盛經者。乃盛陽之經脈。不在皮膚也。

秋取經兪　馬云。各經之經穴兪穴也。高云。四時氣篇云。秋取經兪。邪在府。取之合。故問秋取經兪。刺之深者。何也。

收殺　高云。收。收斂。殺。肅殺也。

取兪以寫陰邪　高云。時方淸肅。故陰氣初勝。白露乃下。故濕氣及體。陰氣初勝。則陰氣未盛。濕氣及體。則未能深入。故取兪。以寫陰濕之邪。兪。經兪也。所以答帝秋取經兪之問。

取合以虛陽邪　高云。秋時亦有陽邪內入之病。若果陽氣在合。則取合以虛陽邪。所以然者。秋時陽氣始衰。故當更取於合。不但取於經兪也。簡按馬云。此節帝分明以經兪爲問。而伯乃對言所取在合。其陰經則取兪。要知伯之所答者爲是。而帝之所問者誤也。此說不可從。皇甫士安旣云。是謂始秋之治變。是也。

故曰冬取井滎　吳云。故曰。古語也。冬時旣取其在下之井滎。則下無逆陰。故春時木氣升發。亦無鼽衄之患也。高云。金匱眞言論云。冬不按蹻。春不鼽衄。不按蹻者。使之藏。取井滎者。亦使之藏。故不曰冬不按蹻。而冬取井滎也。○馬云。按此篇。秋曰治合。則陽氣尙在合而治之。冬曰井滎。以陰邪欲下逆而出之。其春必刺絡脈分肉處。夏必刺盛經分腠矣。難經以春爲刺井。夏爲刺滎。秋爲刺經。冬爲刺合。與此大反。要知經之所言者是。而難經則非也。簡按靈順氣一日分爲四時篇。冬刺井。春刺滎。夏刺輸。長夏刺經。秋刺合。又本輸篇云。春滎。夏腧。秋合。冬井。並與此篇同。新校正云。與九卷義相通。即是也。

領別　禮記仲尼燕居鄭註。領。猶治也。

膺兪　高云。膺中第一兪兩旁兪府穴也。簡按甲乙。兪府。在巨骨下。去璇璣傍各二寸。陷者中。宜是言膺中第一兪。而甲乙。中府。一名膺中兪。則高註却非。

背兪　高云。背中第一兪。兩旁肺兪穴也。簡按與舊註異。未知孰是。新校正。亦疑王註其說不一。

髓空　志云。卽橫骨穴。所謂股際骨空。在毛中動下。高云。骨空論云。髓空。在腦後三分。銳骨之下。懸顱二穴。簡按甲乙。大迎。一名髓孔。若爲督脈之腰兪。則不合此八者之數。王註恐非。志註亦無徵。然若爲懸顱大迎等穴。則並在頭部。不宜次于委中之下。亦似可疑。

熱之左右也　吳云。左右。習近也。馬云。皆治熱之左右穴也。

調經論篇第六十二

馬云。內言病有虛實。宜善調其經

神有餘　甲乙。神下。有有字。下文氣下。血下。形下。志下。並同。

精氣　王引鍼經。見靈決氣篇。云。腠理發泄。汗出溱溱。是謂津。穀入氣滿。淖澤注於骨。骨屬屈伸洩澤。補益腦髓。皮膚潤澤。是謂液。文少異。易繫辭云。精氣爲物。疏。陰陽精靈之氣。氤氳積聚而爲萬物也。春秋繁露云。氣之清者爲精。治身者。以積精爲寶。

十六部　志云。十六部之經脈也。手足經脈十二。蹻脈二。督脈一。任脈一。共十六部。高云。謂兩肘兩臂兩膕兩股。身之前後左右。頭之前後左右也。簡按高勝于舊註。

脾藏肉　高云。脾藏身形之肉。則形有餘不足。脾所主也。

而此成形　吳。此作各。

志意通　甲乙。通下。有達字。吳補調字。

成身形五藏　甲乙。無身字。及五藏二字。

五藏之道皆出於經隧　吳云。道。路也。隧。田間之水道也。謂之經隧者。經脈流行之道也。簡按王據于左傳杜註。闕地通道曰隧。吳本于周禮隧人職。義並通。

血氣未并　張云。并。偏聚也。邪之中人。久而不散。則或并於氣。或并於血。病乃甚矣。

神之微　張云。此外邪之在心經也。浮淺微邪。在脈之表。神之微病也。

出血　吳刪二字。

勿之深斥　吳云。斥。刺也。張云。斥。棄除也。高云。斥。開拓也。簡按今從高註。

按而致之　吳云。以按摩致氣於其虛絡。

勿釋　吳云。勿。已也。

着鍼勿斥　志云。着鍼者。如以布撽着之。乃從單布上刺。謂當刺之極淺。而勿推內其鍼。簡按此謂著鍼於病處。勿開拓而泄其氣也。王註爲是。

移氣於不足　高云。微泄其邪。移氣於不足之氣而補。簡按新校正。引甲乙太素。刪不字。馬云。移邪氣於不足。並非。

息利少氣　馬云。本神篇。言肺虛則鼻息不利少氣。即本文之少氣也。實則喘喝。胸盈仰息。即本文之喘咳上氣也。高云。息利。鼻氣出入也。

白氣微泄　高云。猶言微虛也。

寫其經隧　張云。寫其經隧者。謂察其有餘之脈。寫其邪氣而已。志云。經隧。大絡也。高云。通經脈之隧道。故必無傷其經。簡按楊註似是。

適人必革　張云。適。至也。革。變也。先行按摩之法。欲皮膚之氣流行也。次出鍼而視之曰。我將深之。欲其恐懼。而精神內伏也。適人必革者。謂鍼之至人。必變革前說。而刺仍淺也。如是則精氣既伏於內。邪氣散亂。無所止息。而泄於外。故真氣得其所矣。志云。出鍼。出而淺之也。視之。視其淺深之義也。曰我將深之。適人之邪。淺客于皮。必與正氣相格。庶邪散而正氣不泄。故曰。我將深之。謂將持內之。而使精氣自伏。復放而出之。令邪無散亂。迎之隨之。以意和之。無所休息使邪氣泄于皮毛腠理。而真氣乃相得。復于肌表。此用鍼淺深之妙法也。簡按張註本楊志註似允當。然其旨未明晰。今亦仍楊義。

精氣自伏　高云。精氣退伏。不濡空竅也。邪氣散亂者。散亂於經。邪無從出也。無所休息者。正虛邪盛。病無已時也。惟刺之極淺。使邪氣泄於腠理。從腠理而外泄。故真氣乃相得。簡按此與舊註相乖。不可從。

不足則恐　今甲乙。作不足則慧。

孫絡水溢　甲乙。水作外。

脈大疾出其鍼　吳云。脈大者。留鍼之久。氣至而脈漸大也。簡按高。疾字下句。非。

涇溲　吳云。涇水行有常也。溲溺溲也。涇溲不利。言常行之小便不利也。簡按諸註並誤。詳見于厥論。

微風　吳云。肌肉蠕動。肌肉間如蟲行動也。風為動物。故動者命曰微風。高云。風邪入於肌肉。則肌肉蠕動。命曰微風。言微風在肌肉也。

腹脹飧泄　張云。腎藏志。水之精也。水化寒。故腎邪有餘。則寒氣在腹。而為腹脹飧泄。腎氣不足。則陰虛陽勝。而為厥逆上衝。本神篇曰。腎藏精。精舍志。腎氣虛則厥。實則脹。

骨節有動　甲乙。動作傷。吳此下。補則骨節有微風六字。

寫然筋血者　馬吳張並云。然筋。當作然谷。志云。然。謂然谷穴。在足踝下之兩經間。高作筋間。故曰然筋。簡按本輸篇云。腎溜於然谷。然骨之下者也。繆刺論云。刺足內踝之下。然骨之前出血。據此則楊註為是。

刺未并　高云。血氣未并。五藏安定。骨節有動。故問刺未并奈何。

邪所乃能立虛　簡按不必從甲乙改字。王註義通。

氣血以并　以。甲乙。作已。以已同。

陰陽相傾　張云。并偏勝也。傾。傾陷也。氣為陽。故亂於衛。血為陰。故逆於經。陰陽不和。則氣血離居。故實者偏實。

虛者偏虛。彼此相傾也。

血幷於陰氣幷於陽　吳云。血幷於陰藏。是爲重陰。氣幷於陽府。是爲重陽。驚狂、癲狂也。志云。此言血分氣分之爲陰陽也。脈外氣分爲陽。脈內血分爲陰。陰血滿之于外。陽氣注于脈中。是爲陰陽勻平。如血幷居于陰。則陰盛而血實。心主血脈。故陰盛則驚。氣幷于陽。則陽盛而氣實。陽盛則發狂也。

血幷於陽氣幷於陰　吳云。血幷於陽。則表寒。氣幷於陰。則裏熱。炅中。熱中也。

心煩悗　悗。甲乙作悶。吳云。心火爲陰邪所蔽。故煩悗。

善怒　吳云。陽幷於下部。則肝木爲陽所炙。故善怒。

善忘　張云。血幷於下。則陰氣不升。氣幷於上。則陽氣不降。陰陽離散。故神亂而喜忘。志云。靈樞經曰。清濁之氣相干。亂于胸中。是爲大悗。傷寒論曰。其人喜忘者。必有蓄血。宜抵當湯下之。

如是血氣離居何者爲實　高本作如血氣離居。是何者爲實。註云。舊本如是二字相連。今攷簡按不必攷字。義自通。

消而去之　馬云。温則消釋而易行。高云。消。不凝也。去。流也。

絡之與孫脈　吳作孫絡。註云。絡。正絡也。孫絡。支絡也。志云。絡者。經脈之支別也。孫脈者。乃孫絡之脈別經者。簡按今仍志。

俱輸於經　輸。甲乙作注。

大厥　張云。上文言血與血幷。氣與氣幷。偏虛偏實也。此言血與氣幷。幷者爲實。不幷者爲虛也。血氣幷走於上。則上實下虛。下虛則陰脫。陰脫則根本離絕。而下厥上竭。是爲大厥。志云。氣復反則生。謂復歸于下也。蓋陽氣生于下。而升于上。血氣並逆。則氣機不轉而暴死。反則旋轉而復生。

何道從來　高云。從何道來。簡按天眞論。病安從來。字法同。

皆有俞會　吳云。經穴有俞有會也。馬云。六陽經六陰經。皆有俞穴所會。志云。俞者。謂三百六十五俞穴。乃血脈之所流注。會者。謂三百六十五會。乃神氣之所遊行。皆陰陽血氣之所輸會者也。高云。俞會者。五五二十五俞。六六三十六俞。與周身陰陽血氣。相會合也。

陰陽匀平　甲乙。作糾平。簡按糾。音旬。說文。圜釆也。義不相協。

得之風雨寒暑　簡按據下文。宜云風雨寒濕。

輸於大經脈　馬云。皮部論云。邪客于皮。則腠理開。開則邪入客于絡脈。絡脈滿。則注于經脈。經脈滿。則入舍于府藏也。繆刺論云。邪之客于形也。必先合于皮毛。留而不去。入舍于孫脈。留而不去。入舍于絡脈。留而不去。入舍於經脈。義同。

皮膚不收　吳云。不收者。肌膚虛浮。不收斂也。此由濕勝所致。張云。皮膚不收。而爲縱緩。肌肉堅緊。而爲削瘦。高云。不收。汗出而不閉密也。簡按寒主收斂。此云不收。則與肌肉緊緊相反。甲乙太素近是。

聶辟氣不足　馬云。乃肌肉僻積之意。根結篇。有腸胃聶辟。是主腸胃而言。張云。凡言語輕小曰聶。足弱不能行曰辟。志云。聶。懾同。辟。積也。高云。肌肉皮膚。聶聶然而辟動也。簡按聶辟。襵襞也。儀禮。襚者以褶。禮記。衣有襞折曰褶。通作襵。一切經音義云。襵皺之涉知獵二反。襵。猶襵疊也。亦細襵。王註義同。甲乙。不足下。有血濇二字。

喜怒不節　張云。按下文。以喜則氣下爲虛。而此節所重在怒。故曰實也。觀陰氣上逆之意。言怒可知。又舉痛論曰。怒則氣上。正此之謂。簡按下文云。喜則氣下。則此喜字衍。新校正爲是。淮南精神訓云。人大怒傷陰。大喜墜陽。

熏滿　簡按今仍甲乙。作動藏。

形氣衰少　吳云。形氣。陰氣也。衰少。虛也。

穀氣不盛　馬云。形氣衰少。而飲食隨減。所以穀氣不盛也。志云。飲食勞倦則傷脾。脾主肌肉。故形氣衰少也。水穀入胃。由脾氣之轉輸。脾不運行。則穀氣不盛矣。

下脘不通　志云。上焦不能宣五穀之味。下焦不能受水穀之津。高云。上焦不能宣五穀味。故上焦不行。下脘不能化穀之精。故下脘不通。

熱氣熏胸中　甲乙。無熱氣二字。

玄府不通　志云。玄府。毛竅之汗空也。毫毛之腠理閉塞。則衛氣不得泄越。而爲熱矣。

故外熱　張云。上焦之氣。主陽分也。故外傷寒邪。則上焦不通。肌表閉塞。衛氣鬱聚。無所流行。而爲外熱。所謂人傷於寒。則病爲熱。此外感證也。昂云。此即今人外感傷寒之症。

獨留則血凝泣　吳。留下。更增一留字。

凝則脈不通　吳。凝上。增一泣字。脈。甲乙。作腠理。似是。

脈盛大以濇　張云。寒留中焦。陽氣乃去。經脈凝滯。故盛大而濇。蓋陽脈流利多滑。不滑則無陽可知。簡按厥氣上逆。故脈盛大。血凝泣。故脈濇。馬云。此節。脈若作外診之脈。理宜沈濇。今曰盛大而濇。恐是在中之脈。非外見者。昂云。按陰盛中寒。血濇之人。何以反得盛大之脈。並誤。

血氣以并病形以成　甲乙。以。作已。次節並同。

用形哉　吳云。言因其形之長短闊狹肥瘦而施刺法也。志云。用。以也。言當以調其形。形者。皮膚肌肉。哉者。未盡之辭。雖曰用形哉。必因天之四時。簡按今仍吳註。

多少高下　吳云。如曰以月生死爲痏數。繆刺論多少之謂也。春時俞在頸項。夏時俞在胸脇。秋時俞在肩背。冬時俞在腰股。金匱眞言論。高下之謂也。

如利其戶　簡按如。而同。下文如利其路之如亦同。諸家措而不釋。何諸。

必切而出　吳云。切。切脈之切。謂以指輕按。而親切之。所以散其正氣也。張云。必切中其疾。而後出鍼。高云。切。按也。必切而出。謂右手持鍼。左手必切其穴。而使之外出。

大氣乃屈　馬云。大邪之氣也。見熱論中。高云。大氣。即相并之盛氣也。

持鍼勿置　吳云。言持鍼勿使放置也。志云。持鍼在手。勿置之意外。以定其迎隨之意。

氣出鍼入　吳云。人氣呼出之時。則陽氣升於表。於此時內鍼者。欲其致氣易也。

熱不得還　吳云。熱。鍼下所致之氣熱也。簡按志以爲熱邪。非。

動氣候時　張云。動氣者。氣至爲故也。候時者。如待所貴。不知日暮也。馬云。離合真邪論。與此篇所論。補寫之法。聯屬成文。庶幾學者熟讀熟玩。又與官鍼篇第六節參看。其講解之辭。見八正神明論。

言虛實者有十　馬云。神氣血肉志。各有虛實。是計之有十也。

絡三百六十五節　張云。所謂節者。神氣之所會也。以穴俞爲言。志云。乃筋骨之會。

必被經脈　吳云。被。及也。

故得六府　通雅云。故固古通。周語。咨於故實。史世家作固實。

調之絡　張云。癰疽篇曰。血和則孫脈充滿溢。乃注於絡脈。而後注於經脈。百病始生篇曰。陽絡傷則血外溢。陰絡傷則血內溢。本論曰。孫絡外溢。則經有留血。故病在血者。當調之絡也。

燔鍼劫刺　熊音。燔音煩。燒焚也。馬云。見經筋篇。吳燔上補病在筋三字。註云。燔鍼者。內針之後。以火燔之煖耳。不必赤也。高云。治痺證也。經筋篇。有十二筋痺證。皆治以燔針劫刺。痺發於陰。故刺其下也。及與急者。謂筋痺也。

焠鍼藥熨　吳云。焠鍼者。用火先赤其鍼。而後刺。不但煖也。此治寒痺之在骨也。張同。簡按玉篇。火入水謂之焠。史天官書。火與水合爲焠。然則焠針。燒針而入水者乎。官針篇云。焠刺者。刺燔針則取痺也。王註燔針。則云燒針。註焠針。則云火針。知是燔針焠針。即火針也。荀子解蔽篇註。焠。灼也。千金方云。火針。亦用鋒針。油火燒之。務在猛熱，不熱卽於人有損也。鍼灸聚英云。經曰焠針者，以麻油滿盞。燈草令多。如大指許。叢其燈火燒針。頻以麻油蘸其針。燒令通紅。用方有功若不紅者。反損於人。又有煨針溫針。意與火鍼有少異。吳云。藥熨者。以藥之辛熱者。熨其處也。筋骨病有淺深之殊。故古人治法。亦因以異。

病不知所痛　吳云。病不知所痛者。濕痹爲患而無寒也。故濕勝爲痹。寒勝爲痛。今不知所痛。濕痹明矣。高云。痹病在五藏之外合者必痛。若痹病不知所痛。則從奇經之脈而上。故曰兩蹻爲上。

兩蹻爲上　馬云。刺兩蹻之上。張云。二穴俱當取之。故曰爲上。簡按志高並從馬。非也。

謹察其九候　簡按上文云。九候若一。命曰平人。若不一則爲病脈。故謹察之。前後貫串。以明九候之不可不察也。

鍼道備矣　甲乙。備。作畢。

素問識卷八

東都　丹波元簡廉夫學

繆刺論篇第六十三

馬云。邪客于各經之絡。則左痛取右。右痛取左。與經病異處。故以繆刺名篇。據靈樞官針篇第三節。則巨刺。亦左取右。右取左。特有經穴絡穴不同耳。張云。繆異也。簡案。繆。廣韻。靡幼切。禮大傳註。紕繆。猶錯也。王註從之。蓋左病刺右。右病刺左。交錯其處。故曰繆刺。

極於五藏　簡按。極。至也。見詩周頌註。

如此則治其經焉　張云。邪氣自淺入深。而極於五藏之次者。當治其經。治經者。十二經穴之正刺也。尚非繆刺之謂。

入舍於孫絡　甲乙。絡。作脈。據上文。當從甲乙。

大絡　吳云。十二經支注之大絡。難經所謂絡脈十五絡。是也。高云。流溢。傳注也。氣穴論云。孫絡之脈別經者。並注於絡。傳注十四絡脈者。是也。

奇病　張云。病住支絡。行不由經。故曰奇病。志云。奇病者。謂病氣在左。而證見于右。病氣在右。而證見于左。蓋大絡乃經脈之別。陽走陰。陰走陽者也。

與經相干　馬云。其邪客大絡。左注于右。右注於左。上下左右。與經相干。其實不得入於經。而止布于四末。志云。經脈篇曰。手太陰之別。並太陰之經。直入掌中。手少陰之別。循經入于心中。蓋大絡俱並經附行。故曰與經相干。高云。經。經隧也。經隧者。五藏六府之大絡也。故與經相干。而輸布於手足之四末。其氣左右流行。無有常處。經隧相干。故不入於經俞。不入於經俞。刺其絡脈。故命曰繆刺。簡案。據諸家之義。干。預也。即干涉之干。

必巨刺之　吳云。巨刺。大經之刺也。志云。巨。大也。謂當以長鍼取之。亦左取右。而右取左也。簡案。官鍼篇。無長鍼取之之說。今從吳註。

繆處　馬云。繆者。異也。王註。以所刺之穴。如紕繆綱紀者。非岐伯自有明旨。吳云。與經脈常行之處差繆也。高云。脈度篇云。經脈爲裏。支而橫者爲絡。故絡病者。其痛與經脈繆處。繆處。異處也。謂經脈之痛。深而在裏。絡脈之痛。支而橫居。病在於絡。左右紕繆。故命曰繆刺。

邪客於足少陰之絡　馬云。腎經絡穴大鍾也。簡按張吳諸家。不指言其穴。蓋絡泛言一經之絡也。馬每絡註某穴。恐非。

無積者　高云。脹滿有積。當刺其胸脇。若無積者病。少陰之絡。上走心包。故當刺然骨之前。簡按吳云。積。五藏積也。五藏真氣不足。而後病積。若復刺出其血。是重虛矣。故在禁。志云。無積者。無盛血之結也。並誤。

然骨之前　高骨。作谷。註云。谷。舊本訛骨。今改。下二然谷之谷做此。簡按本輸篇云。腎溜於然谷。然骨之下者也。不必改字。

如食頃　張云。食頃。一飯頃也。後放此。簡按王立飢之解。不通。

不已左取右　甲乙。無不已二字。簡按此已係于絡病。何待其不已而繆刺之。甲乙爲是。

取五日已　甲乙。無取字。張云。病新發者。邪未深也。雖不即愈。亦不過五日而已。

邪客於手少陽之絡　甲乙。作少陰之絡。註云。一作少陽。

刺手中指次指　馬云。中指之次指。即第四指也。去爪甲上如韭葉者。即關衝穴也。高云。中指次指。即小指次指。手少陽關衝井穴也。志云。當刺中指心包絡之中衝。次指手少陽之關衝。簡按甲乙註。中指。當小指。張吳亦據新校正。作小指。本輸篇。關衝者。手小指次指之端也。氣府論。肘以下至手小指次指本各六俞。熱病篇。取手小指次指爪甲下。去端如韭葉。厥病篇。取手小指次指爪甲上。與肉交者。諸篇言關衝穴者如是。當從新校正。

如韭葉　志註本輸篇云。上古如韭葉。今時如大米許。簡按甲乙。少澤。手小指之端。去爪甲一分。以此推之。凡云如韭葉者當以一分爲準。

卒疝　高云。經脈篇曰。足厥陰之別。其病氣逆。則睾腫卒疝。故邪客於足厥陰之絡。令人卒疝暴痛。

與肉交者　志云。即去端如韭許。

男子立已女子有頃已　吳云。男子以陽用事。故已速。女子以陰用事。故已稍遲。志云。女子之生。不足于血。故有頃。男子之血盛。故立已。

刺外踝下　甲乙。下作上。吳云。金門京骨通谷三痏也。高云。三痏者。通谷爲滎。束骨爲俞。京骨爲原也。簡按據甲乙。蓋謂跗陽穴。跗陽。在踝上三寸。

邪客於臂掌之間　高云。經脈篇曰。心主手厥陰心包絡之脈。下臂入掌中。病則臂肘攣急。掌中熱。故邪客於臂掌之間。不可得屈。

刺其踝後　馬云。當刺心經之通里穴也。張云。手厥陰經也。踝後者。以兩踝言。踝中之後。則內關也。內關爲手厥陰之絡。故當取之。志同。高云。先以指按之。按之而痛。乃刺之。簡按考文義。不宜定爲某穴。故王不註。高爲得矣。

以月死生爲數　吳云。望前爲月生。望後爲月死。此以應痛爲痏。不拘穴法。張云。月之死生。隨日盈縮。以爲數也。故自初一至十五。月日以盈。爲之生數。當一日一痏。一痏。即一刺也。至十五日漸增至十五痏矣。自十六至三十日。月日以縮。爲之死數。當日減一刺。故十六日止十四痏。減至月終。惟一刺矣。蓋每日一刺。以朔望爲進止也。志云。手厥陰心主主血脈。是謂待時而調之也。高云。由微而盛。如月之生。故漸多之。由盛而微。如月之衰。故漸減之。月郭空則無治也。

邪客於足陽蹻之脈　馬本無足字。高云。脈度篇云。蹻脈。從足至目。屬目內眥。故邪客於足陽蹻之脈。令人目痛。從內眥始。

外踝之下半寸所　高云。僕參穴也。簡按甲乙云。申脈。陽蹻所生也。在足外踝下陷者中。容爪甲許。又云。僕參。在跟骨下陷者中。則知舊註爲是。

如行十里頃而已　志云。蹻健善行。如行十里。則蹻脈之氣已周。高云。蹻脈屬奇經。其行最疾。故如人行十里之頃。而痛病可已。簡按據漢書賈捐之傳。吉行五十里之數。而度之。即得一時三刻有奇。

人有所墮墜　馬云。此言惡血爲病。當有繆刺之法。

利藥　吳云。先宜飲利瘀血藥也。

上傷厥陰之脈　張云。凡墮墜者。必病在筋骨。故上傷厥陰之脈。肝主筋也。下傷少陰之絡。腎主骨也。刺然骨之前出血。即少陰絡也。

然骨之前血脈　簡按諸註仍原文而註之。不必從新校正。

刺足跗上動脈　張云。足厥陰之腧。太衝穴也。王氏謂爲陽明之衝陽。似與此無涉。志高不註穴名。

善悲驚不樂　吳云。厥陰之病。連於肝則驚。少陰之病。逆於亶中則不樂。故刺法相侔也。張云。墮跌傷陰。神氣散失。故善悲驚不樂。志高與張同。簡按吳註近是。

中指爪甲上　吳仍王註。改作小指。註云。關衝穴也。爲手少陽井。手少陽之絡。從耳後入耳中。故刺之。簡按馬張高並從新校正。爲是。

其不時聞者　吳云。絕無所聞者爲實。不時聞者爲虛。虛而刺之。是重虛也。張云。時或有聞者。尚爲可治。其不聞者。絡氣已絕。刺亦無益。故不可刺也。簡按若吳註所言。則當云其時不聞者。疎甚。

耳中生風　吳云。生風。如風之號也。志云。加耳鳴之風生也。簡按千金方。耳中颼颼。是也。

凡痹往來　高云。此言往來行痹。不涉經脈。但當繆刺其絡脈。不必刺其俞穴也。凡痹往來。謂之行痹。其行無常處者。邪在分肉之間。不涉經脈也。簡按千金方。風痹。遊走無定處。名曰血痹。此亦邪在于血絡者。

痛而刺之　張云。謂隨痛所在。求其絡而繆刺之也。志同。高云。凡痹必痛。痛而刺之。簡按今從張註。

用鍼者隨氣盛衰以爲痏數　吳本。十一字爲註文云。舊作大文。僭改爲細註。

月生一日一痏　甲乙。月上。有以月死生爲數六字。高云。上文手厥陰心包主血脈。故以月死生爲痏數。此言痺痛。則衝任之血。不能熱肉充膚。澹滲皮毛。故亦以月死生爲痏數。篇中繆刺無痏數。皆以月死生。爲痏數也。

邪客於足陽明之經　馬吳張並依新校正。經。作絡。志仍原文。云。此言經脈之互交者。亦當以繆取也。經。謂陽明之經脈也。高同。簡按據王註及志高。則刺大經之病也。似與巨刺無別。今亦仍新校正。

足中指次指　馬從王註。吳云。足陽明之脈。有入中指內間者。有入中指外間者。有入大指間者。此言刺足中指次指。乃中指及次指也。次指是厲兌穴。中指則不必穴也。張云。中指次指。皆足陽明所出之經。即厲兌穴次也。志云。足陽明之脈。下入中指外間。其支者。別跗上。入大指間出其端。故當取中指間之內庭。大指次指間之厲兌。高云。中指次指。即大指次指也。爪甲上與肉交者。足陽明厲兌井穴也。簡按高以自大指當第三指者。爲中指。則與王註異。而考本輸篇。胃出於厲兌。厲兌者。足大指內次指之端也。本篇下文則云。足陽明中指爪甲上一痏。明是足以第二指爲中指。而與手之中指不同。當以甲乙爲是。

温衣飲食　志云。欬者。邪干肺也。故宜温衣。及温煖飲食。若形寒飲冷。是爲重傷矣。

氣上走賁上　簡按新校正。引楊玄操。是也。丁德用云。胃言若虎賁之士。圍達之象。故曰賁門也。況胃者圍也。主倉廩。故別名大倉。今考詩註。賁大也。胃已名大倉。賁門蓋取于此。若以虎賁之賁。則義不叶。馬以下諸註。仍新校正。唯高本于王。

六刺立已左刺右右刺左　高云。左刺右右刺左六字。衍文。簡按下文嗌中腫云云。亦邪客於足少陰者。故以此六字爲衍文。然嗌中腫二十八字。王所移于此。未可果爲衍文。

不能內唾　高云。內。猶嚥也。

腰痛引少腹控眇　吳云。足太陰濕土也。濕病者。先注於腰。故腰痛。太陰之筋。聚於陰器。循腹裏結脇。故引少腹控眇。張云。足太陰之絡。上入布胸脇。而筋着於脊。故爲病加此。控引也。高云。經脈論云。脾之大絡。名曰大包。出淵液。布脇胸。實則身盡痛。虛則百節盡皆縱。令人腰痛引少腹身盡痛之意也。控眇不可以仰息。布胸脇百節盡皆縱之意也。

腰尻之解兩胂之上是腰俞　吳據新校正。刪是腰俞三字。註云。腰尻之解。腰俞一穴也。兩胂上。脾俞二穴也。馬云。腰俞。在中行二十一椎之下。則無左右。斷是白環俞也。張云。腰俞止一穴居中。本無左右。此言左取右。右取左者。必腰俞左右。即足太陽之下髎穴也。高云。解骨縫也。胂上。髁胂之上。即髀股也。申明腰尻之解。兩胂之上。腰俞是也。蓋腰尻之解。屬於腰俞。兩腰之上。即腰俞兩旁之下也。簡按刺腰痛論云。腰痛。引少腹控眇。不可仰。刺腰尻交者。兩髁胂上。以月生死爲痏數。王註。腰尻交者。謂髁下尻骨兩傍四骨空。左右八穴。俗呼此骨爲八髎骨也。今由此攻之。是腰俞三字衍。而其義則張註爲得矣。

邪客於足太陽之絡　張云。足太陽經。挾脊抵腰中。故拘攣脊急。其筋從腋後入腋下。故引脇而痛。

應手如痛　如。甲乙。作而。吳云。此不拘穴俞而刺。謂之應痛穴。

治諸經刺之所過者不病　過。王。平聲。馬云。蓋經旨以病爲有過也。高。之下。病下。並句。註云。治諸經刺之。謂治諸經之病。則正刺其經也。所過者不病。謂諸經所過之道。不爲邪客。而不病也。簡按舊註義長。

刺其通脈　甲乙。作過脈。馬云。刺其聽宮穴也。耳聾以下十六字。高移上文邪客於手陽明之絡後。註云。刺之病不已。更刺中指之中衝。中指中衝。主通脈出於耳前。故曰耳聾云云。蓋手陽明之脈。上頸貫頰。在於耳前。通脈出耳前。通心主包絡之脈。而出於耳前之手陽明也。簡按據上文刺之所過者。通字作過。似是。

齒齲刺手陽明　熊音。齲。丘禹反。齒病也。高云。齒齲。齒腐痛也。說文。齒蠹也。釋名。齲。朽也。蟲齧之齒缺朽也。高本。此以下十七字。連下文繆傳引上齒以下四十八字。移前節邪客於足陽明之經。令人鼽衄云云條之後。甲乙。陽明下。有立已二字。

邪客於五藏之間　吳云。五藏之間。謂五藏絡也。張云。邪客於五藏之間。必各引其經而痛。但見病處。各取其井。而繆刺之。高云。邪客於五藏之間。其病也經脈絡脈。相引而痛。有時來出於絡脈。有時但止於經脈。故時來時止。

五刺已　志云。五藏之氣平也。

繆傳引上齒　吳云。病本在下齒。今繆傳於上齒也。志云。謂手陽明之邪。繆傳于足陽明之脈也。足陽明之脈。入上齒中。此邪客于手陽明之經別。而繆傳于足陽明之脈。致引入上齒。

齒脣寒痛　甲乙。無痛字。

視其手背脈　馬云。蓋指手陽明之絡穴偏歷也。簡按諸家不註某穴。此泛言手背。不必指一穴也。

足陽明中指爪甲上一痏　足上。甲乙。有刺字。高本一上。有各字。云舊本無各字。今臆補。

此五絡皆會於耳中　志云。耳者。宗脈之所聚也。張兆璜云。宗脈者。宗氣所出之脈也。即胃之大絡。出于乳下。聚于耳中。

上絡左角　馬云。絡于左耳之額角。志云。肝主血而居左。其氣直上于巔頂也。

後刺手心主　馬云。心包絡之井在中指端。名曰中衝。吳張同。簡按上文。不及心主厥陰。是必錯出。新校正爲是。高云。刺手心主少陰銳骨之端各一痏。心手少陰掌後高骨。大陵俞穴也。心者。君主之官。故曰心主。此註可疑。心主。謂心包。乃手厥陰也。今引君主之官。而爲心經。殆屬牽強。

以竹管吹其兩耳　甲乙。管作筒。耳下。有中字。

鬄其左角　金匱甲乙。鬄作剔。高云。鬄鬀同。俗作剃。

方一寸　肘後方作二寸。外臺作方寸匕。

燔治　金匱。作燒末。張云。燒製爲末也。

灌之立已　金匱。已作起。

切而從之　甲乙。從作循。

調之　張云。病在經者。治從其經。但審其虛實而調之。調者。如湯液導引之類。皆是也。調之而不調。然後刺其經脈。是謂經刺。亦曰巨刺。

有痛而經不病者　吳云。身有痛處。而其經脈所至之分。不皆病者。是爲絡病。非經病也。則繆刺之。

此繆刺之數也　吳云。數。猶言節目也。張云。凡此刺經者。刺大絡者。刺皮部血絡者。各有其治。所以辨繆刺之術數也。

四時刺逆從論篇第六十四

簡按篇中。無問答之語。宜刪論字。

陰痺　志云。痺者。閉也。血氣留着于皮肉筋骨之間爲痛也。簡按王以陰爲寒。故依痺論寒勝者爲痛痺之義而釋之。新校正。則以爲王以痛爲痺之通訓。却非也。

狐疝風　張云。滑。爲陽邪有餘。而病風者。熱則生風也。疝者。前陰少腹之病。男女五藏皆有之。狐之晝伏夜出。陰獸也。疝在厥陰。其出入上下不常。與狐相類。故曰狐疝風。此非外入之風。乃以肝邪爲言也。高云。氣病爲疝。血病爲積。滑主氣盛。濇主少血。故厥陰脈滑。則病狐疝。又曰風者。氣動風生。風主氣也。下文肺風脾風心風腎風肝風。皆氣動風生之義。簡按本藏篇云。腎下則腰尻痛。不可以俛仰。爲狐疝。經脈篇云。肝所生病者。狐疝遺溺。而本篇係以風者。壽夭剛柔篇云。病在于陰者。謂之痺。病在于陽者。謂之風。凡脈滑爲陽有餘。今脈滑者。並以風稱之。其義可知矣。陳氏三因方云。寒疝之氣。注入癩中。按陳誤以癩爲陰囊。故其言如此。名曰狐疝。亦屬癩疝。葛氏傷寒直格云。狐疝。言狐者。疝氣之變化。隱見往來不可測。如狐也。張註本于此。楊上善之解恐非。

隱軫　馬云。當作癮疹。吳云。隱軫。即癮疹。張同。簡按釋名。胗。展也。癢搔之捷展起也。乃知胗借而作軫。後世从疒作疹也。馬註誤。厥陰爲陰痺。爲狐疝風。太陰爲肉痺。爲脾風疝。太陽爲骨痺。爲腎風疝。少陽爲筋痺。爲肝風疝。

其理固明矣。而至少陰爲皮痺。爲肺氣疝。陽明爲脈痺。爲心風疝者。則與常例異。蓋此篇。以三陰三陽。單配乎五藏。故與他篇之例不同也。舊註。或以運氣之義而釋之。率不可從。

肺痺　痺論云。皮痺不已。復感於邪。內舍於肺。肺痺者。煩滿。喘而嘔。馬云。腎爲肺之子。其水上逆于肺母。故皮爲肺之合。今腎有餘。當病皮痺癮疹。其病在表也。不足當爲肺痺。其病在裏也。

肺風疝　大奇論云。肺脈沈搏。爲肺疝。

病積溲血　馬云。其脈若滑。則當病肺風疝。外感之邪也。其脈若濇。則當病有積及溲血。內傷之邪也。張云。濇爲心血不足。故經滯而爲積聚。血亂而爲溲血也。

脾痺　吳云。太陰濕土之氣也。其氣有餘則濕勝。脾主肌肉。寞位乎中。故肉痺寒中。不足則土氣弱。故病脾痺。簡按痺論云。肌痺不已。復感於邪。內舍於脾。脾痺者。四支解墮。發欬嘔汁。上爲大塞。所謂肌痺。即肉痺。

脾風疝　馬云。其脈若滑。則病脾風疝。外感之邪也。其脈若濇。則當有積。及心腹時滿。內傷之邪也。張云。太陰脈滑。則土邪有餘。脾風疝者。即㿗腫重墜之屬。病在濕也。

脈痺　馬云。陽明者。足陽明胃經也。胃乃心之子。有餘則病脈痺。以心主脈。脈主半表也。不足則病心痺。心主裏也。簡按吳張以陽明燥金之氣。有餘不足而釋之。此運氣家之言。不可藉以解經也。

心痺　痺論云。脈痺不已。復感於邪。內舍於心。心痺者。脈不通。煩則心下鼓。暴上氣而喘。嗌乾善噫。厥氣上則恐。王註心下痺。恐非。

心風疝　馬云。其脈若滑。則病心風疝。外感之邪也。其脈若濇。則病積時善驚。內傷之邪也。簡按脈要精微論云。診得心脈而急。病名心疝。少腹當有形也。

腎痺　痺論云。骨痺不已。復感於邪。內舍於腎。腎痺者。善脹。尻以代踵。脊以代頭。

腎風疝　馬云。其脈若滑。則病腎風疝。外感之邪也。其脈若濇。則病積。時顛疾。內傷之邪也。

肝痺　痺論云。筋痺不已。復感於邪。內舍於肝。肝痺者。夜臥則驚。多飲數小便。上爲引如懷。

肝風疝　馬云。其脈若滑。則病肝風疝。外感之邪也。其脈若濇。則病積。時筋急目痛。內傷之邪也。

人氣在脈　張云。春時天地氣動。水泉流行。故人氣亦在經脈。

溢入孫絡　吳此下。增孫絡二字。張云。夏時氣盛。故溢入孫絡。而充皮膚。所以人氣在孫絡。

內溢肌中　馬云。長夏者。六月建未之月。其氣在肌肉者。正以長夏經脈絡脈皆盛。內溢肌中。所以人氣在肌肉也。

皮膚引急　馬云。秋氣在皮膚者。正以秋時天氣始收。人之腠理閉塞。皮膚引急。所以人氣在皮膚也。

通於五藏　高云。冬氣之所以在骨髓者。蓋以冬者氣機蓋藏。血氣在中。內著骨髓。通於五藏。藏者藏也。惟冬主藏。故通五藏。而冬氣在骨髓。

不可爲度　志云。謂天有六淫之邪。而人有形層。六氣之化也。如邪留于外。則爲皮肉筋骨之痺。合于內。則爲心肝脾肺之痺矣。如留于氣分則爲疝。留于血分則爲積矣。如身中之陽盛則爲熱。虛寒則爲寒矣。此皆吾身中陰陽之變化也。高云。四地主氣。各有常度。至其變化也。不可爲度。

辟除　吳云。辟音闢。馬云。辟。闢同。

環逆　馬云。血氣旋逆。吳云。血氣環於經。即逆而上。爲浮氣也。志云。環逆者。逆其轉環也。言血氣之從經而絡。從絡而皮。從皮膚而復環轉于肌中也。張云。血氣環周。皆逆不相運行。故爲喘滿上氣。按本篇。與前診要經終論。義同文異。但彼分四時。此分五時。故有刺肌肉之謂。然本篇春夏冬三時。皆闕刺秋分皮膚等義。意者。以長夏近秋。故取肌肉。即所以刺秋分也。後放此。簡按張本于新校正。其說似傅會。然春夏冬。並闕刺秋分。亦可疑焉。

春刺筋骨　高云。筋連於骨。故曰筋骨。

內著　馬云。著。着同。

內卻　吳云。令血氣卻弱。是以善恐。志云。血氣虛。卻于內矣。陽明脈虛。則恐如人將捕之。

血氣上逆　張云。夏刺冬分。則陰虛於內。陽勝於外。故令人血氣逆而善怒。志云。夏氣浮長于上。而反逆之使下。則氣鬱不疎。而使人善怒也。上逆。當作下逆。簡按今從舊文。

善忘　吳云。心生脈。秋刺經脈。而虛其經。則經脈虛。而心氣亦虛矣。故善忘。

氣不外行　張據全本作氣不衛外。註云。氣虛不能衛外。氣屬陽。陽虛故臥不欲動。

令人目不明　志云。蓋五藏之精。皆注于目。而爲之睛。冬者血氣在中。內着骨髓。通于五藏。血氣內脫。則五藏皆虛。故令人目不明也。

大痺　張云。當陽氣伏藏之時。而刺其陽分。則陽氣外泄。陽虛陰勝。故留爲大痺。志云。大痺者。藏氣虛而邪痺于五藏也。

善忘　吳云。陽氣者。精則養神。今陽氣竭絕。則神亡矣。故善忘。

與精相薄　吳云。精。真氣也。薄。邪正摩盪之名。

精氣不轉　吳云。精氣不變。張云。精氣不致轉變矣。志云。精氣不逆回矣。高云。不轉。內存也。簡案轉。恐薄之訛。

依其藏之所變候知其死也　吳變下句。馬高同。吳云。變。謂藏氣變動爲病也。馬云。依其藏之所變。以候知其死耳。高云。依其藏之所變病。以候其動。候其動而知其死也。張。候下句。志同。張云。見其變動之候。則識其傷在某藏。故可知其死期。簡按據王註。變下句爲是。

標本病傳論篇第六十五

馬云。本篇前一節。論標本。後八節。論病傳。故名篇。靈樞。以病本篇。論標本。以病傳篇。論病之所傳。分爲二篇。其義全同。

病有標本刺有逆從　馬云。標者。病之後生。本者。病之先成。此乃病體之不同也。逆者。如病在本。而求之于標。病在標。而求之本。從者。如在本求本。在標求標。此乃治法之不同也。

必別陰陽　馬云。必别病在陰經陽經。吳同。張云。陰陽二字。所包者廣。如經絡時令。氣血疾病。無所不在。

前後相應　馬云。前後者。背腹也。其經絡互相爲應。吳云。謂經穴前後。刺之氣相應也。志云。有先病後病也。

逆從得施　吳云。逆者反治。從者正治。得施。謂施治無失也。

標本相移　馬云。施逆從之法。以移標本之病。吳云。刺者。或取於標。或取於本。互相移易。

有逆取而得者　吳云。言標本逆從之刺。各有所宜。治非一途取也。高云。有逆取而得者。即在本求標。在標求本也。有從取而得者。即在標求標。在本求本也。

正行無問　馬云。乃正行之法。而不必問之于人也。吳本。問。攺作間。註云。標本得施。無間可議也。諸註同馬義。

言一而知百病之害　吳云。一者。本也。百者。標也。馬云。言一病而遂知百病之害。高云。言一標本逆從。而知百病之害。

治得爲從　吳云。此釋逆從二字之義。張云。得。相得也。猶言順也。志云。如熱與熱相得。寒與寒相得也。高云。不知標本。治之相反。則爲逆。識其標本。治之得宜。始爲從。簡按張註穩帖。

先病而後逆者治其本　馬云。凡先生病。而後病勢逆者。必先治其初病之爲本。若先病勢之逆。而後生他病者。則又以病勢逆之爲本。而先治之也。吳云。此二逆字。皆是嘔逆。張云。有因病而致血氣之逆者。有因逆而致變生之病者。有因寒熱而生爲病者。有因病而生爲寒熱者。但治其所因之本原。則後生之標病。可不治而自愈矣。

先熱而後生中滿者治其標　靈樞。熱作病。滑云。此句。當作先病而後生熱者治其標。蓋以下文自有先病而後生中滿者治其標之句矣。此誤無疑。

先病而後泄者治其本　高云。必且調之。乃治其他病。所以重其中土也。簡按本。疑標誤。泄者。脾胃虛敗所致。故宜治其標。下文云。先泄而後生他病者。治其本。且調之。乃治其他病。其義自明。

先病而後生中滿者治其標　張云。諸病皆先治本。而惟中滿者。先治其標。蓋以中滿爲病。其邪在胃。胃者。藏府之本也。胃滿則藥食之氣不能行。而藏府皆失其所稟。故先治此者。亦所以治本也。

人有客氣有同氣　馬云。蓋以人之病氣有二。病本不同。而彼此相傳者。謂之客氣。有二病之氣。本相同類。而彼此相傳者。謂之同氣。簡按全本同。作司。似是。蓋客氣謂邪氣。司氣謂真氣歟。

小大不利治其標　本病篇。作小大便。下同。吳云。小大二便不利。危急之候也。雖爲標。亦先治之。

病發而有餘　高云。病發而邪氣有餘。則本而標之。申明本而標之者。先治其邪氣之本。後治正氣之標。此治有餘之法也。

謹察間甚　吳云。間。差間也。甚。益甚也。張云。間者。言病之淺。甚者。言病之重也。

間者并行甚者獨行　張云。間者。言病之淺。甚者。言病之重也。病淺者可以兼治。故曰并行。病甚者難容雜亂。故曰獨行。高云。如邪正之有餘不足。疊勝而相間者。則并行其治。并行者。補寫兼施。寒熱互用也。如但邪氣有餘。但正氣不足而偏甚者。則獨行其治。獨行者。專補專寫。專寒專熱也。

先小大不利而後生病者治其本　吳。十三字。移于上文小大利治其本之下。是。

冬夜半夏日中　張註病傳篇云。心火畏水。故冬則死於夜半。陽邪亢極。故夏則死於日中。蓋衰極亦死。盛極亦死。

五日而脹　病傳篇云。五日而之胃。吳云。脹。胃病也。脹者。由於閉塞不通使然。此土氣敗絕。升降之機息。即痞脹也。

冬日入夏日出　馬云。冬之日入在申。申雖屬金。金衰不能扶也。夏之日出在寅。木旺火將生。肺氣已絕。不待火之生也。志云。日出氣始生。日入氣收引。肺主氣。故終于氣之出入也。高云。冬日入氣不內歸也。夏日出。氣不外達也。

冬日入夏早食　早。病傳篇。作蚤。張本亦作蚤。馬云。蚤。與早同。冬之日入在申。以金旺木衰也。夏之早食在卯。以木旺氣反絶也。

背䏚　馬云。䏚。膂同。腎自傳于膀胱府。故背䏚筋痛。小便自閉。

冬人定夏晏食　高云。冬之人定在戌。夏之晏食亦在戌。皆土不生旺而死也。簡按。晏。晚也。淮南天文訓。日至于桑野。是謂晏食。未詳王註何據。

三日腹脹　吳云。腹脹。由腎與膀胱俱病。中宮無能化氣。且腎中相火虛衰。不生胃土使然也。簡按。馬張並仍王註。蓋五藏相傳。皆以相尅傳之。則舊註爲是。

三日兩脇支痛　張云。即三日而上之心也。手心主之別。下淵腋三寸。入胸中。故兩脇支痛。簡按。吳云。土敗而乘之。故兩脇支痛。志高並同。今從王註。

冬大晨夏晏晡　馬云。冬之大明在寅末。木旺水衰也。夏之晏晡以向昏。土能尅水也。吳云。冬大晨。辰也。夏晏晡。戌也。土主四季。水之畏也。

五日身體重　馬云。據理當以靈樞五日。而上之心者爲正。乃水尅火也。張云。病傳篇曰。五日而上之心。此云身體重者。疑誤。簡按。志高並仍原文而釋之。非。

冬夜半後夏日昳　馬云。冬夜半在子。土不勝水也。夏之日昳在未。土正衰也。日昳者。日晏也。志云。夜半後者。土敗而水勝也。夏日昳者。乃陽明所主之時。土絶而不能生也。

一日腹脹一日身體痛　吳云。腹脹。胃病也。身體痛。脾病也。馬云。腎復傳于小腸。故爲腹脹。小腸傳于脾。故身體痛。病傳篇。一日而上之心。乃府傳于藏。其理爲正。張云。即一日而之小腸。一日而之心。府傳藏也。心主血脈。故爲身體痛。簡按。據上文。吳註爲正。然如本節。以腹脹爲胃病。以身體痛爲脾病。則義不相協。今仍張註。

冬鷄鳴夏下晡　馬云。冬之鷄鳴在丑。丑。土尅水也。夏之下晡在申。金衰不能生水也。吳云。冬鷄鳴。丑也。夏下晡。

未也。太陰主丑未。乃土氣也。膀胱壬水。畏其尅制。張同。

間一藏止　病傳篇。甲乙。並無止字。志云。以上諸病。如是相勝尅而傳者。皆有速死之期。非刺之可能救也。或間一藏。相傳而止。不復再傳別藏者。乃可刺也。假如心病傳肝。肺病傳脾。此乃子行乘每至肝藏脾藏而止。不復再勝尅。相傳于他藏者。可刺也。假如心病傳脾。肺病傳腎。乃母行乘子。得母藏之生氣。不死之證也。如心病傳腎。肺病傳心。肝病傳肺。此從所不勝來者。爲微邪。乃可刺也。

著至教論篇第六十六

吳云。著。明也。聖人之教。謂之至教。

明堂　禮記明堂位。明堂也者。明諸侯之尊卑也。前漢郊祀志。武帝元封元年。濟南人公玉帶上黃帝時明堂圖。明堂制。詳見大戴禮。白虎通。獨斷。

誦而頗能解　太平御覽。頗。作不。

足以治羣僚　張云。羣僚之情易通。侯王之意難測。所以有不同也。馬云。外紀載紀官。舉相則王侯。此時已有之。簡按書臯陶謨。百僚師師。百工惟時。孔傳。僚工。皆官也。

不足至侯王　足下。太平御覽。有以字。

受樹天之度　志云。所謂立端于始。表正于中。蓋立端表。以測天之四時陰陽。星辰日月之度。以著于經書。乃傳于後世。高云。上古樹八尺之臬。參日影之斜正長短。以定四時。故願得受樹天之度。以定四時之陰陽。即以四時陰陽。合之星辰日月。分別明辨。以彰璣衡之經術。

四時陰陽合之　吳。改作合之四時陰陽。

疑於二皇　馬吳張高。並據全本。疑。作擬。馬云。二皇者。伏羲神農也。吳云。神農常以醫藥爲教。今又上通神農。著至言以爲教。是神農既皇。又一皇也。高云。不但上通神農。且擬於二皇。二皇。伏羲神農也。此伏羲神農黃帝之書。謂之三墳。一脈相傳。言大道也。

疑殆　扁鵲傳拙者疑殆。論語。闕疑闕殆。

夫三陽天爲業　馬云。三陽。手太陽小腸經。足太陽膀胱經。業。事也。上下。手足也。三陽在人。爲表之表。其尊爲父。事與天同。張云。此三陽者。統手足六陽爲言。簡按張以下文三陽獨至。又云三陽者至陽也之三陽。爲太陽。此註非。

合而病至　馬云。手足太陽經。不循常脈。合而爲病。則陽氣太盛。諸部陰陽各經。皆被偏害。吳云。若上下之氣。失其常道。不以應天爲業。則必內患外邪。合而病至。而偏害於陰陽也。

三陽莫當　吳云。言其義無當於心也。諸家仍王義。

三陽獨至　張云。此三陽獨至者。雖兼手足太陽。而尤以足太陽爲之主。故曰獨至。

內無正　馬云。正。亦期也。吳云。內無痛苦可正。正。預期也。張云。內無名目可正。高云。并於外則外無期。譬於隮溺不可爲期。并於內則內無正。神轉不回。回則不轉。乃失其正。

不中經紀　吳云。病不中經常綱紀。張同。簡按諸家並仍王義。恐非。

診無上下以書別　吳七字句。診云。診無上下之殊。及可以書記先別者。張同。馬云。書。即前陰陽傳也。志云。故不能以脈經上下篇之書別。簡按王註爲穩當。

臣治踈愈說意而已　高云。說作悅。治。理也。踈。遠也。謂理治其言。踈遠愈甚。不過悅其大意而已。簡按踈。王註爲稀。諸家仍王意。今從之。

三陽者至陽也　張云。太陽。至盛之陽。故曰至陽。

積并則爲驚　吳云。積并。數并也。驚。今之癇也。馬云。二經積并。即手太陽之裏爲心。足太陽之裏爲腎。心失神。腎失志。則皆爲驚駭。

礔礰　熊音劈歷。吳云。霹靂同。病至如礔礰之迅。簡按張衡西京賦。礔礰激而增響。是也。

滂溢　熊音。汎也。上普郎反。下逸。説文。滂。沛也。

乾嗌喉塞　熊音。嗌音益。咽也。吴云。陽氣滂溢於諸經。乾涸其嗌。而喉中壅塞。馬云。其嗌乾。其喉塞。正以心腎之脈。皆上通于嗌喉也。

直心　吴改作爲病二字。馬云。凡三陽并合。則必直當其心。張云。謂邪氣直衝心膈也。高云。三陽積并爲病。謂之三陽直心。亢害已極。故坐不得起臥。志云。直。當也。

便身全　吴云。臥則經氣約束。故身安全。馬云。便是身患三陽之病之人也。簡按馬張志高。以坐不得起臥者。爲一句。註意率同。皆以全爲辭。王爲安全之義。恐非。然而不若甲乙作身重爲勝矣。

且以知天下　張云。且。猶將也。謂欲知天下之要道。尤當别陰陽應四時。

陽言不别陰言不理　高云。陽。猶明也。陰。猶隱也。明言之。不能如黑白之别。隱言之。不能如經綸之理。其中更有精微。

世主學盡矣　張云。邪并於陽則陽病。并於陰則陰病。陰陽俱病。故傷五藏。藏傷於内。則筋骨消於外也。醫道司人之命。爲天下之所賴。故曰世主。不明不别。於道何有。是使聖人之學泯矣。志云。傳世之主。學盡矣。

腎且絶　吴云。此上。必有諸經衰絶之候。蓋闕之。今惟存腎絶一條爾。簡按此註是。高云。史臣記雷公殫心帝敎。而深思弗釋也。公聞帝敎。既竭心思。求之不得。中心如焚。一似腎且絶。可謂強解矣。

惋惋日暮　吴云。惋。音婉。腎者水藏。水畏土。日暮則陽明胃土主事。故惋惋不安。張云。真陰且絶。故惋惋不已。憂疑終日。志云。惋惋。驚嘆貌。

從容不出　吴云。腎主骨。骨氣衰弱。故雖從容閒暇。不欲出戶。

人事不殷　吴云。腎主喜靜。故雖人事之來。不欲以身殷受也。志云。殷。盛也。高云。一切人事不殷。殷。猶勤也。簡按漢書平當傳師古註。人事者。人情也。莊子。其不殷。註。殷。中也。此云人事不殷。蓋謂心志迷妄。與人情不相主當也。

示從容論篇第六十七

馬云。從容。係古經篇名。見第二節。本篇。詳示從容之義。故名篇。吳云篇內論病情有難知者。帝示雷公從人之容貌。而求合病情。其長其少其壯。容不類也。高云。聖人治病。循法守度。援物比類。從容中道。帝以此理示諸雷公。故曰示從容。

及於比類　馬云。觀前後篇內。俱有比類。係古經篇名。然實以比方相類爲義。

水所從行　吳云。水。謂五液也。此皆人之所生。指膽胃以下十四端而言。高云。五藏主藏精者。故曰水。

治之過失　吳云。言五藏六府七情五液。皆人所賴以生。治之者。恆有過有失也。張云。凡治過於病。謂之過。治不及病。謂之失。不得其中。皆治之過失也。志本。失。作矣。

子別試　吳云。別。謂往時也。張云。別試通者。謂素之所通也。其有未通者。當請問其所不知耳。志云。別者。謂未通天道也。高云。既誦脈經。當於脈經辨別。而試通之。簡按諸註義未穩。蓋別試者。謂脈經上下篇之外。別有所通。試論之也。下文子言上下以對何也語。可見耳。

竊冥　熊音。竊。烏絞反。深也。吳云。竊冥者。義理玄妙。非書傳之陳言也。

脾虛浮似肺　張云。脾本微輭。病而虛浮。則似肺矣。腎本微沈。病而小浮。則似脾矣。肝本微弦。病而急沈散。則似腎矣。脈有相類。不能辨之。則以此作彼。致於謬誤。此皆工之不明。所以時多惑亂也。按王氏曰。浮而緩云云。此詳言五藏脈體。以明本節之義也。所以診法有從部位察藏氣者。有從脈體察藏氣者。得其義。則妙無不在。學者當於此而貫通焉。

從容得之　馬云。若明從容篇比類之。則竊冥之妙傳矣。吳云。從人之容色。而求病情。斯得之矣。志云。從容者。天之道也。天道者。陰陽之道也。簡按詩都人士箋云。從容。猶休燕也。正義云。休燕。閒暇之處。中庸云。從容中道。聖人也。家語哀公問云。夫誠。不勉而中。不思而得。從容中道。聖人所以定體也。廣雅云。舉動也。攷數義。王以安緩釋之。乃爲允當。

怯然　熊音。怯。去刦反。畏也。

夫從容之謂也　吳云。帝言若是者。宜從其人之容貌。而合之病情也。張云。引經語也。如下文。志云。此言經脈之當求之于氣也。夫從容者。氣之謂也。高云。比類者。同類相比。辨別其眞。必從容而得之。故曰。夫從容之謂也。簡按今從高註。

年少則求之於經　張云。年少者。每忽風寒勞倦。所受在經。簡按志以年長年少年壯。爲長女中女少女。以爲三陰之義。註義迂回。不可從。

夫浮而弦　張云。腎脈宜沈。浮則陰虛。水以生木。弦則氣泄。故爲腎之不足也。簡按仲景云。弦則爲減。即此義也。

水道不行　張云。精所以成形。所以化氣。水道不行。則形氣消索。故怯然少氣也。

一人之氣病在一藏也　吳云。一人之氣。病在一藏。一藏不再傷。故三藏俱行。不在法也。張云。凡此皆一人之氣。病在腎之一藏耳。即如上文雷公所問頭痛者。以水虧火炎也。筋攣者。腎水不能養筋也。骨重者。腎主骨也。噦噫者。腎脈上貫肝鬲。陰氣逆也。腹滿者。水邪侮土也。時驚者。腎藏志。志失則驚也。不嗜臥者。陰虛目不瞑也。病本於腎。而言三藏俱行。故非法也。志高義同。

三藏俱行　簡按行字。諸家無解。蓋謂病之行也。

此何物也　高云。此何故也。簡按物訓故。未見所據。

子所能治知亦衆多　吳云。帝言子所能者。治所知之病。亦衆人之所稱歟。張云。言子之所能。余亦知其多。但以此病爲傷肺。則失之矣。簡按張似是。

譬以鴻飛亦冲於天　吳云。譬之鴻飛。亦常冲天。然有時而下。不常高爾。張云雖所之任意。而終莫能得其際。亦猶長空浩渺之難測耳。高云。粗工妄治而愈。是千慮一得。譬以鴻飛亦冲於天。簡按張註似稍通。冲。沖同。

化之冥冥　馬云。化字。恐當是托。世本訛也。吳云。變化於冥冥莫測之境。張同。志云。察造化之冥冥。

何必守經　吳云。何必執守經常哉。

去胃外歸陽明也　吳云。去其胃府。而外歸陽明經也。

二火不勝三水　吳云。二火。猶言二陽。謂胃也。三水。猶言三陰。謂脾也。言太陰之氣。外歸陽明。陽明不勝太陰。是以脈亂而失其常。常脈浮緩。今失而爲浮大虛矣。高同。馬張仍王。

由失以狂也　簡按孟子。王由足用爲善。由與猶通。王註本此。高爲從之義。非是。

經脈傍絶　張云。肺藏損壞。則治節不通。以致經脈有所偏絶。

是失吾過矣　吳云。是失二字爲句。

名曰診輕　吳張據太素。輕作經。張云。明引形證。比量異同。以合從容之法。故名曰診經。乃至道之所在也。馬志高從王註。恐非。

疏五過論篇第六十八

馬云。疏。陳也。內有五過。故名篇。吳云。篇內論診治五過。爲工者宜踈遠之因以名篇。簡按楚辭九歌。疏石蘭兮爲芳。註。疏。布陳也。馬蓋本于此。

閔閔乎　吳云。玄遠莫測之貌。高云。閔閔。憂之至也。帝嘆道之遠大幽深。而聖人之術。循經守數。事有五過四德。醫工不可不知。故語雷公以發明之。

論裁志意　吳云。論裁人之志意。必有法則。張云。裁。度也。志云。當先度其志意之得失。

醫事　周禮醫師職云。醫師。掌醫之政令。聚毒藥以共醫事。

脫營　衛生寶鑑。論脫營不治證。當參考。陳氏外科正宗云。失榮者。先得後失。始富終貧。亦有雖居富貴。其心或因六欲不遂。損傷中氣。鬱火相凝。隧痰失道。停結而成。其患多生面項之間。初起微腫。皮色不變。日久漸大。堅硬如石。推之不移。按之不動。半載一年。方生陰痛。氣血漸衰。形容瘦削。破爛紫斑。滲流血水。或腫泛如蓮。穢氣薰蒸。晝夜不歇。平生疙瘩。愈久愈大。越潰越堅。犯此俱爲不治。此乃脱營之一證也。

五氣留連　馬云。五氣者。五藏之精氣也。

洒洒然　熊音。蘇泿反。寒貌。

此亦治之一過也　簡按據下文例。亦字衍。

毁沮　張云。沮。將魚切。壞也。高云。沮。音殂。義通。毁沮。猶死亡也。

厥氣上行滿脈去形　張云。厥氣。逆氣也。凡喜怒過度而傷其精氣者。皆能令人氣厥逆而上行。氣逆於脈。故滿脈。精脱於中。故去形。陰陽應象大論。有此四句。

必以比類奇恒　吳云。謂比量類例於奇異及庸常之證也。高云。奇。異也。恒。常也。異於恒常之病。必比類相參。從容知之。

三常　張云。即常貴賤。常貧富。常苦樂之義。

封君敗傷　吳云。謂嘗封君。爲事毁敗而中傷者。簡按封君。乃封國之君。敗傷。謂削除之類。追悔已往。以致病也。

故貴脱勢　吳云。故家貴族也。高云。故。猶昔也。故貴脱勢。謂昔者身貴。今則脱勢也。馬義同。

不能動神　吳云。醫不能嚴戒其非。竦動其神。而令從命。外爲柔和萎弱。至於亂失天常。

必知終始　吳云。終始。謂今病及初病也。張云。謂原其始。要其終也。高云。必知經脈之終始。

有知餘緒　吳云。謂有知之後。諸凡餘事也。張云。謂察其本知其末也。志云。謂更知灸刺補寫之緒端。高云。餘緒者。經脈虛實之病也。簡按今從張註。

當合男女　吳云。謂男女氣血不同。其脈與證。亦當符合也。張云。男女有陰陽之殊。脈色有逆順之別。故必辨男女。而察其所合也。志云。謂鍼刺之要。男內女外。堅拒勿出。謹守勿內。是謂得氣。高云。當合男女而並論之。男女者。陰陽血氣也。應象大論云。陰陽者。血氣之男女。此其義也。簡按合字。義未穩妥。姑仍王註。

離絕菀結　高云。或陰陽血氣之離絕。或陰陽血氣之鬱結。簡按此註似是。然與下文血氣離守支矣。不如舊註爲得。

嘗富大傷　張云。謂甚勞甚苦也。高云。如人嘗富。一旦失之。則大傷其神魂。

故傷敗結留薄歸陽膿積寒炅　張云。故。舊也。言舊之所傷。有所敗結。血氣留薄不散。則鬱而成熱。歸於陽分。故膿血蓄積。令人寒炅交作也。

從容人事　張云。從容於人事。從容。周詳也。

經道　吳云。常道也。張同。高云。明經脈之道也。簡按高註非。

診必副矣　吳云。副。全也。張云。副。稱也。簡按張本于廣雅。

氣內爲寶　張云。氣內者。氣之在內者也。即元氣也。凡治病。當先求元氣之強弱。元氣既明。大意見矣。

過在表裏　張云。求元氣之病。而無所得。然後察其過之在表在裏以治之。

菀熟　馬吳張並作菀熱。簡按大奇論。菀熟亦誤。

癰發六府　志云。在內者五藏爲陰。六府爲陽。謂菀熱在內。而癰發于在外之皮肉間也。

與經相明　吳云。經謂經旨。聖道之所載也。張云。即下文上經下經之謂。上經下經。揆度奇恆。義見病能論。

五中　吳云。五內也。

決以明堂審於終始　馬云。明堂部位之義。詳見靈樞五色等篇。張云。明堂。面鼻部位也。終始。靈樞篇名也。吳云。決。取正也。明堂。王者朝諸侯布政之所。人身腔之中有天君主於其內。十二官分司守職。與王者向明布政之堂。居然無兩。故謂明堂。終始。謂始病及今病也。志云。藏府經脈之始。三陰三陽已絕之終。高云。經脈終始。簡按張終始之解。吳明堂之釋。並誤。馬云。按帝言五過四德。而今四德不具。亦公不復問。故帝未之答歟。馬說如此。四德未詳何義。而吳以治病之道。氣內爲寶以下。爲一德。守數據治以下。爲二德。診病不審以下。爲三德。上經下經以下爲四德。而張則以必知天地一節。爲一德。五藏六府雌雄一節。爲二德。從容人事一節。爲三德。審於部分一節。爲四德。志高則並不言及。蓋以經文不明顯。其義難尋也。

徵四失論篇第六十九

吳云。徵證也。篇內證作醫四失。故以名篇。志云。徵者。懲創醫之四失。

言以雜合耶　吳云。謂雜采衆說。而合之己意也。張云。雜合衆說。而不能獨斷也。

外內相失　吳云。外之病情。內之神志。兩者相失。張云。以彼我之神不交。心手之用不應也。故時有疑惑。致乎危殆。

妄作離術　宋本。離。作雜。馬志高本同。吳云。離術。別術也。張同。簡按今從宋本。

坐之厚薄　張云。坐。處也。志云。薄厚。謂肌肉之厚薄。高本。坐。作土。註云。土。舊本作坐。今改。簡按高本近是。

不明尺寸之論診　諸註。診字接下句。是。吳云。千里之外。言其遠也。尺寸人事。言其近也。謂世人求道於遠。常馳騖於千里之外。不明尺寸之近。無邉人事之淺也。志云。言世人多誇大其語。而不明寸尺之微。失寸尺之毫釐。而有千里之謬。蓋人之日用事物。飲食起居。莫不有理。如失其和平。皆能爲病。診無人事之審。是忽近而圖遠也。

無人事　張云。即前篇貴賤貧富。守數據治之謂。高云。謂昧昧以診。不知人之病情也。

從容之葆　志云。葆。寶同。言治診之道。惟天理人事之爲葆也。簡按脈要精微論。虛靜爲保。甲乙。保作寶。史記留侯世家註。史記珍寶字作葆。志註有所據。王訓平。未詳所本。馬云。保同。吳云。草木叢生謂葆。見燕世家註。蓋生機之不可遏者也。張云。葆。韜藏也。莊子齊物論。葆光之葆。並於經旨未允當。今從志。

坐持寸口　吳云。居然持寸口之脈。張云。若理數未明。而徒持寸口。則五藏之脈。且不能中。志刪坐字。高云。坐。猶定也。持。即診也。簡按張釋坐爲徒。於文義爲是。

診不中五脈　吳云。診不中於五藏。百病所起始。以診字以下十字爲一句。張云。五藏之脈。且不能中。又焉知百病之所起。乃始知自怨其無術。而歸咎於師傳之未盡。簡按張註爲是。經脈別論。五脈氣少。胃氣不平。王註。五藏脈少。

汝不知道之諭受以明爲晦　馬志高。並受下句。志云。如不受師之傳諭。不明道之體原。是以天道之明。而爲晦矣。

陰陽類論篇第七十

八極　莊子田子方。揮斥八極。神氣不變。又天運。天有六極五常。音義。司馬云。六極四方上下也。

青中主肝　高云。在色爲青。在中主肝。

且復侍坐　諸本且作旦。當改。

一陽爲游部　張云。少陽在側。前行則會於陽明。後行則會於太陽。出入於二陽之間。故曰游部。志云。游部者。游行于外內陰陽之間。外內皆有所居之部署。

此知五藏終始　吳云。由表而入。則始太陽。次少陽。終陽明。由裏而出。則始陽明。次少陽。終太陽。言五藏者。陽該陰也。張云。有陽則有陰。有表則有裏。覩此三陽之義。則五藏之終始。可類求而知矣。

三陽爲表　張云。三陽。誤也。當作三陰。三陰。太陰也。太陰爲諸陰之表。故曰。三陰爲表。按陰陽離合論曰。太陰爲關。痿論曰。肺主身之皮毛。師傳篇曰。肺爲之蓋。脾者主爲衞。是手足三陰。皆可言表也。下文所謂三陽三陰者。明列次序。本以釋此。故此節。當爲三陰無疑。王氏而下皆曰。三陽。太陽也。二陰。少陰也。少陰與太陽爲表裏。故曰。三陽爲表。二陰爲裏。其說若是。然六經皆有表裏。何獨言二經之表裏於此耶。蓋未之詳察耳。

一陰至絕作朔晦　馬云。王註。以一陰至絕爲讀。作朔晦爲讀。又以却具合以正其理爲句。義不通。當言一陰至絕作爲讀。晦朔却具爲讀。合以正其理爲句。豈知一陰至絕。而有復作之理。朔晦相生之妙。却具于其中。而正此厥陰之理也。正者。證也。簡按王註義尤明備。馬說却非也。王所引靈樞文。出陰陽繫日月篇。

以正其理　張云。終始循環。氣數具合。故得以正其造化之理矣。

弦急懸不絶　張云。懸。浮露如懸也。少陽之脈。其體乍數乍疎。乍短乍長。今則弦急如懸。其至不絶。兼之上乘胃經。此木邪之勝。少陽病也。按以上三陽爲病。皆言弦急者。蓋弦屬於肝。厥陰脈也。陰邪見於陽分。非危則病。故特舉爲言。

三陰者六經之所主也　張云。三陰。太陰也。上文云。三陽爲表。當作三陰者。其義卽此。三陰之藏。脾與肺也。肺主氣。朝會百脈。脾屬土。爲萬物之母。故三陰爲六經之主。

上空志心　吳改作志上控心。註云。志。謂腎氣也。脾爲坤土。有母萬物之象。故六經受栽於脾。而後治。是爲六經所主。今其氣上交於太陰寸口。脈來搏而沈。是脾家絶也。脾絶則腎無所畏。氣上陵心。控引心痛。腎主志。故曰志上控心。馬云。所謂三陰者。在手則爲手太陰肺經也。爲手足六經之所主。正以百脈朝會。皆交于手太陰經也。夫太陰之脈。浮濇爲本。今見伏脈。又似鼓不浮。是腎脈干肺也。腎之神爲志。肺虛則腎虛。其志亦空虛無依耳。曰上空者。蓋腎神上薄也。曰志心者。志雖腎之神。而實心之所之之謂也。張云。交於太陰。謂三陰脈至氣口也。肺主輕浮。脾主和緩。其本脈也。今見伏鼓不浮。則陰盛陽衰矣。當病上焦空虛。而脾肺之志。以及心神。爲陰所傷。若致不足。故上空志心。按陰陽應象大論曰。肺在志爲憂。脾在志爲思。心在志爲喜。是皆五藏之志也。簡按吳。空作控。據王註。而其註則依楊義。然楊空字欠詳。要之此一節。義不清晰。張義略通。

二陰至肺　張云。言腎脈之至氣口也。經脈別論曰。二陰搏至。腎沈不浮者是也。腎脈上行。其直者。從腎上貫肝膈。入肺中。出氣口。是二陰至肺也。腎主水。得肺氣以行降下之令。通調水道。其氣歸膀胱也。肺在上。腎在下。脾胃居中。主其升降之柄。故曰。外連脾胃也。外者。腎對脾言。卽上文三陰爲表。二陰爲裏之義。

一陰獨至　張云。厥陰脈勝也。經脈別論曰。一陰至厥陰之治。是也。厥陰本脈。當耎滑弦長。陰中有陽。乃其正也。

若一陰獨至。則經絶於中。氣浮於外。故不能鼓鉤而滑。而但弦無胃。生意竭矣。簡按張註。經絶氣浮爲句。不鼓鉤而滑爲句。志高同。吳改作一陰獨至。鉤而滑。經絶氣浮不鼓。不可從。

頌得　簡按頌。似用切音誦。

一陰爲獨使　馬云。一陰者。卽厥陰也。厥陰爲裏之游部。將軍謀慮。所以爲獨使也。張云。使者。交通終始之謂。陰盡陽生。惟厥陰主之。故爲獨使。

三陽一陰太陽脈勝　馬云。此言膀胱與肝爲病者。膀胱勝而肝負也。三陽者。足太陽膀胱經也。一陰者。足厥陰肝經也。膀胱主病。而肝來侮之。則木來乘水。當是時。膀胱爲表。肝爲裏。膀胱邪盛。有自表之裏之勢。肝經不得而止之。致使內亂五藏之神。外有驚駭之狀。金匱眞言論曰。肝其病發驚駭。高。太陽。改作太陰。簡按高註義乖。今仍舊文。

二陰二陽病在肺　高。二陽。作三陽。註云。太陽之氣。主皮毛者。肺之合。故二陰三陽相合。病在肺也。二陰合三陽而病肺。則三陽有餘。二陰不足。故少陰脈沈也。簡按舊註義通。未必改字。諸家仍王。

勝肺傷脾　張云。土邪傷水。故足少陰之脈沈。沈者。氣衰不振之謂。然胃爲脾府。脾主四支。火旣勝肺。胃復連脾。脾病則四支亦病矣。簡按高云。勝肺。猶言肺氣勝也。誤甚。

客遊於心脘下空竅堤閉塞不通　馬。心脘下句。空竅堤句。註云。少陰之氣。客遊于心脘之下。水來侮火也。然陰氣上遊。胃不能制。腸胃空竅爲隄。閉塞不通。高云。空竅。汗孔之竅也。堤。猶路也。少陰少陽相合。陰勝其陽。故病出於少陰之腎。少陽三焦之脈。散絡心包。出於胃脘。今少陰之氣。客遊於心脘下。是陰客於陽。水勝其火。致三焦不能出氣以温肌腠。一似空竅之路。閉塞不通。吳。陰氣以下十字句。堤閉塞不通五字句。註云。二陰。少陰腎氣也。一陽。少陽膽氣也。二氣相搏。水不勝火。病出於腎。腎病則氣逆而上。實於心脘下之空竅。如堤防之橫塞胸中。不得通塞。張同。堤下爲句。簡按王。陰氣客遊於心句。脘下空竅句。今攷文義。高註似是。但堤字註未穩。當從舊註。

四支別離　吳云。胸中病。則四支無以受氣。故若別離於身。不爲己有也。張云。淸陽實四支。陽虛則四支不爲用。

一陰一陽代絶云云　高。此一項。移于上文一陰爲獨使之下。註云。舊本在四支別離下。今改正於此。張云。代絶者。二藏氣傷。脈來變亂也。肝膽皆木。木生心火。病以陽衰。則陰氣至心矣。吳云。陰氣。動氣也。上下無常者。作輟無時也。出入不知者。端倪莫測也。簡按吳陰氣之解。未見所本。

皆在　吳云。在寸口也。張云。皆病也。簡按志高以二陽三陰爲句。以至陰皆在爲句。而註皆在。爲脾胃之氣皆在于中。其說迂回叵從。

陰不過陽　馬云。胃脾肺經爲病。則在陰經者。不能出過于陽以爲和。在陽經者。不能入止于陰以爲和。陰陽之氣。並至阻絶。張云。陰不過陽。則陰自爲陰。不過入於陽分也。陽氣不能止陰。則陽自爲陽。不留止陰分也。

浮爲血瘕沈爲膿胕　吳浮沈改置。馬云。胕。腐同。張云。脈浮者。病當在外。而爲血瘕。脈沈者。病當在內。而爲膿胕。正以陰陽表裏。不相交通。故脈證之反若此。

陰陽皆壯下至陰陽　張云。陰陽皆壯。則亢而爲害。或以孤陰。或以孤陽。病之所及。下至陰陽。蓋男爲陽道。女爲陰器。隱曲不調。倶成大病也。

上合昭昭下合冥冥　張云。昭昭可見。冥冥可測。有陰陽之道在也。吳云。昭昭。天之道也。冥冥。地之陰也。言脈之陰陽。合天地也。

遂合歲首　張。合。作至。高云。五藏五行。始於木。而終於水。猶四時始於春。而終於冬。遂合今日孟春之歲首。簡按陰陽皆壯以下文六句。與下文不相冒。且旨趣曖昧難曉。疑是他篇錯簡。今姑仍張註。

在理已盡草與柳葉皆殺　馬云。冬三月之病。死證悉見。在理已盡。亦可延至地有草柳有葉之時。其人始殺者。何也。有死徵而有死脈也。以物生而人死。故亦以殺名之。向使交春之初。陽脈亦絶。有同陰脈。止期在孟春而已。安能至此草柳俱見之日乎。張云。在理已盡。謂察其脈證之理。已無生意也。以冬之病而得此。則凡草色之青。柳葉之見。陰陽氣易。皆其死期。故云皆殺也。簡按今仍王註。

春陰陽皆絶　馬依太素。刪春字。吳張志高。並順文釋之。今從馬。

陽殺　馬云。春三月爲病者。正以其人秋冬奪于所用。陰氣耗散。不能勝陽。故春雖非盛陽。交春即病。爲陽而死。名曰陽殺。張云。春月陽氣方升。而病在陽者。故曰陽殺。殺者。衰也。高云。春三月之病。陽氣不生。故曰陽殺。殺猶絶也。簡按馬張之註。義相反。今詳馬據王註。爲病熱而釋之。義似長。仍從之。

草乾　馬云。若使其脈陰陽俱絶。則不能滿此三月。而始死也。期在舊草尚乾之時。即應死矣。無望其草生柳葉之日也。簡按王以降。並爲深秋之節。然陰陽皆絶者。安有從春至深秋。而始死之理乎。雖舊草尚乾之解未允當。姑從馬說。以俟後攷。

至陰不過十日　張云。脾腎皆爲至陰。夏三月。以陽盛之時。而脾腎傷極。則真陰敗絶。天干易氣。不能堪矣。故不過十日也。高云。此夏三月之病。而有短期也。六月長夏。屬於至陰。時當至陰。陽氣盡浮於外。夏三月而病不愈。交於至陰。不過十日死。李云。金匱真言論曰。脾爲陰中之至陰。五藏六府之本也。以至陰之藏。而當陽極之時。苟犯死症。期在十日。

陰陽交期在溓水　熊音。溓。音廉。薄也。張云。溓。音歛。清也。馬云。其脈陽中有陰。是謂陰陽交也。則脾未全絶。期在七月水生之候。其水濂靜之日而死矣。吳云。陰脈見於陽。陽脈見于陰。陰陽交易其位。謂之陰陽交。溓水。仲秋水寒之時也。言陰陽交易。既失其常。時當溓水。則天地不交之時也。脈與天地相違。短期不在是乎。高云。溓。濂同。若越長夏而至於秋。則爲陰陽交。夏三月之病而交於秋。期在濂水而死。濂。猶清也。中秋。水天一色之時也。簡按溓。薄冰也。潘岳寡婦賦。水濂溓以微凝。乃言冬初之時也。正韻。濂。音廉。與溓同。一曰。薄也。其爲清之義。未見所據。

三陽俱起　馬云。三陽者。足太陽膀胱經也。膀胱病脈俱起。則膀胱屬水。秋氣屬金。金能生水。當不治自已也。吳云。俱起。手足俱起也。高云。三陽。謂太陽陽明少陽。故曰俱。後三陽。謂太陽。二陰。謂少陰。故曰獨也。

陰陽交合者　馬云。若膀胱有陽病而見陰脈。有陰病而見陽脈。是陰陽相合。其證當行立坐臥。俱不寧也。以金爲主。當善調之而愈。吳云。謂陰陽之氣交至。合而爲病也。陰陽兩傷。血氣俱損。衰弱已甚。故令動止艱難。立則不能坐。坐則不能起也。張云。秋氣將斂未斂。故有陰陽交合爲病者。則或精或氣。必有所傷。而致動止不利。蓋陽勝陰。故立不能坐。陰勝陽。故坐不能起。

三陽獨至　李云。陽。當作陰。陰病而當陰盛。則孤陰不生矣。冰堅如石之候。不能再生。即上文三陽俱起。不治自愈。下文二陰期在盛水。則此爲三陰無疑。

期在石水　張云。三陽獨至。陽亢陰竭之候也。陰竭在冬。本無生意。而孤陽遇水。終爲撲滅。故期在冰堅如石之時也。

二陰獨至　張云。二陰。全元起本作三陰。即所謂三陰并至。有陰無陽也。盛水者。正月雨水之候。孤陰難以獨立。故遇陽勝之時。則不能保其存也。

方盛衰論篇第七十一

馬云。內有不足有餘虛實等義。皆所以較其盛衰也。吳云。方。比也。

比方陰陽多少。五度強弱。何者爲盛。何者爲衰也。

氣之多少　張云。多少言盛衰也。高云。氣。陰陽之氣也。人身陰陽之氣。有多而盛。有少而衰。

陽從左陰從右　張云。陽氣主升。故從乎左。陰氣主降。故從乎右。高云。嚮明而治。左陽右陰。故陽從左。陰從右。

老從上少從下　張云。老人之氣。先衰于下。故從上者爲順。少壯之氣。先盛于下。故從下者爲順。蓋天之生氣。必自下而升。而人氣亦然也。故凡以老人而衰于上者。其終可知。少壯而衰于下者。其始可知。皆逆候也。高云。四時之氣。秋冬爲陰。從上而下。春夏爲陽。從下而上。故老從上。少從下。蓋老爲秋冬之陰。少爲春夏之陽也。

是以春夏歸陽爲生　馬云。春夏或病或脈。歸陽爲生。若陰病陰脈。如秋冬者爲死。張云。春夏以陽盛之時。或證或脈。皆當歸陽爲生。若得陰候。如秋冬者。爲逆爲死。

反之則歸秋冬爲生　馬云。反之則秋冬歸陰爲生。若陽病陽脈。如春夏者爲死。是以人之氣有多少。逆之則皆能爲厥也。張云。反之。謂秋冬也。秋冬以陰盛陽衰之時。故歸陰爲順。曰生。然不曰歸春夏爲死者。可見陰中有陽。未必至害。而陽爲陰賊。乃不免矣。高云。人身春夏之時。其氣歸陽爲生。歸秋冬之陰爲死。若反之則歸秋冬爲死者。歸秋冬反爲生。反之而生。氣之逆也。是以陰陽之氣。無論多少。若逆之。則皆爲厥矣。

一上不下　張云。陽逆于上而不下。則寒厥到膝。老人陽氣從上。膝寒猶可。少年之陽。不當衰而衰者。故最畏陰勝之時。老人陽氣本衰。是其常也。故於秋冬無慮焉。高云。陰陽之氣。不相順接。便爲厥。如陰氣一上。陽氣不下。則陰盛陽虛。故寒厥到膝。

頭痛巔疾　吳云。此謂巔疾。有巔崩偃仆之義。張云上實下虛。故病如此。志云。愚謂此下。當有少者春夏生。老者春夏死句。或簡脫耶。

求陽不得求陰不審　張云。厥之在人也。謂其爲陽。則本非陽盛。謂其爲陰。則又非陰盛。故皆不可得。蓋以五藏隔絕。無徵可驗。若居曠野無所聞。若伏空室無所見。迺病則緜緜不解。勢甚凋敝。若弗能終其日者。豈真陰陽之有餘者耶。

緜緜乎屬不滿日　張云。緜。古綿字。高云。今綿綿一息之微。屬望其生。若不能滿此一日矣。簡按詩大雅疏。緜緜。微細之辭。王蓋取氣息綿惙之義。屬。高讀爲矚也。

是以少氣之厥　趙府本。熊本。少氣。作少陰。馬吳張並從之。志高仍原文。簡按據王註。及下文是爲少氣之語。則知作少陰。誤也。

籍籍　馬云。衆多也。吳云。積屍狀。張云。多驚惕也。志云。狼籍也。簡按狼籍。披離雜亂貌。前江都易王傳。國中口語籍籍志註爲是。
菌香　脈經作園苑。千金作園花。志云。香蕈之小者。蓋雖有生氣而無根。簡按此註非也。廣雅。菌薰也。其葉謂之蕙。又屈原離騷。雜申椒與菌桂兮。蜀都賦。菌桂臨巖。知全註爲得。
陽物　志云。龍也。乃龍雷之火游行也。
陽氣有餘陰氣不足　吳云。凡人陽氣不足。陰氣有餘。則當晝而寐。若陽氣有餘。陰氣不足。則當夕而夢。張云。所以爲厥爲夢者。皆陽不附陰之所致。
五診　吳云。五內見證也。陰陽。三陰三陽也。
以在經脈　吳云。在。察也。經脈。十二經之脈也。馬高同。簡按書舜典在璇璣玉衡。註。在。察也。今從吳註。
十度　馬云。度人度民之度。俱入聲。餘皆去聲。志並去聲。註云。度。量也。十度者。度人脈。度藏。度肉。度筋。度俞。度陰陽氣。度上下。度民。度君。度卿也。高。以下文度民君卿四字。移于陰陽氣盡之下。註云。十度、一曰度人。二曰度脈。三曰度藏。四曰度肉。五曰度筋。六曰度俞。七曰度陰陽氣盡。八曰度民。九曰度君。十曰度卿。民不得同卿。卿不得同於君。就其心志而揆度之。簡按王義允當。故馬吳張從之。
脈度藏度肉度筋度俞度　張云。脈度者。如經脈脈度等篇。是也。藏度。如本藏腸胃平人絕穀等篇。是也。肉度。如衛氣失常等篇。是也。筋度。如經筋篇。是也。俞度。如氣府氣穴本輸等篇。是也。度。數也。
散陰頗陽　吳云。頗。跛同。陰陽散亂偏頗也。簡按玉篇。頗。不平也。偏也。王註非。
脈脫不具　吳云。脈或不顯也。張云。此其脈有所脫。而陰陽不全具矣。
診無常行　張云。診此者。有不可以陰陽之常法行也。蓋謂其當慎耳。吳云。不拘于一途也。
診必上下度民君卿　張云。貴賤尊卑。勞逸有異。膏粱藜藿。氣質不同。故當度民君卿。分別上下。以爲診。
至陰虛天氣絕　馬云。地位乎下。爲至陰。若至陰虛。則天氣絕而不降。何也。以其無所升也。天位乎上。爲至陽。若至陽盛。則地氣無自而足。何也。以其無所降也。此設言也。故人有陽氣。陽氣者。衛氣也。人有陰氣。陰氣者。營氣也。能使陰陽二氣。交會于一處者。惟至人乃能行之。吳云。至陰。脾也。天氣。肺也。高云。至陰。太陰也。至陰虛。則人之地氣不升。地氣不升。天氣絕。至陽。太陽也。至陽盛。則人之天氣有餘。天氣有餘。故地氣不足。必陰陽並交。無有虛盛。

陽氣先至陰氣後至　張云。凡陰陽之道。陽動陰靜。陽剛陰柔。陽唱陰隨。陽施陰受。陽升陰降。陰前陰後。陽上陰下。陽左陰右。數者爲陽。遲者爲陰。表者爲陽。裏者爲陰。至者爲陽。去者爲陰。進者爲陽。退者爲陰。發生者爲陽。收藏者爲陰。陽之行速。陰之行遲。故陰陽並交者。必陽先至而陰後至。是以聖人之持診者。在察陰陽先後。以測其精要也。

六十首　吳云。六十年之歲首也。言論陰陽之變與常。乃盡於六十年間也。張云。禁服篇。所謂通於九鍼六十篇之義。今失其傳矣。高云。奇脈恆脈。脈勢不同。六十日而更一氣。乃以六十爲首也。簡按十六難云。脈有三部九候。有陰陽。有輕重。有六十首。呂廣曰。首。頭首也。蓋三部從頭者。脈輙有六十首。蓋諸註並屬附會。今仍王義。

診合微之事　吳云。合於幽微也。志云。聲合五音。色合五行。脈合陰陽也。張云。參諸診之法。而合其精微也。

章五中之情　吳云。五中。五藏也。張云。章。明也。志云。五內之情志也。簡按馬云。五中者。古經篇名。非。義具下文王註。

定五度之事　馬云。即前十度也。吳張同。志云。五度者。度神之有餘有不足。氣有餘有不足。血有餘有不足。形有餘有不足。志有餘有不足也。高云。五度。即上文之五診也。簡按馬註似是。

切陰不得陽　張云。言人生以陽爲主。不得其陽。焉得不亡。如陰陽別論曰。所謂陰者真藏也。見則爲敗。敗必死矣。所謂陽者。胃脘之陽也。平人氣象論曰。人無胃氣死。脈無胃氣死。是皆言此陽字。

守學不湛　張云。湛。明也。本于馬註。若但知得陽。而不知陽中有陰。及陰平陽祕之道者。是爲偏守。其學亦屬不明。志云。湛。甚也。吳。湛。作知。高。作諶。註云。諶。信也。簡按湛訓明。無所攷。然於文義爲得。

故治不久　張云。不明緩急之用。安望其久安長治。而萬世不殆哉。高云。左右上下先後。不能盡知。故曰治其病。而人不久。

用之有絕　絕。諸本作紀。當攷。吳云。紀。法也。張云。紀。條理也。

起所有餘　吳云。起。病之始也。有餘。客邪有餘。不足。正氣不足。言病之所起。雖云有餘。然亦可以知其虛而受邪矣。張云。起。興起也。言將治其有餘。當察其不足。蓋邪氣多有餘。正氣多不足。若只知有餘。而忘其不足。取敗之道也。

脈事因格　吳云。格者。窮至其理也。言揆度病情之高下。而脈事因之窮。至其理也。馬云。度其事之上下。脈之因革。則診法無不備矣。簡按馬讀格爲革。因革乃沿革之義。其意不通。

是以診有大方　吳云。此下論作醫之方。大方。大法也。

坐起有常　張云。舉動不苟。而先正其身。身正於外。心必隨之。故診之大方。必先乎此。

出入有行　吳云。行。去聲。德行也。醫以活人爲事。其於出入之時。念念皆真。無一不敬。則德能動天。誠能格心。故可以轉運周旋。而無往弗祚矣。

司八正邪　吳云。司。推步也。張云。司。候也。高云。司。主也。簡按司。伺同。前漢灌夫傳。太后亦已使候司。則知張之義確矣。

視其大小　吳云。大小二便也。張同。志云。視脈之大小。高同。

合之病能　馬云。病能讀爲病耐。陰陽應象大論云。病之形能也。張云。能。情狀之謂。簡按能。古與態通。

視息視意　吳云。視息。視其呼吸高下也。視意。視其志趣遠近。苦樂憂思也。志云。視息者。候呼吸之往來。脈之去至也。視意者。閉戶塞牖。繫之病者。數問其情。以從其意也。

不失條理　張云。條者。猶幹之有枝理者。猶物之有脈。即脈絡綱紀之謂。

亡言妄期　吳。亡作妄。高云。亡言。無徵之言也。簡按今從吳註。

解精微論篇第七十一

高云。純粹之至曰精。幽渺之極曰微。闡發陰陽水火神志悲泣。以及水所從生。涕所從出。神志水火之原。非尋常問答所及。故曰解精微。

陰陽刺灸湯藥所滋行治有賢不肖　志。滋作資。灸下資下句。高同。唯滋。仍原文。註云。陰陽之刺灸。湯藥之所滋。但行治有賢不肖未必能十全。

毚愚仆漏之問　仆漏。吳作朴陋。吳云。謂毚弱愚昧。朴野鄙陋也。張云。毚。妄也。漏。當作陋。問不在經。故毚愚朴陋。自歉之辭。朴。舊作仆。音赴按全元起本作朴。於義爲妥。今改從之。簡按說文。毚狡兔也。故王訓狡。然張註爲尤帖。今從之。

道之所生也　馬吳高。生作在。吳云。道無往而不在。高云。道之所在。有如下文所云也。

有德也　吳云。行道而有得於心。謂之德。高云。德。猶得也。簡按太素爲是。

水宗者積水也　吳云。水宗。水之始也。張云。水之原也。高云。宗。猶聚也。水之聚者。漸積而成。故曰水宗。水積於下。其性陰柔。故曰。積水者。至陰也。水宗。甲乙。作衆精。似是。

是精持之也　張云。五液皆宗於腎。故又曰宗精。精能主持水道。則不使之妄行矣。

名曰志悲　甲乙。名曰。作又名。

神氣傳於心　以下三句。吳改作神氣上傳於心。精下傳於腎志。心志俱悲。非也。下文同。

泣涕者腦也　吳改作泣而出涕者腦也。張云。泣涕者。因泣而涕也。涕出於腦。腦者精之類。爲髓之海。故屬乎陰。

故腦滲爲涕　簡按鼻淵。後世呼爲腦漏。其實非腦之漏洩。乃腦中濁涕。下而不止也。

是以水流　吳云。水。謂泣也。

其行類也　甲乙。無行字。

急則俱死　死。吳本作化。

橫行也　吳云。橫流也。張云。言其多也。簡按不必改行爲流。

神不慈也　說文。慈愛也。左傳文十八年。宣慈惠和。正義。慈者。愛出於心。恩被於物也。

惋則冲陰　吳云。惋。悽慘意氣也。冲陰。逆冲於腦也。張云。惋。慘鬱也。高云。惋。哀戚也。志云。惋惋。驚動貌。簡按惋。惋爲謰語。非也。蓋襲馬本句讀之訛。

厥則目無所見　吳云。經言也。夫人以下。釋經也。

足寒則脹　張云。并。偏聚也。火獨光。陽之亢也。厥因氣逆。故陰陽各有所并。并則陽氣不降。陰氣不升。故上爲目無所見。而下爲足寒。陰中無陽。故又生脹滿之疾。

目眥盲　張云。一水。目之精也。五火。即五藏之厥陽。并於上者也。眥。當作視。簡按吳仍甲乙。刪眥字。今從之。

是以氣衝風　吳氣下。補併於目三字。志高本並無氣字。張云。天之陽氣爲風。人之陽氣爲火。風中於目。則火氣內燔。而水不能守。故泣出也。簡按志高本似是。

夫火疾風生　張云。陽之極也。陽極則陰生承之。乃能致雨。人同天地之氣。故風熱在目而泣出。義亦無雨。簡按今據甲乙太素。刪火字。○高云。愚觀上論七篇。詞古義深。難於詮解。然久久玩索。得其精微。則奥旨自顯。曩歲偶於友人齋頭。見新刊素問一部。紙板甚精潔。名人爲之序。其篇什倒置。刪削全文末卷七篇。置之不錄。謂詞義不經。似屬後人添贅。而非黃帝之文。噫。如是之人。妄論聖經。貽誤後昆。良足悲也。簡按明徐常吉諸家要指亦云。天元紀諸篇。皆推明天地陰陽之理。信非聖人不能作。著至教以下。或後人依倣爲之。運氣七篇。王氏所補。詳論于卷首。而著至教以下。文辭鄙澁。略似與前諸篇。其體不同。然義理深奥。旨趣淵微。甲乙太素。並收之。則斷然爲舊經之文矣。徐說不足憑耳。

跋

醫家之有內經。猶儒家之有六經焉。仲景則紹聖而述者也。內經之所既言。仲景略而不論。內經之所未盡。仲景推而演之。其說互相爲表裏。本非分鑣而馳者。近世有一二妄庸人。旣臆錯仲景書。又横生訾議。目素問爲詖說。無識之徒。受其簧鼓。爭相附和。響然一辭。不可究詰。良可嘆也。先教諭蚤奉家訓。篤志復古。天明以來。主以內經。講於醫庠。使生徒知所嚮方。旣又撰素問識一書。以爲後學梯航矣。大旨以爲今世所傳。莫舊於次注。然朱墨雜書。字多譌誤。林億等頗有是正。猶未爲賅備。於是核之晋唐各家。悉加校勘。又以爲讀古書。必先明詁訓。素問文辭雅奧。非淺學所能解。而明清諸注。往往望文生義。踳駁不一。於是一以次注爲粉本。博徵史子。洽稽蒼雅。句銖字兩。凡文義之疑滯不通者。莫不可讀焉。又以爲詁訓旣明。理蘊可得而繹。然注家或騖之高遠。或失之粗莽。少能有實事求是者。於是芟其繁。掇其要。涵泳玩索。務推闡秘賾。且參對仲景之書。以示互相發明之旨焉。獨至夫論運氣諸語。終身駁正。不遺餘力者。何也。蓋天元紀大論等七篇。及六節藏象論七百十八字。論司天在泉勝復加臨之義。在六朝以前。實所未經見。而其言大抵迂闊穿鑿。無可足取。自王太僕羼入素問。而後沈存中劉温舒始張皇之。至金元諸師。奉爲科條。注家莫覺其非。續爲之解。又援其義。以釋經文。無怪乎經義之湮塞。而醫道之日就固陋也。於是。凡言涉運氣者。概乎屏却。不敢使僞亂真焉。蓋先教諭之葄枕內經。實自弱冠。而屢經星紀。遂成是書。故能極其精覈云。是書出。則世得袪前注之轇轕。窺軒岐之心法。而彼無識之徒。亦必有所警悟。其功顧不偉乎哉。校刊始竣。不敢自揣。更敍先教諭之意。以諗世之讀者。如靈樞識。最成于晚年。將續刻以行焉。天保八年。歲在強圉作噩十月戊午。不肖男元堅稽首謹跋。

陳存仁編校

皇漢醫學叢書

丹波元堅著

素問紹識

素問紹識

提要

本書繼素問識而作。闡揚太素之原理。繁徵博引。頗稱確當。其采用楊上善太素經注。亦足以補闕訂誤。宜爲當世所傳誦。名曰紹識。示述而不作之義。凡研究素問學者。皆當奉爲圭臬也。

素問紹識序

素問紹識何爲而作也。紹先君子素問之識而作也。先君子之於斯經。自壯乃爲人講授。稱爲絕學。考究之精。宜無復餘蘊。紹識之作。當爲贅旒。而敢秉筆爲之者。抑亦有不得已也。楊上善太素經注。世久失傳。頃年出自仁和寺文庫。經文異同。與楊氏所解。雖不逮啓玄之覈。然其可據以補闕訂誤。出新校正所援之外者頗多。則不得不採擇以賡續。此其一也。先兄柳沜先生。夙承箕業。殫思硏索。將有撰述。而天不假之年。中歲謝世。其遺言餘論。卓卓可傳者。仍有讀本標記存。固不得不表出以貽後。此其二也。近日張宛鄰琦著有素問釋義一編。其書無甚發明。然其用心亦摯。間有可取。他如尤在涇等數家之說。或有原識之未及引用者。更有一二親知寄贈所得者。俱未可全沒其善。此其三也。乾隆以來。學者專治小學。如段若膺阮伯元王伯申諸人。其所輯著。可藉以證明經義者。往往有之。亦宜摘錄以補原識者矣。此其四也。此皆紹識之所以爲作。而愚管之見。亦僣錄入。以俟有道是正之。昔姚察爲漢書訓纂。其曾孫班續而著書。題云紹訓。今之命名。竊取其義云。弘化三年歲在柔兆敦牂八月望江戶侍醫法印尚藥兼醫學教諭丹波元堅撰

素問紹識目次

卷第一

上古天真論篇第一……一
四氣調神大論篇第二……五
生氣通天論篇第三……七
金匱真言論篇第四……一三
陰陽應象大論篇第五……一六
陰陽離合論篇第六……二一
陰陽別論篇第七……二四
靈蘭祕典論篇第八……二六
六節藏象論篇第九……二七
五藏生成篇第十……二九
五藏別論第十一篇……三三
異法方宜論篇第十二……三四
移精變氣論篇第十三……三六
湯液醪醴論篇第十四……三七
玉版論要篇第十五……四〇
診要經終論篇第十六……四一

卷第二

脈要精微論篇第十七……四五
平人氣象論篇第十八……五二
玉機真藏論篇第十九……五八
三部九候論篇第二十……六四
經脈別論篇第二十一……六七
藏氣法時論篇第二十二……六七
宣明五氣篇第二十三……七一
血氣形志篇第二十四……七二
寶命全形論篇第二十五……七四
八正神明論篇第二十六……七六
離合真邪論篇第二十七……七八
通評虛實論篇第二十八……八〇

太陰陽明論篇二十九……八四
陽明脈解篇第三十……八六

卷第三

熱論篇第三十一……八七
刺熱篇第三十二……八八
評熱病論篇第三十三……九二
逆調論篇第三十四……九四
瘧論篇第三十五……九六
刺瘧篇第三十六……九九
氣厥論篇第三十七……一〇二
欬論篇第三十八……一〇四
舉痛論篇第三十九……一〇六
腹中論篇第四十……一一〇
刺腰痛篇第四十一……一一三
風論篇第四十二……一一六
痹論篇第四十三……一二〇
痿論篇第四十四……一二二
厥論篇第四十五……一二四

卷第四

病能論篇第四十六……一二九
奇病論篇第四十七……一三〇
大奇論篇第四十八……一三二
脈解篇第四十九……一三七
刺要論篇第五十……一四〇
刺齊論篇第五十一……一四〇
刺禁論篇第五十二……一四〇
刺志論篇第五十三……一四一
鍼解篇第五十四……一四二
長刺節論篇第五十五……一四二
皮部論篇第五十六……一四四
經絡論篇第五十七……一四五
氣穴論篇第五十八……一四五
氣府論篇第五十九……一四八
骨空論篇第六十……一五二

水熱穴論篇第六十一……一五七
調經論篇第六十二……一五九
繆刺論篇第六十三……一六五
四時刺逆從論篇第六十四……一六八
標本病傳論篇第六十五……一六九
著至教論篇第七十五……一六九
示從容論篇第七十六……一六九
疏五過論篇第七十七……一七一
徵四失論篇第七十八……一七一
陰陽類論篇第七十九……一七二
方盛衰論篇第八十……一七三
解精微論篇第八十一……一七五

素問紹識卷第一

江戶侍醫法印尙藥兼醫學教諭丹波元堅學

上古天眞論篇第一（此篇太素僅存天癸一段）

成而登天　以上六句。疑王氏所補。非古經之文。何以言之。此篇全氏訓解在第九卷。倘使其本果有此六句。則是帝始末退在末卷。萬無此理。葢王氏移天眞論置之于八十篇之上。併添改其起語也。其文取之于史記大戴禮及孔子家語。改聰明作登天。冠以昔在二字。葢摹仿堯典序。而承以迺問於天師曰一句。組織之痕自不可掩矣。顧全氏之舊猶是。不過黃帝問曰四字而已。林億等專奉王氏如此七句。既信爲古經之眞。故置而不校也。小島春沂曰。千金方作黃帝問於岐伯曰七字。遐年要抄引太素經亦同。此足以爲確徵矣。太素問字下每有於岐伯三字

年半百　古鈔本年下有至字。千金方遐年要抄引太素並同。古鈔本係于四五百年前人所守澀江全善對校

不妄作勞　書盤庚惰農自安。不昏作勞。傳不強作勞於田畝。疏不強於作勞。海保元備曰。文選西京賦。何必昏於作勞。薛綜注言何必當勉力作勤勞之事乎。葢先儒古義。皆以作爲力作。據此。此作勞亦力作勤勞

之義。又韓詩外傳論人有六情曰。其身體四肢。欲安而不作。三國志魏武帝紀。君勸分務本穡人昬作。注引盤庚等亦是同義。如全本太素。其義自異。

不知持滿　淮南子氾論訓周公可謂能持滿矣。高誘注。滿滿而不溢也。故曰能持滿。

以耗散其眞　先兄曰。耗敖通。曲禮亦敖欲對言。曰敖不可長。欲不可從。正義云。敖者矜慢在心之名。又云。心所貪欲爲欲。則飲食男女。人之大欲存焉是也。人皆有欲。不得從之也。

逆於生樂　王以養生之樂解之。恐非。呂覽知士篇此劑貌辨之所以外生樂趨患難故也。注。外棄其生命之樂。解人之患。往見宣王不辟難之故也。蓋此亦謂生命長久之樂也。

夫上古聖人之教下也皆謂之　先兄曰。潘之恒黃海云。謂之者。語之也。卽下八字是也。按語之者。似指下六句。蓋聖人之教下也。語之以避邪風而守精神。則可以不病。故民之順化者。志閑心安。勞而不倦云云是也。是以以下六句。謂民之所仿行也。故美其食以下六句。謂上古之俗淳朴也。是以嗜欲以下六句。謂不爲外物所撓。故和於術數也。所以以下三句。謂非時世之異。人自失之也。是皆承聖人教下六句之意而演也。

虛邪　先兄曰。馬云（以下馬云即元台也）虛邪。俱指風言。王注非。此說爲佳。宜參八正神明論及歲露篇九宮八風篇。

不肖　禮雜記桀之子不肖。注。肖。似也。不似言不如人。解精微論王注不肖謂擁造不法。

天數然也　先兄曰。呂覽仲秋紀凡舉事無逆天數。注。天數。天道也。馬云天數。凡人所稟于天之數也。

齒更髮長　先兄曰。六節藏象論云。腎者主蟄封藏之本。精之處也。其華在髮。其充在骨。五藏生成篇云。腎之合骨也。其榮髮也。

天癸　楊曰。天癸精氣也。堅按此說非是。韓詩外傳曰。十六精通。而後能施化。陰陽相反。（大戴禮說苑此四字作陽窮反陰陰窮反陽二句此下有故字）陰以陽變。陽以陰變。故男八月生齒。八歲齠齒。十六而精化小通。女七月生齒。七歲齔齒。十四而精化小通。（原識引文有脫仍更揭出）史記正義曰。男八月生齒。八歲毀齒。二八十六陽道通。八八六十四陽道絕。女七月生齒。七歲毀齒。二七十四陰道通。七七四十九陰道絕。（孔子世家注）

太衝脈　太素作伏衝脈。堅按此與新校正引合。（以下其相合者不敢具載）

眞牙生而長極　楊曰。長極。身長也。先兄曰。馬云眞牙由是而生。且長極矣。汪云。人身之長。至此而具。馬說爲長。

五七陽明脈衰　馬曰。女子大體有餘于陰。不足于陽。故其衰也。自足陽明始。張同志曰。夫氣爲陽。血脈爲陰。故女子先衰於脈。而男子先衰於氣也。堅按下文女子必言脈。男子必言氣。志說似優。

面始焦　先兄曰。說文。醮。面焦枯小也。

丈夫　先兄曰。說文。周制八寸爲尺。十尺爲丈。人長八尺。故曰丈夫。

五八腎氣衰　馬曰。男子大體有餘于陽。不足于陰。故其衰也。自足少陰始。張同志曰。腎爲生氣之原。男子衰於氣。故根氣先衰。而髮墮齒槁也。堅按志說宜從。

七八　推上下文天癸竭云云四句。似宜移于八八下。恐是錯出。然前注無敢言及者。不能無疑。

不過盡八八　唐書李叔明傳曰。傳云女子十四有爲人母之道。四十九絕生育之道。男子十六有爲人父之道。六十四絕陽化之理。

提挈天地把握陰陽　先兄曰。張云能斡旋造化。燮理陰陽。是即提挈把握之謂。

此其道生　琦曰。四字衍。

適嗜欲　先兄曰。呂覽重己篇云。凡生之長也。順之也。使生不順者欲也。故聖人必先適欲。注。適。猶節也。

逆從陰陽　先兄曰。按逆從是唯從義耳。猶言急劇爲緩急。死斯爲死生之期。謂順從于陰陽之理也。見法則象似辨列分別等字。而可觀諸註欠妥。且内經中用逆從二字者。或唯稱從。或單稱逆。不可一例而讀之。

四氣調神大論篇第二（此篇太素全存）

發陳　爾雅釋天。春爲發生。夏爲長嬴。秋爲收成。冬爲安寧。注此亦四時之別號。蓋文異而旨近。又荀子天論篇曰。繁啓蕃長於春夏。畜積收藏於秋冬。

早起　唐書裴度傳曰。夫頤養之道。當順適時候。則六氣平和。萬壽可保。道家法春夏蚤起。取雞鳴時。秋冬晏起。取日出時。蓋在陽勝之以陰。在陰勝之以陽。

以使志生　志曰。（張志聰）志者。五藏之志也。志意者。所以御精神。收魂魄。適寒溫。和喜怒者也。是以四時皆當順其志焉。

夏三月　太平御覽舉此一段。併有注語。或疑是全氏所解。仍具載于左。曰。夏三月。天地陰陽之氣交合。萬物華實。故言夏生長於萬物成實者也。夜臥早起。是貪於夏氣。不厭於日者也。是晚臥早起。明於陽氣之盛者也。人志氣毋怒。陽氣成結。秀實以成。其氣得泄陽者也。萬物成結。於夏受之。因此夏陽氣之所應也。能從其氣。則是養生之道也。逆之則傷損於心。心者夏王也。故言傷心。心傷則秋必病瘖瘧。故言夏傷於暑。秋病瘖瘧者。不從其氣。則大爲逆也。是故傷逆深皆損於陽氣。故冬至陰盛必重病。

容平　楊曰。夏氣盛長。至秋也不盛不長以結其實。故曰容平也。堅按此說與王意同。攷嚴杰經義叢鈔有金鶚釋庸一篇有云。庸又通鏞。書益稷笙鏞以閒。鄭氏鏞作庸。注云。西方之樂謂之庸。庸功也。西方物孰有成功。庸又通頌。大射義西階之西。頌磬東面。注云言成功曰頌。西爲陰中萬物之所成。是以西方頌磬謂之頌。古文頌爲庸。頌古容字。與庸同聲。故通用。繇是推之。則容平之容。恐亦與庸相通。而容平卽萬物成熟平定之謂也。

飧泄　太素作飡洩。楊曰飡音孫。謂食不消。下洩如水和飯也。

無擾乎陽　先兄曰。按王以爲君子周密之義。然照上文高注。（高士栻）所謂地氣固藏。不騰于天者是也。

使氣亟奪　太素亟奪作不極。楊曰閇（古閉字）諸腠理。使氣不洩極也。堅按此不必是。

清淨　太素作清靜。

藏德不止　太素止作上。堅按此與新校正引別本同。

天明　太素作上下。

名木　古人謂大爲名。王念孫有說見經義述聞禮記其名者成條　名木蓋大木之謂。王注恐謬。

雲霧不精則上應白露不下　太素霧作露。白作甘。下白露同。

心氣內洞　宋本外臺與本文同。

肺氣焦滿　太素作燋漏。楊曰。燋熱也。漏洩也。堅按此與新校正引不同。

獨沈　太素作濁沈。

春夏養陽秋冬養陰　高注本于滑氏。（滑伯仁）

苛疾　太素作奇疾。

愚者佩之　方氏家藏集要方。保壽天蘇陁酒。主治曰。夫養生者。人之急務也。春夏則養陽。秋冬則養陰。聖人行之。愚者背之。堅按此以佩爲背。既在古今黈之前。

內格　先兄曰。滑云。格者扞格也。謂身內所爲。與陰陽相扞格也。高云。陰不交陽。陽不交陰。上下表裏不通。是謂內格。

鑄兵　太素亦作鑄兵。

生氣通天論篇第三 太素全存

九州九竅　先兄曰。孔穎達禹貢正義曰。周公職錄云。黃帝命風后受圖割地布九州。堅按楚辭九辯敍。故天有九星。以正機衡。地有九州。以成萬邦。人有九竅。以通精明。

十二節　楊曰。十二節者。謂人四支各有三大節也。

其生五其氣三　太素五作在。楊曰。謂天地間九州等物。其生皆在陰陽及和三氣。堅按作在非是。三氣與弘決外典鈔引文異當攷　先兄曰。莊公三年穀梁傳獨陽不生。獨陰不生。獨天不生。三合然後生。注。徐邈曰。古人稱萬物負陰而抱陽。沖氣以爲和。然則傳所謂天蓋名其沖和之功。而神理所緜也。據此。則三氣之說非。諸家所說者。蓋可證也。華氏(華陀)中藏經以內外左右上下之氣爲解。殊覺支離。堅按春秋繁露曰。寒暑與和三而成物。日月與星三而成光。天地與人三而成德。由此觀之。三而一成。天之大經也。

皆通于天氣　淮南子天文訓。蚑行喙息。莫貴於人。孔竅肢體。皆通於天。

蒼天之氣清淨　太素淨作靜。楊曰。蒼天色也。氣謂四氣和氣者也。天之和氣。清而不濁。靜而不亂。能令人志意皆清靜也。

傳精神服天氣　太素作摶精神或服天氣。楊曰。摶附也。或有也。聖人令精神相附。不失有服清靜之氣。堅按太素經注並難從。又尤怡醫學讀書記曰。按傳當作專。言精神專一。則清淨弗擾。猶蒼天之氣也。老子所謂專氣致柔。太史公所謂精神專一。動合無形。贍足萬物。班氏所謂專精神以輔天年者是也。若作傳。與義難通。王注精神可傳。惟聖人得道者乃能爾。予未知精神如何而傳也。先兄曰。服。服膺之服。服天氣清淨之理也。志曰。服餐服也。非是。

欲如運樞　太素運作連。堅按與全元起本合。

體若燔炭汗出而散　朱震亨曰。夫寒邪初客於肌表。邪鬱而爲熱。有似燔炭。得汗則解。此仲景麻黃湯之類是也。

因於溼　太素此七句作因於濕。首如裹攘。大筋濡短。小筋弛張。弛張者爲拘。二十字。堅按太素蓋屬譌脫。

緛短爲拘　集韻。拘俱遇切。拘孿不展。孿牽也

腫　說文曰。腫癰也。周官瘍醫注曰。腫瘍癰而上生創者。先兄曰。古單稱腫者。皆謂癰腫也。若謂胕腫水腫浮腫者。水病也。

煩勞則張　先兄曰。後漢班超傳。遂雄張南道注。雄張猶熾盛也。蓋此張字義相近。

煎厥　太素作前厥。楊曰。前厥。卽前仆也。堅按太素經注並誤。樓英曰。煎厥。仲景所云春夏劇秋冬瘥之病。俗人名曰注夏者也。亦非。○宣明論於素問諸證擬有一方。然多難供用。仍不具錄。

汨汨手不可止　太素作滑滑不止。

薄厥　太素作前厥。先兄曰。孫奕示兒編曰。薄者三聲。音泊者。厚薄之薄。音朴者。疾驅聲。音博者。迫也。但韻書中並不收云云。

汗出偏沮　太素作而出汗偏阻。楊曰。阻壞也。慈呂反。堅按太素經注並誤。

痤疿　太素疿作疽非。楊曰。痤癰之類。然小也。俗謂之癤子。

高粱　太素作膏粱。

足生大丁　先兄曰。唐椿原病集云。此足字今人常如此用者。如中庸邦有道。其言足以興。邦無道。其默足以容。足字義一也。

勞汗當風　衛生寶鑑八白散。治勞汗當風。寒薄爲皶鬱乃痤及䵟點之類。白丁香白芨白殭蠶白牽牛杜蒺藜新升麻（內白者佳各二兩）三奈子白斂白芷（各二兩）白附子白茯苓（各半兩）右爲末。至夜津唾塗面。明旦以瑩肌如玉散洗之。（王注痤於玄府中先兄曰痤當與鍥通荀子勸學篇鍥而不舍鍥註刻也又宋本痤作瘦可疑）

大僂　醫壘元戎載經文有大僂。方用羌活防風細辛附子當歸甘草川芎續斷白芍藥白朮桂麻黃黃耆熟地黃。曰此藥當與魯山骨碎補丸相表裏。

瘻　楊注骨空論鼠瘻曰。瘻音漏也。三因方曰。經云。陷脈爲瘻。留連肉腠。脈得寒。卽下陷。凝滯肌肉。故曰留連肉腠。肉冷亦能爲膿血。故爲冷漏。

須用溫藥。附有陷脈散桂附丸二方。按陷脈散即千金癭瘤門陷腫散桂附丸即養生必用方溫經丸見外科精義引

俞氣化薄至驚駭　太素俞作輸。下皆然。及作乃。琦曰。按文義不次。蓋他經脫文。

岐伯曰　琦曰。衍文。

起亟也　太素作極起者也。楊曰。五藏藏精。陰極而陽起也。六府衛外。陽極而陰固也。故陰陽相得。不可偏勝也之。按之字是語助揚注中多見之

脈流薄疾　先兄曰。馬云。薄爲依薄。疾爲急數。

腸澼　楊曰。澼音僻。洩膿血也。堅按集韻。澼匹辟切。腸間水。

凡陰陽之要　先兄曰。以下王注釋爲房中補益之義。恐誤。

故陽強　先兄曰。張云強亢也。孤陽獨用。不能固密。

因於露風乃生寒熱　寒熱即虛勞寒熱之謂。說見原識脈要精微論中　裸露冒風。恐不遽爲此病。蓋露疲憊之義。風猶風乎舞雩之風。言勞役疲憊之人。有喜乘風涼。則邪氣侵客。留連不解。遂成風勞也。昭公元年左傳。於是乎節宣其氣。勿使有壅閉湫底以露其體。杜注曰。湫集也。底滯也。露羸也。壹之則血氣壅滯。而體羸露。王念孫謂露爲疲憊之義。露羸一聲之轉。舉數徵以確之。見經義述聞　皇侃論語疏。風風涼也。

春必溫病　太素作春乃病熱。

秋傷於溼　水熱穴論曰。秋者金始治肺將收殺。金將勝火。陽氣在合。陰氣初勝。溼氣及體。王注以漸於雨溼霧露。故云溼氣及體。管子幼官篇秋下曰君服白色。味辛味。聽商聲。治溼氣。注。秋多霖雨水。故治溼。春治燥氣。夏治陽氣。冬治陰氣。又度地篇曰當秋三月。山川百泉踊。降雨下。山水出。海路距。雨露屬。天地湊汐云云。濡濕日生。土弱難成。

脾氣乃絕　太素脾作肺。楊曰。肺氣尅肝。令肝氣津洩。則肺无所尅。故肺氣无用也。堅按太素經注。俱似未妥。然此段不及肺。姑從之。

短肌　先兄曰。蓋是陰陽別論所謂索澤。山海經所謂體腊也。

心氣抑　太素無心字。楊曰。鹹以資骨。今鹹過傷骨。則脾无所尅。故肌肉短小。脾氣壅抑也。堅按太素經注並難從。然下有心氣喘滿。此心字無者爲是

味過於甘　太素甘作苦。衡作衛。楊曰。苦以資心。今苦過傷心。堅按作苦爲是。蓋言味過於苦。心氣過實。以爲喘滿。火亢血燥。故色黑。水火不濟。故腎氣不衡也。

味過於苦　太素苦作甘。無不字。楊曰。甘以資脾氣。今甘過傷脾氣濡。令心悶。胃氣厚盛也。注曰。厚者敦厚也。壅滿也。經云。土太過曰敦阜是也。堅按作甘爲是。據過酸例。不字當作以字。亦言味過於甘。則脾氣過實。胃氣敦阜也。尤怡醫學讀書記曰。脾氣不濡。胃氣乃厚者。由脾不能爲

胃行其津液。而胃亦不能輸其精氣於脾也。胃不輸。脾不行。則津液獨滯於胃。而胃乃厚。厚猶滯也。寧強厚之足言哉。此說未必然。

沮弛　太素沮作涅。下乃央作乃英。楊曰。心神尅肺氣涅洩。神氣英盛浮散无用也之堅按太素經注。俱欠晰。醫學讀書記曰。沮。消沮也。弛。懈弛也。由辛散太過。而血氣消沮。筋脈懈弛。精氣衰及其半也。豈潤澤長久之謂哉。

氣骨以精　楊曰。調五味各得其所者。則鹹能資骨。故骨正也。酸能資筋。故筋柔也。辛能資氣。（原脫資字今誼補）故氣流也。苦能資血。故血流也。甘能資肉。故腠理密也。堅按呂覽簡選。欲其精也。注。精猶銳利。

金匱眞言論篇第四（此篇太素全存）

八風發邪以爲經風觸五藏　太素作八風發邪氣。（按太素邪字一用耶字）經風觸五藏。楊曰。八風。八正耶氣也。正月朔日有此八風。發爲耶氣。傷人者也。經風。八虛風也。謂五時八風從虛鄉來。觸於五藏。舍之爲病也。

俞在頸項　琦曰。下言春病在頭。頸項卽頭之變文。

病在藏　楊曰。藏謂心腹。琦曰。卽謂胸脇。對肢節而言。堅按下文南方曰病在五藏。則兩說並難從。

病在肩背　先兄曰。志云秋氣降收。不能主持於皮膚肌腠之間。故邪入俞也。堅按此節脫長夏病所在。

故冬不按蹻　太素作按蹻。楊曰蹻。几小反。強身皃也。堅按楊注可疑。先兄曰。張云。冬元氣伏藏在陰。當伏藏之時。而擾動筋骨則精氣泄越。以致春夏秋冬各致其病。

鼽衄　先兄曰。呂覽盡數篇。菀處鼻則為鼽為窒。注鼽齆鼻。論衡祀義篇。鼻鼽不通。

故藏於精者　此蓋言冬月愼房者。似不與按蹻相干。

平旦　先兄曰。白虎通云。夏以十三月為正。色尚黑。以平旦為朔。殷以十二月為正。色尚白。以雞鳴為朔。周以十一月為正。色尚赤。以夜半為朔。

藏府　先兄曰。五行大義云。藏者以其藏於形體之故。故稱為藏。亦能藏受五氣。故名為藏。府者以其傳液受納。故謂之曰府。

三焦　巢源舉靈營氣篇及三十一難文曰。謂此三氣。焦乾水穀。分別清濁。故名三焦。

陰陽表裏內外雌雄　太素作陰陽表裏外內左右雌雄上下。楊曰。五藏六府。即表裏陰陽也。皮膚筋骨。即內外陰陽也。肝肺所主。即左右陰陽也。牝藏牡藏。即雌雄陰陽也。腰上腰下。即上下陰陽也。此五陰陽氣相輸會。故曰合於天也。

其畜雞　先兄曰。周禮獸醫疏。在野曰獸。在家曰畜。釋文畜。許又切。又淮南子作羊。

其氣臊　惠士奇禮說庖人下曰。月令五臭無臊。故春臭羶。内經五臭無羶。故春臭臊。則類於羶也。繁露夏祭先享。商祭先臊。則又腥臊同類矣。

先兄曰。淮南子作羶。

故病在五藏　楊曰。心爲五藏主。不得受於外耶。受外耶則五藏皆病也。

其畜羊　先兄曰。淮南子作雞。

其穀黍　說文。黍。禾屬而黏者也。以大暑而種。故謂之黍。孔子曰。黍可爲酒。禾入水也。程瑤田。九穀考就說文有詳說曰。黍淡黃色。又有赤黍雜黑黍中者。韓非子吳起欲秦小亭置一石赤黍東門外。又曰赤黍白黍。宋之蘇頌以冒虋芑。是不知虋芑之爲赤白苗也。

其穀稷　白虎通。稷。五穀之長。故立稷而祭之也。稷者得陰陽中和之氣。而用尤多。故爲長也。說文。稷。齋也。五穀之長。風俗通孝經說。稷者五穀之長。程瑤田曰。稷。齋大名也。粘者爲秫。北方謂之高粱。通謂之秫。秫又謂之蜀黍。高大似蘆。

其數五　先兄曰。鄭玄云。土生數五。成數十。但言五者。土以生爲本。

其畜馬　先兄曰。淮南子作狗。

其穀稻　詳見于湯液醪醴論。

開竅於二陰　楊曰。二陰謂前後陰也。

其臭腐　惠士奇禮說曰。月令冬臭朽。內經冬臭腐。說文朽作歺。腐也。腐之言無也。氣若有若無爲歺。或从木。獨秋臭腥。故秋膏腥。月令內經與周官皆合。

藏之心意　先兄曰。按意非志意之意。意臆古通。心意猶言胸臆。漢書賈誼鵩鳥賦。請對以意。文選意作臆。

陰陽應象大論篇第五（篇首至風勝則動及上古聖人論理人形一節太素並缺）

積陽爲天積陰爲地　此二句亦出京房易傳。

清氣在下則生飧泄　先兄曰。儒門事親可汗式中有飧泄不止。用桂枝麻黃湯案當參。

清陽爲天濁陰爲地　列子天瑞篇。清輕者上爲天。濁重者下爲地。（易緯乾鑿度同）淮南子天文訓。清陽者薄靡而爲天。（注薄靡者若塵埃飛揚之類）濁陰者凝滯而爲地。

氣傷於味　國語周語。五味實氣。

味厚則泄薄則通　先兄曰。泄謂大便。通謂小便。

厚則發熱　千金方作厚則祕塞。

壯火之氣衰少火之氣壯　海保元備曰。之字古有則義。馬氏之意或爲

然。詩黍離彼黍離離彼稷之苗箋我以黍離離時至稷則尚苗是鄭氏釋之爲則也

氣味辛甘發散爲陽酸苦涌泄爲陰　先兄曰。王意蓋謂味之辛甘者。其氣發散。故爲陽。味之酸苦者。其氣涌泄。故爲陰。諸注亦然。特馬氏不同。堅按王注至眞要大論曰。涌吐也。泄利也。

風勝則動熱勝則腫燥勝則乾　太素無則動熱勝四字。楊曰。耶風客於皮膚。則爲瞋腫也。耶熱燥於皮膚。則皮乾無汗。堅按腫言癰腫。楊說誤。先兄曰。王注六元正紀大論云。動不寧也。又云熱勝氣則爲丹熛。勝血則爲癰膿。勝骨肉則爲胕腫。按之不起。又云。乾於外則皮膚皴揭。乾於內則精血枯涸。乾於氣及津液則肉乾而更著於骨。

寒勝則浮　太素浮作胕。楊曰。檢義當腐。寒勝肉熱肉當腐。堅按楊說非是。王注六元正紀云浮言浮起。按之起見也。

溼勝則濡寫　太素無寫字。楊曰。陰溼氣盛。則多汗也。堅按太素經注並非。六元正紀寫作泄。王云濡泄水利也。

五行　春秋繁露曰。行者行也。其行不同。故謂之五行。詳源識藏氣法時論下

暴怒傷陰暴喜傷陽　先兄曰。靈行針篇。多陽者多喜。多陰者多怒。淮南子原道訓云。人大怒破陰。大喜墜陽。高誘注云。怒者陰氣也。陰爲堅冰。積陰相薄。故破陰。喜者陽氣也。陽氣升於上。積陽相薄。故曰墜陽也。

秋必痎瘧　太素作秋生痻瘧。楊曰。痻音皆。

在變動爲握　管子入國篇。偏枯握遞。注。遞著也。謂兩手相拱著而不申者謂之握遞。

樂恬憺之能　先兄曰。張云能者如關尹子所謂惟有道之士能爲之。亦能能之而不爲之之義。

故俱感於邪　王注至眞要大論曰。外有其氣。而內惡之。中外不喜。因而遂病。是謂感也。先君子曰。此解能盡感字之義。

地有五里　月令孟春之月曰。毋變天之道。毋絕地之理。毋亂人之紀。

天氣通於肺　聖濟經曰。天氣通肺。清者浮也。先兄曰。肺主鼻。是自鼻通於肺者也。

地氣通於嗌　太素嗌作咽。楊曰。咽中入食。以生五藏六府。故地氣通咽也。聖濟經曰。地氣通嗌。濁者入也。先兄曰。地氣指地土之氣而言。非飲食之氣也。不然與穀氣通於脾相矛盾。

雷氣通於心　楊曰。心能覺動四支百體。故雷氣通心也。聖濟經曰。雷氣通心神者運也。

谷氣通於脾　太素谷作穀。楊曰。五穀滋味入脾。故穀氣通脾也。堅按此宜與甲乙等互證。

九竅爲水注之氣　太素水注二字複。楊曰。聲色芳味。如水從外流於上之七竅。注入經水溲後糟粕之水。從內出下二竅也。有本爲外注。理亦相似。

陽之氣以天地之疾風名之　先兄曰。淮南精神訓。耳目者。日月也。血氣者。風雨也。琦曰疾字衍。

暴氣象雷　楊曰。人身中氣上下有聲。故象雷也。

逆氣象陽　楊曰。无陰之陽。卽爲災。故氣逆不和者。象於陽也。堅按象字難解。次注逆氣降上降字宋本作陵宜改

治肌膚　先兄曰。說文。肌。肉也。臚。皮也。籀文作膚。釋名。膚布也。布在表也。肌。𦟝也。膚幕堅𦟝也。玉篇北方名堅曰𦟝禮運。膚革充盈。疏云。膚。革外薄皮。革膚內厚皮。說文獸皮治去其毛曰革要之肌膚多連言。則肌皮中脆肉。膚肌外薄皮明矣。

水穀之寒熱　太素熱作溫。

以右治左以左治右　楊曰。謂以繆刺刺諸絡脈。謂以巨刺刺諸經脈也。

以我知彼　楊曰。謂醫不病。能知病人。

見微得過　過與五藏生成篇過在。及脈要精微論有過之脈同義。倉公傳有絡脈有過文。王引之經義述聞釋易中過字。曰過者差也。兩文相失也。蓋此過字。其意相同。

善診者　說文。診視也。从言㐱聲。段玉裁注曰。倉公傳。診脈。視脈也。從言者。醫家先問而後切也。

可刺而已　楊曰。以其善診病之始生。即以小針消息去之。不用毒藥者。此則其微易散者也。

其盛可待衰而已　楊曰。病盛不可療者。如堂堂之陣。不可即擊。待其衰時。然後療者。易得去之。如瘧病等也。

故因其輕而揚之　先兄曰。呂覽盡數云。精氣之來也。因輕而揚之。

因其衰而彰之　此衰字與上衰字義自異。此三句楊氏吳氏馬氏高氏則屬之鍼。徐氏張琦則屬之藥。王氏張氏志聰並不作言其何。然王張意似言藥。志聰則似言鍼。且馬曰本節雖言用鍼。而用藥之理。亦不外是也。今審攷之。謂為藥治者。庶為得理。

形不足者至補之以味　楊曰。謂寒瘦少氣之徒。補其陽氣也之。又曰。五藏精液少者。以藥以食五種滋味而補養之。先兄曰。吳云藥之為性。氣為陽。投之以養陽之品。則形肉温而皮膚充。無不足之形矣。味為陰。投之以益陰之物。則精液足而真元復。無不足之精矣。堅按格致餘論曰。精不足者。補之以味。何不言氣補。曰味陰也。氣陽也。補精以陰。求其本也。故補之以味。若甘草白朮地黃澤瀉五味子天門冬之類。皆味之厚者也。經曰。虛者補之正此意也。上文謂形不足者。溫之以氣。夫爲勞倦所傷。氣之虛。故不足。溫者養也。溫存以養使氣自充。氣完則形完矣。故言溫不言補。經曰勞者溫之正此意也。此說欠當。醫學入門曰。形不足者。溫之以氣。溫存以養。使氣自充。非溫藥峻補之謂也。精不足者。補之以味。非膏粱之謂也。亦未是。（儒門事親曰經云勞者溫之溫謂溫存而養之今之醫者以溫爲溫之藥差之久矣此二書所本）

中滿者寫之於內　蘭室祕藏曰。中滿者寫之於內。謂脾胃有病。當令上下分消其氣。下焦如瀆。氣血自然分化。不待泄滓穢。

定其血氣各守其鄉　吳曰。定安也。諸經皆有血氣。宜安定之。使之各守其位。不得出位乘侮也。

氣虛宜掣引之　太素掣作摯。

陰陽離合論篇第六（太素全存）　吳曰此篇當與皮部論參看

今三陰三陽不應陰陽　先兄曰。吳云言天地止是一陰一陽。今人有三陰三陽。何其不相應也。

前曰廣明　先兄曰。馬云心位南方。火位主之。陽氣盛明。故曰廣明。前者上也。上南方也。人之形體。以心胸爲前爲南。以背腰爲後爲北。吳云。曰廣明者。兼額面胸部而言。

結於命門　楊曰。結聚也。

根起於厲兌　太素此下有結於顙上四字。楊曰。陽明脾府之脈。在太陰表。前從足指厲兌上行。聚於顙上額顱。顙額也。蘇蕩反。

根起於竅陰　太素此下有結於窗籠句。

太陽爲閞陽明爲闔少陽爲樞　太素閞作閞。按即關字　楊曰。三陽離合。爲閞闔樞。以營於身也。夫爲門者。其有三義。一者門閞。主禁者也。膀胱足太陽脈。主禁津液。及於毛孔。故爲閞也。二者門闔。謂是門扉。主閞閉也。胃足陽明脈。令眞氣止息。復無留滯。故名爲闔也。三者門樞。主轉動者也。膽足少陽脈。主筋。綱維諸骨。令其轉動。故爲樞也。堅按太素與新校正引九墟相合。如今甲乙猶與根結篇不異。皮部論陽明之陽。名曰害蜚。即闔扉　少陰之陽。名曰樞持。太陽之陽。名曰關樞。乃與太素同義。閞字闔字義具于皮部論　又太素載根結論閞字亦並作閞

命曰一陽　先兄曰。張云雖三陽各有其體。然陽脈多浮。若純於浮。則爲病矣。故但欲搏手有力。得其陽和之象。而勿至過浮。是爲三陽合一之道。故命曰一陽。

根起於隱白　太素此下有結於太倉句。

根起於湧泉　太素此下有結於廉泉句。

根起於大敦　太素此下有結於玉英句。

太陰爲開厥陰爲闔少陰爲樞　太素開作閞。楊曰。三陽爲外門。三陰爲内門。内門亦有三義。一者門開主禁者也。脾藏足太陰脈。主禁水穀之氣。輸納於中不失。故爲開也。二者門闔主開閉者也。肝藏足厥陰脈主守神氣出入通塞悲樂。故爲闔也。三者門樞主動轉也。腎藏足少陰脈主行津液通諸經脈。故爲樞者也。堅按太素與九墟合。皮部論少陰之陰。名曰樞儒。心主之陰。名曰害肩。卽闔扉　太陰之陰。名曰關蟄。亦是同義。又先兄曰。吳云三陰行前行後之不同。謂之離。太少厥同出於陰。謂之合。此三陰自爲離合也。太陰居中。敷布陰氣。謂之開。厥陰謂之盡陰。受納絶陰之氣。謂之闔。少陰爲腎。精氣充滿。則脾職其開。肝職其闔。腎氣不充。則開闔失常。是三陰爲樞軸也。

名曰一陰　先兄曰。張云三經皆陰。不得相失也。若過於沈。則爲病矣。故但宜沈搏有神。各得其陰脈中和之體。是爲三陰合一之道。故名曰一陰。

⿰馬重⿰馬重　太素作鍾鍾。楊曰。鍾鍾行不止住皃。堅按鍾通作鐘。白虎通。鐘之爲言動也。又廣雅。憧憧往來也。王念孫疏證曰。⿲彳童亍或作衝。說文。憧意不定也。咸九四。憧憧往來。朋從爾思。釋文云。憧憧。馬云行皃。王肅云。往來不絶皃。易林咸之坤云。心惡來怪。衝衝何懼。竝字異而義同。據念孫此說。衝衝鐘鐘踵踵。亦皆音通。楊以爲行不止住。王以爲氣之往來。其義一也。

陰陽別論篇第七 太素全存

四經十二從　太素從作順。太素中從字皆用順字豈有所避乎　楊曰。四經。謂四時經脈也。十二順。謂六陰爻六陽爻相順者也。又曰。肝心肺腎四脈應四時之氣。十二爻。應十二月。堅按十二爻亦至人有二字而窮矣。

別於陽者知病處　太素作知病之處。楊曰陽胃氣也。足陽明脈通於胃。是以妙別陽明胃氣。則諸脈受病所在並知之。

別於陰者知死生之期　楊曰。妙別五藏之脈。即知死生有期。

凡持眞脈之藏脈者　太素作凡持眞藏之脈者。

懸絕急　太素無急字。楊曰脈至即絕。久而不來。故曰懸絕。○琦以篇首至懸絕。四日死。爲他經脫文。

發心脾　太素脾作痺。

有不得隱曲　楊曰。隱曲大小便。先兄曰。外臺引删繁骨蒸方云。腎實熱則色炲隱曲。膀胱不通。大便壅塞。

風消　楊曰。風消謂風熱病消骨肉也。先兄曰。儒門事親云風消者。爲風所鼓。消渴腸胃。其狀口乾。雖飲水而不嚥。此風熱拒於賁門也。

息賁　楊曰。息賁。賁膈也。爲膈息也。先兄曰。邪氣藏府病形篇。脉甚爲息賁上氣。徐靈胎難經經釋云。息賁。氣息賁迫也。此說爲得。堅按五十六難楊玄操注曰。息長也。賁鬲也。漸長而逼於鬲。上善說與玄操相似。而更覺含混。

腨痟　太素作喘悁。楊曰。悁季緜反。憂恚也。

背痛　先兄曰。經筋篇。手陽明之筋。繞肩胛。挾脊直者。從肩髃上頸。足陽明之筋。上循脇屬脊。據此。張說爲是。

善噫　先兄曰。宣明五氣篇。心爲噫。

陰陽相過曰溜　太素溜作彈。楊曰。陰陽之脈。至寸口相擊曰彈也。

起則熏肺使人喘鳴　太素熏作動。鳴作喝。

淖則剛柔不和　楊曰。淖亂也。音濁。言陽散陰消。故剛柔不和。則十二經氣絕也。堅按淖訓亂。未知所出。當攷。宣攷八正神明論

辟陰　楊曰。辟重疊至。陰太陰重也。堅按此解似是。

陰陽結斜　太素作陰陽結者鍼。琦曰。斜義不詳。或衍字也。澀江善曰。斜恐糾字之譌。宋本作斜。又後世俗譌斜作糾。說文糾繩三合也。从糸丩。後漢書注。糾。纏結也。結糾卽結聚纏合之謂。文義始妥。說文又曰。丩相糾繚也。一曰瓜瓠結丩起。結糾與結丩同。

二陽結　太素作三陽結。

三陽結謂之隔　太素三作二。楊曰。便溲不通也。

陰摶陽別　先兄曰。以下至篇末。高注並不以脈候而解。堅按脈經曰。脈平而虛者。乳子法也。經云。陰摶陽別。謂之有子。此是血氣和調。陽絕陰化也。

陽加於陰　許叔微傷寒百證歌曰。素問云。陽加於陰。謂之有汗。俗謂過關之脈也。

三陰俱摶至十日死　琦曰。陰摶則陰盛。陽摶則邪實。故皆主死。陰陽離合論。摶而勿浮。名曰一陽。摶而勿沈。名曰一陰。是陰陽和平。此言摶爲死候。則陽摶而浮。陰摶而沈。可知。發盡句疑有誤。

靈蘭祕典論篇第八 太素所缺　先兄曰。篇中言靈蘭之室。則明非靈臺蘭室二處。

心者君主之官也　管子心術曰。心之在體。君之位也。九竅之有職。官之分也。心處其道。九竅循理。荀子天論篇曰。心居中虛。以治五官。夫是之謂天君。注。心居於中空虛之地。以制耳目鼻口形之五官。是天使爲形體之君也。

肺者相傅之官　先兄曰。吳云。相去聲。位高非君。猶之宰保相傅也。主行營衛。猶之燮陰陽而贊化育。故曰治節出焉。

至道在微　海保元備曰。此句與上文其宗大危不相承接。高援大禹謨人心惟危。道心惟微爲解。非是。

閔閔之當　海保元備曰。閔閔通老子二十章俗人昭昭。我獨昏昏。俗人察察。我獨悶悶。五十八章。其政悶悶。悶悶古本皆作閔閔。閔閔悶悶。皆以謂道之玄妙。王以爲深遠。義或本此。

其形乃制　先兄曰。按萬理本只在自家心上。故一念之萌。推之大之。其形之爲殀爲壽者。爲彼所制而已。猶度量之數。本萌于恍惚中也。

六節臟象論篇第九 太素缺

三百六十五節　先兄曰。春秋繁露人有三百六十節。偶天之數也。淮南子天有十二月。以制三百六十日。人有十二肢。以使三百六十節。堅按九鍼十二原曰。節之交三百六十五會。又曰所言節者。神氣之所遊行出入也。非皮肉筋骨也。蓋十二原所言。即係穴俞氣穴論文足以互證。本篇所言。亦此義也。

草生五色　張曰。此以草言者。木亦在其中矣。青黃赤白黑。五色之正也。然色有淺深間雜之異。故五色之變。不可勝視。酸辛苦甘鹹。五味之正也。然味有厚薄優劣之殊。故五味之美。不可勝極。先兄曰。孫子兵勢篇。

聲不過五。五聲之變不可勝聽也。色不過五。五色之變不可勝觀也。味不過五。五味之變不可勝嘗也。又見文子及淮南子厚道訓。

天食人以五氣　胡渭洪範正論曰。素問六節臟象論云天食人以五氣。地食人以五味。五氣入鼻藏於心肺。五味入口藏於腸胃。夫氣云入鼻。則五氣當卽是五臭。故王冰注素問曰。五氣者云云。以氣爲臭。僅見於此。此說爲是。陰陽應象大論。氣味辛甘發散爲陽。本草經藥有寒熱溫涼四氣。所謂氣者。俱是性。亦非氣臭之氣也。聖濟經藥理篇審劑篇。並論氣臭。文繁不錄。

五色脩明　太素脩字皆作循。與脩相似。又莊子大宗師以德爲循。釋文循本作脩。

神之變也　先兄云。吳云。變謂宰其變也。

其華在面其充在血脈　先兄曰。汪云。華英華也。充溢也。

肝者罷極之本　或曰罷極當作四極。四極見湯液醪醴論。卽言四支。肝其充在筋。故云四極之本也。

魂之居也　先兄曰。左傳昭二十五年。樂祁曰。心之精爽。是謂魂魄。禮郊特牲。魂氣歸于天。形魄歸于地。又祭義。氣也者。神之盛也。魄也者。鬼之盛也。注。氣謂噓吸出入者也。耳目之聰明爲魄。

脾胃至通於土氣　先兄曰。滑云。此處疑有錯誤。當云脾者倉廩之本。營之居也。其華在脣四白。其充在肌。此至陰之類。通乎土氣。胃大腸小腸三焦膀胱名曰器。能化糟粕。轉味而入出者也。高本據以僭改。又潘楫醫燈續焰。亦有三焦膀胱。名雖二而實一之說。宜參。堅按琦所改訂亦與滑同。曰對五神藏言。故曰器。若脾藏不得名爲器也。此說不必。

故人迎一盛　張曰。一盛二盛。猶言一倍二倍。謂以人迎寸口相較。或此大於彼。或彼大於此。而有三倍四倍之殊也。

關格之脈羸　宋本羸作嬴。然新校正既云嬴當作盈。則古本作羸明矣。但其於經義作羸似是。（辨校正文宋本有譌讀者當自知）○琦曰。蓋關格雖有內外之不同。而總爲陰盛而病陽。外格則陽浮。內關則陽陷。非陽盛而關陰於外之說也。繹越人仲景甲乙經之義。則得之矣。

五藏生成篇第十（太素缺篇首一段）

其主腎也　先兄曰。高云。外合外榮者藏之成。主者藏之生。五行之理。制而後生。主者生之謂也。火受水制。則水有餘而木氣旺。木旺則生火。制之乃所以生之。

翠羽　先兄曰。說文。翠青羽雀也。出鬱林。从羽卒聲。

縞　楊曰。縞工道反。白練。堅按任氏大椿釋繒曰孰帛曰練。生帛曰縞。（段氏裹朱（說文注引繒　說文帛也）　先兄曰。說文。絑。純赤也。堅按段氏曰。凡經傳言朱皆當作絑。朱其段借字也。朱者赤心木也。

色味當五藏　先兄曰。張云。當合也。志云。當承也。值也。

諸脈者皆屬於目　先兄曰。吳云。以經脈考之。膀胱之脈。起于目內眥。胃之脈交頞中。膽脈起於目銳眥。大腸之脈貫頰。小腸之脈上頰。至目銳眥。其支者至目內眥。三焦之脈。至目銳眥。又心脈繫目系。是諸脈皆屬於目也。

諸血者皆屬於心　先兄曰。陰陽應象大論。心主血。痿論。心主身之血脈。

諸氣者皆屬於肺　先兄曰。靈五味篇。大氣之摶而不行者。積於胸中。命曰氣海。出肺循喉咽。

此四支八谿之朝夕也　楊曰。諸脈髓筋血氣等五屬血氣。皆於四支八谿。朝夕往來。先兄曰。子華子云。一人之身爲骨。凡三百有六十。精液之所朝夕也。

足受血而能步　先兄曰。吳云人之所以能步能握能攝者。雖係于筋。若無血以養筋。則痿弱無力。

故爲痺厥　吳曰。言痺厥而不言泣。痺可以兼泣也。

人有大谷十二分至少十二俞　太素俞作關。楊曰。小曰谿。大曰谷。谿谷。皆流水處也。故十二經脈。名爲大谷。三百六十五胳。名曰小谿。據前後體例无五十四。手足十二大節名十二關。堅按楊谿谷解非是。春秋繁露曰。天以終歲之數。成人之身。故小節三百六十六。副日數也。大節十二分。副月數也。蓋小節大節。即小谿大谷也。

鍼石緣而去之　先兄曰張注本于吳氏。

診病之始五決爲紀　始紀押韻。管子等古書多見之。如老子十四章能知古始。是謂道紀。亦是。

下虛上實　本事方曰。下虛者腎虛也。故腎厥則頭痛。又曰治腎氣不足。氣逆上行。頭痛不可忍。謂之腎厥。其脈舉之則弦。按之石堅。宜玉眞圓。硫黃二兩石膏半夏各一兩硝石一分右細末薑汁糊圓梧子大每服三十圓姜湯或米飲下　更灸關元穴百壯。良方中硫黃圓亦佳。用硫黃消石二味

狗蒙招尤　太素狗作佝。楊曰。佝蒙謂眩冒也。招尤。謂目招搖。頭動戰尤也。尤音宥。先兄曰。本事方云。狗蒙者。如以物蒙其首。招搖不定。目眩耳聾。皆暈之狀也。故肝厥頭暈。腎厥巓痛。不同如此。沈承之據于此莊子怵然有恂目之志。釋文李頤又作眴眩也。蓋狗蒙即眩冒。又檀弓咏斯猶註。猶。當作搖。聲之誤也。搖。謂身搖動也。秦人猶搖聲相近。堅按楊說爲是。而先

皃意相符。但楊以招尤屬之頭目。似謬。攷說文。柖。樹搖皃段曰柖各本作搖今正搖樹動也。段氏注曰。柖之爲言招也。樹高大則如能招風者然。漢志郊祀歌。體招搖若永望。注。招搖申動之皃。按此招搖與柖榣同。又頁部曰。䪼顫也。段注曰。按玄應書兩引說文皆作䪼云。謂掉動不定也。蓋演說文語通俗文云。四支寒動。謂之顫䪼。今按玄應書又曰載䪼字體作顫又作倸同之見反蓋上虛下實。故眩暈昏冒。身體振掉。不能自持。此恆見之證也。說文顫頭不定也又有版字曰顫也玉篇卯尤咒切頭搖也與犒同據此楊注似宜從然尤既與搖同且招尤連言不必係頭目頭動故從頁實非招尤本義也如顫字則本是頭動假以爲身搖本事方曰。上虛者。肝虛也。故肝虛則頭暈。又曰頭暈清頭目。治肝厥。鉤藤散。鉤藤陳皮半夏麥門冬茯苓茯神人參甘菊花防風各半兩甘草一分石膏一兩右麁末每服四錢水一盞半生薑七片煎服

甚則入肝　先兄曰。張云。此下三節。不言甚則入藏。蓋文之缺。而義則同也。

䐜脹　先兄曰。說文。䐜。起也。

支鬲胠脇　先兄曰。按鬲與膈同。支拄隔塞也。

下厥上冒　先兄曰。冒又作瞀。莊子予適有瞀病。李頤曰。瞀風眩貌。司馬彪云。瞀讀爲䁘。

五色微診　先兄曰。張云微診。診有精微也。

外疾　先兄曰。吳云。外疾。用心於外而致疾也。張云。外疾。外邪也。堅按琦

曰二字疑衍。

上堅而大　琦曰。上字疑衍。王氏以寸口釋之。非也。堅而大。沈實之診。陰凝之象也。故積氣在小腹與陰。

五藏別論篇第十一　太素全存

或以腦髓爲藏　太素此下有或以爲府一句。先兄曰。海論腦爲髓之海。

六府者至滿而不實也　楊曰。腸胃更滿。故爲實也。更虛。故不滿也。飽食未消。腸中未有糟粕。卽胃實腸虛也。食消以下。於腸胃中未有食。入卽腸實胃虛也。以其胃虛。故氣得上也。以其腸虛。故氣得下也。氣得上下。神氣宣通。長生久視。

氣口　先兄曰。經脈別論四時氣篇作氣口。五色篇終始篇作脈口。六節藏象論禁服篇作寸口。

六府之大源也　先兄曰。海論胃者水穀之海。其輸上在氣街。下至三里。

皆出於胃變見於氣口　楊曰。胃爲水穀之海。六府之長。出五味以養藏府血氣。衞氣行手太陰。脈至於氣口。五藏六府善惡。皆是胃氣所將。而來會手太陰。見於氣口。故曰變見也。

故五氣入鼻至不利也　琦曰。此與上文義不屬。有遺脫也。

凡治病至與其病也　楊曰。療病之要。必須上察人迎。下診寸口。適於脈候。又觀志意有無。有志意者。不可爲巫及說療疾。復觀其人病態能可療以不。堅按適。猶調也。宜參離合眞邪論　卽平人氣象論平息以調之爲法之義。楊志意注非是。蓋不過言病者之苦喜厭欲耳。

異法方宜論篇第十二太素全存

鹽勝血　先兄曰。五藏生成篇。多食鹹則脈凝泣而變色。宣明五氣篇。鹹走血。血病無多食鹹。

砭石　太素作⿰石巳石。楊曰。瘍。養良反。瘡也。⿰石巳針破癰已成。冷石熨其初起。此言東方疾異療。堅按⿰石巳是砭譌。玉篇。⿰石巳。甫廉切。刺也。以石刺病也。砭同上。可以證焉。巳乏同用猶⿰礻乏之與祀犯之與⿰犭乏　楊分砭石爲二誤。且冷石未審其解。

陵居　先兄曰。後漢西羌傳注。引作山居。

褐薦　太素作疊篇。楊曰。不衣者。不以綿爲衣。而以疊篇其身。堅按疊篇侯玫。

華食　太素作笮食。楊曰。笮。詐白反。食物皆壓笮磨碎。不以完粒食之。

毒藥　鶡冠子環流篇曰。味之害人者謂之毒。又曰。積毒爲藥。工以爲醫。月令孟夏之月曰。是月也。聚百藥。注。蕃廡之時。毒氣盛。

灸焫　先兄曰。志云。北方陰寒獨盛。陽氣閉藏。用艾焫灸之。能通。按元陽於至陰之下。

南方者　梶原性全萬安方曰。岐伯曰。南方其地下。水土弱。霧露之所聚也。故瘴氣獨盛於廣南。

食胕　楊曰。胕。扶付反。義當腐。扶原作快今改

痿厥寒熱　楊曰。人之食雜。則寒溫非理。故多得寒熱之病。不勞則血氣不通。故多得痿瘚之病。故導引按撟。則寒熱咸和。血氣流通。

導引按蹻　太素作按撟。楊曰。撟。巨紹反。又曰撟又九紹反。舉平也。先兄曰。志云。宜導引其四支。以引氣血之流通也。堅按楊注平字當作手。説文。撟舉手也。又文選長楊賦注。引服虔云。蹻舉足也。據此。王注舉手足亦有所本。然其云蹻捷者。義遂不通。

得病之情　王以性懷釋之。恐非。志曰。得病之情者。知病之司於天時。或因於地氣。或因于人之嗜欲。得病之因情也。此解亦未允。蓋病之寒熱虛實。皆得謂之情。乃是言得所以爲癰瘍。爲病生于內。爲滿病爲攣痺爲痿厥寒熱之情也。如余聞虛實以決死生。願聞其情。玉機眞藏論　診病之道。觀人勇怯骨肉皮膚。能知其情以爲診法也。經脈別論　形之疾病。莫知其情。寶命全形論　莫知其情而見邪形也。八正神明論　索之於經。慧然在前。按之不得。不知其情。故曰形。同上　良工所失。不知其情。疏五過論　愚醫治之。不知補瀉。不知病情。同上　正邪之中人也。微先見於色。不知於身。若有若無。若亡若存。有形

無形。莫知其情。邪氣藏府病形篇可以互證焉。千金方曰。風者善行而數變。在人肌膚中。內不得泄。外不得散。因人動靜。乃變其性。所謂性者。文異而意同。但次篇繫之病者數問其情者。卽性懷已。方盛衰論追陰陽之變章。五中之情。其義又異。

移精變氣論篇第十三 太素全存

祝由　楊曰。上古之時有疾。但以祝爲去病所由。其病卽已。又注次節曰。是以有病以祝爲由。移精變氣去之。無假於針藥也。堅按上說卽王所據。方以智通雅曰。由內經有祝由說。又䄢祝䄢也。卽祝。段玉裁說文法曰。惠氏士奇曰。素問黃帝曰。古之治病。可祝由而已。祝由卽祝䄢也。已止也。玉裁按玉篇曰。古文作䄡。按惠言出禮說又古鈔眞本玉篇言部曰訲大又反說文訲祝也或爲䄢字在爾部今本說文與此不同而眞本玉篇示部係于缺佚此說似是。然據賊風篇。則舊注爲當。又格致餘論。虛病痰病。有似邪祟。論曰。或曰外臺秘要有禁呪一科。庸可廢乎。予曰。移精變氣。乃小術耳。可治小病。若內有虛邪。外有實邪。當用正大之法。自有成式。昭然可考。按外臺秘要無禁呪科千金翼方聖濟總錄等有之蓋古祝由之法不傳。故朱氏有斯言。

僦貸季　太素無僦字。楊曰。貸季。上古眞者也。

草蘇草荄之枝本末爲助　太素蘇作荄。助作眇。堅按太素非是。莊子天運篇。蘇者取而爨之。釋文李云。蘇草也。方言。江淮南楚之閒。謂之蘇。方言蘇芥草也原識荄草字錯草荄之枝。猶言草荄與枝之字。古有與義。詳見王引之經傳釋詞。

一者因得之　宋陳言以三因極一命其書。實本于此段。而以此因字爲病因之義。蓋張注之謬所自來也。

湯液醪醴論篇第十四 太素全存

五穀　五音五味篇。麥大豆稷黍麻。與月令同。程瑤田九穀考曰。素問金匱眞言論五方之穀曰。麥黍稷稻豆。鄭氏注職方氏之五種曰。黍稷菽麥稻。漢書地理志引職方氏師古注之全同。後鄭管子書多周秦間人所傳益。其地員篇載五土所宜之種曰。黍秫菽麥稻。淮南子正穀注。菽麥黍稷稻。漢書音義韋昭曰。五穀黍稷菽麥稻也。自金匱眞言以下。說竝不異。而五常政大論。則又進麻爲木穀。至火穀則麥黍互用。程氏更舉數說茲不繁引

湯液及醪醴　楊曰。醪汁澤酒。按澤當滓醴宿酒也。堅按扁鵲傳曰。其在腸胃酒醪之所及也。攷周禮酒正辨五齊之名。一曰泛齊。二曰醴齊。注。泛者成而滓浮泛泛然。如今宜成醪矣。醴猶體也。成而汁滓相將。如今恬酒矣。醴有清有糟宜攷周禮及內則注疏　惠士奇禮說曰。酒正四飲。漿人六飲。皆有醫。醫者古之湯液。今之酒漿也。故漿人掌之。酒正辨焉。說文。醫治病工。殹者惡姿也。

得酒而使。一曰毉病聲酒所以治病。周禮有醫酒。郊祀志順風作液湯。如淳曰。蓺文志有液湯經。其義未詳。愚按內經黃帝問曰。上古聖人作爲湯液醪醴。然則古之治病。未有毒藥鍼石。先有湯液酒醪。故謂之醫。此說稍精。然熟攷注疏。所謂醫者。與醴無大異。而經文下一及字。則湯液與醪醴。其品益殊。竊以爲稱云湯液。則恐是煮米取汁者。而醪醴者是醞釀所成也。要之邈古之物。無由確知耳。元人施圓端效方製有湯液方。姑存于左。湯液方治諸虛百損氣血勞傷因病久深變生膈氣腹脇刺痛噎痞心胸食結不消噦逆嘔水翻胃吐食大便硬祕形瘦體枯以致難救者（越信之）　黃米糯米（各三升同醋煑粥）麴細末（三斤）量寒溫和器內停發過沈澄之時又入餳稀六斤等候再糟粕訖日自然上清下澄以成湯液晝夜十二時辰停分三度度一服氣藥膈氣丁沈藥後停待一時溫服湯液一盞後又候一時更喫白餳數塊日夜長短品二服飲液食餳均九度飲食湯液造作煎烹食藥相應頤生養氣而以樂天知命實腹虛心百日獲安如故者衆

稻米　程瑤田九穀考曰。說文稻稌也。稌稻也。周禮曰。牛宜稌。稌沛國謂稻曰稬。案稻稌大名也。稬。糯也。其黏者也。字林糯黏稻也稉之爲言硬也。不黏者也。字林稉稻不黏者　南方謂之秈。廣雅秈稉也玉篇秈稉稻也　七月之詩。十月穫稻。月令季秋嘗稻注云稻始熟也　爲此春酒。以介眉壽。月令仲冬乃命大酋。秫稻必齊。內則雜記。竝有稻醴。左傳進稻醴粱糗。內經黃帝問爲五穀湯液及醪醴。岐伯對曰。必以稻米炊之。稻薪。皆言釀稻爲酒醴。是以稻爲黏者之名。黏者以釀也。穈黏　句　黍稷黏　句　秫皆可以釀者也。內則糝配　餈同　用稻米。籩人職之餌餈。注亦以爲用稻米。皆取其黏耳。先兄曰。高云湯液醪醴。五穀皆可爲之。而秋

成之稻穀尤佳。志云。稻得春生夏長秋收冬藏之氣。具天地陰陽之和者也。

稻薪　謂禾稈也。以供炊爨甚佳。

神不使也　張曰。凡治病之道。攻邪在乎鍼藥。行藥在乎神氣。故治施於外。則神應於中。使之升則升。使之降則降。是其神之可使也。若以藥劑治其內。而藏氣不應。鍼艾治其外。而經氣不應。此其神氣已去。而無可使矣。雖竭力治之。終成虛廢已爾。是卽所謂不使也。

滎泣　太素泣作澁。

其有不從毫毛生而　宋本生而易位。

津液充郭　太素充作虛。郭作廓。楊曰。胷傷竭也。廓。空也。堅按根結篇滿而補之。則陰陽四溢。腸胃充郭。五癃津液別論消穀。則蟲上下作。腸胃充廓。上膈篇。蟲寒則精聚守於下管。則腸胃充郭。原識引文有譌爾雅。廓。大也。方言。張小使大謂之廓。蓋靈樞充廓似張大之謂。如本篇未必是存攷。又脹論。夫脹者。皆在於藏府之外。排藏府而郭胷脇。脹皮膚。楊曰。氣在其中。郭而排之。亦張大之謂。下文曰胷腹藏府之廓也其義蓋殊

平治於權衡　先兄曰。吳云。平治之法。當如權衡。陰陽各得其平。勿令有輕重低昂也。堅按雞峯普濟方引初和甫曰。去遠陳莝。謂滌腸胃中腐

敗也。脈浮如秤衡之在上。卽發汗。鬼門汗空也。脈沈如秤槌之在下。卽利小便。淨府小腸也。此淨府解謬。

開鬼門潔淨府　先兄曰。玉機徵義云。鬼門者。猶幽玄之謂。有毛竅而不見其開闔。淨府者。謂膀胱。內無入孔。而外有出竅。爲清淨津液之府。按此鬼門解誤。淨府解乃張注所本。

精以時服　琦曰。當作復。堅按張介賓注有所本。不須改。

玉版論要篇第十五 太素全存

奇恆者言奇病也　太素言奇病也。作言奇恆病。堅按五藏別論。奇恆之府。亦奇於恆常之謂。

道之至數　楊曰。數理也。堅按管子注。數理也。老子注。數謂理數也。更宜攷經籍纂詁

神轉不回　沈作詰寓簡曰。卦終於未濟何也。天下之事。無終窮也。而道亦無盡也。若以既濟而終。則萬法斷滅。天人之道泯矣。黃帝書所謂神轉不回。回則不轉。浮屠所謂不住無爲。不斷有爲者是也。

容色　太素作客色。堅按此與全元起合。王以他氣注之。恐原本亦作客色也。又論衡曰。妖氣見於天。容色見於面。面有容色。雖善操行。不能滅。死徵已見也。據此。古或有容色語。當攷。

色夭面脫不治　太素作其色赤面兌不爲治。楊曰。宛（按當兌字）尖小謂面瘦無肉也。堅按太素經注並難從。

病溫虛甚死　張曰。病溫邪有餘。虛甚正不足。正不勝邪。故死。志曰。正氣虛甚。邪惟內侵。邪盛正虛。必死之候也。堅按據王注傷寒眞死下虛人者卽是。

搏脈痹躄　先兄曰。張云。上文言奇恒之色。此下言奇恒之脈。

診要經終論篇第十六（太素佚）

人氣在心　先兄曰。吳云。地氣始閉。陽氣在中。人以心爲中。故人氣在心也。

人氣在腎　琦曰。按本文言人氣所在。與金匱眞言四時刺逆從諸義不同。三月四月之在脾。九月十月之在心。尤難曲解。姑依王義說之。以俟知者。又曰。此下與四時刺逆從論語相出入。然彼文爲得。葢所傳異辭。不無錯入也。

散俞　先兄曰。按散俞對本輸而言。譬若太陰肺經。除少商魚際太淵經渠尺澤之外。共爲間散之穴。謂之散俞。寒熱病篇。春取絡脈。夏取分腠。秋取氣口。冬取經輸。四時氣篇。春取經血脈分肉之間。甚者深刺之。間者淺刺之。夏取盛經孫絡。取分間。絕皮膚。秋取經俞。邪在府取之合。冬取井滎。必深取之。水熱穴論。春者木始治肝氣始生。肝氣急。其風疾。經脈常深。其氣少。不能深入。故取絡脈分肉間。終始篇。春氣在毛。夏氣在皮膚。秋氣在分肉。冬氣在筋骨云云。蓋春氣始生之際。邪氣入淺。故其刺亦不欲深。故刺間散之穴也。

直下　先兄曰。吳云。直下言直刺而下。不必按而散其衞氣也。

解墮　呂覽季秋紀曰。行春令則暖風來至。民氣解墮。月令作解惰。釋文。解古買反。惰徒臥反。釋名曰。懈解也。骨節解緩也。

益嗜臥又且善瘳　先兄曰。吳云。刺夏分而傷心。則神疲而嗜臥。心虛神不安。故又善夢。

布憿　先兄曰。吳云。以布憿著之者。以胸腹近於五藏。遮風寒也。馬云。從布上刺者。不欲深入也。志定著之解係于誤讀王注形定

目睘　韓非子外儲說。盼然環其眼。注。環轉其眼以作怒也。吳蓋本于此。張子和十形三療曰。清州王之一子。年十餘歲。目赤多淚。衆工無效。戴人見之曰。此兒病目睘。當得之母腹中被驚云云。此與少陽經終其證自殊。

善驚妄言　琦曰。陽明病聞木音則惕然驚。罵詈不避親疎。一由土虛畏木。一則熱盛鑠心。非陽明之絕症。王氏據以說此。誤也。堅按此說不必。

不仁　楊注痺論曰。仁者。親也。覺也。營衞及經絡之氣疏澀不營皮膚□中。故皮膚不覺痛癢。名曰不仁。堅按成無已注平脈法曰。仁者柔也。不仁者。言不柔和也。爲寒熱痛癢俱不覺知者也。又曰。不仁爲強直而無覺也。趙大中風科集驗名方曰。中風不仁者。蓋仁爲衆善之長。主溫和慈順。今則四肢強直。不能舒卷。筋攣緊急。是由榮衞不通。故爲不仁也。二氏以強直爲解。欠覈。

素問紹識卷第二

江戶侍醫法印尙藥兼醫學教諭丹波元堅學

脈要精微論篇第十七（此篇太素首段至關格及心疝病成而變二節並缺餘皆在）

診法　先兄曰。張云。凡切脈望色審問病因皆可言診。而此一節以診脈爲言。堅按此說本于馬氏診要經終論注。

陰氣未動陽氣未散　尤怡曰。按營衞生會篇云。平旦陰盡而陽受氣矣。夫陰方盡。何云未動。陽氣方受。何云未散。疑是陽氣未動。陰氣未散。動謂盛之著。散謂衰之極也。堅按此說未必是。志本于滑氏曰。陰靜而陽動。有所動作。則靜者動而動者散亂矣。

參伍　先兄曰。參伍二字。朱子文集詳釋之。

渾渾　先兄曰。山海經東望泑澤河水所潛也。其源渾渾泡泡注。水濆涌之聲也。

蒼璧　先兄曰。周禮大宗伯聽以蒼璧禮天。

中盛藏滿氣勝傷恐者　先兄曰。吳云。藏滿。藏氣壅塞而滿也。堅按琦曰。氣勝五字衍文。溼傷脾土。故中滿盛。而聲微不清。

膝者筋之府　張云。筋雖主於肝。而維絡關節以立此身者惟膝膕之筋爲最。故膝爲筋之府。筋憊若是。則諸經之失強也。

岐伯曰反四時者云云　琦曰。此他經脫文。不可強解。堅按此與原識意相協。

萬物之外六合之內　先兄曰。物在天中。天包物外。蓋萬物之外。六合之內。猶言天地間也。

彼秋之忿　太素忿作急。楊曰。秋之三月。陰氣之始。風高氣勁。故名爲急。堅按此與王注合。

脈與之上下　楊曰。春夏之脈。人迎大於寸口。故爲上也。寸口小於人迎。故爲下也。秋冬之時。寸口大於人迎。故爲上也。人迎小於寸口。故爲下也。此乃盛衰爲上下也。堅按就規矩權衡攷之。猶以馬注爲優。

從陰陽始　先兄曰。志云。從陰陽始。即冬至陽氣。夏至陰氣。微上微下。陰陽上下。自有經常之理。紀始押韻既見五藏生成篇

四時爲宜　宜字當從太素作數。蓋此段分之。有期以下二十四句。每二句押以同韻。度與宜其韻不遍。度與數其部則一。廣韻宜在上平五支度在去聲十一暮數在上聲九麌段玉裁六書音均表暮麌並在古音第五部仍知太素爲是。蓋四時爲數者。言從五行衰王而爲準度者必就四時爲計數。

補寫勿失　太素作循數勿失。堅按太素爲是。蓋此段隔句。每取句末一

字以爲次句起語。上云爲數。故承以循數言。人之有脈。循四時之數不敢違失。猶與天地云爲其理如一也。且本節論診法。不及鍼藥。補寫二字殊無著落。益知舊文爲譌。

得一之精以知死生　太素精作誠。堅按始之以下三十三字疑不必羨文。莊子刻意純素之道。唯神是守。守而勿失。與神爲一。一之精通。合于天倫。句法相似。

短蟲　長蟲　先兄曰。說文蟯腹中短蟲也。蛕腹中長蟲也。○楊曰。凡夢有三種。人有吉凶。先見於夢。此爲徵夢也。思想情深。因之而夢。此爲想夢也。因其所病。見之於夢。此爲病夢也。此十一種夢。皆病夢也。堅按周禮六夢。三曰思夢。卽楊所謂想夢也。又楊以夢診爲答。病乍在內之問。不可從。

持脈有道虛靜爲保　先兄曰。李云虛者。心空而無雜思也。靜者。身靜而不喧動也。堅按素靈中道寶押韻不一而足。如治病之道。氣內爲寶。疏五過論 治數之道。從容之葆。徵四失論 持針之道。堅者爲寶。九針十二原論 營氣之道。內穀爲寶。營氣篇 灸刺之道。何者爲寶。四時氣篇寶原作定今從甲乙 審知其道。是謂身寶。五亂篇 是也。又諸子間亦見之。如管子成功之道。嬴縮爲寶。○六韜。凡謀之道。周密爲寶。武韜 必出之道。器械爲寶。虎韜 吳子。夫安國家之道。先戒爲寶。料敵 韓非子。人主之道。靜退爲寶。主道 呂覽凡食之道。無飢無飽。是之謂五藏之葆。盡數 凡農之道。厚之爲寶。審時 是也。廣韻道寶並在上聲皓韻 琦曰。保當作寶。未確。

春日浮如魚之遊在波　太素遊作游。波作皮。楊曰。春時陽氣初開。脈從骨髓流入經中。上至於皮。如魚游水。未能周散。堅按照在膚下。膚在骨而砍之。則改作在皮。疑是。當攷。

蟄蟲將去　或曰。王訓藏去者。漢書蘇武傳。去屮實而食之。師古曰。去謂藏之也。三國志華佗傳。何忍無急去藥。裴松之曰。古語以藏爲去。是其義也。此說似是。說文。蟄。藏也。此蓋謂當蟄之蟲。將蟄地下也。

按而紀之　紀。經紀之謂。猶理也。

心脈搏堅而長　太素搏作揣。下並同。楊曰。揣。動也。長謂寸口脈長一寸也。此爲心脈盛動堅。心脈上至舌下。故盛動堅。舌卷不能言。堅按。廣雅。揣。動也。先兄曰。張云。五藏病脈。一曰搏堅而長。一曰耎而散。而其爲病多皆不足。何也。蓋搏堅而長者。邪勝于正。是謂邪之所湊。其氣必虛也。一以有邪而致虛。一以無邪本虛。雖若一。而病本不同。所以當辨也。

當消環自已　太素環作渴。楊曰。耎而散者病消渴。以有胃氣故自已。尤怡曰。按搏堅而長者。太過之脈。心象火而脈縈舌。心火有餘。故病舌卷不能言也。軟而散者。不足之脈。心者生之本神之處。心不足則精神爲消。如卑惵遺亡恐懼之類是也。環自已者。言經氣以次相傳。如環一周。復至其本位。而氣自復。病自已也。診要經終論云。刺中心者環死。義與此同。環自已者。經盡氣復則生。環死者經盡氣絶則死也。甲乙經。環作渴。非。琦曰。心液耗傷。故見消渴。俟心氣復續。津液得生。則自已也。

當病灌汗至令不復散發也　太素令作今。楊曰。以肺氣虛。故脈耎散也。虛故腠理相（舊校曰疑開）逐。汗出如灌。至令不復也。

易入肌皮腸胃之外　楊曰。易音亦。若脈耎散。色又光澤者。當因大渴暴飲。水溢腸胃之外。易入肌皮之中。名曰溢飲之病也。堅按廣韻。易變易。又始也。改也。奪也。轉也。伊昔切。楊氏葢爲轉義讀。先兄說亦相合。曰易移易之謂。言以其多飲不滲入尿脬。移易入于肌膚腸胃之外。甲乙經易作溢可證。又楊言肌皮之中者。與原識意合。

折髀　食痺　楊注並與王義同。下折腰亦然。

色不澤　楊曰。足太陰脈循胻。故脾虛色不澤者。胻腫若水之狀也。堅按若水狀。專係言胻腫。楊注是。

至令不復也　太素令作今。

病成而變　張曰。成言病之本。變言病之標。標本不同。是謂之變。

癉成爲消中　說文。癉勞病也。從疒單聲。是義醫經所無。先兄曰。淮南子說山訓。嫁女於病消者夭死。則後難復處也。後漢李迪傳。素有消病。注。消中之病也。

筋攣骨痛　楊曰。因於癰腫。有此二病。故請所主。按請疑問譌　堅按此與張意合。

有故病五藏發動　張曰。有故病。舊有宿疾也。五藏發動。觸感而發也。

徵其脈小　馬與王義同。曰小爲虛也。脈則一時之虛。所以謂之新病也。張曰。脈小者邪氣不盛。琦曰。色發於藏。故久病色必奪。脈兼經絡。故新病脈卽奪。

不見血已見血　琦曰。不見血六字疑衍文。

尺內兩傍則季脇也尺外以候腎尺裏以候腹　楊曰。從關至尺澤爲尺也。季脇之部。當在尺中央兩傍。不在尺外兩傍。季脇有病。當見此處。尺中兩傍之外。以候兩腎之有病。當見此部也。自尺內兩中間總候腹中。堅按楊氏蓋就尺部分左右各兩行與中行爲說。王氏以爲兩傍各謂尺之外側。則與尺外謂尺之外側者。殆無分別。故更分上下爲說。俱似未爲明覈。今攷經文。但言中附上。上附上。而不言下附下。然以下文推之。則此三句是一節。其爲下附下可知矣。且此三句特不分左右。是均兩手而言。尺內者尺內側也。尺外者尺外側也。下文內外字皆然。可以互證。尺內兩傍者。兩手尺內側之謂。而尺外下無兩傍字者。省文也。尺裏者。尺內外側之中央也。響校刊源識用此說爲圖　先兄曰。張云。人身以背爲陽。腎附於背。故外以候腎。腹爲陰。故裏以候腹。所謂腹者。凡大小腸膀胱命門。皆在其中矣。又施沛脈微有說欠確。仍不錄。

中附上　太素附上以下楊以中字屬上句至內以候膻中四十三字。作跗上以候胷中六字。楊曰。跗當爲膚。古通用字。故爲跗耳。當尺裏以上皮膚。以候胷中之病。堅按據楊注。則尺裏與膚上膚前膚後。並不能知其界限。其說蓋謬。今姑存之。

前以候前後以候後　太素兩以字无。楊曰。當此尺裏跗前以候胸腹之前。跗後以候背後。

上竟上者胸喉中事也　太素作跗上鬲上也五字。楊曰。當尺裏跗上皮膚以候膈上也。一曰竟上疑錯。先兄曰。吳云。上竟上寸之盡也。下竟下尺之盡也。張云。竟。盡也。言上而盡於上也。

下竟下者少腹腰股膝脛足中事也　太素作鬲下者。腹中事也七字。楊曰。當尺裏膚上以下。以爲膈下之分。即腹中事。

麤大者陰不足陽有餘爲熱中也　太素大作叐。中下有跗之下三字。楊曰。尺之皮膚。文理麤叐者。是陰衰陽盛。熱氣熏膚。致使皮膚麤起。故爲熱中。堅按以上楊注並難信。

來疾去徐　楊曰。來疾陽盛。故上實也。去徐陰虛。故下虛也。上實下虛。所以發癲疾也。

上虛下實　楊曰。上虛受風。故惡風也。

故中惡風者陽氣受也　太素無此九字。堅按無者似勝。

眴仆　楊曰。眴玄遍反。目搖。堅按楊本于說文。然王謂頭眩者。於義爲順。先兄曰。方言。朝鮮洌水之閒。顚眴謂之賑眩。史屈原傳。眴兮窈窕。徐廣云。眴眩也。眴眩古通用。旣見原識五藏生成篇狥蒙下

多汗身寒　王注氣多。據新校正亦當血多。

陰陽有餘則無汗而寒　太素無此文。堅按太素似是。○琦曰。陽加於陰。謂之汗。氣行而血不充。故身熱無汗。其表實無汗。亦此義也。陽虛於外。故多汗。陰盛於內。故身寒。但滑脈爲陽與多汗身寒之證不合。陰陽有餘二語。未詳其義。恐有譌誤。

推而外之　此下一段。施沛脈微、畢蔡輯說欠妥。尤怡以上而不下。下而不上。爲升降義讀。亦不確。並不具錄。

而身有痺也　太素作而身寒有痺。

平人氣象論篇第十八太素全存

三動而躁　楊曰。脈之三動以是氣之有餘。又加躁疾。尺之皮膚復熱。即

陽氣盛。故爲病溫。堅按論疾診尺篇曰。尺膚熱甚。脈盛躁者。病溫也。

尺熱曰病溫　先兄曰。吳云。溫病者寒毒入裏。積久變爲溫熱。故尺部肌肉熱。是爲溫病。

尺不熱脈滑曰病風脈濇曰痺　楊曰。一呼三動而躁。尺皮不熱。脈滑曰風。脈濇曰痺也。堅按論疾診尺篇曰。尺膚滑其淖澤者風也。又曰。尺膚滑而澤脂者風也。尺膚濇者風痺也。

藏宜散于肝　先兄曰。按藏眞非眞藏之眞。即言五藏眞元之氣。各應五時而見脈象也。

虛里　楊曰。虛音墟。虛里。城邑居處也。此胃大絡。乃是五藏六府所稟居。故曰虛里。

脈宗氣也盛喘數絕　楊曰。宗尊也。此之大絡。一身之中□血氣所尊。故曰宗氣。其脈動。如人喘數而絕者。病在藏中也。

宗氣泄也　琦曰。其動應衣。動之甚也。肺貫宗氣。下降於腎。以行呼吸。胃氣上逆。肺無下降之路。宗氣不能下行。而橫沖於虛里。故曰泄。房勞傷陽。最多此候。亦有天眞氣少得之者。溫中培土。使中樞運轉。升降不失。則氣自清降。近代醫家。頓爲腎虛不能納氣。重以地冬滯土代陽。否則桂附溫下。胃失之矣。堅按此謂陰駁景岳。然難爲通論。

寸口　楊以爲從關至魚一寸之處。有九分之位。殊失經旨。

曰足脛痛　先兄曰。張云長爲陰不足。陰不足則陽必湊之。故足脛痛。

促上擊者　太素作如從口（蠹爛難讀按注文似是下字）上擊者。楊曰。脈從下向上擊人手。如從下有物上擊人手。是陽氣盛。陽脈行於肩背。故知肩背痛也。

沈而横　太素横下有堅字。楊曰。横指下脈横也。琦曰。脈細而附骨。横格有積。又診。堅按琦更據金匱積聚篇爲解。今不具錄。又大奇論脈至横格。是膽氣予不足也。王注脈長而堅。如横木之在指下也。

沈而喘曰寒熱　楊曰。沈。陰氣也。脈動如人喘者。是爲陽也。卽知寒熱也。先兄曰。吳云。喘脈來如人之喘急也。王注。喘爲陽吸。誤。（五藏生成篇喘而堅王注與楊意同又喘有動義開于擧痛論）

脈滑浮而疾者　琦曰。浮滑疾數。邪氣方張。故知新病。

脈急者　楊曰。按其脈如按弓弦。是陰氣積。故知疝瘕少腹痛。

脈滑曰風脈濇曰痺　先兄曰。此二句重出。係剩文。

臂多青脈　楊曰。臂尺地也。尺地絡脈青黑爲寒。卽知脫血。以其陽虛。陰盛乘陽。故脈青之。志曰。臂內浮見之絡脈多青。蓋因血脫而不華於色也。堅按志注爲是。蓋膚肉色夭。故青絡獨見也。

尺脈緩濇　先兄曰。按尺脈緩濇。猶言頭項強痛。蓋尺膚緩而脈濇也。堅按此說甚確。論疾診尺篇尺肉弱者。解㑊安臥。緩與弱其義一也。蓋素靈中尺位無診脈之法。下文尺濇尺滑及通評虛實論寸脈急而尺緩等。皆是尺膚之謂。原識於虛實論有說。宜參。奇病論尺脈數甚脉字衍彼篇詳言之　又龍城公觀曰。尺脈緩濇。當作尺緩脈滯。其意相近。公觀寬政中人撰有素問考

解㑊　楊注次篇曰。解音懈。㑊相傳音亦。謂怠惰運動難也。堅按加藤良白曰。解㑊通作解釋。正法華經卷五授五百弟子決品云。又瞻如來諸佛境界。得未曾有。歡喜踊躍。無衣食想。肢體解懌。不能於衣食。音釋。懌音亦。廣韻懌亦並羊益切集韻夷益切

安臥　楊接上句讀。宜從論疾診尺篇。可以互證。海論。髓海不足。則腦轉耳鳴。脛痠眩冒。目無所見。懈怠安臥。亦是一徵。

脈盛謂之脫血　太素脈上有尺字。堅按此句當作尺熱脈盛。謂之脫血。正與前後尺脈對言例相合。論疾診尺篇曰。尺炬然熱。人迎大者。當奪血。此其明據矣。蓋太素原有熱字。而楊氏不知其脫。至王所見本。則并尺字而脫之。故遂以安臥屬脈盛也。又脈盛者。蓋非直盛。戴起宗脈訣刊誤列之于芤脈下。又舉仲景所謂亡血失精。半產漏下之脈弦而大。弦則爲減。大則爲芤以證之。甚得經旨。志注診尺篇曰。尺炬然熱。人迎大者。三陽之氣偏盛也。故當主奪血。

尺濇脈滑　尺寒脈細　楊釋尺與脈與王義同。又診尺篇曰。尺膚寒其脈小者。泄少氣。

脈尺麤常熱者　先兄曰。此亦謂脈粗。尺膚常熱。脈要精微論云。粗大者。陰不足。陽有餘。爲熱中也。又龍城公觀曰。當作脈麤。尺常熱。堅按脈經曰。尺脈麤。常熱者。謂之熱中。腰胯疼。小便赤熱。更攷經無麤脈。此脈字疑衍。然脈經亦既有之。不敢妄決。

是謂眞藏見皆死　琦曰。此三部九候論篇脫文。

頸脈動喘疾欬　太素喘疾倒。楊曰。有本爲胷脈動也。按本爲一本

目裹微腫如臥蠶起之狀　太素裹作果。無蠶字。楊曰。目果上下瞼也。瞼之微腫。水之候。堅按蠶字無者爲是。水脹篇水始起也。目窠上微腫。如新臥起之狀。論疾診尺篇。視人之目窠上微癰。如新臥起狀。其頸脈動時欬。按其手足上窅而不起者。風水膚脹也。俱可以證。王引評熱病論爲徵。然彼言目下微腫光亮。此言目上龐然虛浮。親驗病者。其候自異。王注謬。金匱風水有如蚕新臥起狀文蚕字衍又有目下如臥蚕語卽與評熱病論同義

目黃者黃疸　琦曰。目者宗脈之所聚。脾胃溼熱鬱蒸。故土色上見於目。甚則一身盡黃。

婦人手少陰脈動甚者妊子也　楊曰。手少陰脈。心經脈也。心脈主血。女

子懷子。則經血外閉不通。故手少陰脈內盛。所以動也。王引經脉別論是陰陽別論文

未有藏形　楊曰。寸口人迎。且逆且順。即四時未有眞藏脈形也。又注眞藏論曰。脈懸絕沈濇。失四時和脈。雖未見病藏之形。不可療也。堅按楊注俱未妥。

風熱而脈靜　太素靜作盛。楊曰。脈盛者。風熱之病也。

前曲後居　楊曰。心脈來時。按之指下覺初曲。後直如操捉帶鉤。前曲後直。按此四字似剩曰心死。脈居直也。

厭厭聶聶　聖惠方載十四難文作厭厭欇欇。攷廣韻厭葉動皃。於琰切。說文欇木葉搖白也。從木聶聲。爾雅楓攝攝說文楓楓木也厚葉弱枝善搖一名聶　據此。如循榆葉。義似相叶。然要不過蹁躚輕浮之謂。

如循長竿　先兄曰。志云。辨脈篇云。累累如循長竿者。名陰結也。此肝氣病而阻結也。

喘喘累累如鉤　太素鉤作旬。楊曰。旬平也。手下堅實而平。此爲石脈之形。故曰平也。堅按古旬勻多通用。段玉裁謂之　故楊以旬爲均平之義。然於喘喘累累。殊未襯切。仍攷太素旬字。即是𨥥字。如鈞。蓋如鉤譌。說文𨥥古文鈞。或從旬。淮南子原道訓。鈞旋轂轉。注。鈞陶人作瓦器法下轉旋者。漢書鄒陽傳。獨化於陶鈞之上。張晏曰。陶家名模下圓轉者爲鈞。其云

如鉤。卽是此義。爲沈濡而滑之象。始與夏平脈有別。先兄曰。注云喘喘累累如鉤。言其滑而濡也。按之而堅。濡滑有力也。○楊曰。夫五色有形。目見爲易。五聲無形。耳知次難。五脈之動。非耳目所辨。斯最微妙。唯可取動指下。以譬喩。然之得在於神。不可以事推之知也。

玉機眞藏論篇第十九　五藏受氣至傳寒之名也及篇末虛實一段太素所缺

其氣來實而弦　太素弦作強。楊曰。其春脈堅實勁直。名爲來實而強。此爲春脈。少陽有餘。耶在膽府少陽。故□在外。一曰而弦疑非也。堅按太素似是。

兩脇胠滿　楊曰。胠去居反。腋下三寸以下脇也。脇下至八間之外胠也。　宜參刺瘧論

膚痛爲浸淫　太素膚譌骨。楊曰。浸淫者。滋長也。

令人煩心上爲欬唾下爲氣泄　太素欬作嗌。泄字无。楊曰。陽虛陰盛。故心煩也。心脈入心中。繫舌本。故上見嗌唾。嗌市滯反。也謂嚼唾也。氣謂廣腸洩氣也。堅按嗌字非是。

故曰浮　琦曰。金氣收降而脈浮者。承六陽盛長之後。陽氣微下。自皮膚而漸降。所謂秋日下膚。蟄蟲將去。與春夏之浮不同也。來急去散。卽厭厭聶聶。如落楡莢之義。非勁急散亂之謂。

中央堅兩傍虛　琦曰。卽如循雞羽也。堅按此據前篇王注。

慍慍然　太素作溫溫然。楊曰。溫溫然。熱不甚也。堅按楊說誤。

沈以搏故曰營　楊曰。營聚也。謂萬物收藏歸根氣亦得深搏骨沈聚內營。故曰如營也。堅按此解難從。錢大昕曰。古人讀營如環。見潛研堂文集問答中先兄難經疏證。以爲營衞之營。與環同義。王注如營動。亦或此意。

其去如數　太素作其氣去如毛。楊曰。腎氣不足。故其氣去。按之如按於毛。病在於腎。故曰在中。一曰如數也。琦曰。其去如數。來不盛去反盛也。陽根微弱。故來不盛。腎精下沈。故去似數。

解㑊　琦曰。解㑊與彈石之脈。疑有誤字。

脊脈痛　太素作腹痛。

心懸如病飢　太素懸如易位。堅按楊注亦不了。不錄。

小便變　楊曰。又小腹虛滿。小便變色也。

如水之流　先兄曰。張云平人氣象論。如水之流曰脾死。此言太過。蓋水之流。滔滔洪盛者。其太過也。濺濺不及者。其將竭也。

如鳥之喙　太素喙作啄。堅按此與新校正引別本合。先兄曰。高云如鳥之喙者。則堅勁自止。

四支不舉　尤怡曰。玉機眞藏論云。脾脈太過。則令人四支不舉。其不及。

則令人九竅不通。靈樞本神篇云。脾氣虛。則四支不用。實則涇溲不利。葢脾虛則營衛涸竭。不能行其氣於四支而爲之不舉。脾實則營衛過絕。亦不能行其氣於四支而爲之不舉。九竅亦然。兩經互言之者。所以窮其變也。

九竅不通　琦曰。生氣通天論。陽不勝其陰。則五藏氣爭。九竅不通。葢脾陰下陷。升降倒置。濁陰塡湊。故九竅不通也。

死生之早暮也　先兄曰。按新校正說誤。

故曰別於陽者　先兄曰。張云。陽者言表。謂外候也。陰者言裏。謂藏氣也。凡邪中於身。必證形於外。察其外證。卽可知病在何經。故別於陽者。知病所從來。病傷藏氣。必敗眞陰。察其根本。卽可知危在何日。故別於陰者。知死生之期。此以表裏言陰陽也。如陰陽別論。乃以脈言陰陽也。

皮膚閉而爲熱　卽仲景所謂名曰傷寒者。麻黃湯證是。

湯熨　先兄曰。吳云。湯洗也。熨烙也。堅按扁鵲曰。疾之居腠理也。湯熨之所及也。湯熨恐是溫湯蒸熨之謂。存攷。

肺痺　先兄曰。吳云。肺痺葢肺氣不利之名也。志云。痺閉也。

弗治肺卽傳　琦曰。上脫治法一節。疑上或痺不仁二十字當在此上也。

發癉　山海經西山經。服之已癉。郭注。黃癉病也。音旦。此疸本作癉之明徵。漢書蓺文志。五藏六府癉十二病方四十卷。師古曰。癉黄病。音丁韓反。外臺祕要引仲景傷寒論。疸或作癉。又引古今錄驗及千金翼方。正有胃癉腎癉等九疸。六元正紀大論少陰司天下曰。黄癉鼽衄。是知疸字隋唐人或用癉。故王氏亦以發黄爲解也。

疝瘕　長刺節論。病在少腹。腹痛不得大小便。病名曰疝。得之寒。仲景有寒疝之稱。並足以知疝之因寒。今此云寃熱者。蓋是寒鬱爲熱。非疝之因熱矣。巢源癥瘕候曰。瘕者假也。謂虛假可動也。葢疝之結塊。乍聚乍散。故謂之疝瘕也。

寃熱　儒門事親曰。寃者屈滯也。病非本經。爲他經寃抑而成此疾也。寃一作客。客猶寄也。遺客熱于少腹。久不去。從金化而爲白。堅按此說非是。

不以次入者　馬曰。或以有餘而乘彼盛。以不足而受乘。皆乘所不勝。此其不以次而入之道也。堅按此節心腎則其志太過。而爲他藏所尅。肝則移尅他藏。而肺特具二者。（悲憂俱爲肺志）且不及脾藏。故王氏據五氣篇。有憂則肝氣移於脾之解。而志聰改易三字。然既云不以次。則何怪乎其不晝一乎。又琦曰。精氣幷於心則喜。喜則氣緩。神不收持。故腎氣乘之。怒則氣上。悲則金旺。故所勝所不勝所生皆爲所乘。恐者腎精之下陷。故脾氣乘之。憂當作思。思者脾陽之鬱結。故心氣乘之。凡諸相乘。各由衰盛。喜恐者衰而所勝乘之也。怒悲者盛而互乘諸藏也。憂則母乘子也。舉此三端。而相乘之道備。不言子乘母者。前文五藏受氣於其所生已言之也。此說亦不免牽強。姑存備考。

憂則心氣乘矣　先兄曰。張云憂傷肺而心氣乘之。火勝金也。

其氣動形　楊曰。喘息氣急肩膺皆動。故曰動形也。堅按仲景所謂呼吸動搖振振者不治。正此之謂也。

期六月死眞藏脈見　太素无脈字。楊曰。肺病次傳至肺再傷。故六月死也。又曰。古本有作正藏。當是秦皇名正。故改爲眞耳。眞正義同也。堅按此五項。楊配之五藏。與王意相同。

內痛引肩項期一月死　楊曰。內痛。謂是心內痛也。心府手太陽脈。從肩絡心。故內痛引肩項也。心不受痛。受病不離三月。故一月死。眞藏脈見可即與死期也。先兄曰。張云。一月者。斗建移而氣易也。堅按金匱曰。脈沈而弦者。懸飲內痛。

內痛引肩項　楊以爲脾胃中痛不殁。

十月之內死　楊曰。良以脾胃受於穀氣。故至十月而死也。先兄曰。張云十日者。天干盡而旬氣易也。月字誤。當作日。

肩髓内消　太素髓作隨。楊曰。腎府足太陽脈。循肩髆內。故腎病肩隨内藏消瘦也。又兩肩垂下曰隨。堅按脈要精微論有肩隨文。琦曰肩髓疑當作骨髓。內消卽動作益衰也。

動作益衰　王注過鑿。

眞藏來見　太素亦作未見。楊曰。腎氣未是甚衰。所以期至一年。

心中不便　太素無心字。

肩項身熱　先兄曰。高云肩項痛引肩項也。

目匡陷　先兄曰。說文。眥目也。今考經文。匡。助眼骨也。匡。飯器也。筥也。義取于此。後世遂從目旁。玉篇。眶。眼眶也。集韻。眶目厓。宜與刺禁論原識參

堅而搏　太素搏作揣。下搏而絕亦同。宜參脉要精微論

如毛羽中人膚　先兄曰。張云浮虛無力之甚。而非微毛之本體。

形氣　雞峯普濟方。有脈形氣逆順說演本節之義。文繁不錄。宜參閱。蓋此所謂氣者。卽氣息之氣。元氣之盛衰。必徵之于脈。又徵之于氣息之靜躁。以與形貌之肥瘦剛脆。互相表裏。而爲診察之緊要矣。且古書於病之繫于呼吸者。多命以氣。上文胸中氣滿。其氣動形。俱氣息之謂。而次篇形盛脈細少氣不足以息者危。乃所謂形氣相失也。彼篇王注引證本節金匱要略有息搖肩者一條。並可以互證焉。論語鄉黨屛氣似不息者。儀禮

聘禮下階發氣怡焉。鄭注曰。發氣。舍息也。王念孫曰舍讀爲舒謂發舒其氣也見經義述聞　此足以爲古人謂息爲氣之徵。

明告之　太素此下有勿趣以時一句。

病熱脈靜泄而脈大脫血而脈實　張曰。如病熱脈靜者。陽證得陰脈也。泄而脈大脫血而脈實者。正衰而邪進也。

五實　琦曰。邪結於中。升降道塞。表裏不得泄越。故然。

五虛　嚴氏濟生方曰。大抵滑泄忌五虛。證治要訣曰。五虛者死。元是冷瀉。

三部九候論篇第二十 此篇中太素有缺

天光　書顧命宣重光。馬注。重光。日月星也。

下副四時　先兄曰。廣韻。副。佐也。稱也。

以處百病　先兄曰。大戴禮聽其聲。處其氣。堅按左傳文十八年傳。德以處事。注。處猶制也。國語魯語。夫仁者講功而智者處物。注。處名也。漢書谷永傳。臣愚不能處也。師古曰。處謂斷決也。

上部天　楊以爲足少陽陽明二脈之動。與王義異。

上部地　楊以爲足陽明。與王義同。

上部人　楊以爲手太陽手少陽足少陽三脈在和窌中動。與王義異。

以平爲期　志曰。蓋凡治病。必先去其血。乃去其所苦。然後寫有餘。補不足。無問其病之可否。必候其氣至和平而後。乃出其鍼。堅按此殆是一說。

形盛脈細　江之蘭醫律一筏曰。形盛脈細。元陽虛也。少氣不足以息。虛之極也。故死。形瘦脈大。眞陰虛也。胸中多氣。虛之極也。故死。

中部之候　先兄曰。高云。中部之候雖獨調。究與上下左右之衆藏相失。是上下左右不歸於中土。故死。中部之候獨減。是中土不達是上下左右。故死。堅按志曰。血氣生于中焦。故獨重于中部。此說似是。然中部不中焦之謂。蓋獨與中部者。豈須人偶反歟。

目內陷者死　琦曰。卽玉機眞藏目匡陷之義。

渾渾然　徐徐然　志曰。渾渾然者。急疾而太過也。徐徐然者。氣之不及也。故皆主病。

身不去者　楊曰。去者行也。脫肉羸瘦。身弱不能行者爲死。琦曰。是以脫肉身不去者死句未詳。疑有誤。

眞藏脈見者勝死　太素者勝錯易。楊曰。候諸病脈有眞藏脈。見胃氣之衰獨勝。必當有死。

沈細懸絕　楊曰。深按得之曰沈。動猶引線曰細。來如斷繩曰懸絕。

以平旦死　楊曰。脾病寒熱。死於平旦。平旦木也。木尅於土。故脾病至平旦死。

以日夕死　楊曰。風爲肝病。酉爲金時。金尅於木。故日夕死。

日乘四季死　楊曰。脾者土也。王於四季。平和時脈在中宮。靜而不見。有病見時乍踈乍數。故以日乘四季時死也。

七診雖見　楊以爲沈細懸絶。此一診。盛躁喘數。此二診。寒熱病。此三診。熱中及熱病。此四診。風病。此五診。病水。此六診。形肉已脫。此七診。亦覺未允。

必發噦噫　張介賓景岳全書曰。呃之大要。亦惟三者而已。則一曰寒呃。二曰熱呃。三曰虛脫之呃。張錫駒傷寒直解曰。呃有虛呃。有實呃。有敗呃。此云噦噫。卽所謂虛呃敗呃也。

其脈疾者不病　琦曰。不字衍。

留瘦不移　楊曰。留久也。久瘦有病之人。不可頓刺。可節量刺之。琦亦以瘦爲廋字之誤。曰留廋謂癰瘕之類。伏匿而不移動。當節減而去之。堅按集韻瘦廋並踈鳩切。是知可相通用。不必改。

上實下虛　先兄曰。刺節眞邪論。一經上實下虛而不通者。此必有横格盛加於大經。令之不通。視而寫之。此所謂解結也。

經脈別論篇第二十一 太素佚

有所墮恐　墮恐二字義似不屬。且下有驚恐。此恐字疑譌。

觀人勇怯　勇怯之分。詳見論勇篇。蓋此節四句。實爲診處之要。病邪危劇。而偶得快了者。病邪輕易。而遽就困憊者。俱亦不可不由強弱壯孺之殊也。

能知其情　先兄曰。吳云。情病之所由來也。

淫精於脈　此下十句。每取句末一字以爲次句之首。脈要精微論既有此例。

濁氣歸心　琦曰。穀氣對藏府之氣言。則爲濁氣。穀入於胃。先傳之肺。乃化精氣。注於藏府。此文首歸心而脈而精乃歸於肺。誤也。堅按此說似有理。然上文云散精於肝。淫氣於筋。下文云淫精於肺。則心字難得改易。又吳醫彙講載沈家瑗說辨。此心字爲脾字之誤。然至淫精於脈。而其說亦不通。

藏氣法時論篇第二十二 太素僅存肝色青以下一段

更貴更賤　高曰。貴者木王於春。火王於夏。賤者木敗於秋。火滅於冬。更貴更賤者。生化迭乘。寒暑往來也。

急食甘以緩之　醫津一筏曰。肝欲散。急食辛以散之。肝之實也。肝苦急。

急食甘以緩之。肝之虚也。推之他藏亦然。

急食苦以燥之　按肺云食苦以泄之。是五藏中宜食苦者有二。而無一宜食鹹者。且末段列五藏色味。正與此段相發。而有脾色黄宜食鹹句。然則此苦字爲鹹字之誤明矣。所謂鹹傷血鹽勝血者。皆燥中之驗也。益鹹之譌苦。自唐以前既然。故撰運氣僞經者。沿襲不辨。於至眞要大論頻複言之。而金元諸家更主張之。遂至使苦燥之説。入人肺腑。牢不可破。且今試之。苦寒之藥。實未見有燥中之害矣。一字之誤。以生千古之惑。有如此者。

腎苦燥　李中梓苦欲補瀉論。本于繆希雍神農本草經疏。

持於冬　巢源持作待。以下並同。

溫食飽食　琦曰。飽食中氣遲滯。濕地濡衣則助溫。溫食疑當作冷食。生冷最傷脾也。

日昳　先兄曰。高云。昳。昃也。日昳。乃午後未分土王之時。

甚於戊己　先兄曰。志云。在四藏曰加者。言所勝之氣加于我。而使病加之。是客勝也。在腎藏曰甚于戊己。乃至其所不勝而甚。是主弱也。

至於所生而持　先兄曰。志云。持得所生之氣。而能支持也。

取血者　先兄曰。脈經注云。血者謂有血之穴。

脇下與腰相引而痛　琦曰。藏府病形篇。小腸病。小腹痛。腰脊控睾丸而痛。以小腸附脊也。

大腹　先兄曰。臍下爲小腹。則大腹似言臍上。易説卦曰。離。其於人也爲大腹。集解。象曰。常滿。如姙身婦。故爲大腹。與此不同。

葵　阮元葵考曰。葵爲百菜之主。古人恆食之。詩豳風。周禮醢人。儀禮諸篇。春秋左氏傳及秦漢書傳。皆恆食之。爾雅于恆食之菜。不釋其名。爲其人人皆知也。故不釋韭葱之名。而但曰藿山韭。茖山葱。爾雅不釋葵。其曰菟葵芹葵戎葵蔠葵。皆葵類。非正葵。亦非葱之例也。六朝人尚恆食葵。故齊民要術載種葵術甚詳。鮑照葵賦。亦有豚耳鴨掌之喻。唐宋以後。食者漸少。今人直不食此菜。亦無知此菜者矣。然則今爲何菜耶。曰。古人之葵。卽今人所種金錢紫花之葵。俗名錢兒淑氣（卽蜀葵二字吳人轉聲）者。以花爲玩。不以葉充食也。今之葵花有四種。一向日葵。高丈許。夏日開黄花。大徑尺。一蜀葵。高四五尺。四五月開各色花。大如杯。此二葵之葉。皆粗澀有毛不滑。不可食。唯金錢紫花葵。及秋葵葉可食。而金錢紫花葵尤肥厚而滑。乃爲古之正葵。此花高不過二尺許。花紫色。單瓣。大如錢。葉雖有五歧。而多駢。誠有如鮑明遠所謂鴨掌者。異于秋葵之葉大多歧不駢如鶴爪也。齊民要術稱葵菜花紫。今金錢葵花皆紫。無二色。

不似蜀葵具各色。秋葵色淡黃也。云云。（出孳經室三集）此說是也。考本草白字但有冬葵子。圖經曰。苗葉作菜茹。更甘美。然齊民要術種葵術中又有種冬葵法。可知冬葵雖亦充菜茹。而非古正葵明矣。（詁經精舍文集中有釋葵三篇而金鶚謝淮則謂爲秋葵孫同元則謂爲向日葵並謬又阮氏謂人所謂秋葵卽是黃蜀葵一名側金盞者耳要術有言秋葵者係于正葵之秋種者日華子云秋葵卽是種早者俗呼爲葵菜此可以證）

脾色黃宜食鹹　此節五味之用。俱就五藏所苦而言。脾性善溼。故食鹹味。取其燥涸也。（王注肝性喜急心性喜緩等喜字俱爲善義）王氏及新校正。其說似精。然不改上文爲鹹字。徒就苦字爲辨。殊似屬迂回矣。琦說亦係肆臆。仍不錄。

黃黍　程瑤田九穀考曰。內則飲黍稷稻粱。白黍黃粱。鄭氏注。黍。黃黍也。聞之農人云。黍穈二穀。其色皆有黑白黃赤之異。及與人索取其種。凡持以至者。有黑黍白黍。又有赤黍雜黑黍中者。而獨無黃黍。惟穈則類多黃者。余因以所目驗難農人。農人無以應。然則黃黍者穈也。穄也。（說文黍禾屬而黏者也穈穄也穄穈也程瑤田曰按說文以禾況黍謂黍爲禾屬而粘者非謂禾爲黍屬而不黏者也是故禾屬而黏者黍則禾屬而不黏者穈）

辛散酸收甘緩苦堅鹹耎　此五味之用。就五藏所欲而言。與上異義。兩相對待也。

氣味合而服之以補精益氣　太素益作養。堅按此二句據應象大論。卽兼藥食而言之。蓋毒藥攻邪。而調以穀肉果菜。實爲療病之大法。然徒如是立說。則似他無藥補者。故承以此二句。以示有藥食相濟。能爲補益之理。下文所謂各有所利者。亦寓藥之五味。又有補益。不止攻邪一端之意。

或急　太素无此二字。堅按是足以確原識說。

宣明五氣篇第二十三 太素僅存五病五邪五脈應象餘皆缺

肺爲欬　高云病氣在肺則爲欬。欬氣上逆也。

脾爲呑　說文。呑咽也。從口天聲。玉篇同。又曰。子虛賦呑若雲夢者當考。琦曰。脾病則口常作呑咽聲。謬。

爲恐　琦曰。恐者腎之情。而見於胃。未詳其義。蓋衍文。

大腸小腸爲泄　五十七難。大腸泄者。食已窘迫。大便色白。腸鳴切痛。小腸泄者。溲而便膿血。少腹痛。金匱大腸多寒者。多鶩溏。便腸垢。小腸有寒者。其人下重便血。

膀胱不利爲癃不約爲遺溺　金匱熱在下焦者。則尿血。亦令淋泌不通。又曰。下焦竭。卽遺溺失便。楊注刺瘧論。小便不利如癃狀。非癃淋也。小便不利如淋也。宜與奇病論相參

五藏所惡　此不拘相尅之次序。又不必以天之五氣。蓋亦專就五藏之本性而言。藏病之理。實不外乎此。熱寒濕三者。俱兼內外因而言。風以外因言。燥以內因言。且熱風濕俱本藏主氣。而其太過卻足以爲病矣。

王釋心肺脾似未盡。

陽病發於血　琦曰。陽病發於血者。陽淫失斂。則血流溢。陽虚不化。則血凝結。凡上下血症。及瘕疝瘍癰。胥此義也。

陰病發於肉　太素作以味病發於氣。楊曰。陰之爲病。發骨疼等。陽之爲病。發於血痺等。五味爲病。發於氣不調等。冬陽在内。故病發冬。夏陽在外。故病發夏也。堅按太素非是。

五邪所亂　太素作五邪入三字。則痺作則爲血痺。楊曰。熱氣入於陽脈。重（按脫陽字）故爲狂病。寒邪入於陰脈。重陰故爲血痺。

脾脈代　張曰。代更代也。脾脈和耎。分王四季。隨時相代。故曰代。此非中止之謂。

血氣形志篇第二十四（太素全存）

夫人之常數　太素此一句及下六常字。此天之常數句。並无。

伺之所欲　楊曰。凡療病法。諸有痛苦。由其血者。（由字疑）血聚之處。先刺去之。刺去血已。伺候其人情之所欲。得其虚實。然後行其補寫之法也。

欲知背俞　太素左角右角相錯。楊曰。以上言量背輸法也。經不同者。但人七尺五寸之軀。雖小法於天地。无一經不盡也。故天地造化。數乃无窮。人之輸穴之分。何可同哉。昔神農氏錄天地間金石草木三百六十五種。法三百六十五日。齊時所用。其不錄者。或有人識用。或无人識者。蓋亦多矣。次黃帝取人身體三百六十五穴。亦法三百六十五日。身體之上。移於分寸。左右差異。取病之輸。實亦不少。至如扁鵲灸經取穴及名字。即大有不同。近代秦承祖明堂。曹子氏灸經等所承別本處所及名亦皆有異。而除痾遣疾。又復不少。正可以智量之適病爲用。不可全言非也。而并爲非者。不知大方之論。所以此之量法。聖人設教有異。未足怪之也。

病生於肉　楊曰。形志俱逸。則邪氣客肉。脾之應也。多發癰腫。故以砭針及石熨調之也。按砭字疑　山海經曰。高氏之山。其上多玉。有石可以爲砭鍼。堪以破癰腫者也。堅按楊云石熨誤。

治之以熨引　楊曰。筋之病也。毉而急按毉字當攷　故以熨引。調其筋病也。藥布熨之。引之。使其調也。堅按楊熨引解是。聖濟總錄曰。引取舒伸之義。蓋本于此。

病生於咽嗌　太素嗌作喝。楊曰。喝肺喘聲也。有本作渴。

百藥　太素無百字。

經絡不通　太素作筋脈不通。堅按此五節楊氏以配五藏。而筋脈不通爲腎之應。俱似屬牽強。

此謂五形志也　馬曰。按疏五過論有云。凡欲診病者。必問飲食居處。暴樂暴苦。始樂後苦等義。與此意同。

寶命全形論篇第二十五（太素全存）

夫鹽之味鹹者　太素經注。並與新校正引同。但首句味字令字並无。注文陳木之巳畫盡字作蠹　楊又曰。府者中府。謂五藏也。壞者則聲歲也。此十四字在中府壞者上歲當作噦　堅按陳古文作敶。故譌爲敷字。

人有此三者　琦解上文從楊義。且曰三字疑衍。府謂胃府。

知萬物者　太素作荷主萬物者。

敢問其方　楊曰。方道也。

土得木而達　太素木作水。无下金得火而缺。水得土而絕二句。楊曰。言陰陽相分。五行相尅。還復相資。如金以尅木。水以尅火。土以尅水。始土尅水。得水通易。餘四時皆然。並以所尅爲資。萬物皆爾也。堅按太素經注並難從。竊謂達當作奪。聲之誤也。

黔首共餘食　楊曰。黔黑也。渠廉反。人之首黑。故名黔首也。飲食。服用也。此文在新校正所引止

知養身　太素作治養身。堅按此與新校正引異。又治神養身。新校正以楊說爲優。然熟審經文。王注似是。先兄曰。楊注單豹外凋之害。出莊子達生篇

知毒藥爲眞　太素藥字複。非是。

知府藏血氣之診　太素府作輸。非是。

道無鬼神獨來獨往　太素來往字錯。楊曰。應天地之動者。謂之道也。有道之者。其鬼不神。故與道往來。無假於鬼神也。堅按關尹子五鑑篇曰。人之平日。目忽見非常之物者。皆心有所歉而使之然。苟知吾心能於無中示有。則知吾心能於有中示無。但不信之。自然不神。或曰。厥識既昏。孰能不信。我應之曰。如捕蛇師。心不怖蛇。彼雖夢蛇。而不怖畏。故黃帝曰。道無鬼神。獨往獨來。

可玩往來　太素玩作梲。楊曰。梲五骨反。動知也。梲當杌知字疑堅按太素經注。非是。

五虛勿近　先兄曰。吳云。鍼道難補而易寫。故五藏天眞已虛。戒人勿近。五邪相乘而實。戒人勿遠。

閒不容瞚　楊曰。眴音舜也。堅按楊蓋以眴爲瞚。義或是。音通。玉篇瞚式閏切。瞬同上。原識舒問切攷段注說文問當作閏

愼守勿失　先兄曰。高云。其愼守也。則如臨深淵。其勿失也。則手如握虎。其深淺在志。而遠近如一也。則神無營於衆物。

神無營於衆物　營王以外營爲解。恐非。呂覽尊師篇。凡學必務進業。心

則無營。注。營惑。淮南精神訓。而物無能營。注。營惑也。一曰亂。荀子宥坐。言談足以飾邪營衆。注。營讀爲熒。據此。言下鍼之際。能一其神。不敢惑於他務。即無左右視之義。王引之經義述聞周易不可榮以祿條宜參

八正神明論篇第二十六太素全存　靈樞晚出於素問。然如此篇及脈解鍼解。俱似原于彼者。不知古自有其說。二經皆爲根據。馬氏專崇靈樞。以爲素問之言所出者謬矣。吳曰。自法往古凡九。釋率皆古語。因問而詳及者也。此言爲是。

合以天光　楊曰。光謂三光。宜參三部九候論

氣定　楊曰。定者候得天地正氣曰定。定乃刺之。按曰字疑

人血淖液　楊曰。淖大卓反。濡甚也。謂血濡甚通液也。堅按爾雅釋言。釋文引字林云。淖濡甚也。此楊所本。又廣雅淖濕也。澤潤液也。謂微濕潤也。行鍼篇陰陽和調。而血氣淖澤滑利。蓋淖液淖澤。其義相同。宜參陰陽別論

凝泣　太素凝作涘。楊曰。泣音澀之。堅按涘凝異構。澀蓋歰譌。

血氣始精　楊曰。精者謂月初血氣隨月新生。故曰精也。但衛氣常行。而言始行者。亦隨月生。稱曰始行也。精字義見于生氣通天論下

月郭　先兄曰。馬云。月之四圍爲郭。猶城郭之郭。

衛氣去形獨居　楊曰。經脈之內。陰氣隨月皆虛。經絡之外。衛之陽氣亦

隨月虛。故稱爲去。非無衞氣也。形獨居者。血氣與衞雖去。形骸恒在。故曰獨居。故謂血氣在於時也。

天溫無凝　太素凝作疑。楊曰。天溫血氣淖澤。故可刺之。不須疑也。

故日月生　太素日作曰。

絡有留血　太素作經有流血。堅按據王注太素爲誤。

沈以留止　先兄曰。吳云。邪氣沈着留止不去也。

八風之虛邪　先兄曰。馬云。靈刺節眞邪篇云。虛邪之中人也。此可見虛邪本指風。而王註以爲人虛感風邪者非也。

以身之虛　楊曰。形及血氣。年加皆虛。故曰身之虛。堅按官鍼篇曰。故用鍼者。不知年之所加。氣之盛衰虛實之所起。不可以爲工也。陰陽二十五人篇曰。岐伯曰。形勝色。色勝形者。至其勝時。年加感則病行。失則憂矣。云云。楊所言此卽是也。歲露篇。年之衰亦同義耳。注靈樞者以年加爲五運加臨之謂先兄嘗辨其謬極爲明確

身形若用力　太素形下有飢字。楊曰。胃中無穀曰飢。飢及汗出。虛因腠理開。虛風得入。虛風入時難知。故曰冥冥也。

萌牙　王注應象大論。故善治者治皮毛一節。全據此段。

處而治之　此四字當爲一句讀。

寫必用方　楊曰。方正也。氣正盛時。月正滿時。日正溫時。身正安時。息正吸時。此之五正。是內針時也。

身方定　先兄曰。吳云。身方定。身之陽氣不擾也。

離合眞邪論篇第二十七太素全存　寶漢卿鍼經指南曰。古有離合眞邪云者。蓋聖人欲使其眞邪相離。而勿合之謂也。若邪入於眞。則眞受其蠹。而不遂其純一之眞。眞之不遂。則其所謂眞也。罹害有不可勝言者。眞被邪竊其柄而肆其橫逆。邪既橫逆。則其爲患復可勝言哉。嗚呼。眞邪之不可合也如此。胡爲眞。胡爲邪。眞之爲言也。天理流行。付與萬物。萬物得以爲生者。皆眞也。聖人保之如持盈。邪之爲言也。天地間非四時五行之正氣。而差臻迭至者。皆邪也。聖人避之如矢石。其防微杜漸之嚴。如是淵有旨哉。蓋眞立則邪遠。邪厲則眞殘。邪固可除。眞尤宜養。原文多譌今据衞生寶鑑錄　此說蓋吳所本。

滎輸　太素作榮輸。

氣淖澤　太素氣下有血字。

亦時隴起　楊曰。耶氣至時。各皆有波隴。波隴者。耶風動正氣。

循循然　太素此下有循字。楊曰。牛忿反。軘。車前橫木。備車行也。耶循脈行。曰軘。有本作軺。非之也。堅按太素經注義不了。

在陰與陽不可爲度　先兄曰。按邪之所在。或陰或陽。非寸口不能爲度者。故下文云云。

以得氣爲故　先兄曰。呂覽本生篇云。天子之動也。以全天爲故者也。注。故事也。

捫而循之　楊曰。先上下捫摸。知病所在。

適而自護　太素而作人。堅按史記日者傳。歲穀不熟。不能適。索隱。適猶調也。

逢其衝　楊曰。不得刺其盛衝寫法。比之不擊逢逢之陳。

經氣　楊曰。經氣者。謂十二經脈正氣也。堅按此蓋經常之氣。

其病不可下　太秦無可字。

不知其取　太素取上有可字。

補寫如何　此句難解。諸注未確。但志曰。夫邪氣盛。則精氣奪。將先固正氣而補之乎。抑先攻邪氣而寫之耶。稍通。吳作取血如何肆。

逆而刺之　太素无此句。

盌血也　楊曰。盌熱也。耶之新入。未有定處。有熱血刺去之。病愈。堅按張意與楊相符。琦曰。盌疑作蘊。蓄血也。難從。

中府　楊曰。中府。五藏也。欲調五藏之氣。取定天地人三部九候之也。

邪之新客至其病立已　琦曰。二十六字衍文。

通評虛實論篇第二十八太素存頗有缺

氣逆者足寒也　琦曰。者也二字衍文。又曰。此明五藏之虛實。從肺起例也。肺主氣。肺虛故氣虛。氣逆足寒。肺虛之證也。肺宜清降。虛則治節不行。故上則喘逆。而下則足寒。濁陰不降。則清陽不升也。

氣熱脈滿　先兄曰。馬云。以後文寒氣暴上脈滿而實照。則此氣熱者。邪氣熱也。非人之中氣也。高曰。重實者。言人身大熱之病。氣盛而熱。脈盛而滿。陰陽血氣皆實。是謂重實。堅按高注。似是。

皆從其物類始　高曰。物猶形也。類猶合也。物類者。五藏在內。皮肉脈筋骨有形在外。而合於五藏也。始先見也。夫虛實者。皆從其有形之外合以先見也。堅按甲乙始作治。其義似長。

脈口熱而尺寒也　楊曰。絡爲陽也。經爲陰也。寸爲陽也。外也。尺爲陰也。內也。秋冬陰也。春夏陽也。絡氣不足。陽氣虛也。經氣有餘。陰氣盛也。於秋冬時診寸口。得緩脈。尺之皮膚寒爲逆。春夏緩脈。尺之皮膚寒爲順。緩脈熱也。以秋冬陽氣在內。陰氣在外。春夏陰氣在內。陽氣在外也。堅按楊以脈口熱爲緩脈。非是。又尺膚寒。見論疾診尺篇。

經虛絡滿　先兄曰。馬云。滿。實也。

尺熱滿脈口寒濇也　太素无口字。楊云滿盛也。經虛絡盛。春夏診得尺之皮膚熱盛。寸口得急脈爲逆。故死。秋冬得尺熱脈急。故生。脈急多寒。脈緩多熱也。堅按楊以寒濇爲急。義亦誤。又尺膚熱見論疾診尺篇。又邪氣藏府病形篇。脈大者尺之尺膚亦賁而起。尺滿。蓋卽是也。

灸陰刺陽　楊曰。經虛陰虛。故灸陰。絡滿陽滿。故刺陽也。經滿陰滿。故刺陰。絡虛陽虛。故灸陽之也。堅按此先得張意。

尺虛　邪氣藏府病形篇。脈小者尺之皮膚亦減而少氣。

不象陰也　琦曰。不象陰未詳。疑有脫誤。堅按此說不必。

寒氣暴上　脈經診百病死生決曰。寒氣上攻。脈實而順滑則生。實而逆澀則死。其注引太素與本文同　蓋寒氣暴上。恐衝疝之類。

實而逆則死　琦曰。寒中之屬。脈多沈虛。今脈滿而實。是陰盛之極。故以脈滑澀爲生死也。

脈浮而濇　此十一字。太素在帝曰形度云云下。與王氏舊本同。琦曰。此爲陽病見陰脈。浮脈宜汗解。濇爲血少。不能作汗。故死。

其形盡滿者　脈經注引太素作舉形盡滿者。堅按此可以徵王注之非。滿字推上例高說爲優。志以腫脹釋蓋誤。

尺濇　脈經注引太素亦作尺滿。

乳子而病熱　琦曰。懸當爲弦。聲之誤也。産後氣血空虛。病熱而得弦細之脈。弦爲寒鬱。細爲氣少。是亦陽病見陰脈也。足溫木氣尚存。足寒脾陽已絕。堅按脈經曰。診婦人新生乳子。因得熱病。其脈懸小。四肢溫者生。寒清者死。又說文人及鳥生子曰乳。獸曰産。蓋指湩爲乳非其本義　據此。琦說爲是。其懸字併下文懸絕懸小。改爲弦者不可從。又張氏醫通曰。乳子言産後以乳哺子時。非嬰兒也。此說亦是。然恨不知乳之爲産耳。

乳子中風　琦曰。産後中風。發熱而喘鳴肩息者。邪客中上二焦。氣道不利。故喘息有音。搖肩以伸其氣也。肩息之證。邪實者可治。故得實大之脈。然必有舒緩之象。則胃氣猶存。且合中風之症。若得弦急。爲陰盛於內。而陽絕於外。故主死也。堅按脈經曰。論婦人生産。因中風傷寒。熱病喘鳴而肩息。脈實大浮緩者生。小急者死。

身熱則死寒則生　朱丹溪曰。內經所謂身熱則死。寒則生。此是大槩言。必兼證詳之方可。今豈無身熱而生寒而死者。出心法類集　此說誤矣。蓋滯下初起。表邪發熱。固非所忌。如夫經久引日。液脫肉燥。以爲煩熱者。攻補兩難。必屬不治。經言眞不誣。而王以爲熱爲血敗者。能得其理。

腸澼下膿血　膿血。卽腸垢與血俱下之謂。不是眞膿。巢源赤白痢候曰。重者狀如膿涕。而血交之。婦人帶利候曰。其狀白膿如涕。而有血雜。俱可以徵。

身不熱　脈經診百病死生。決無不字。

脈搏大滑　脈經與新校正引巢元方同。小牢急作小堅急。

脈實大病久可治　滑氏所引巢元方本出脈經。

春亟治經絡　亟太素作極。下並同。楊曰。春時陽氣在於皮膚。故取絡脈也。夏時在於十二經之五輸。故取輸也。秋氣在於六府諸輸。故取之也。冬氣在於骨髓。腠理閉塞。血脈凝澀。不可行針與砭石。但得飲湯服藥。

不得頃時回　太素回作因。楊接下句讀。

刺手太陰傍　先兄曰。吳云傍經之側處也。

掖癰　腋俗字。說文所無。

暴癰筋緛　太素緛作濡。楊曰。筋濡者。謂筋濕也。堅按太素經注並誤。

太陽經絡者　楊曰。足太陽與足少陰以爲表裏。足少陰上行貫肝膈。發腹諸穴。故腹暴滿。故取太陽經絡。新校正節引仍具錄　琦從楊說。曰腹滿自屬陽明之病。取足太陽胃俞以寫之則已。

胃之募也　太素譌則人募者也。楊曰募有本爲幕也。琦曰胃募即謂胃俞也。

痟驚　太素猶作痟驚。與新校正引異。

刺手少陰　太素作刺手少陽。

凡治消癉 至 寒風濕之病也　琦曰。仆擊。如擊而仆也。氣滿發逆。卽喘逆也。在肥貴人則爲膏粱所致。蓋甘肥之過。中氣緩滯。腸胃壅鬲。鬱生痰熱。故見諸症。堅按此段一則肥貴人高粱之疾。蓋得之逸樂。一則得之暴憂。蓋是貧苦勞役之人。兩相對言。一則內因之病。一則外因之病。亦兩相對言。如蹠跛亦屬外因。

故瘦留著也　按瘦廋同用。三部九候論有留瘦不移文。宜相參看。

久逆之所生也　琦曰。陰不升。陽不降。則爲逆。其在腸胃。則濕淫爲黃疸。其在經脈。則爲暴卒而痛。若在上焦。則癲疾厥狂。皆氣逆之所致也。

頭痛耳鳴　蘭室祕藏曰。頭痛耳鳴。九竅不利者。腸胃之所生。乃氣虛頭痛也。又曰。氣虛頭痛。人參黃芪爲主。此言可疑。

太陰陽明論篇第二十九 太素全存

願聞其異狀也　馬曰。此乃總論六陽六陰之理。而脾胃自在其中也。堅按志以此下至傷於濕者下先受之。一屬脾胃爲解。稍覺牽強。

陽道實陰道虛　朱丹溪陽有餘陰不足論。根據于此。

陽受之則入六府　琦曰。府陽藏陰。各從其類。按陰陽應象論云。天之邪氣。感則害人五藏。水穀之寒熱。感則害人六府。與此相反而義實相成。

以形氣言。邪氣無形故入藏。水穀有形故入府。以表裏言。府陽主外。故賊風虛邪從外而受。藏陰主內。故食飲不節從內而受。實則府藏皆當有之。葢內外之邪。病情萬變。非一端可盡。故廣陳其義耳。堅按徐氏及琦說並本于王氏溯洄集。

入六府 楊曰。六府陽氣在外。故身熱也。陽盛晝眠不得。至夜故不時臥也。陽氣盛於上。故上爲喘呼也。張曰。陽邪在表在上。故爲身熱不臥喘呼。琦曰。不時臥。謂臥不以時。卽不得臥也。

入五藏 楊曰。陰邪在中。實則䐜脹腸滿。閉塞不通。虛則下利腸澼。張曰。陰邪在裏在下。故爲䐜滿飧泄腸澼。

故喉主天氣 楊曰。肺爲天也。喉出肺中之氣呼吸。故主天。脾爲地。咽出脾胃噫氣。故主地。吳曰。喉嚨爲肺系。受氣於鼻。故納無形之天氣。咽爲胃系。受氣於口納有形之地氣。琦同。又曰此義又與陰陽應象論同。

脾病而四支不用何也 楊曰。五藏皆連四支。何因脾病獨四支不用也。

常著胃土之精也 太素無胃字。堅按王冐字句是。

陽明者表也 吳曰。陽明者。太陰之表也。

各因其經 張曰。因其經。因脾經也。

四支不得稟水穀氣 此下二十八字。與上文複。正是衍文。

陽明脈解篇第三十　太素全存　篇存上脫論字

其脈血氣盛　太素作其氣盛。

悗　太素作悗。楊曰。悗武槃反。此經中爲悶字。

厥逆連藏則死　金匱卒厥條。其義相發。

妄言罵詈不避親疎而不欲食　太素此十二字无。爲是。

故妄走也　太素作故妄言爲是。先兄曰。張子和治狂人。本于經旨。用調胃承氣湯。治驗。宜參。

素問紹識卷第三

江戶侍醫法印尚藥兼醫學教諭丹波元堅學

熱論篇第三十一 太素全存

頭項痛腰脊強　太素作頭項腰脊皆痛。堅按與新校正引異。

目疼　太素無此二字。

少陽主膽　太素膽作骨。楊曰。肝足厥陰。主筋。三膲手少陽。與膀胱合。膀胱腎府表裏皆主骨。

三陽經絡　太素作三經皆受病。而未入通府也。

未入於藏者　太素作未入通於府也。

可汗而已　三陽經絡至此。琦曰。十七字衍文。堅按此說非。

囊縮　吳緩傷痛蘊要曰。凡囊縮有熱極而縮者。亦有冷極而縮者。要在詳辨治之。

五藏不通則死矣　太素五作府。堅按此下承以其不兩感於寒者云云。則三陰三陽六句。蓋指兩感而言。王意爲然。高注過鑿。

嚏　太素作欬。楊曰。欬者。肺氣通也。

可泄而已　琦曰。泄謂泄越。其熱非攻下之謂也。堅按此說謬。

遺　楊曰。遺。餘也。大氣雖去。猶有殘熱在藏府之内外。因多食以穀氣熱與故熱相薄。重發熱病。名曰餘熱病也。

兩熱相合　先兄云。注云。兩熱者謂所藏之熱。與新穀入氣之熱相侵薄也。

食肉則復　楊曰。肉熱過穀。故少食則復。穀熱少肉。故食多爲遺也。張曰。復者病復作。遺則延久也。堅按。肘後方曰。凡得毒病愈後百日之内。禁食猪犬羊肉。并傷血及肥魚久膩乾魚。則必大下痢。下則不可復救。又禁食麪食胡蒜韮薤生菜蝦鮔輩。食此多致復發。則難治。又令到他年數發也。

譫言　楊注厥論曰。譫。諸閻反。多言也。相傳乃銜反。獨語也。堅按。集韻。譫之廉切。疾而寐語也。又女監切。病人自語也。譫。𧬈之廉切。多言。或從口。

三日乃死　楊曰。更得三日方死也。堅按。兩感乃仲景所謂三陽合病之類。係乎表裏俱熱證。

暑當與汗　琦曰。暑當與汗八字有脱誤。堅按。盜不云汗。暑特無汗。其理難晰。琦説似是。

刺熱篇第三十二太素全存

小便先黄　王注有不遍一一字。不知何意。

腹痛多臥　琦曰。木克脾。故腹痛。肝膽同氣。膽熱故好眠。

狂言及驚　楊曰。肝動語言也。故熱爭狂言及驚也。堅按宜明五氣篇肝爲語。

其逆則頭痛員員　太素無逆則二字。員員作貟貟。楊曰。貟都耕反。頭切痛也。堅按貟字當攷。

脈引衝頭也　此五字太素亦有之。然竊疑古注文所錯入。宜删去。方與下文例相合。

卒心痛煩悶　琦曰。氣液交鬱。故心痛煩悶。善嘔者。胃脈入心。心熱胃亦病也。頭痛面赤者。火壅於上也。

頰痛　太素頰作顔。

顔青欲嘔身熱　琦曰。肝木尅脾。故顔青。然詳篇中五藏病無勝巳之證。則衍文是也。胃逆故嘔。脾主肉。故身熱。堅按顔青不必肝尅脾證。

兩頷痛　太素頷作頜。先兄曰。至眞要大論王注。頷。頰車前牙之下也。銅人經注。頷。謂頰下是也。方言云。秦晉頷謂之頜。

先淅然厥起毫毛惡風寒　太素厥字毫字寒字並无。楊曰。肺主毛腠內熱。淅然起毛惡風也。肺熱上熏。故舌上黄也。肺主行氣於身。故身熱也。堅按王不注厥字。恐原本亦無之。琦曰。淅然厥起惡風寒。似外感之症。

然本篇皆言病自內發。蓋熱甚於藏。陰氣浮越於外。肺主皮毛。故先見之。後乃身熱也。此說殆得楊意。

頭痛不堪汗出而寒　太素堪作甚。楊曰。肺熱衝頭。以肺脈不至。故頭痛不甚也。有本爲堪。言氣衝甚。故頭痛也。琦曰。肺失清肅之令。氣不下行。三陽脈壅於上。故頭痛。衞虛陰浮。故汗出而寒。

出血如大豆立已　楊曰。出血如豆。言其少也。恐洩氣虛。故不多也。琦曰獨言出血。五藏可知。

身熱　楊曰。爲足太陽脈。別項本支行背。合有四道。故身熱。

其逆則　太素無逆則二字。

澹澹然　太素無然字。楊曰。澹徒濫反。動也。謂不安動也。（按安動疑安靜）

諸汗者至其所勝日汗出也　太素無此十一字。堅按此可以確高說。

名曰治未病　楊曰。五藏部中赤色見者。卽五藏熱病之微。熱病已有。未成未發。斯乃名爲未病之病。宜急取之。

熱病從部所起者　楊曰。部所者。色部所也。

諸治熱病　琦曰。治熱病。大意可見矣。倣之用藥辛涼清潤之劑。其亟亟乎。

刺足少陽補足太陰　太素無補字。堅按補字無者亦是。楊以爲刺此二脈。不斥言孔穴。而以下四項並然。其意蓋與吳同。

始手臂痛　太素始作先。

始於頭首者　素問太素無痛字。按上文此言始於頭首痛。下始於足脛亦同。

刺足陽明而汗出止　琦曰。前言五藏之熱。此列六府之熱。林氏補足陽明。復缺手太陽手少陽二條。古文簡脫多矣。藏病云至其王日汗出。蓋藏病無發汗之理。故俟其王日。正氣勝邪。自然汗出邪解。此所列府。府病皆在經。故可刺以出汗。

刺足少陰　太素作刺足少陽。楊曰。足少陽脈起目兌皆。胳身骨節。入耳中。故熱病先身重耳聾好瞑。所以取此脈之輸穴者也。有本爲足少陰也。

太陽之脈　楊接上句讀。且以爲此之三脈。皆生於骨。故赤色榮顴非是。

榮未交　禮記大學注。夭夭美盛貌。

曰今且得汗待時而已　太素今作令。而作自。楊曰。赤色未夭之日。且得汗者。至勝時病自得已也。堅按據楊所注太素原文曰。是日字傳寫誤之耳。下文則作日字。可以互證。又仲景所謂面色反有熱色。面色緣緣正赤。其證相似而不同。

與厥陰脈　琦曰。厥陰當作少陰。若與少陰脈爭見。則是一日府藏俱病。三日遍六經而死。緣其熱本自腎發。故病内連腎也。堅按此卽原下文新校正所言或者之意。存攷。

其熱病内連腎少陽之脈色也　太素病下有氣字。無少陽之脈色也六字。堅按此與王所謂或爲及新校正引舊本合。

色榮顴前至不過三日　太素曰作日。而作自。無期不出三日五字。餘與新校正引同　琦曰。按當有太陰色脈爭見之條。古文脫誤也。堅按此說與原識意符。

與少陰脈　琦曰。當作厥陰。

熱病氣穴　太素無此句。楊以椎下問爲皆兩藉取之。非是。

榮在骶也項上三椎陷者中也　太素無骶也二字及也字。楊曰。從肺輸以上三椎在項。故曰項上三椎。卽大椎上陷者中也。

逆顴爲大瘕　太素顴作椎。瘕作瘦。顴後亦作椎後。馬曰。按靈樞五色篇。當以顴下爲大小腸之分。難經亦有大瘕泄。堅按太素難從。大瘕恐不大瘕泄之謂。當攷。

評熱病論篇第三十三太素存

陰陽交　琦曰。陰陽交。卽兩感也。一陰一陽。藏府相交。而以火爲作合。故

脈躁疾。不爲汗衰。由熱邪布滿。如焚如燬故也。堅按此說欠妥。郭雍傷寒補亡論。既辨陰陽交兩感相似。文繁不錄。當參

三死　楊曰。汗出而熱不去死有三候。一不能食。二猶脈躁。三者失志。堅按馬暗得楊意。

服湯　太素無服字。楊曰。飲之湯液。以療其內。

勞風　太素作勞中。楊曰。勞中得風爲病。名曰勞中。亦曰勞風。雞峯普濟方舉此證曰。此由腎氣不足。動作勞損。風搏於肺。腎氣不足。則膀胱不榮於外。故候強上瞑視。因其勞動而受病在肺。宜芍藥黃耆湯。芍藥黃耆川芎烏頭薑棗水煎　醫學讀書記曰。此可悟傷風不解成癆之故。勞風者。既勞而又受風也。勞則火起於上。而風又乘之。風火相搏。氣湊於上。故云法在肺下也。肺主氣而司呼吸。風熱在肺。其液必結。其氣必壅。是以俯仰皆不順利。故曰當救俯仰也。救俯仰者。即利肺氣散邪氣之謂乎。然邪氣之散與否。在乎正氣之盛與衰。若陽氣王而精氣引者三日。次五日。又次七日。則青黃之涕從欬而出。出則風熱俱去。而肺無恙矣。設不出。則風火留積肺中。而肺傷。肺傷則喘欬聲嘶。漸及五藏。而虛勞之病成矣。今人治勞。日用滋養。叨不少益者。非以邪氣未出之故歟。而久留之邪。補之固無益。淸之亦不解。虛勞病之所以難治也。按王注曰從勞風生曰故腎勞風生陰陽別論風消注曰胃病深久傳入於脾

故爲風熱以消削又風厥注曰夫肝氣爲風腎氣陵逆旣風又厥故名風厥奇病論息積注曰灸之則火熱內爍氣化爲風又腎風注曰勞氣薄寒故化爲風並謂內生之風非外來之風邪此是王氏之刱說而其實淵源于四時刺逆從篇狐疝風及膽肺心腎風疝之目

以救俛仰　琦曰。謂通利氣道。使呼吸得達。堅按此證。項強目眩。起居不便。且欬者橫臥必甚。然則豈是扶持鍼藥。俱使其就安之謂乎。

巨陽引精者　琦曰。句不可解。疑有誤。

其狀如膿　太素膿上有稠字。

面胕痝然　太素痝作癰。先兄曰。周語敦痝。紙固注。痝大也。

時熱　太素不複。堅按此段太素異同頗多。今不具存。

風水　琦曰。水病肺腎爲主。而實本於脾。蓋腎爲水藏。以類相從。故凡水責之腎。肺主治節。氣虛不化。亦令積水。然句中土氣實升降不失。則水無從生。故水病悉由脾虛不能制水也。

邪之所湊其氣必虛　此非邪湊則氣虛之謂。言氣所虛處。邪必湊之。故下文承以陽虛者陽必湊之。蓋此語足以盡邪氣傷人之理矣。

逆調論篇第三十四太素存　先兄曰。吳云逆調者。逆於調攝而病。茲乃論其致病之由也。

非常溫也　琦曰。非逢溫暑之時。而生煩滿。是卽所謂能冬不能夏者。

中非有寒氣也　琦曰。中字疑誤。

故身寒如從水中出　琦曰。此能夏不能冬者。陰陽之氣偏。則爲中寒中熱之病。非因外也。

兩陽相得　楊曰。人有四支先熱。若遇風寒。更如火炙。是人陰虛陽盛。以其四支是陽。陽氣更盛。四支二陽合而獨盛。銷爍肌肉。不能生長。故曰肉爍之。馬曰。按此節當爲內傷兼外感者歟。堅按此葢不兼外感者。

以水爲事　琦曰。以水爲事。涉水游泳之類。恃其腎氣之勝。而冒涉寒水。水氣通於腎。腎得水寒。則腎中陽衰。太陽之氣亦衰。腎主骨髓。而髓之生長。惟恃乎氣。寒濕在內。反消眞精。腎氣旣衰。則脂枯不長。痿論亦有以水爲事之文。指濕言也。

一水不能勝兩火　琦曰。句衍。堅按此據高說。

而生於骨　太素作而主骨故。

不能凍慄　琦曰能字衍。下同。

腎孤藏也　琦曰猶言一水。

當攣節也　琦曰。寒入骨髓。骨病而筋亦縮。爲攣節。病名骨痺。因乎寒濕也。堅按此段琦說稍奇。姑存備攷。雖峯方擧此證。處以乾漆。元曰。所以不凍慄者。非陽虛而爲陰乘也。名曰骨痺。瘧久久不治。令攣縮。其方用鹿茸生乾地黃各四兩　乾漆半兩　附子一兩　右爲細末。酒煮麪糊和丸。如梧子大。

酒下三十丸空心服。

苛　先兄曰。源順和名鈔引玉篇云。苛。小草生刺也。

肉如故也　太素故作苛。楊曰。苛音何。有本作苟。皆不仁之甚也。故雖衣絮溫覆。猶尙不仁者。謂之苛也。故知衣絮溫覆。卽知覺首爲不仁也。

臥不安　琦曰。衞氣晝行於經則寤。夜行於藏則寐。而衞氣之出入依乎胃氣。陽明逆則諸陽皆逆。不得入於陰。故不得臥。

瘧論篇第三十五（太素全存）

夫痎瘧　太素痎作㾬。先兄曰。聖濟總錄云。痎瘧者。以瘧發該時。或日作。或間日迺作也。寒溫癉瘧。動皆該時。故內經統謂之痎瘧。此說非。又左傳疥字。據舊說亦卽痎字。昭二十年左傳齊侯疥遂痁杜預注痁瘧也陸氏釋文疥舊音戒梁元帝音該字當作痎兩日一發之瘧也痎又音皆後學之徒僉以痎字爲誤案傳例因事曰遂若痎巳是瘧疾何爲復言遂痁乎顏之推曰說文痎二日一發之瘧痁有熱瘧也齊侯之病本是一發後漸加重遂頻日熱發也今北方猶呼痎瘧音皆而世間傳本多以痎爲疥俗儒就爲通云病疥令人惡寒變而成瘧此臆說也疥癬小疾寧有轉作瘧乎今案孔疏引梁人袁狎之說亦謂疥當痎堅按王念孫以陸說爲是說見經義述聞宜參

願聞其道　楊曰。諸問寒瘧發之所以也。

陽幷於陰　琦曰。陽幷於陰。陰出之陽也。陽爲陰幷。故陽虛而惡寒。王注謂陽氣入於陰分非也。堅按楊注下文曰。三陽俱幷於陰。則三陽皆虛。虛爲陰乘。故外寒。琦意與此相合。

陽盛則外熱陰虛則內熱　楊曰。陰極則陽盛。陽盛則外熱。陽極則陰虛。

陰虛則陽乘。故內熱。

喘　上文不言喘。故此補出。卽呼吸喘迫之謂。不是痰喘。

此榮氣之所舍也　楊曰。此言其日作所由也。皮膚之內。腸胃之外。脈中營氣。是邪之舍也。堅按此說是邪在營分者。其氣淺。故日作。邪在募原者。其氣深。故間日。琦以爲瘧邪多在營分者誤。

與衞氣幷居　琦曰。幷居。卽與衞氣合而病作之義。非邪本居於衞也。

遇風及　太素及作乃。

夜行於陰　太素無此四字。

內外相薄　太素無此四字。楊曰。邪氣與衞俱行。以日日而作也。堅按病源。亦無此句。顧無者爲勝。楊注與高同義。琦曰得衞氣之行。則外發。故病作。氣過則仍內薄。故不作。其意亦同。

陰與陽爭不得出　楊曰。其邪氣因衞入內。內薄於陰。共陽交爭。不得日日與衞外出之陽。故間日而作也。

脊　太素作脂。

間日發者由邪氣　太素無此七字。

橫連募原　楊曰。募原五藏背有募原。其邪氣內著五藏之中。橫連五藏募源之輸。堅按楊說不晰。然邪客篇募筋。太素作募筋。而楊注則曰募當爲膜。亦募覆也。蓋其改募作膜者。未必是。然足以堅原識之意。先教諭別有募原攷。附刊在所者醫賸後學者當參看。横連二字。諸家無解。蓋膈募横遮。故邪之客亦横連其位也。又按堯典光被四表。漢書作横被四表。戴東原文集有說曰。樂記鐘聲鏗。鏗以立號。號以立横。横以立武。鄭注曰。横充也。謂氣作充滿也。祭義曰。溥之而横乎四海。孔子閒居曰。以横於天下。注曰。横充也。據此。横連之横。恐亦充滿之義。存攷。

不能與衞氣俱行不得皆出　太素無不得二字。皆作偕。楊曰。偕俱也。堅按此與甲乙合。

故虛實不同邪中異所　志曰。虛實者。早晏也。若邪中異所。則或發于早者。每日早發。或發于晏者。每日晏發。非若客于風府之邪。日晏而日早也。堅按此說難從。姑存之。

邪氣之所合　太素合作舍。堅按此與靈樞病源合。

則其府也　先兄曰。吳云。上文邪客風府之論。似乎拘泥。故虛實不同。邪中異所。至此其論風無常府。邪之所舍。則其府也。始爲活潑無弊也。張云。邪之所中。亦但隨虛實而異其處。不必盡當風府。然則所謂日下者。惟邪氣耳。衞氣周環。豈有日下之理。但氣至而會其病卽作。馬云。凡物之所聚。皆可以言府也。

沉以內薄　先兄曰。張云。言其深也。卽薄於五藏。橫連膜原之謂。

淒滄之水寒　太素水作小。寒下有寒迫之三字。外臺引病源並同。今本猶作水无（原本作无）迫字堅按上文夏傷于暑熱氣盛云云。與此稍異。

秋傷於風則病成矣　太素成作盛。病源同。外臺引作成

溫瘧　琦曰。蒙上夏傷於暑。故但言風寒。堅按此說偵矣。

癉瘧　楊曰。癉熱也。

熇熇之熱　先兄曰。易家人九三家人嗃嗃。鄭玄曰。嗃嗃苦熱之意。釋文。

　劉表章句作熇熇。

外無氣　先兄曰。吳云。外無氣。謂衞氣幷入於陰而表虛也。

陽與陰復幷於外　琦曰。外應作內字之誤也。此陽入之陰。

眞性而未得幷者也　太素眞作直。而下有取字新校正特舉直往是。琦曰。所謂迎

　而奪之。

客於六府　琦曰。句有錯誤。篇中並無邪客六府之義。

以春病者惡風　楊云。惡於路反。畏惡也。

邪氣與汗皆出　太素皆作偕。

刺瘧篇第三十六太素全存

足太陽之瘧　琦曰。瘧邪不居經絡。亦有六經證者。邪從風府而下。漸以

內傳其出也。亦必背俞而出。各視所近經絡爲變現也。

足少陽之瘧　楊曰。足少陽脈羈絡身之支節。故此脈病。身體解㑊。

刺足少陽　楊曰。可刺足少陽風池丘虛等穴也。

令人先寒至乃快然　琦曰。此與少陰節錯簡。當在足少陰其病難已之上。陰病多寒。喜見日月光火氣者。陽虛故也。

令人嘔吐至欲閉戶牖而處　琦曰。此陽明瘧脫文也。胃逆故嘔吐。陽盛故熱多。陽明病惡人與火。故欲閉戶牖而處。堅按琦說臆斷。姑存之。

其病難已　琦曰。病在陰者難已。通太厥而言之也。

刺足厥陰　楊曰。可刺足厥陰。五輸中封等穴也。

肺瘧　太素熱字不複。按與巢源合　楊曰。以上言經病爲瘧。以下言藏病瘧。肺以逼心。故肺病心寒。嘉驚妄有所見。宜取肺之藏府表裏之脈也。

心瘧　楊曰。心中煩熱。故欲得冷水。及欲得寒。以其足陽得寒發熱。故欲得寒多也。其寒不甚。其熱甚也。心經手少陰受病。遂令心煩。又曰。療在手少陰少海之穴也。

肝瘧　太素蒼蒼作倉倉。楊曰。肝瘧病甚。則正色見。故倉倉然也。倉青也。病甚氣奔。故太息出之。可取肝之經絡見血得愈也。

脾瘧　楊曰。脾脈足太陽脈屬脾。胳胃連腸。以穀氣盛。故寒疾腹痛腸鳴。

可取脾之經脈。大都公孫商丘等穴也。

宛轉大便難　先兄曰。高云靈五邪篇云。邪在腎。則骨病陰痺。大便難。

胃瘧者令人且病也　楊曰。疸音且。內熱病也。胃受飮食。飮食非理。致有寒熱。故胃有瘧也。堅按千金方曰。五臟並有瘧候。六腑則無。獨胃腑有之。三因方曰。病者寒熱善飢而不能食。食已支滿。腹急㽲痛。病以日行。名曰胃瘧。六腑無瘧。唯胃有者。蓋飮食飢飽所傷胃氣而成。世謂之食瘧。或因諸瘧飮食不節。變爲此證。景岳全書曰。三因所云胃瘧。既云飮食。則明是內傷。且凡先因於瘧而後滯於食者有之。未有不因外邪而單有食瘧者也。

刺足陽明太陰橫脈　楊曰。陽明大胳。即大橫脈也。先兄曰。高云。橫脈。絡脈也。經直絡橫之意。

立寒　琦曰二字衍。

瘧方欲寒　琦曰。刺手經以寫熱。刺足經以寫寒。使陰陽分泄。氣不相幷則病已。

傍五胠俞　先兄曰。玉機直藏論次注。胠謂腋下脇也。說文胠亦下也。按瘧脈滿大急下新校正中五十五字當作五十七字

諸瘧而脈不見　楊以脈爲胳脈。難從。儒門事親曰。曾陳下有病瘧二年

不愈者。止服溫熱之劑。漸至衰羸。命予藥之。余見其羸。亦不敢便投寒涼之劑。乃取内經刺瘧論詳之曰。諸瘧不已。刺十指間出血。正當發時。余刺其十指出血。血止而寒熱立止。咸駭其神。醫學纂書記曰。凡諸瘧而脈不見。刺十指間出血。血出必已。故初病脈不出者。多是氣血壅遏所致。無用張皇。遽投溫補。亦致敗事。

手少陰陽明　太素作陰陽。楊曰。手表裏陰陽之脈。十指之間也。堅按據新校正太素脫手字。

刺三陽經背俞之血者　楊曰。風瘧候手足三陽經之背輸。有瘧□穴處取之。堅按楊說似是。琦亦以爲謂足三陽經。

胕髓病　楊曰。有本髓爲體。

刺至陰諸陰之井。　太素刺至陰作刺之。楊曰。五藏諸陰之井。起於木。宜取勿出血也。堅按此與甲乙經合。原識三字衍三當作二

刺足陽明　太素同于本文。與新校正引異。甲乙曰。九卷云取足陽明。素問刺太陰。

刺足少陽　太素同于本文。甲乙引九卷與新校正引同。

氣厥論篇第三十七太素全存

腎移寒于肝　肝太素亦作脾。

肺消　楊曰。心得寒氣與肺。肺得寒發熱。肺燋爲渴。名曰肺消。飲一升。溲一升。可療。飲一升。溲二升。肺已傷甚。故死也。琦曰。肺藏受寒。脾陽亦敗。飲入於胃。不復消化精微而直輸水府。上則相火爍金。下則膀胱寒滑。風水竭力衝決。是以飲一而溲二也。是其上熱下寒。中焦濕滯。金匱男子消渴飲一斗。溺亦一斗。腎氣丸主之。所以濕味而滋水。此飲一溲二。由於心氣之敗。君火衰熄。而相火燔炎。樞軸不運。五藏精液。輸泄無餘。藏神已敗。故不治。陰陽別論曰。心之肺謂之死陰。是也。醫學讀書記曰。肺居上焦而司氣化。肺熱則不肅。不肅則水不下。肺寒則氣不化。不化則水不布。不特所飲之水直趨而下。且幷身中所有之津。盡從不趨之勢。有降無升。生氣乃息。故曰飲一溲二死不治。

如囊裹漿水之病也　太素作如裹囊治肺者。蓋有譌脫。

肝移熱於心則死　楊曰。肝將熱氣與心。心中有神。不受外邪。故令受邪即死也。琦曰。王注引陰陽別論甚當。但非火木相燔之義耳。

柔痓　太素作素痓。楊曰。素痓强直。不得迴轉。堅按太素非是。

傳爲虛　琦曰。虛字衍。

腸澼死　太素澼作辟。楊曰。脾主水穀。故脾得熱氣。令腸中水穀消竭。所以腸虛辟疊不通而死。堅按楊注不穩。王注腸澼除亦不了。當攷。

胞移熱於膀胱　楊曰。胞女子胞也。女子胞中有熱。傳與膀胱尿胞。尿脬得熱。故爲淋病尿血也。堅按楊注甚覈。

口糜　太素糜作靡。楊曰。熱上衝口中爛。名曰口靡爛也。（按此爛字衍）亡皮反。堅按靡蓋爢者。說文。爢爛也。（原識糜字是寫胥所誤皆當從麻）

爲虙瘕爲沈　太素虙瘕作密疝。楊曰。小腸將熱氣與大腸爲病。名曰密疝。大腸得熱。密澀沉而不通。故得密沉之名也。堅按王注瘕一作疝者。蓋指太素也。琦曰。沈當作瀋。是臆說。

食亦　楊曰。亦義當易也。言胃中熱。故入胃之食。變易消无。（按无字疑譌）不爲肌肉。故瘦。堅按楊注欠當。

鼻淵　太素作鼻洟。楊曰。洟他典反。垢濁也。堅按鼻洟之名。與證相協。然蓋是避唐太祖諱而所改也。（太素淵掖作泉掖淸冷淵作淸冷泉是其證）

衄衊　太素衊作䁾。楊曰。䁾亡結反。眵也。堅按太素經注並誤。（太素䁾字據楊注係䀼字之譌）千金作鼽瞢。此由䁾字而更轉譌者。

故得之氣也　太素氣厥倒。楊曰。此膽傳之病。並曰逆。熱氣之所致也。堅按楊注與原識意符。

欬論篇第三十八（太素全存）　先兄曰。醫宗必讀云。此言欬而不言嗽者。省文也。如秋傷于濕。見于二篇。一篇只有欬字。一篇兼有嗽字。則知此篇舉欬而嗽字在其中矣。

非其時各傳以與之　琦曰。非其時三字衍。堅按此說當考。

五藏各以治時　張曰。治時。治令之時也。

乘秋則　太素無此三字有黃帝曰五藏之欬奈何。岐伯曰。五藏之久欬乃移於府五句。楊曰。以下言肺欬相傳爲藏府欬也。五藏之欬。近者未皇。久者傳爲府欬也。

肺先受之云云　太素心先受之。以下三先字並無。楊曰。肺以惡寒。肺先受寒。乘春肝王之時。肝受卽爲肝欬。若肺先受。寒乘於至陰。卽爲脾欬。若肺先受寒。乘冬卽爲腎欬。堅按據楊注太素肝先受之之先字亦併芟去。於例相協。

唾血　唾蓋是涕唾。非律唾之謂。張曰。唾血者。隨欬而出是。

咽腫喉痹　太素作咽喉腫。

欬則兩脇下痛　太素脇作胠。楊曰。胠有本作脅也。

欬涎　太素涎作演。楊曰。音涎。腎液也。謂欬涎出之也。堅按演蓋漾之譌。漾卽涎字。（見集韻及慧琳藏經音義）又按此涎卽今之稠痰也。琦曰。腎主五液。入脾爲涎。濁陰上塡。故欬而多涎。

遺失　太素亦作遺矢。楊曰。遺矢者。欬引大腸。故遺矢也。先兄曰。滑云。失當作矢。如一飯三遺矢。大腸爲傳送之府。故寒入而氣不禁。
欬而失氣氣與欬俱失　太素作欬而氣。氣者與欬俱出。楊曰。小腸在上。欬引小腸。故氣與欬俱發者也之。
此皆聚於胃關於肺　楊曰。此六府欬。皆以氣聚胃中。上關於肺。致使面壅浮腫。氣逆爲欬也。堅按楊特屬之六府。未爲盡。
多涕唾　此亦恐今之稠痰。與評熱病論唾出若涕。及欬出青黃涕之涕。其義相同。
帝曰善　琦曰。經文論欬。專主於寒。金匱以支飲言。亦寒也。金匱及此經正相發明。皆水濕寒氣爲之也。若燥火之邪。亦有作欬。乃其兼症。非專病也。至內傷勞嗽。又屬標中之標。不可責之欬者。猶肺痿肺癰。及大病後年高氣弱。多有欬嗽。不可以欬論治也。堅按張介賓既有詳說。其義甚精。須參看。

舉痛論篇第三十九太素全存

要數極　楊曰。所以然者。得其要理之極明達故也。數。理也。
明明也　太素作明矣二字。
如發蒙解惑　先教諭撰醫賸曰。枚乘七發云。發蒙解惑。未足以言也。先兄曰。易蒙初六。發蒙利用刑人。又見氣穴論

五藏卒痛　高曰。痛者藏府之氣不通也。故願聞五藏卒痛。何氣使然。堅按詳下文五藏卒痛。是諸痛中一證。蓋帝先舉病最重者爲問也。而伯對以寒氣入經。有脈外脈中之辨。帝仍就其義以問諸痛之別。高注以爲其第一第二痛。有止不止之不同。第三四五痛。有宜按不宜按之不同。第六七八九痛。有上下相應相引之不同。第十十一痛。有久暫之不同。第十二十三十四痛。有通閉之不同。

寒氣入經而稽遲　太素作寒氣入焉。經血稽遲。

客於脈外則血少　馬云。或客于經脈之外。則血原少而愈澀。或客于經脈之中。則脈遂澀而不通。皆能卒然而痛也。琦曰。脈外傷衛。脈中傷營。互文見義。血少則氣虛可知。氣不通則血亦不行矣。其脈必見遲澀。堅按馬說爲優。

寒氣客於脈外　史載之方曰。若寒濕之氣勝而腹痛。六脈皆微細而沈。時時小舉。經訣所謂陽弦頭痛。陰微腹痛是也。又曰。舉痛論云。寒氣客於脈外云云。其脈正與寒濕之氣勝同。

炅　楊曰。炅熱也。又注。後炅則氣泄。曰。炅音桂。熱也。

因重中於寒則痛久矣　吳曰。此明痛甚不休者。寒氣重盛。不易解散。故痛。久衍高同。堅按據此則不須必從滑氏改下文。

寒氣客於經脈之中　太素脈作胳。楊曰。痛不可按之兩義解之。一寒熱薄於脈中。滿痛不可得按。二寒下留熱氣上行。令脈血氣相亂。故不可按也。堅按此疑非兩義。琦曰。寒氣稽留。熱氣從上。釋相薄之義。此說似是。吳馬等諸言。其意既然。史載之方引刪滿則以下十七字。蓋以爲重複也。史又曰。其脈散滿。指下充大。而至數不多。却不甚有管力。宜去其寒而行其血氣。

寒氣客於腸胃之間　史載之曰。其脈亦差大差緩而沈。

血不得散　太素血作而。

寒氣客於俠脊之脈　史曰。其脈當尺澤沈而擊。宜行其腎經以去其寒。

寒氣客於衝脈　史曰。其脈當實大有形不勻。輕滑而又緊。來疾去遲。如有物制之。宜通其脈。行其氣。

衝脈起於關元　脈經。衝脈者。起於關元。循腹裏直上至咽喉中。

喘動　廣雅。揣。蝡動也。疏證曰。釋訓云。揣。抁搖捎也。揣抁之轉作喘耎。莊子胠篋篇。喘耎之蟲。崔譔注云。動蟲也。一云無足蟲。此說足以證喘蝡之相通。揣喘蝡並同韻

寒客於背俞之脈　史曰。脈濇以血虛而不行其脈。六脈細數。而肝心尤微。心脈如帶芤。重按卽缺。往往身有汗。宜足其血以得其心。

則血脈泣　太素無血字。

寒氣客於厥陰之脈　史曰。其脈皆輕帶弦。肝脈連脅脈弦長而緊。甚則透過尺澤而弦。

寒氣客於小腸募原　太素小腸募原作腸募關元。史曰。其脈沉大而實。膀胱動而有聲。宜通其小腸。

寒氣客於五藏　楊曰。寒氣入五藏中。厥逆上吐。遂令陰氣竭絕。陽氣未入之間。卒痛不知人。陽氣入藏還生也。史曰。其脈伏而大極無骨力。三部皆芤。身有冷汗。宜灸氣海。後用煖藥。

寒氣客於腸胃　史曰。其脈細而滑。史氏於每證附有治方殊少可取仍不錄

癉熱焦渴　太素渴作竭。

視其主病之脈　張曰。主病之脈。病所在也。脈堅者。邪之聚也。血留者。絡必盛而起也。陷下者。血氣不足。多陰候也。

怒則氣上喜則氣緩　春秋繁露曰。怒則氣高。喜則氣散。

恐則氣下　春秋繁露曰。懼則氣懾。

驚則氣亂　春秋繁露曰。憂則氣狂。

飧泄故氣上矣　太素作食而逆。氣逆上也。楊曰。引氣而上。故氣逆。怒其氣逆。則致嘔血。及食氣逆上也。堅按此與新校正引稍異。張子和儒門

事親曰。素問之論九氣。其變甚詳。其理甚明。然論九氣所感之疾則略。惟論嘔血及飧泄。餘皆不言。又曰。靈樞論神意魂魄志精所主之病。然無寒熱暑驚勞四證。余以是推而廣之云云。其文頗繁。宜參。

故氣緩矣　張曰。氣脈調和。故志暢達。榮衛通利。故氣徐緩。然喜甚則氣過於緩。而漸至渙散。故調經論云。喜則氣下。本神篇曰。喜樂者神憚散而不藏。義可知也。琦曰。九氣皆以病言。緩當爲緩散不收之意。陰陽應象論曰。暴喜傷陽。又曰。喜傷心是也。

故氣消矣　楊曰。營衛之氣。在心肺聚而不散。神歸本移。所以熱而氣消虛也。

營則喘息　太素息作喝。

神有所歸正　太素與新校正引甲乙經同。

腹中論篇第四十　太素熱中消中及瘻子二節缺餘皆存

鼓脹　太素今本與本經同。

雞矢醴　太素无矢字。楊曰。氣滿心腹。故旦食暮不能也。是名鼓脹。可取雞糞竹丸。按此二字疑　熬令烟盛。以清酒一斗半沷之。承取汁。名曰雞醴飲。取汗。一劑不愈。至於二劑。非直獨療鼓脹。膚脹亦愈。堅按既名以醴。則用酒以優。但雞矢瀉下之力頗峻。王氏以爲利小便者是。其云取汗者誤矣。千金治產後中風別是法。鼓脹豈宜取汗乎。雞峯普濟方。雞矢醴若心腹滿。旦食暮不能食。由脾元虛衰。不能克制於水。水氣上行浸漬於土。土濕則不能運化水穀。氣不宣流。上下痞塞。故令人中滿。旦則陽氣方長。穀氣易消。故能食。暮則陰氣方進。穀不得化。故不能食。其脈沉實而滑。病名穀脹。宜雞矢醴。雞矢白半升。右以好酒一斗。漬七日。溫服一盞。溫酒調服盡浮爲佳。按王氏所擧大利小便微寒是本草黑字文。又方以智物理小識有矢醴說。殊少其要。仍不錄。

故時有病也雖然　太素病作痛。无雖字。下文病氣亦作痛氣。堅按雖然以下。琦曰有脫誤。或衍文。

血枯　病源論曰。醉以入房。則內氣竭絕傷肝。使月事衰少不來也。所以然者。肝藏於血。勞傷過度。血氣枯竭於內也。又先經唾血及吐血下血。謂之脫血。使血枯。亦月事不來也。琦曰。凡血枯經閉。固屬虛候。然必有瘀積。乃致新血不生。舊積日長。藏府津液俱爲所蝕。遂成敗症。徒事補養。無救於亡。金匱治虛勞有大黃䗪蟲丸。蓋本此也。由血氣本虛。挾痰挾寒挾氣。即著而爲瘀。治宜先去其瘀。繼養其正。則得之矣。烏鰂厥陰血藥。藘茹即茜草。二味主平肝行瘀。雀卵溫補精血。鮑魚腐物也。亦利瘀血。補益精氣。兼以活血散瘀。虛勞治法。不出於此。

復以何術　先兄曰。張云。復。復其血氣之原也。

四烏鰂骨至傷肝也　太素鰂作賊。藘作蘆。腸作脇。楊曰。四四分一。一分擣以雀卵爲丸。食後服之。飲鮑魚汁。通利腸及補肝傷也。堅按本草經曰。病在心腹以下者。先服藥而後食。張氏醫通曰。久病虛勞失血。血枯發熱。及女人經閉血枯者。宜素問四烏鰂骨一藘茹丸。又有此方治驗。擧在病能論下。宜參。又有方意論頗精。文繁不錄。當閱。

此下至內癰　太素下膿之下。无生。作出。俠作使。楊曰。以其伏梁下因於陰。膿血必上迫於胃管。上出於膈。使胃管生癰。故按之下引於陰。上連心腹。所以致死。

論在刺法中　琦曰。此節譌缺。甚不可讀。以意逆之。蓋藏府鬱熱。久而不散。乃成內癰。

病名伏梁　此段太素文句有錯。欠妥。仍不具載。外科精義。伏梁丸出養生必用方治環臍腫痛。腸胃瘡疽。厚朴生薑汁製　茯苓　枳殼麩炒去穰　白朮　荆三稜炮　半夏湯洗七次　人參已上各乙兩　右爲細末。麪糊爲丸。如小豆大。每服三十丸。食前米飲湯下。

肓之原在臍下　稗海本搜神記曰。心上爲膏。心下爲肓。段玉裁曰許云鬲上爲肓者折言之鬲上肓上膏膏上心是說本于杜氏稗海本搜神記似晚出書然釋膏字或有其理當攷

動之爲水溺濇之病　王注奇病論曰。故動之則爲水而溺濇也。動謂齊其毒藥而擊動之。使其大下也。

芳草　楚辭大招和致芳只。注。芳薑椒也。張衡七辨。芳以薑椒。此所謂芳草。蓋薑椒之屬。張注亦謂是也。

右藥之氣悍　倉公傳論曰。中熱不溲者。不可服五石。石之爲藥精悍。

膺腫　太素亦作癰腫。

無邪脈也　金匱曰。婦人得平脈。陰脈小弱。其人渴不能食。無寒熱。名妊娠。

刺腰痛篇第四十一　太素全存

尻　先兄曰。吳云。尻臀也。按尻臀自異。吳説誤。

刺金門　楊云。刺金門。堅按此説非是。

善悲　楊曰。陽明穀氣虛。故妄有見。虛爲肝氣所尅。故善悲。

骱前　太素骱作骭。楊曰。下循胻外廉。故刺之以和上下。堅按説文骭骹也。從骨交聲。骹下曰脛也

痛引脊內廉　太素无痛字。廉作痛。堅按新校正引少異。

內踝上　太素上作下。楊曰。足少陰脈云云。出然骨之下。循內踝之後。故取內踝之下。

出血太多　太素作出血大虛。

厥陰之脈　太素並作居陰之脈。堅按此與王所謂一經同。

腨踵魚腹　太素腹作腸。

善言　太素亦無善字。

解脈　楊曰。解脈行處爲病。與足厥陰相似。亦有足厥陰胳脈。堅按此與王注不同。

痛引肩　太素无痛字。肩作膺。

解脈　醫學讀書記曰。詳本篇備舉諸經腰痛。乃獨遺帶脈。而重出解脈。按帶脈起於少腹之側。季脇之下。環身一周。如束帶然。則此所謂腰痛如引帶。常如折腰狀者。自是帶脈爲病。云解脈者。傳寫之誤也。堅按未是。

如引帶　太素引作別。无帶字。堅按引或體別。故譌作別也。

善恐　太素亦作善怒。

刺解脈在郄中　楊曰。前之解脈。與厥陰相似。今此刺解脈郄中。當是取足厥陰郄中之胳也。

合腨下間去地一尺所　太素云作上。楊曰腨下間上地一尺所。即陽交穴陽維也。陰維會即築賓穴。陰維郄也。堅按甲乙陽交陽維之郄。在外踝上七寸。斜屬三陽分肉間。足少陽膽經

衡絡之脈　太素作衝絶之脈。衡絡絶作衝絶胳。衡居作衝居。堅按此即

王所謂一經。楊注亦欠晰。不録。考衡亦横也。見顔師古匡謬正俗。

直陽之脈　楊曰。刺直陽者。有本作會陽。堅按此足以證直之爲值義。

内踝上五寸　太素亦作二寸。

飛陽之脈　先兄曰。按飛陽卽腓陽。古文肥作巷。與古蜚字相似。故譌作飛。而腓肥古相通。易遯卦。肥遁無不利。文選思玄賦。作飛遁。曹子建七啓。作飛遯。可見飛肥古文相譌。又易咸卦。咸其腓凶。釋文。荀爽作肥。卽肥腓古文相通。可以證也。蓋足太陽之脈。別下貫踹内者。故云腓陽之脈。前説據姚氏西溪叢話。

上踝二寸所　太素二作三。堅按内踝上三寸。卽三陰交穴。屬足太陰經。此云太陰後。知太素非是。

散脈　陽曰。散脈在膝前骨肉分間者。十二經脈中。唯足厥陰足少陽在膝前主溲。故當是此二經之別。堅按楊説誤。

肉里之脈　楊曰。太陽外絶骨後。當是少陰爲肉里脈也。堅按此説亦難從。

筋縮急　太素縮作攣。

刺足太陽郄中　太素太陽作陽明。

腰痛上寒不可顧　此以下六十二字。太素亦無。

兩踝胛上　太素無踝字。楊曰胛。脊骨兩葙間也。先兄曰。王注長刺節論云腰踝骨者。腰旁俠脊平立陷者中按之有骨處也。

左取右右取左　太素無此六字。

風論篇第四十二太素全存

或爲風也　太素風上有賊字。堅按據張注賊風。亦蓋指腦風目風等。巢源有賊風候。別是一證。

風氣藏於皮膚之間至寒中而泣出　楊曰。風寒之耶得之因者。或因飢虛。或因復用力。腠理開放風入毛腠。洒然而寒。腠理閉塞。內壅熱悶。又曰。其寒不洩在內。故不能食。其熱不洩在外。故銷肌肉也。是以使人惡風而不能食。稱曰寒熱之病。怢慄振寒貌也。堅按千金方錯綜此段。更演其義曰。風者善行而數變。在人肌膚中。內不得泄。外不得散。因人動靜。乃變其性。有風遇寒。則食不下。遇熱則肌肉消而寒熱。有風遇陽盛則不得汗。遇陰盛則汗自出。肥人有風。肌肉厚則難泄。善爲熱中目黃。瘦人有風。肌肉薄則常外汗。身中寒目淚出。有風遇於虛。腠理開則外出。淒淒然如寒狀。覺身中有水淋狀。時如竹管吹處。此是其證也。有風遇於實。腠理閉則內伏。令人熱悶。是其證也。

風氣與太陽俱入　此以下至有不仁也。楊接下文癘風爲說。正與高意同。

與衛氣相干　太素此下有衝氣淫耶四字。

有瘍　太素瘍作傷。下瘍潰同。堅按作傷者非。

有榮氣熱胕　楊曰。胕。腐也。堅按榮氣猶言營血。

其氣不清　太素清作精。

以春甲乙云云　楊曰。春甲乙者。木王時也。木王盛時。衝上風來。名曰耶風。木盛近裏。故衝上耶風來傷於肝。故曰肝風。餘曰倣此也。

亦爲藏府之風　據志高說推之。此言風中五藏六府之俞者。不拘時日。亦爲藏府之風。但下五藏風病能。不言偏枯瘖俳等候。則本篇所謂五藏風。別是一證殆是。金匱五藏風寒篇中所舉中風之類歟。志又曰。此二因。按二因言以時傷者與中藏府之俞者與金匱之所謂邪入于府。卽不識人。邪入于藏。舌卽難言口吐涎之因證不同。金匱之所謂中藏中府者。邪直中于藏府。而傷藏府之元神。本篇之論。一因隨時而傷藏氣。一因經絡受邪而內連于藏府。是以五藏之風狀止見色證。而不致如傷藏神之危險者也。此說亦是。

各入其門戶所中則爲偏風　太素所作之。楊曰。門戶空穴也。耶氣所中之處。卽偏爲病。故名偏風也。堅按楊注與原識符。蓋本篇總該諸風之爲病者。辨證揭名。併五藏風凡十四般。其候各異。特此偏風。乃爲仲景所謂半身不遂之風矣。高以腦風目風等七證屬之偏風。恐不必然。

風入係頭　太素係作系。楊曰。耶氣入於目系。在頭故爲目風也。

眼寒　太素作眠寒。楊接下句讀。且曰有本目風眼寒也。堅按太素經注並誤。琦曰。寒者隱澀之意。亦非。先兄曰。六書故云眼目中黑白也。易曰多白眼。合黑白與匡謂之目。

內風　龔氏壽世保元以爲腎水虛衰。陰虛陽實。卒倒無所知之證。

風者百病之長也　楊曰。百病因風而生。故長也。以因於風。變爲萬病。非唯一途。故風氣以爲病長也。

無常方然致有風氣也　太素致作故。張曰。無常方然者。言變化之多。而其致之者。則皆因於風氣耳。

其診及其病能　楊曰。診者既見其狀。因知所由。故曰診也。晝間暮甚等卽爲狀也。欬短氣等。卽爲病服之也。按眠當能字

胼然　楊曰。胼音幸反。白色薄也。

焦絕　楊曰。焦。執也。絕。不通也。言熱不通也。堅按義不了。

病甚則言不可快　太素病作痛。無言字。琦曰。心開竅於舌。其脈別系舌本。經絡受邪。故言語蹇澀。

色薄微黃　琦曰。土居中以灌四傍。藏府精氣變現。已為色則精明而厚。脾衰不能灌溉。故色薄。

面痝然浮腫　琦曰。面腫者。風挾水氣上行。即評熱病論之風水也。

脊痛　太素脊上有腰字。

隱曲不利　楊曰。謂大小便不得利。琦曰。陽道不利。其在女子。則月事不來也。

肌上　太素作頤上。楊曰。頤上。腎部也。有本為肌上。誤也。琦曰。診在肌上未詳。刺熱論以頤候腎。肌或頤之譌也。堅按二説俱允。惜未知肌之為譏耳。

首風　三因方處以附子摩頭散。即金匱頭風摩散。

漏風　三因方與病能論。酒風錯綜。處以麋銜湯。

常不可單衣　楊曰。謂重衣則汗。衣單則寒。堅按汪説最穩。

身汗　琦曰。身汗二字衍。

衣常濡　太素常作裳。堅按王注亦云衣裳濡。恐原本為然。

不能勞事　琦曰。陽泄而虛。故不耐勞事也。

泄風　三因方從千金作內風。治以附子湯方。附子生去皮臍　人參各半兩　茴香炒　茯苓　山藥各一分　甘草炙　乾薑炮各三分　右為剉散。每服四大錢。水一一盞。姜三片。

鹽少許。煎至七分。去滓。空心服。

上漬其風　琦曰。其風二字衍。

身體盡痛　汗出液燥。營衛澀滞。故有此證。猶桂枝加芍藥生薑人參新加湯。身疼痛之類。琦以爲重感於寒。謬。

痺論篇第四十三 太素全存

以冬遇此者爲骨痺　楊曰。冬時不能自調。遇此三氣。以爲三痺。痺俱稱骨痺。以冬骨也。餘四倣此。至陰六月脾所主也。琦曰。至陰當作季夏。

多飲數小便　琦曰。熱上淫肺。故多飲。肝鬱欲泄。故便數。

上爲引如懷　太素作上爲演壞。楊曰。演當作涎。謂涎流壞中心也。堅按太素經注俱非。

上爲大塞　太素塞作寒。楊曰。胃寒嘔冷水也。先兄曰。按大塞義未詳。豈飲食不進之謂歟。○琦曰。下云入藏者死。此列五藏痺。未見死候。且五藏惟腎痺爲骨痺之診。餘並藏之本病。絕與痺無與。故林氏云云。係痛聚在脾下新校正文蓋因有肺痺心痺等名。遂以意竄入。殊不知經所云肺痺心痺云者。乃病之變名。如五藏生成篇。亦有五藏痺證。與本篇風痺之義。渺不相涉也。牽意移之過矣。堅按。琦說是。

腸痺者數飲而出不得　太素腸上有大字。楊曰。大腸中熱。大便難。

胞痹　楊曰。膀胱盛尿。故謂之胞。卽尿脬。脬返苞反。

内痛　太素亦作兩髀。楊曰。膀胱中熱。故按之髀熱。○先兄曰。高云。言六府之痹。不言胃膽三焦者。腸胃自受糟粕。言腸不必更言胃矣。胞爲經血之海。膽爲中精之府。言胞不必言膽矣。三焦者中瀆之府。水道出焉。言膀胱不必更言三焦矣。

陰氣者靜則云云　琦曰。府陽藏陰。故藏氣謂之陰氣。言人能安靜志氣。則神藏於内。陰平陽秘。水升火降。精氣内治。邪不得干。若時時躁動。擾其血氣。則陽神消耗。生氣通天論所謂起居如驚。神氣乃浮也。神氣消亡。故邪得入之。腸胃本受盛轉輸之府。然飲食不節。每致受傷。此統言藏府所以受邪之由也。

淫氣　楊曰。淫過也。喘息。肺所爲也。喘息過者。則肺虚邪客。故痹聚也。下文意並同

遺溺　太素作嘔唾。楊曰。嘔唾。腎所爲也。

乏竭　太素作渴乏。楊曰。肝以主血。今有渴乏。多傷肝血虚。故痹聚也。

淫氣肌絶痹聚在脾　太素作淫氣飢絶。痹聚在胃。淫氣壅塞痹聚在脾。楊曰。飢者胃少穀也。飢過絶食則胃虚。故痹聚。又曰穀氣遇塞。則實而痹聚於脾也。○太素從上。凡痹之客五藏者。至此亦在。陰陽別論陰陽

相過曰溜下。總題云陰陽雜說

其入藏者死　孫思邈論脚氣曰。黃帝曰。緩風濕痹是也。然則痹之入藏。豈脚氣衝心之類乎。

其留皮膚間者　太素留作流。楊曰。流行在於皮膚淺處之間。動而又淺。故易已也。

各隨其過　太素作各治其遇。遇當過譌

灑陳於六府　楊曰。陳起也。堅按。灑散也。陳布也。楊注非是。

熏於肓膜　太素肓作胃。堅按太素非是。

陽遭陰故爲痹熱　高曰。知陰氣盛而主濕。則知陽氣盛而主燥矣。志曰。燥者謂無汗。堅按高本于馬注。然上文或燥二字疑後人所添。

兩氣相感　兩氣蓋濕與陰氣之謂。

不仁　太素仁作知。楊曰。不知者。不覺不仁也。

不痛　琦曰。五者具。則自皮入骨。前所謂病久入深。明不痛之爲重也。

逢寒則蟲逢熱則縱　太素蟲作急。熱作濕。堅按作濕非是。

痿論篇第四十四 太素全存

志曰。夫五藏各有所合。痹從外而合。病于內外所因也。痿從內而合。病于外內所因也。琦曰。痹痿相似而不同。痹爲外感。痿屬內傷。痹雖有內傷而外感多。痿雖非外感而內傷甚。

筋膜　楊曰。膜者人之皮下肉上。膜肉之筋也。

肺熱葉焦　琦曰。思慮忿怒。五志之火內熾。銷爍肺金。故喘息有音。而肺葉焦枯。肺所以行營衛。治陰陽飲食之精。必自肺家傳布。變化津液。灌輸藏府。肺藏一傷。五藏無所稟受。故因之以成痿躄也。

痿躄　按痿分爲五。而首段敘其證。次段敘其因。然其文互相發。且痿躄脈痿骨痿三證。則前後義同。筋痿則前段云筋急而攣。後段云宗筋弛縱。此筋痿有二證也。肉痿則前段云脾氣熱則胃乾而渴。後段云有漸於濕以水爲事。此肉痿有內外二因也。又按此病痿軟。其正證而拘急。蓋是變證。末節曰。故陽明虛則宗筋縱。帶脈不引。故足痿不用。其義可見矣。

白淫　奇效良方有說。宜參。

有漸於濕　楊曰。漸漬也。

肉痿　琦曰。肉痿卽屬痺症。謂之痿者。必兼病筋骨也。生氣通天論云。濕熱不攘。大筋緛短。小筋弛長。緛短爲拘。弛長爲痿。又曰。秋傷於濕。發爲痿厥。陰陽應象論曰。地之濕氣感。則害皮肉筋骨。蓋脾既受濕。必流於關節。內熱應之。則爲痿躄。非止於肌肉不仁也。

陽氣內伐內伐則熱舍於腎　太素內伐不複伐作代。舍作合。楊曰。陽明主穀。其氣熱盛。復有外熱來加。陽明之脈內卽代絕。內外熱盛下合水。
堅按太素非是。

絡脈溢　楊曰。胳脈心之所主也。胳脈張見爲溢也。

宗筋主束骨　太素作宗筋者束肉骨。楊曰。宗筋者。足太陰少陰厥陰三陰筋。及足陽明筋。皆聚陰器。故曰宗筋。又曰。宗筋卽二核及莖也。

各補其榮云云　太素時受月作時受日。楊曰。五藏熱痿。皆是陰虛。故補五藏陰經之榮。陰榮水也。陰輸是木少陽也。（按此句疑）故熱痿通其輸也。各以其時者、合以其時受病之日。調之皆愈也。

厥論篇第四十五（太素全存）

前陰者宗筋之所聚　楊曰。陰器。爲前陰也。宗總也。人身大筋總聚以爲前陰也。

奪於所用云云　太素因作且。楊曰。入房太甚有傷。故曰奪於所用。因奪所用。則陽氣上虛。陰氣上爭。不能和復。精氣溢洩益虛。寒邪之氣。與虛上乘。以居其中。以寒居中。陽氣衰虛。堅按楊注暗得汪高意。琦曰。獨陰無陽。故曰邪氣。亦是。

陰氣虛則陽氣入　先兄曰。張云濕熱在脾。則脾陰虛。陽獨亢而胃不和矣。脾胃俱病。則精氣竭。故不能營其經絡四支也。高云。入者。絡脈之熱復入於胃也。

陽氣盛於上　醫學讀書記曰。素問曰。陰氣盛於上。則下虛。下虛則腹脹滿。又曰。陽氣盛於上。則下氣重上。而邪氣逆。則陽氣亂。陽氣亂則不知人。此二段乃岐伯分答黃帝問厥。或令人腹滿。或令人昏不知人。二語之辭。所謂陰氣者。下氣也。下氣而盛於上。則下反無氣矣。無氣則不化。故腹脹滿也。所謂下氣者。卽陰氣也。陽氣上盛。則陰氣上奔。陰從陽之義也。邪氣亦卽陰氣。以其失正而上奔。卽爲邪氣。邪氣旣逆。陽氣乃亂。氣治則明。亂則昏。故不知人也。甲乙經刪陽氣盛於上五字。而增腹滿二字於下。虛則腹脹滿之下。則下氣重上之上。林氏云。當從甲乙。謂未有陰氣盛於上。而又陽氣盛於上者。二公益未體認。分答語辭。故其言如此。殆所謂習而弗察者耶。堅按此說明確。正與原識合。

不知人也　琦擧仲景脈法生氣通天論。薄厥調經論。大厥繆刺論文曰。合數條之義。皆血氣相薄。陽氣鬱冒不行。與寒熱之厥不同。

厥狀病能　琦曰。熱厥屬陽經。寒厥屬陰經。然陰陽虛實互乘。則陽經亦有寒厥。亦有熱厥也。

腫首頭重　太素腫作踵。堅按此王氏所非。

癲疾欲走呼　先兄曰。張云。陽明爲多血多氣之經。氣逆於胃。則陽明邪實。故爲癲狂之疾。而欲走且呼也。陽邪盛則神明亂。故爲妄言妄見也。

堅按原識所舉。言其證同者。不言其因。

屈膝　先兄曰。張云。肝主筋。故足軟好臥而屈膝。高云屈膝踡臥也。高說是。

陰縮腫　先兄曰。高云。陰縮腫。前陰萎縮而囊腫也。按巢源虛勞陰疝腫縮候。疝者氣痛也。衆筋會於陰器。邪客於厥陰少陰之經。與冷氣相搏。則陰痛腫而攣縮。

胻內熱　太素胻作脛。楊曰。脛內熱有本脛外熱。足厥陰脈不行脈外。按疑脛外外爲誤耳。琦曰。以上並熱厥之候。

太陰厥逆　太素陰下有脈字。下並同。楊曰。問曰。前章已言六經之厥。今復言之。有何別異也。答曰。二章說之先後經脈厥。而主病左右不同故也。琦曰。按厥有寒熱兩候。前列六經。症皆熱厥。自此至末。所言皆寒厥。

堅按此下諸證。不必屬寒者。琦說難從。

下泄清　太素清作青。楊曰。下利出青色者。少腹間冷也。

三陰俱逆不得前後　楊曰。逆卽氣之失逆。名曰厥逆。足三陰之脈。同時失逆。必大小便不通。手足冷。期至三日死矣。

僵仆　楊曰。後倒曰僵。前倒曰仆。

發腸癰不可治　琦曰。腸癰五字衍。

喘欬身熱　楊曰。足陽明逆氣乘肺。故喘欬也。足陽明主身熱。

嘔血　太素此下有不可治驚者死六字。蓋剩。

痓　太素作痙。楊曰。痓身項強直也。

素問紹識卷第四

江戶侍醫法印尚藥兼醫學教諭丹波元堅學

病能論篇第四十六（太素存但病風腰痛一節缺）風論及其病能。王注曰。能謂內作病形一切。經音義态態下曰。古文作能。

當候胃脈　楊曰。得胃脈者。寸口脈也。又曰。平人手之寸口之中。胃脈合浮與大也。今於寸口之中。診得沈細之脈。即知胃有傷寒逆氣。堅按楊說不穩。醫學讀書記曰。云當候胃脈者。謂趺陽也。趺陽脈不必沈且細。而今沈且細者。氣逆於上。而下乃虛。下虛則沈細也。人迎甚盛者。氣逆於上則上盛。上盛故人迎甚盛。夫氣聚於上而熱不行。胃脘壅遏。得不畜積為癰耶。琦亦以為趺陽曰。蓋胃癰之候。寸口之脈。未有不洪數者。然診趺陽扱于仲景。內經所未見。則此說亦難從。

精有所之寄則安云曰　太素作精有之倚則不安。（按與新校正引小異）懸上有往字。堅按古鈔本無之字。琦曰。懸某病未詳。疑有誤。似是。（王注虛字古鈔本無）

偃臥　廣雅。偃。仰也。

脈大　先兄曰。滑云。脈謂脈隧也。

癰氣之息　楊曰。息。增長也。堅按此說謬。蓋癰氣之息。是臃未成者。氣盛血聚。是膿已成者。

怒狂　太素作喜怒。下善怒亦作喜怒。

生鐵洛　太素洛作落。楊曰。生鐵落鐵漿之也。堅按楊亦誤。

下氣疾也　桓譚新論云。子雲亦言。成帝詔作甘泉賦。卒暴遂倦臥。夢五藏出地。以手收內之。及覺氣病一年。（意林引）蓋氣病卽氣疾也。

身熱解墮　太素熱作體。

澤瀉朮各十分麋銜五分　仲景方於丸散特用分字。亦是裁分之謂。非六銖之分。卽與本經同義。張氏醫通曰。石頑治牙行陶震毬子傷勞欬嗽失血。勢如泉湧。服生地黃墨汁不止。余及門周子用熱童便二升而止。邀石頑診之。診得弦大而虛。自汗喘乏。至夜則煩擾不寧。與當歸補血湯四貼而熱除。時覺左脇刺痛。按之漉漉有聲。此少年喜酒負氣。嘗與人鬬狠所致。與澤朮麋銜湯。加生藕汁調服。大便卽下纍纍紫黑血塊。數日乃盡。後與四烏鰂骨一藘茹爲末。分四服入黃牝雞腹中。煮啜留藥蜜丸。盡劑而血不復來矣。

爲後飯　琦曰。證雖在表。而欲其下滲。故先藥後飯。

奇病論篇第四十七（太素全存）

無治也　張子和治病百法舉此段曰。雖有此論。可煎玉燭散二兩。水一椀。同煎至七分。去滓放冷。入蜜少許。時時呷之。則心火下降。而肺金自清。故能作聲也。按玉燭散係于四物湯承氣湯朴消各等分水煎出三法六門

刺法曰至疹成也　甲乙無刺字。蓋作溢。下文蓋字猶作益知溢是譌文　疹作享。故曰。疹成也。作故曰成享。琦曰。此節蓋他經脫文。

息積　吳以爲肺積。張以爲喘促息難。俱襲王注之謬。三因方擧本證擬有磨積圓。胡椒木香全蝎　化氣湯縮砂仁桂心木香甘草茴香丁香皮青皮陳皮乾生薑蓬朮胡椒沉香　及導引法。文繁不錄。

尺脈數甚　太素無脈字。楊曰。尺口按當膚字　數口按當筋字　急見出者。此爲疹筋。筋急腹急。此必金水垂按當作乘　肝。故色白黑。卽甚也。有本爲尺瘦也。堅按太素爲是。一作尺瘦者尤是。蓋血液虛少。故尺肉削減。卽爲腹筋豎急之診。此脈字芟去。而素靈中遂無尺部診脈之說矣。難經經釋於十三難下曰今去經文大小字而易數字數者一息六七至之謂若皮膚則知何能數按所言經文者邪熱氣藏府病形篇也

厥逆　白附子散出雞峯普濟方。據續易簡方。本王子亨方。琦曰按王氏引全注僅見此條

五氣　楊曰。五氣。五穀之氣也。琦曰。五當作溥。堅按二說非是。

肥者令人內熱　琦曰。食肥則陽氣滯而不達。故內熱。食甘則中氣緩而善留。故中滿。中滿而熱。脾氣上溢。故口甘也。

膽募俞　楊曰。可取膽募日月穴也。

有癃者　楊曰。癃淋也。堅按六書故曰。人病小便淋瀝不通者。今謂之淋。古作癃云云。（淋犂鍼切又良中切癃良中切史記孝景本紀索隱曰隆慮音林閭避殤帝諱改之又宣明五氣篇不宜參）琦曰。癃而數溲。熱鬱而氣不化也。頸膺如格。上焦閉拒也。人迎躁甚。胃熱也。喘息氣逆。肺邪實也。太陰寸口之脈微細如髮。肺藏虛也。此肺之治節不行。故水道不利。而肺之受熱。由陽明積熱上壅。肺受熱淫。格逆於上故也。

五有餘二不足　凡病虛實相錯者。藥有所顧忌。下手最難。此卽是也。仲景稱云難治者。亦皆虛實相錯之證也。

巔疾　太素作癲疾。

病名爲胎病　楊曰。人之生也。四月爲胎母口（按當爲字）人物亦驚。神氣并上驚胎。故生已發爲癲疾也。堅按說文胎婦孕二月也。（段校曰玄應兩引皆作二月）巢源千金並曰。妊娠三月始胎。仍知楊注四字。蓋是三譌。然此胎字要不過在孕之謂。不必限某月。

痝然　太素作龐然。楊曰。龐然者。面皮起之貌。

切其脈大緊　緊弦不同。今大且緊。故三以如弓弦釋之歟。

大奇論篇第四十八（太素全存）

肺之雍喘而兩胠滿　太素雍作擁。下同。胠作脇。楊曰。肺以主氣。故肺生癰有喘也。肺脈上膈近脅。故肺癰脅滿也。又入注肝雍曰。兩胠謂在側箱兩胠下空處。堅按楊以雍爲癰讀謌。

不得小便　楊曰。有本作小和字誤。

脛有大小髀骱大　先兄曰。張云。足脛或腫或消。是謂大小。自髀至胻或爲大。

跛易　楊曰。左右二脚更病。故爲易也。堅按楊注非是。

心脈滿大癇瘛筋攣　楊曰。心脈滿實仍大。是則多氣熱盛。故發小兒癇病。以其少血。陰氣不足。故寒而筋攣也。

肝脈鶩暴　太素鶩作驚。非是。琦曰。鶩暴。迅急鼓動之意。陽氣不安。故爲驚駭得之。

脈不至若瘖　本事方氣中下曰。經云。無故而瘖。脈不至。不治自已。謂氣暴逆也。氣復則已。

石水　楊曰。石水謂盛冬凝水堅鞕如石。名曰石水。言此水病之甚也。堅按此說難從。

并小弦欲驚　太素欲作亦。先兄曰。吳云。欲者。萌而未然也。琦曰。句疑有誤。

心脈搏滑急　太素搏作揣。下並同。楊曰。揣動也。滑陽氣盛而微熱。急爲多寒。心氣寒。寒盛而微熱。寒勝。故爲心疝也。

爲瘕　楊曰。瘕謂女子宮中病。男子亦有瘕而爲病。又曰。男子爲瘕。女子爲石瘕之病。堅按楊說非。

二陰急爲癇厥　楊曰。二陰。少陰也。候得少陰脈急。是爲陰與陰急陽勝。發爲小兒癇病。手足逆冷也。

腸澼　太素澼並作辟。

血溫身熱者死　醫學讀書記曰。按溫當作溢。夫血寒則凝而不流。熱則沸而不寧。溢則血之常也。身雖熱。何遽至死。惟血既流溢。復見身熱。則陽過亢而陰受逼。有不盡不已之勢。故死。今人失血之後。轉增身熱咳嗽者。往往致死。槩可見矣。琦曰。下血家脈靜身涼者愈。身熱則陰陽離絕。故死。溫字疑誤。堅按血溫二字難解。二說並覺有理。竊疑下文有血衄身熱者死。此一句或誤文複出也。

其脈小沉濇爲腸澼　太素此八字無。

其身熱者死　楊曰。身熱以胃氣散去。遠至七日死。琦曰。陰下陷而陽外瀑也。

男子發左女子發右　醫學讀書記曰。按玉版論要云。男左爲逆。右爲從。女子右爲逆。左爲從。本文蓋謂男子發左。女子發右。於法爲逆。然不瘖舌轉。則受邪輕。故證雖逆。而猶可治。若男子發右。女子發左。於法爲從。

然瘖則受邪重。證雖從。必三歲必起也。設逆而邪重者。必死不治。從而邪微者。奚行三歲而後起哉。琦曰。男以陽爲主。女以陰爲主。左右者陰陽之道路也。陽自左升。陰從右降。男子發右。陰病而陽未病。女子發左。陽病而陰未病。若男子發左。女子發右。則爲生者病矣。

懸鉤浮爲常脈　常脈。脈經作熱。太素作脈鼓。按卽鼓字 楊曰。夏秋二脈并至。以爲脈鼓。堅按脈經太素經注並非。琦曰。懸者如物之懸。鉤者中微曲懸。鉤卽芤脈。爲失血之常脈。以去血故中空也。此與原識意合。

暴厥　脈經太素並作氣厥。堅按氣厥似是。蓋是許學士所謂氣中。與氣厥論之氣厥不同。證治要訣曰氣厥卽中氣盧氏丹溪纂要曰氣中卽俗謂之氣厥是然惜不引脈經文

如火薪然　脈經太素薪作新。楊曰。心脈如勾。今如新燃。是心脈急疾精氣。故至草乾水時被尅而死。堅按作新似是。王注新然之火談云云此似王本經文原作新字然宋本併作薪

如散葉　太素葉作柔。楊曰。肝脈如弦。今散如五彩。變見不定。是爲肝木氣之虛損。至木葉落金時被尅而死。有本爲叢棘散葉也。堅按叢棘散葉。其義自異。琦曰。叢棘弦硬雜亂之象。爲是。

如省客省客者脈塞而鼓　太素客並作容。塞作寒。

懸去棗華　楊曰。至棗華土時被尅而死也。

如丸泥　脈經丸泥錯。楊曰。胃脈耎弱。今反如丸泥。乾堅之丸。卽是胃土

兼氣之有損。故至榆莢木時而死也。

禾熟　楊曰。至禾熟秋金時被尅而死也。

胞精　楊以胞爲心胞。謬。

如交漆　太素漆作英。可疑。

三十日死　脈經三作四。

如涌泉云云　太素涌字無。肌作胞。英作華。楊曰。足太陽腎之府脈。今如泉之浮鼓而動。卽膀胱胞氣水之不足。故至韮英（按英字衍）華土時被尅而死。一曰韮英也。琦曰。少氣味三字衍。

如頽土之狀　脈經太素並作委土。琦曰。頽敗之土。

五色先見黑白壘發死　太素無見字。壘作累。脈經曰。壘下注云。一作藟。堅按齊民要術引詩義疏曰。藟巨荒也。似燕薁連蔓生。葉似艾。（此二字據詩釋文補）白色子赤。可食。酢而不美。幽州謂之椎藟。

如懸雍　太素亦作懸離。

水凝而死　脈經水作冰。太素死下有亟字。

菀熟　太素菀作宛。

大腸氣　太素作膽氣。

如華云云　脈經華作春。楊曰。脈之浮散。故如華也。心府小腸虛小。（按小空似剩）

故多恐。坐臥不安。心虛。耳中如有聲。故恒聽。

脈解篇第四十九（太素全存） 先兄曰。吳云。脈解者。所以解古脈論也。故每條皆有所謂字者。字在首。

太陽所謂腫腰脽痛 楊曰。脽。尻也。音誰也。十一月一陽生。十二月二陽生。正月三陽生。三陽生寅之時。其陽已大。故曰太陽也。堅按經脈篇膀胱足太陽有腰痛。

正月太陽寅 先兄曰。馬云。膀胱諸證。豈盡在正月哉。特論與時相應之義有如此耳。蓋虛實在人。隨時爲病。不必盡在正月也。堅按弟子掘川濟曰。此篇以足三陽三陰配之六月。太陽爲正月。厥陰爲三月。陽明爲五月。少陰爲七月。少陽爲九月。太陰爲十一月。三陽三陰。每互其位。而必隔一月。今本經七月誤作十月。殊爲不倫。須從太素是正。此說極確。

陽氣東解 太素作陽凍解。楊曰。正月已有三陽。故凍解。陽氣出於地也。先有三陰。故猶有冬寒。陽氣不足也。人身亦爾。半身不足。故偏虛。跛謂左脚偏跛也。堅按楊偏虛解宜從。

強上引背 太素無引背二字。

萬物盛上 琦曰。萬物二字衍。

狂巔疾 太素巔作癲。楊曰。脫衣登上。馳走妄言。即謂之狂。僵仆而倒。遂謂之顛也。

瘖　楊曰。瘖不能言也。堅按楊本于說文。瘖義具于原識宣明五氣篇下

瘖俳　太素俳作痱。楊曰。陽氣外衰。故爲瘖也。左按疑若字腎氣內虛奪而厥者。則爲瘖痱。按此下宜更補痱字音肥。風病不能言也。謂四支不用。瘖不能言。心無所知。甚者死。輕者生可療也。堅按爾雅痱病也。郝懿行爾雅義疏曰痱作腓詩百卉具腓傳腓病也釋文引韓詩云變也變病義近聲又相轉文選戲馬臺詩注引毛詩作痱今作腓玉篇引詩正作百卉具痱可知腓古本作痱矣〇說文俳戲也張以爲無所取義者是

心脇痛　經脈篇。膽足少陽有心脇痛。不可轉側。轉譌作盛也。

言少陽盛也盛者　太素盛並作成。楊曰。成爲九月。九月陽少。故曰少陽也。小島尚質曰。成蓋戌誤。

故爲躍　楊曰。躍勇動也。琦曰。此有誤衍不可讀。

洒洒振寒　經脈篇。胃足陽明。有洒洒振寒。

邪客於藏府閒　先兄曰。吳云。藏。胕藏也。府。胃府也。脾土不能制溼。故上於胕而爲水喘。

甚則厥云云　經脈篇。痛至則惡人與火。聞木聲則惕然而驚。心欲動。獨閉戶塞牖而處。甚則欲上高而歌。棄衣而走。

陽盡而陰盛　盡者猶傷寒論血弱氣盡之盡。卽陽氣不振之義。非竭絕之義。琦以爲陽明極虛。欠當。

客孫脈　太素脈作胳。楊曰。太陰經脈。至於舌下。太陰孫胳。胳於頭鼻。故陽明并於太陰孫胳。致鼽腹脾也。堅按經脈篇唯有鼽衄。

上者則其孫絡太陰也　琦曰。上者句有脫誤。

病脹　楊曰。十一月陰氣內聚。雖有一陽始生。氣微未能外通。故內癰為脹也。堅按經脈篇。脾足太陰有腹脹善噫。得後與氣。則快然如衰。

上走心為噫　新校正駁王注。蓋本于楊氏。

食則嘔　楊曰。胃中食滿。陽氣銷之。今十一月一陽力弱。未能熱消。故胃滿而溢謂之嘔。此嘔吐也。堅按經脈篇有食則嘔。

得後與氣快然如衰　太素如並作而。

十月　太素作七月。楊曰。七月秋氣始至。故曰少陰。

嘔欬上氣喘　經脈篇有欬唾則有血喝。喝而喘又有上氣。

色色不能久立久起云云　太素色色作邑邑。久坐之久无。䀮䀮並作眊眊。楊曰。七月陰陽氣均未有定。主秋氣始至。陽氣初奪。故邑然悵望。不能久立。又陰陽內各不足。故從坐起目眊。無所見也。有本作露。但白露即露之微色。按疑當作霜文微也　十月已降。甚霜即知。有本作十月者非也。堅按太素經注並是。說見上　經脈篇有坐而欲起。目䀮䀮如無所見。

恐如人將捕之　經脈篇。氣不足則善恐。心惕惕如人將捕之。

所謂惡聞食臭云云　楊曰。七月陽衰。胃無多氣。故惡聞食氣也。琦曰。此疑陽明節脫文。誤次也。

陽氣未盛於上而滿　琦曰。未字衍。太素脈作腹。並難從。

㿗疝　太素㿗作頹。楊曰。頹謂丈夫少腹寒氣成積陰器之中而痛也。疝謂寒積氣上入小腹而痛也。病在少腹痛。不得大小便。病名曰疝也。

㿗癃疝膚脹　太素㿗作釘。楊以爲釘腫。蓋非。經脈篇肝足厥陰有遺溺閉癃。琦曰。此節（按言厥陰一節）文多譌缺。按此篇以十二辰分配經脈。義殊無當。而論病理本于藏府陰陽衰盛甚確。故以意解之。琦說稍肆。今不敢從。

刺要論篇第五十（太素佚）

不去矣　王所引鍼經。是海論文。眩冒下更有目不能見懈怠安臥一句。安臥與不去其義相發。

刺齊論篇第五十一（太素佚）

刺禁論篇第五十二（太素刺中心以下缺）

要害　賈誼過秦論。要害之郡。又要害之處。

心部於表　琦曰。部統屬之詞。（按新校正引太素故曰治今本作故曰裏也是）

刺客主人內陷中脈　中。馬高爲去聲讀。是。

爲內漏　巢源曰。邪隨血氣。至再熱。氣聚則生膿汁。故謂之聤耳。王蓋指此。

刺臂太陰脈　馬曰。靈寒熱病篇。亦有臂太陰。以其脈行於臂。故可曰手。又可曰臂也。

重虛出血　張曰。腎既虛而復刺出血。是重虛也。

刺膺中陷中肺　陷上疑脱內字。琦曰。肺脈之譌。

爲漏　上文有內漏。著至教論上爲巔疾。下爲漏病。王注漏血膿出。此唯注目漏。其意亦恐謂膿漏出。巢源有目淚出不止候。又有目膿漏候。曰風熱客於瞼眥之間。熱搏於血液。令眥內結聚。津液乘之不止。故成膿汁不盡。謂之膿漏。

刺志論篇第五十三 太素佚

氣實形實氣虛形虛　氣之虛實。不啻驗之于脈。亦必驗之于息。故張注氣多爲喘滿也。更宜與玉機眞藏論相參。

得之傷寒得之傷暑　此二句對舉。以示寒暑二邪。初受之略。蓋至其傳化。則非一言所蔽。馬注此段以虛實直譌。非是。

此之謂　琦曰。三字衍。

夫實者氣入也虛者氣出也　琦曰。氣內守則實。氣外泄則虛。申虛實之義。非謂邪氣也。

鍼解篇第五十四 太素全存

氣實乃熱也氣虛乃寒也　太素無此二句。堅按疑是注文所錯。滿而泄之十二原篇作滿則泄之。

爲虛與實者　先兄曰。高本與作爲十二原篇同。

鍼窮其所當補瀉也　太素窮作官。所下有之字。

所謂三里者　張曰。按此下言取穴之法。非本篇上下之義。意必他篇之文脫誤於此者。

蹻足胻　太素作搖高足胻。楊曰。高高也。謂此外踝上高舉處也。搖而取之。

人齒面目應星　先兄曰。志云。靈樞經云。天有列星。人有牙齒。高曰人面目光明。齒牙排列。一如星之明朗排列。

人心意應八風　此以下至應之九。琦曰。句不可解。亦爛文也。堅按此與原識合。

長刺節論篇第五十五 太素全存

頭疾痛至傍四處　太素頭疾錯無上字。陰作陽。楊曰。藏針之法。刺在骨部。不得傷於骨肉皮部皮者。乃是取其刺骨肉之道。不得傷餘處也。刺頭痛者。頭爲陽也。甚寒入腦。以爲頭疾痛病。故陽刺之法。正內一。傍內四。瘵氣博大者也。本作陰刺者。字誤耳也。先兄曰。吳云傷非言傷損。既是刺至骨。何得無骨肉及皮乎。蓋言無得妄爲提按動搖。而傷骨分肉分皮分之眞氣也。

治寒熱　楊注。大藏爲肺藏。爲刺肺寒熱。非是。

與刺之要　與蓋施與之與。金匱玉函經有云。與汗之。與下之。語例相同。

治腐腫者刺腐上　太素腐並作癰。堅按此腐字與熱論榮氣熱胕之胕同義。然作癰爲是。

刺大者多血小者深之　太素無大字小者二字。楊曰。刺癰之法。當癰上刺之。大者深之。小者淺之。堅按不如甲乙之爲穩。

爲故止　故常法也。詳見離合眞邪論　先兄曰。吳云止者無他術之意。

皮骺　太素作腹齊。楊注義不了不錄　琦曰。按經云刺皮骺以下。至少腹而止。不得指齊下五寸。並不得云齊下橫骨之端也。當以全氏義爲得矣。堅按琦駁王林則當。其從全氏者。誤。䯏骨端也。本見說文。䯏玉篇光末切廣韻古活切　皮字未晰。張解以橫皮可疑。

髂髎　楊曰。髂客罵反。脊骨兩旁也。髂源作轄今意改客罵字亦可疑廣韻枯駕切

寒氣至　高曰。寒氣至骨。

其道　太素作至其。

刺之虛脈　先兄曰。張云。謂寫其盛者。使之虛也。必視針下諸分盡熱。則氣至邪退。其病已而止鍼也。

病初發　琦曰。下應脫不治二字。堅按琦說。謬。

病風且寒且熱　楊曰。風成爲寒熱。一日數度寒熱。并汗。刺諸分腠胳脈。復且寒且熱。三日一刺分劑也。

汗出且寒且熱　琦曰。六字衍。

皮部論篇第五十六 太素全存

皮有分部　先兄曰。志云。分部。分屬之部署也。

脈有經紀　經。經常。紀。別理。月令毋失經紀。以初爲常。

筋有結絡　楊曰。十二經筋。各有結聚。各有茳胳。

以經脈爲紀　楊曰。欲知皮之部別。十二經爲綱紀也。

以滲於內諸經皆然　楊曰。滲山蔭反。下入也。琦曰。故在陽者。以下有譌誤。不可解。

關樞　陰陽離合論。太陽爲開。太素開作閞。而楊注以爲關者主禁。闔者門扉主開閉。此足以徵原識之確矣。又樞柠關樞。是二陽中有二樞。仍疑關樞之樞。蓋字之誤也。

樞儒　太素儒作擩。楊曰。而泉反。堅按擩蓋檽譌。楊音謬。

其入經也至內注於骨　太素出下有經字。无內字。琦曰。義未詳。亦有譌誤。

心主之陰　琦曰。心主當作厥陰。

關蟄　太素蟄作樞。譌。陰陽離合論。太陰爲開。太素開作闔。

是故百病始生也　此段論邪之所入。分爲三等。然其所主在入絡客經。而又言其留而不去者。或廩於腸胃。或留於筋骨之間也。

必先於皮毛　太素於上有客字。

感虛乃陷下　太素感作減。楊曰。減氣爲虛。乃血少脈陷也。

不與　楊曰。在淺不療。遂生大病也。與。療也。堅按楊說難從。

經絡論篇第五十七 太素存无黃帝問曰四字直與前篇連接

氣穴論篇第五十八 太素全存

氣穴　楊曰。三百六十五穴。十二經脈之氣。發會之處。故曰氣穴也。

溢意　楊曰。溢意。縱志也。

捧手　楊曰。捧手。端拱也。

逡巡　太素作遵循。楊曰。遵循音逡巡。

及上紀　太素此下有下紀二字。是。楊曰。任脈上於脊裏。爲經胳海。其浮而外者。循腹裏。當齊上胸至咽喉。胳脣口。故背胸相控痛者。任脈之痛也。此等諸穴。是任脈所貫。所以取也之。

上紀者胃脘也　先兄曰。高云胃脘有上脘中脘下脘。以臍之上下爲紀。則此胃脘乃下脘也。臍上至下脘。臍下至關元。分寸相等。故曰上紀下紀。以臍爲中紀。其上也。故上紀者。臍上下脘之胃脘也。由臍紀下。則下紀者。臍下小腹之關元也。

背胸邪繫　太素無背胸二字。繫作擊。

前後痛濇胸脇痛　琦曰。任督脈繞篡間。故前後二便痛滿。任脈氣上壅。故有胸脇痛等證。

交十椎下　太素此下有藏字。楊曰。量此脈行處生病。皆是督脈所爲。下藏者。下胳腎藏也。

完骨　先兄曰。靈骨度篇云。耳後當完骨者廣九寸。類經云。完骨。耳後高骨也。

肩解　先兄曰。靈經脈篇。手太陽之脈出肩。解繞肩胛。竇傑鍼經指南云。肩解背後縫。蓋髃骨之後。與胛相對而陷解處。故謂之肩解。竇說爲妥。

瘖門一穴　太素作肩髃二穴。

胸俞十二穴　太素作肓輸二穴。

膺俞十二穴　太素無十字。

踝上横二穴　太素横下有骨實。張據王注曰。左右共四穴。
凡三百六十五穴鍼之所曰行也　太素此二句。在陰陽蹻四穴下。楊曰。以上九十五穴。遍療諸病也。堅按太素九十九穴。幷藏俞府俞熱俞水俞。俱三百三十七穴。爲數最不足。
孫絡三百六十五穴會　先兄曰。張云。孫絡之云穴會。以絡與穴爲會也。穴深在内。絡淺在外。内外爲會。故曰穴會。非謂氣穴之外。別有三百六十五絡穴也。
以溢奇邪　太素溢作洫。楊曰。洫謂溝洫。水行處也。孫胳行於奇耶營衛之氣。故曰洫。火逼反。堅按太素非是。
邪溢氣壅　楊曰。以下言氣壅成熱以爲壅疽。
大膕　太素作大䐃。
積寒畱舍　楊曰。以下言寒氣留積谿谷溝洫。爲痺不仁也。
肋肘不得伸　太素肋肘作時。堅按太素似是。
十四胳脈　楊曰。十二別走胳脈。幷任督二脈。爲十四胳也。脾之大胳。從脾而出。不從脈起。故不入數。堅按此王注所本。
内解瀉於中　楊曰。解別也。其諸胳脈別者。内寫十脈也。十脈謂五藏脈兩蹻合論。故有十也。堅按此亦王所本。琦曰。按岐伯曰。孫絡以下可節。

此言恐是。

氣府論篇第五十九 太素全存

七十八穴　太素八作三。琦曰。今所傳經穴圖。足太陽凡百三十穴。與此不同。且各經穴錯出。悉多譌缺。難以核計。又止言手足三陽。與督衝任。而不及手足三陰。亦遺脫也。

入髮至項三寸半　太素作入髮項二寸間半寸。堅按義難解。

傍五相去三寸　太素三作二。楊曰。明堂傍相去一寸半有此不同也。按楊所舉俞穴與王注同者省而不錄且太素經文間有脫句今亦不具載

風府兩傍各一　楊曰。天牖二穴。堅按此說非是。天牖穴見前篇注

俠背以下至尻尾　太素背作脊。无尾字。

五藏之俞各五六府之俞客六　琦曰。五藏六府之俞。左右共二十八穴。甲乙經有四十一穴。大杼風門。已見上注。不數。尚有鬲俞在七椎下。中膂俞二十椎下。白環俞二十一椎下。並去中行二寸上上髎脊兩旁。第一空陷中次髎。第二空中髎。第三空下髎。第三空會陽陰尾尻骨兩旁。蓋是經惟說藏府之俞。故不備也。近世又有厥陰俞在第四椎下。按厥陰俞既見千金外臺

鋭髮　人鏡經曰。耳前髮脚爲兌髮。

客主人　楊曰。一名上關。堅按甲乙上關。一名客主人。

耳下牙車之後　楊曰。大迎一名髓空。堅按後足陽明手少陽並有大迎骨空。仍如王注爲是。甲乙頰車足陽明脈氣所發。大迎足太陽脈氣所發。並與本經不同。外臺引甲乙大迎足陽明

缺盆　楊曰。缺盆一名天蓋。堅按楊注本于甲乙。

掖下三寸　楊曰。掖下左右一寸口泉掖。按淵掖避諱作泉字　輒筋。天池。三穴。脅下至胠章門維道。日月口正經氣發也。腸哀按腸當作腹　大横此二穴正經雖不言發。近此三正經氣也。帶脈五樞。此二穴少陽別氣至也。上窌口穴。按當作居窌　少陽脈胳別至也。左右廿二世六穴也。是則掖下三寸爲脇。脇下口間之外爲胠。則胠脇之言可別矣。堅按此注非是。

髀樞中傍各一　楊曰。環銚居髎左右口穴。琦曰。中傍二字衍。

足陽明脈氣所發者六十八穴　太素八作二。

額顱髮際傍各三　楊曰。頭維本神曲差左右也。

面鼽骨空各一　楊曰。鼽渠留反。鼻表也。有鼻塞病非也。顴窌也。堅按甲乙四白在目下一寸。向頄骨顴空。據此。王注爲優。顴窌見于太陽脈注　先兄曰。易夬九三。壯於頄。釋文。頄求龜反。顴也。翟玄云。頄面也。頄頰間骨也。

膺中骨間各一　楊曰。膺中。膺窓也。左右二穴。堅按楊注誤。

俠胃脘各五　楊注無太一有乳根。關門作開明。蓋字誤

俠臍廣三寸各三　楊注無外陵。有太一。

下臍二寸俠之各三　太素三作六。楊曰。外陵大巨水道歸來府舍衝門左右十二穴。太陰脈穴更無別數。所以亦入陽明也。

分之所在穴空　太素之作上。

曲掖上骨空各一　楊曰。曲垣左右二穴。堅按甲乙曲垣。左肩中央曲甲陷者。中按之。動脈應手。據此楊注蓋誤。

上天窓四寸各一　太素窓作容。楊曰。足太陽逢天容。手太陽脈未至天容。謂天容字錯。未詳所。左右八穴。

肩解下三寸各一　楊曰。天宗臑輸貞左右六穴。

鼻空外廉項上各二　楊曰。迎香天窓左右四穴。天窓去手陽明胳近。故得其氣也。堅按王注爲勝。

柱骨之會各一　楊曰。柱骨左右二穴。堅按楊不斥言何穴。

角上各一　楊曰。頷厭左右二穴。琦曰。卽足少陽頷厭二穴重出。

下完骨後各一　楊曰。天容左右二穴。

項中足太陽之前各一　楊曰。大椎大杼左右及中三穴。堅按大杼是足太陽經穴。不宜言之前。楊說難從。琦曰。卽足少陽風池二穴。重出。

俠扶突各一　太素無依字。楊曰。扶突左右二穴。扶突近手少陽經也。琦曰。即手太陽天窓二穴重出。

督脈氣所發者二十八穴項中央二　太素八作六。二作三。楊曰。項中央者。項内也。非唯當中也。故項内下行瘖門一天柱二爲三也。上行風府一風池二爲三。總有六穴也。督脈上入風池。即爲信也。堅按楊注牽強。不可從。

大椎以下至脊椎法也　太素作大椎以下至尻廿節間各一。至骶下凡二十一節。脊椎法。楊曰。骶竹尸反。此經音柢尾窮骨從骨爲正大椎至骶廿一節。有廿間。間有一穴。則廿六穴也。（按每節間不必有穴二十六穴字有譌）明堂從兌端上項下至瘖門。有十三穴。大椎以下至骶骨長強廿一節。有十一穴。凡廿四穴。督脈氣所發。與此不同。未詳也。

至横骨六寸半一　太素六寸半一作八寸一一。楊曰。鳩尾以下。至横骨一尺六寸。寸有一穴。有十六穴。幷已前有一十八穴也。明堂中央任脈氣所口穴。合有十六。此經從璇機以下。至庭中口穴。合口穴。此經從璇機以下至横骨。雖放口下分寸。復與明堂不同。亦未詳也。琦曰。一上脫各字。

俠臍下傍各五分　琦曰。中注四滿一名髓府。氣穴一名胞門。大赫一名陰蹻。横骨　一名下極。堅按並出甲乙經。

足少陰舌下　太素此上有五藏之輸各口凡五十穴十字。

骨空論篇第六十（太素全存）

惡寒　太素作惡風寒。

譩譆　楊曰。上譩一之反。下譆火之反。謂病聲也。（按病疑痛譌）

肩上横骨間　楊曰。失枕爲病。可取肩上横骨間。謂柱骨間。

眇絡季脇　馬曰。眇絡者。眇間之絡。堅按眇絡季脇。義未晰。

八髎　太素作九扉。堅按此王氏所非。

還刺寒府　琦曰。還疑衍字。膝外附骨解間。當足陽明之陽關穴。謂之寒府者。義未詳。或有誤字。

寒府在附膝外解營　太素无附字。楊曰。寒熱府在膝外解之營穴也。名曰骸關也。

取膝上外者　楊曰。凡取膝上外解。使拜者屈膝伏也。取涌泉者。屈膝至地。不伏爲跪也。

任脈　先考曰。任爲衽之義。其脈行腹中。行猶衣衽之在于腹前也。先兄曰。說文。袷交衽也。衽。衣袷也。

衝脈　先兄曰。說文。衝。通道也。春秋傳云。及衝以戈擊之。衝四通道也。

至胸中而散　琦曰。散者布散之意。衝脈爲十二經之海。灌滲谿谷。故曰散也。

帶下　先兄曰。一切經音義引蒼頡篇云。帶下。婦人病也。又曰帶音當賴反。人作䐲同。字林女人赤白帶二病也。關中多音帶。三蒼下痛病也。

督脈者起於少腹以下骨中央　楊曰。八十一難云。起於下極橫骨。一名下極。卽是少腹之下也。骨之中央。髖骨中央也。又八十一難云。起下極之輸。並脊上行。至於風府。（按難經有入屬於腦四字）爲陽脈之粲。（按此一句是呂廣注）義亦同也。

廷孔　太素作庭孔。

篡閒　太素篡作篹。下並同。堅按玉篇。篹居其切。無所取義。願係于篡字之壞。（長刺節論新校正別本篡一作基）

不孕癃痔　太素孕作字。楊曰。有本无痔字。

治在骨上甚者在齊下營　楊曰。骨上。量是骶骨。口督脈標也。齊下營者。口脈本也。營亦穴處也。

喉中央　楊曰。廉泉也。堅按今云在缺盆中。則王注爲是。

立而暑解　醫學讀書記曰。暑解當是骨解。言骨散隨如解也。骨與暑相似。傳寫之誤也。琦改暑作引曰。解懈同。起而引懈痿弱不任地之謂。堅按二說俱不確。

骸關　太素作厭關。楊曰。厭開。骸開也。膝骨相屬屈伸之處也。堅按作厭非是。

拇指　太素拇作母。楊曰。母指。小母指也。足少陰足太陽皆行膕中。至足小指。故療其膕也。堅按先兄曰。易咸初六。咸其拇。虞翻曰。拇足大指也。又解九四。解而拇。馬融曰。足大指。莊子駢拇。枝指出乎性哉。駢於足者。連無用之肉也。

關　楊曰。膕上髀樞爲開也。

背內　楊曰。背內謂足太陽背輸內也。琦曰。背上俞穴主內者取之。王注謂大杼非也。

陽明中俞髎　楊曰。足陽明中輸。謂是巨虛上廉也。扇輸穴也。

若別治巨陽蔭榮　太素少陰榮作少陽榮。楊曰。若胻痛。若別可足太陽足少陽二脈營穴也。按可字下恐有脫 堅按足少陽經出膝外廉下外輔骨之前。直下抵絕骨之端。則太素似是。

淫濼脛痠云云　太素脛痠字无。外下有踝字。五作四。楊曰。濼羅各反。淫濼膝胻痺痛無力也。外踝上五寸。足少陽光明穴也。少陽維者。在四寸中也。

輔骨上横骨下爲楗　楊曰。膝輔骨上横骨下爲楗。

俠髖爲機　太素髖作髋。楊曰。髖孔昆反。又音完。堅按髋髖同用。先兄曰。機髀骨之入樞者。在臀上兩傍。其所俠爲髖。髖則臀上側骨。與骼本是一大骨。腰旁俠脊平立陷者中。按之有骨機關處動者是也。

骸下爲輔　銅人經注曰。輔骨謂輔佐䯒之骨。在䯒之外。

頭横骨爲枕　太素頭作項。楊曰。項横骨。項上頭後玉枕也。堅按據藏經音義。作項爲是。說文。頏玉枕也。（玉枕各本作項枕今據段氏所改錄）

髓空在腦後五分　太素無在字。五作三。

在顱際銳骨之下　氣府論足陽明脈氣所發。有額顱髮際傍各三。靈骨度篇曰。髮所覆者。顱至項尺二寸。據此顱字似專指前髮際。然說文項。項顱首骨也。顱項顱也。（並據段注本錄）阮孝緒文字集略云。顱腦蓋也。（和名鈔引）然則項後亦得稱之顱也。沈彤釋骨曰。頭横骨中央之下端曰顱際銳骨是。

項後下復骨下　太素無後字。堅按釋骨曰。柱骨隱筋肉中者曰復骨。先兄曰。沈說亦妥。

數髓空　琦曰。數字疑有誤。

或骨空　琦曰。或字疑有誤。先兄曰。沈彤云。遍回匝口頰下之骨曰或骨。按說文。或卽域本字。云或骨者。以其骨在口頰下。象邦域之回匝也。

當兩肩　楊曰。兩肩。有本爲脣也。

髆中之陽　說文髆肩甲也。原識髆誤寫作髃

兩骨空之間　太素無空字。

出上膝四寸　琦曰出衍字。

在毛中動下　太素動下作動脈。琦曰動下當作動脈下。

扁骨有滲理湊無髓孔　太素扁作遍。無湊字。孔作空。楊曰言骨上有空。五穀津液入此骨空資腦髓也。此骨空種數所在難分。有□者。不可知者。故置而不數也。堅按扁作遍非。

易髓無空　琦曰四字衍文。

先灸項大椎　太素灸作取。楊曰大椎穴三陽督脈之會。故灸寒熱氣取明堂大椎。有療傷寒病不療寒熱之。

撅骨　太素作厥骨。楊曰此脈中血寒而少。故取背輸陷也。厥骨尾骶骨也。有本厥與骨通爲一字。巨月反。堅按厥盡也。椎骨之所盡。故稱厥骨乎。其厥與骨爲一字者。蓋指𩩲字也。

肩上陷者　楊曰肩負等穴也。

足小指次指之間　楊曰口臨泣等穴也

腨下陷脈　楊曰承山口等。

動如筋者　太素動作痛。

掌束骨下　太素作骭骨下。楊曰。肝音干髃骭穴也。按肝當骭干當于　堅按釋骨曰。

束掌者曰掌束骨。

足陽明　太素此下有灸之二字。堅按此與甲乙全氏合。

巔上一　太素作直上動脈。

卽以大傷病法灸之　太素作卽以大傷痛壯數灸也。

二十九處　太素九作七。

傷食灸之　楊曰。傷食爲病。灸之不得愈者。可刺之。刺法可刺大經所過之胳。出血及飮藥調之。陽胳脈也。堅按巢源宿食不消候曰。令腹脹氣急噫氣醋臭時復增寒壯熱是也。或頭痛如瘧之狀。

水熱穴論篇第六十一 太素全存

胕者太陰也　太素作腎者少陰。難從。

關門不利　太素門作閉。蓋非。

上下溢於皮膚　先兄曰。按有文上下指人身上下之部而言。非胕腎之謂。

地氣上者　張曰。牝陰也。地氣上者。陰氣升也。以陰從陰而生水液。故曰至陰。

玄府　太素作六府。上文藏府作其藏而三字。下文所謂玄府者汗空也九字所無。並非是。

水俞五十七處者　徐靈胎醫學源流論。有水病針法論。當參。

此腎俞　太素作此皆腎輸也。楊曰。尻上五行。合廿五輸者。有非腎俞所發。皆腎輸。以其近腎。並在腎部之內。腎氣所及。故皆稱腎輸也。

肺爲逆不得臥　評熱病論。眞氣上逆。故口苦舌乾。臥不得正偃。正偃則欬出清水也。諸水病者。故不得臥。

分爲相輸　楊曰。腎以主水。肺以主氣。故曰分之。先兄曰。按水氣同類。肺腎俱爲標本。故其感病也。互相輸而俱受。分爲胕腫喘呼之證也。本是二藏屬陰。而水氣之所留也。諸家以相輸爲二藏之氣。以俱受爲病氣。恐非是也。

皆藏之陰絡　太素作皆藏陰之絡也。楊曰。是等諸穴。皆腎之陰藏所終之輸。水客之舍也。堅按太素義不了。琦曰。陰氣所行。故曰陰絡。內督脈及足陽明穴。亦曰陰絡。其義未聞。

帝曰春取絡脈分肉　此節太素別爲類題云變輸。是以知其爲錯文。琦曰。此疑四時刺逆從論中脫文誤次者。知四時之治變。庶切脈用藥無太過矣。

其氣少不能深入　先兄曰。馬云。斯時肝氣雖急。天之風亦疾。然人之經脈常深。而風木之氣常少。不能深入于經脈之肉。僅在絡脈分肉之間。志曰。風木之氣。常達于絡脈分肉之間。其經脈之氣。隨冬令伏藏久深而始出。其在經之氣尚少。故不能深入而取之經。

夏取盛經分腠　楊曰。三陰盛經也。夏日其經熱盛。故取其盛經部內分腠。

陽氣留溢　太素留作流。堅按此與新校正引別本合。

陽氣堅盛　太素堅作緊。楊曰。緊盛也。

陽脈乃去　去蓋藏之義。宜參脈要精微論蟄蟲將去條

以越諸陽之熱逆也　楊曰。人頭爲陽。故頭上卅五輸。以起諸陽熱者也。按起當作越

而傳爲熱　王注。濕氣內結。蓋言無汗證。然語意欠妥。其釋傳字以轉字換之極是。

夫寒盛則生熱也　楊曰。夫陽極則降。陰極即昇。是以寒極生熱。熱極生寒。斯乃物利之常也。故熱病號曰傷寒。就本爲名耳也。

調經論篇第六十二　太素全存

十六部　王注蓋本于楊氏。

肝藏血脾藏肉　琦曰。五神藏當云肝藏魂。脾藏意。而此以血肉言者。以

本篇主血氣身形立說故也。蓋互文見意耳。

而此成形　琦曰。四字衍。

守經隧焉　楊曰。營衞不和。百病還生。血氣之中。故守經隧以調血氣者也之。

神不足有餘云云　先兄曰。馬云。此節當分爲四段。初段言有餘不足。皆能爲病也。是乃本體之病。第二段言始時皆能感邪。其病必微。是乃外感之病。第三段言刺其有餘不足之法。非刺其邪也。第四段方與第二相應。乃所以刺其邪也。若第三段爲二。第二段爲三。則文理自明。

勿之深斥　楊曰。斥齒亦反。推也。勿深推也。堅按廣雅曰。斥推也。王念孫疏證曰。衆經音義卷十四引三倉曰。斥推也云云。又說文。推排也。是推有開拓之義。

按而致之　太素按作切。

血有餘則怒不足則恐　楊曰。肝血有餘於肝。所以瞋怒。肝血不足於目。所以多悲也。

視其虛經　太素視作補。楊曰。寫其盛經出血。所以不怒。正補其虛。令不洩血。所以不悲。有本視其虛經也。

形有餘　楊曰。形者非唯身之外狀名形。舉體皆名。

微風　劉河間保命集曰。中風俱有先兆之證。凡人如覺大拇指及次指麻木不仁。或手足不用。或肌肉蠕動者。三年內必有大風之至。經曰。肌肉蠕動。名曰微風。

乃能立虛　琦曰。按以上論五藏有餘不足形證。卽未盡其理。讀者取其大意可也。堅按古書言約而理邃。學者宜思索會悟。引申隅反。如琦之言。殆後人之見已。

血逆於經　太素逆作留。楊曰。十二經血留於營經也。或曰血流也。按營經之經似羨

乃爲炅中　琦曰。血幷於陰。則裏氣虛。氣幷於陰。則內陽盛。故爲熱。此皆指其盛者言之。所謂一實一虛也。如以血言則血幷於陽。爲陰出之陽。當爲外寒也。

心煩惋　太素惋作悗。楊曰。悗則悶同也。

善忘　琦曰。此二條卽前二條之輕者。

氣之所幷爲血虛云云　吳曰。邪之所湊。必其虛也。

故爲虛焉　琦曰。氣幷爲氣實而血虛。血幷爲血實而氣虛。然氣血本不相離。偏勝則相失。故皆爲虛。

則爲實焉　琦曰。惟氣血幷於經絡者爲實。以藏府未動也。若邪入內相

并。皆爲虚矣。

則爲大厥　琦曰。此并之異常也。

陰陽匀平　太素匀作旬。堅按匀旬古通紃。亦恐同義。

其生於陽者云云　楊曰。陰五藏也。陽六府也。風雨寒暑。外邪從外先至六府。故曰生於陽也。飲食起處。男女喜怒。內邪生於五藏。故曰生於陰也。張曰。風雨寒暑。生於外也。是爲外感。故曰陽。飲食居處。陰陽喜怒。生於內也。是爲內傷。故曰陰。堅按生於陽生於陰之陰陽。卽言表裏。楊注非是。陰陽喜怒之陰陽。蓋指房室。楊釋以男女。其意爲然。解精微論曰。若先言悲哀喜怒燥濕寒暑陰陽婦女。亦是同義。琦曰。陰陽喜怒者。言人之本氣。有偏陰偏陽之不同。而七情亦隨之偏勝。此雖理之所有。而其於經者則相畔矣。又疏五過論。凡欲診病者。必問飲食居處。

寒濕之傷人云云　太素無緊字。楊曰。雨氣上侵。濕氣下入。有斯異也。略不言暑耳。寒濕中人。致虚有四。皮膚收者。言皮膚急而聚也。肌肉堅者。肌肉堅而不迎也。（按迎字疑）營血泣者。邪氣至脈中。故營血泣也。衞氣去者。邪氣至於脈外。衞氣不行。故曰去也。衞去之處。卽爲虚也。先兄曰。按下文陽盛生外熱。注有寒外盛。則皮膚收之語。則王氏原本亦似無不字。堅按暑邪其表疎泄。必不收堅。楊以爲略不言暑者。坐于不知上文寒暑之爲寒溫也。琦亦謂寒濕是寒暑之誤。不可從。

聶辟氣不足　太素聶作攝。按與新校正引異　楊曰。攝紙輙反。分肉間無衞氣。謂氣不足也。堅按攝字義不了。

喜怒不節　琦曰。喜怒不節字衍文。或陽逆於上。或陽湊於下。皆肝家實邪鬱結。七情惟怒爲肝實。故獨言之。

喜則氣下　楊曰。喜則氣和志達。營衞之行通利。故緩而下也。堅按此說是。琦曰。下應作緩拘。又曰。舉喜悲以統憂思恐驚。

脈虛空　太素無空字。

熏滿　太素作熏藏。

陽受氣於上焦以溫皮膚分肉之間　此二句爲下文上焦不通而發。以見陰陽虛盛。俱使上焦不通。而生内外之寒熱矣。

陰虛生內熱　先兄曰。王履醫經泝洄集云。帝曰。陰虛生內熱。嗟夫。此內傷之說之原乎。按此指東垣　蓋勞動之過。則陽和之氣。皆亢極而爲火矣。况水穀之味又少入。是故陽愈盛而陰愈衰也。此陰虛之陰。蓋指身中之陰氣。與水穀之味耳。或以下焦陰分爲言。或以腎水眞陰爲言。皆非也。夫有所勞役者。過動屬火也。形氣衰少者。壯火食氣也。穀氣不盛者。勞傷元氣。則少食而氣衰也。上焦不行者。清陽不升也。下脘不通者。濁陰不降也。夫胃受水穀。故清陽升而濁陰降。以傳化出入滋榮一身也。今胃不能納。而穀氣衰少。則清無升而濁無降矣。故曰上焦不行。下脘不通。然非謂絕不行不通也。但比之平常無病時。則謂之不行不通耳。上不行。下不通。則鬱矣。鬱則少火皆成壯火。而胃居上焦下脘兩者之間。故胃氣熱。熱則上炎。故熏胸中而爲內熱也。

凝則脈不通　太素作血泣則脈不通。堅按泣卽凝字。

陰與陽并　太素作陰之與陽。

氣盛乃內鍼云云　張曰。氣張乃內鍼者。因病人之吸氣而入鍼也。鍼與氣俱出者。候病人之呼氣而出鍼也。

熱不得還　太素還作環。楊曰。夫虛者多寒。得熱爲補環轉也。疾出於鍼。使鍼下熱氣不得轉也。琦曰。熱不得還句。誤衍。

動氣候時　太素作動無後時之。堅按此與甲乙同。之助語辭。

絡二百六十五節　楊曰。節卽氣穴也。堅按宜參六節藏象論。然下有經絡支節文。則志說似是。

其病所居　太素上有視字。

焠鍼　太素作卒鍼。楊曰。卒窮也。痛痺在骨。窮針深之。至骨出鍼。

兩蹻爲上　楊曰。上者勝也。

繆刺論篇第六十三太素全存　楊曰。痛病在於左右大胳。異於經脈。故名繆。繆異也。堅按此與馬張同義。

極於五藏之次也　先兄曰。志云。極。至也。次。處也。

巨刺　楊曰。以刺左右大經。故曰巨刺。巨。太之也。堅按吳氏暗得楊意。

無積者　楊曰。聚陽病也。積陰病也。其所發之病。未積之時。刺然骨前出血也。

不已左取右　太素无不已二字。堅按此與甲乙合。

取五日已　太素无取字。堅按此與甲乙合。

臂外廉痛　太素外作內。楊曰。手少陽外關之胳。從外關上繞臂。內廉上注胸。堅按經脈篇手少陽之別名曰外關。去腕二寸。外繞臂。胸中。太素經注可疑。且以下三節。楊並據經脈篇所謂別者爲解。文繁不錄。

刺手中指次指　太素中作小。堅按此與新校正意合。

此新病數日已　太素作數日者三字。

女子有頃已　楊曰。疝痛者。陰之病也。女子陰氣不勝於陽。故有頃已口。

邪客於手陽明之絡　楊曰。手陽明偏歷之胳。其支者上臂乘肩髃上典頰。按典字疑　不言至於胸胠。而言胸胠痛者。手陽明之正膺乳別上入柱骨。下走大腸屬於肺。故胸滿喘息。支胠胸熱也。以此推之。正別脈者皆爲胳。

邪客於臂掌之間　楊曰。腕前爲掌。腕後爲臂。手外踝後。是手陽明脈所行之處。有脈見者。是手陽明胳。臂掌不得屈者。取此胳之也。堅按手陽明經絡。並不循掌中。楊說非是。

利藥　楊曰。可飲破血之湯利而出之。若不愈者。可刺云云。

善悲驚　楊曰。厥陰之脈。入眼。故傷厥陰虛而善驚。及不樂也。志主驚懼。故傷少陰之脈。令人驚懼。俱用前方刺三處之也。

耳中生風者　楊曰。人覺耳中有風出者。是邪客手陽明胳。故用方同之。

凡痺往來　楊曰。有痺往來手陽明胳分肉間爲痛痺也。堅按此說非是。

邪客於足陽明之經　太素經作胳。堅按此與全氏甲乙合。

上齒寒　太素上作下。楊曰。手陽明經入下齒中。足陽明經入上齒中。不入下齒。今言（按此脫下字）齒寒者。足陽明胳入下齒也。又尋胳之所生病處。不是大胳行處者。乃是大胳支分小胳發病者也。

足中指次指　太素无次指二字。堅按此與甲乙合。

氣上奔賁上　楊曰。賁膈也。堅按此與楊玄操合義。

是腰俞　太素无此三字。堅按與全氏合。

引脇而痛　太素此下有內引心而痛五字。堅按此與全氏甲乙合。

應手如痛　太素如作而。堅按此與甲乙合。

不病則繆刺之　太素病作痛。楊曰。刺十二經所過之處。不痛者病在於胳。故繆刺也。堅按此說爲是。琦曰。此統言繆刺之義。應前文脫簡也。其意相同。

齒齲刺手陽明　楊曰。刺手陽明輸三間等穴。不已。刺手陽明兌端之穴。

繆傳引上齒　太素引作刺。楊曰。足陽明胳左病右痛。右病左痛。可刺上齒足陽明胳。堅按太素經注蓋非。琦以爲此一節當在齒齲條刺其脈入齒中立已下。實據高注。

上絡左角　楊曰。左角陽也。

五絡俱竭　王氏解竭爲閉結甚是。猶絕有阻絕之絕。

身脈皆動　吳曰。凡人之經脈所以行血氣。絡脈所以布精神。故絡脈竭而經脈無過。令人身脈皆動。而形無知也。

尸厥　仲景曰。曰尸蹷脈動而無氣。氣閉不通。故靜而死也。

後刺足中指　琦曰。當作大指次指陽明厲兌穴。

後刺手心主　太素無手心主三字。琦曰。心主二字衍。

吹其兩耳　說苑。扁鵲治虢太子尸蹷。子明吹耳。

先視其經脈　太素此上有必字。

此繆刺之數也　楊曰。數法之也。

四時刺逆從論篇第六十四 太素佚

厥陰有餘　此段言三陰三陽之有餘不足俱病痺。其脈滑病疝。其脈濇病積。而其理則高說爲的當。但是故春氣在經脈以下。本是別章。不宜牽合而爲說矣。

春刺絡脈　先兄曰。高云。刺絡脈經脈肌肉筋骨。必由皮膚而入。故不言皮膚。但舉四時。故不言長夏也。琦曰。氣未至而奪之。氣已衰而泄之。皆爲逆也。亦爲虛虛者言之耳。

令人目不明　琦曰。診要經終論云。冬刺春分。痛不已。令人欲臥。不得瞑眠而有見。以腎病刺傷肝分血氣。脫泄陽不得入於陰。故目不瞑。魂不得歸於肝。故眠而有見。與此證異而理同也。

大痺　生氣通天論大僂大字同語例。

標本病傳論篇第六十五 太素佚

先病而後逆者治其本　上文治反爲逆者。卽病宜治標而反治本。宜治本而反治標之謂。此乃言其病本重者。後有治逆。猶宜治其本病。其病本輕。倘被醫誤而加重者。逆治爲本。宜救療之。仲景所謂知犯何逆。及本發汗而復下之。此爲逆也之類。皆可以相發焉。

病發而有餘　先兄曰。張云此以氣強弱而言標本也。如病發之氣有餘。則必侮及他藏他氣。而因本以傳標。故必先治其本。病發之氣不足。則必受他藏他氣之侮。而因標以傳本。故必先治其標。

諸病以次　五十三難曰。經言七傳者死。間藏者生。何謂也。然七傳者。傳其所勝也。間藏者。傳其子者也。呂廣注曰。七當作次字之誤。蓋難經本據本篇而立言者也。

著至教論篇第七十五 太素佚

明而未能彰　先兄曰。按彰下文以彰經術之義。

疑於二皇　先兄曰。疑擬古同用。漢書公孫弘傳。管仲相齊有三歸。侈擬於君。注擬疑也。言相似也。又王嘉傳贊。董賢之愛疑於親戚。師古曰。疑讀曰擬。擬比也。

而道上知天文　琦曰。而字誤。

且以知天下　琦曰。有誤。

腎且絕　朱永年曰。腎且絕三字。當節斷。

示從容論篇第七十六 太素佚

體重煩寃　先兄曰。吳云。肝主筋。筋緩則不能收持。腎主骨。骨痿則艱於舉動。脾主四肢。四肢衰弱。則倦怠無力。故皆令人體重煩寃。

此皆工之所時亂也　琦曰。脈各有定位定體。脈體之變。乃病使然。何由以別藏惑亂。其疑似耶。注家望文生義非也。

於此有人頭痛筋攣　先兄曰。張云。此下言腎病之疑似也。

夫年長則求之於府云云　高云。長猶老也。少幼也。堅按廣雅長老也。孟子公孫丑注。長者老者也。漢書吳王濞傳注。少幼也。國語晉語注。少稱也。曲禮。三十曰壯。又論語季氏皇侃義疏。少謂三十以前也。壯謂三十以上也。老謂年五十以上也。蓋論語之少壯老。即本經之少壯長。但本經之少。是幼稚之稱。而所言長者。實五十以上之謂也。爾雅艾長也曲禮五十曰艾注艾老也俱可以互證

夫浮而弦者　琦曰。此經以脈浮而弦爲腎之不足。可知凡見弦脈。不當用伐肝疎風也。

沉而石者　據上文切之石堅。沈即沈按之謂。

脈浮大虛者　先兄曰。張云。夫脾屬陰。爲胃之裏。胃屬陽。爲脾之表。今脈來浮大而虛。則外有餘。內不足。是脾氣之外絕於胃也。脾已去胃。故氣歸陽明。而脈見如此。按血氣形志篇曰。陽明常多氣多血。刺陽明出血氣。故雷公問粗工下砭石而愈者。正所以泄陽明之邪實也。

是脾氣之外絕去胃　琦曰。外絕去三字有誤。或衍也。

夫二火不勝三水　琦曰。二火三水不解。前所列症亦無脈亂無常之文。誤衍也。

是水氣　琦曰。水字有誤。陽明氣逆上衝。故喘欬。

譬如天之無形　吳曰。言傷肺傷脾。形證縣絕。若不明辨。譬如天之無象可求。地之無方可理。張曰。天有象。地有位。若不知之。則天若無形。地若無理。此言三藏之傷。形證懸別。不能明辨。亦猶是也。

疏五過論篇第七十七 太素佚

循經守數按循醫事　先兄曰。張云。循經之循。因也。按循之循。察也。

四德　琦曰。四德後無說。蓋缺文。或曰。德失之訛也。即下篇徵四失矣。

凡未診病者　醫心方無未字。按此似引太素者 堅按未字無者爲優。

雖不中邪病從內生名曰脫營　醫心方邪上有外字。營作榮。

不在藏府不變軀形　先兄曰。高云。在察也。變通也。謬。

必以比類奇恒　先兄曰。閔士先云。比類者。言悞五藏脈氣之順逆。以比類奇恒之脈。或順或逆也。

斬筋絕脈　馬曰。筋若斬而脈若絕。

令澤不息　吳曰。美澤不能如前滋息矣。

徵四失論篇第七十八 太素佚

謬言爲道更名自功　先兄曰。按謬當作嘐。說文。嘐。誇言也。孟子何以謂之狂也。曰其志嘐嘐然。俱可以證。又更名恐更各譌。

坐之厚薄　琦曰。坐字誤。疑當作生。堅按此說非是。

或傷於毒　吳曰。毒謂草木金石禽蟲諸毒也。志曰。或偏傷于五氣五味之毒。琦曰。毒謂食物不時。氣味畏忌。均能病人。

無人事　琦曰。人事。上所云貧富勇怯之類也。先兄曰。疏五過論云。受術不通。人事不明。又云從容人事。以明經道。

治數之道從容之葆　琦曰。治數。即陰陽逆從。及藏府經脈之度也。從容。即比類揆度奇恒也。堅按推他語例。（宜參精微論下）從容之葆。此之字是指事之詞。言治數之道。從容安緩而能得之。故以爲其寶也。琦從容解誤。又張以治數之道接無人事讀。亦誤。

陰陽類論篇第七十九（太素佚）　吳曰。篇內論陰陽自爲一類。故曰類論。馬曰。首節有陰陽之類。故名篇。

三陽爲經二陽爲維　先兄曰。張云。經大經也。周身之脈。惟足太陽爲巨。通巔下背。獨統陽分。故曰經。維。維絡也。陽明經上布面。下循胸腹。獨居三陰之中。維絡於前。故曰維。

此知五藏終始　琦曰。句應在正其理句下。

至絕作朔晦　琦曰。至絕作十二字譌誤。不可讀。古經殘缺淆亂。此篇爲甚。注家穿鑿附會。反致貽誤。今悉闕之。

三陰者六經之所主也　琦曰。王氏以三陰爲手太陰。則與交於太陰不合。諸家以爲脾則六經之所主。又難强通矣。堅按此太陰在三陰之中。亦猶十二官十一藏之例。

上空志心　王引之經傳述聞儀禮志趨條曰。志者微也。玉藻曰。卷豚行不舉足。不舉足則步趨微小。故曰志趨。樂記曰。志微噍殺之音。作志微噍殺四字平列。則志與微同義。素問陰陽類論曰。太陰伏鼓不浮。上空志心。王冰注曰。云云是古人謂微小爲志也。

二陰至肺　琦曰。二陰不言脈。缺文可知。

繆通五藏　吳曰。謂六脈同行於身。左右交繆。貫通五藏也。

不知雌雄　先兄曰。張云雌雄如下文云二陰爲雌。又順氣一日分爲四時。曰肝爲牡藏。脾爲牝藏。皆雌雄之義也。

㵘水　說文。㵘薄欠也。或曰中絕小水。又曰淹也。段玉裁曰楊上善注素問云㵘水靜也於此義相近 从水兼聲。㵘或从廉。玉篇。濂里兼里忝二切。薄也。濂同上。

三陽俱起　琦曰。善王注義。三陽疑三陰之譌。堅按此說誤。

方盛衰論篇第八十 太素佚

夢築垣蓋屋　琦曰。按五藏虛實。發夢不同義。其脈要精微論中。此列五藏之虛夢。得其時氣應虛實。然惟心脾二藏爲合。其肺腎肝得時之夢。仍同虛例。恐有譌誤。

菌香　王逸離騷注。菌薰也。葉曰。蕙根曰薰。

度人　琦曰。二字衍。

診有十度　先兄曰。王注度合有其二。所謂二者。陰陽之謂也。

脈脫不具　仲景曰。脈脫入臟卽死。先兄曰。脫或然之辭。此足以與吳泚相發。

反論自章　先兄曰。按所反之論。自彰于後世也。或曰。以所反之論自誤爲明也。

守學不堪　先兄曰。楚辭招魂。湛湛江水兮。注。深貌。

知坐知起　琦曰。坐起行止。謂病人之起居。所以參驗脈證也。

脈氣有餘。張曰。如三部九候論曰。形肉已脫。九候雖調猶死。蓋脫與不足。本自不同。而形肉旣脫。脾元絕矣。故脈氣雖調。亦所不治。當與此節互求其義。

不失人情　吳曰。人情病人之情。堅按此說是。張以爲人情有三。曰病人之情。曰傍人之情。曰同道人之情。似失經旨。

解精微論篇第八十一 太素佚

臣授業　太素授作受。

湯藥所滋　太素作湯液藥滋所。堅按太素義不了。但湯藥據示從容論即湯液毒藥之謂。

所從羣下　先兄曰。高云。所從。羣下卑賤人也。通使。臨事富貴人也。按高說不知何指。此雷公對帝而言者。故所從羣下。即謂百官百姓也。即通言上文卑賤富貴之人也。言使羣下能適道術以養正也。

有毚愚仆漏之問　太素作其有俛遇仆偏之問。堅按太素有譌。然漏作偏。或是。

欲問其狀　太素欲作敢。

若出而少涕　楊曰。泣從目下。涕從鼻出。間爲一液也。故人哭之時。涕泣交連。然有哭而無泣。縱有泣涕少。何也。涕洟也。

若問此者至道之所生也　楊曰。若汝也。琦曰。十八字衍。

則氣和於目　太素和作知。堅按上華色者其榮也句。及此三句。並是客詞。

水宗者積水也　太素无積水也三字。下文積作精。楊曰。宗本也。水之本是腎之精至陰者也。先兄曰。按水宗之水泣也。謂目之水所宗者。腎之積水也。

志與心精共湊於目也　太素志與心精作心與精。先兄曰。按志與心精。言未悲之時也。

則神氣至志獨悲　琦曰。十六字衍文。

泣涕者腦也　琦曰。泣衍字。

其志以早悲　太素早作搖。

泣安能獨來　此段無出而少涕之答辭。蓋此亦神不慈者。可推而知也。

神不守精精神去目　此亦言神精共湊而不能持。

夫一水不勝五火故目皆盲　太素五作兩。楊曰。以其目是陽。巳是一火。下陽幷上。則是二火。志精在目。則是一水。一水不勝於二火。故熱盛爭而盲也。堅按楊注僻謬。琦曰。按此與泣不出義相左。此說亦誤。蓋此別是一義。非相反也。新校上甲乙經無盲字盲當作眥